U0189447

# Neurointensive Care Unit
## Clinical Practice and Organization

# 神经重症
# 临床实践与组织


原　　著　[美] Sarah E. Nelson
　　　　　[美] Paul A. Nyquist
组织编译　中国神经外科重症管理协作组
主　　译　魏俊吉　王芙蓉　邱炳辉



中国科学技术出版社
· 北　京 ·

**图书在版编目（CIP）数据**

神经重症临床实践与组织 /（美）萨拉 · E. 纳尔逊 (Sarah E. Nelson)，（美）保罗 · A. 奈奎斯特 (Paul A. Nyquist) 原著；魏俊吉，王芙蓉，邱炳辉主译．— 北京：中国科学技术出版社，2023.5

书名原文：Neurointensive Care Unit: Clinical Practice and Organization

ISBN 978-7-5046-9996-1

Ⅰ．①神… Ⅱ．①萨… ②保… ③魏… ④王… ⑤邱… Ⅲ．①神经系统疾病—险症—诊疗 Ⅳ．① R741.059.7

中国国家版本馆 CIP 数据核字 (2023) 第 034209 号

著作权合同登记号：01-2022-5269

First published in English under the title
*Neurointensive Care Unit: Clinical Practice and Organization*
edited by Sarah E. Nelson, Paul A. Nyquist


---

**策划编辑** 宗俊琳 焦健姿
**责任编辑** 史慧勤
**文字编辑** 吴知临 王 超
**装帧设计** 佳木水轩
**责任印制** 徐 飞

---

**出　　版** 中国科学技术出版社
**发　　行** 中国科学技术出版社有限公司发行部
**地　　址** 北京市海淀区中关村南大街 16 号
**邮　　编** 100081
**发行电话** 010-62173865
**传　　真** 010-62179148
**网　　址** http://www.cspbooks.com.cn

---

**开　　本** 889mm × 1194mm 1/16
**字　　数** 530 千字
**印　　张** 17
**版　　次** 2023 年 5 月第 1 版
**印　　次** 2023 年 5 月第 1 次印刷
**印　　刷** 北京盛通印刷股份有限公司
**书　　号** ISBN 978-7-5046-9996-1/R · 2984
**定　　价** 168.00 元

---

# 译校者名单

组织编译　中国神经外科重症管理协作组

主　　译　魏俊吉　王芙蓉　邱炳辉

副 主 译　李　敏　徐跃峤　邹志浩

译 校 者　（以姓氏笔画为序）

马　俊　新疆军区总医院
马志明　新疆军区总医院
王芙蓉　华中科技大学同济医学院附属同济医院
文俊贤　中国医学科学院北京协和医院
艾合买提　新疆军区总医院
左　玮　中国医学科学院北京协和医院
包　贇　南方医科大学南方医院
冯雪冰　首都医科大学宣武医院
许　峰　华中科技大学同济医学院附属同济医院
李　敏　空军医科大学附属唐都医院
李江涛　新疆军区总医院
李静伟　首都医科大学宣武医院
杨　朗　中国医学科学院北京协和医院
连立飞　华中科技大学同济医学院附属同济医院
吴　阳　空军医科大学附属唐都医院
邱炳辉　南方医科大学南方医院
何宜轩　空军医科大学附属唐都医院
邹志浩　新疆军区总医院
张　笑　中国医学科学院北京协和医院
张　萍　华中科技大学同济医学院附属同济医院
张开元　中国人民解放军新疆军区总医院
张文凯　新疆军区总医院
陈亦豪　中国医学科学院北京协和医院
郑　刚　新疆军区总医院
侯效胜　新疆军区总医院
姜伊昆　新疆军区总医院
徐跃峤　首都医科大学宣武医院
常健博　中国医学科学院北京协和医院
银　锐　中国医学科学院北京协和医院
梁奇明　华中科技大学同济医学院附属同济医院
魏俊吉　中国医学科学院北京协和医院

# 主译简介

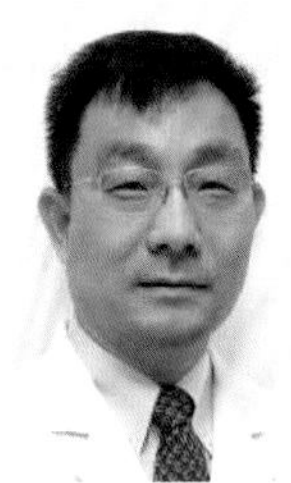

魏俊吉

中国医学科学院北京协和医院神经外科副主任，主任医师，教授，博士研究生导师。美国哈佛大学医学院附属 BWH 医院和克利夫兰医学中心（CCF）访问学者。中国神经外科重症管理协作组组长，中华医学会神经外科分会神经创伤学组委员兼秘书，中华医学会创伤学分会神经创伤专业组委员，国家卫健委脑出血外科诊疗能力提升项目副理事长，中国卒中学会重症脑血管疾病分会副主任委员，国家卫健委脑卒中防治专家委员会出血性卒中外科专业委员会委员兼副秘书长，北京医师协会神经修复学意识障碍学组副主任委员，《中华医学杂志》通讯编委及中英文版审稿专家，《临床神经外科杂志》《中华神经创伤》编委，《中国医学科学院学报》《基础医学与临床》等审稿专家。擅长垂体腺瘤、颅内肿瘤、颅脑创伤、脑血管病、脑积水、重症感染及各类神经急重症的诊断与治疗。依托北京协和医院的多学科协作团队优势，积极推动中国神经外科重症患者的规范化管理工作，牵头成立中国神经外科重症管理协作组，撰写相关中国共识及指南 11 部。科研方向为神经损伤的干细胞治疗、神经损伤再生及修复机制研究和脑积水发病机制研究。主持国家自然科学基金委面上项目、国家教育部、北京市科委及中国医学科学院等多项课题研究，参与国家科技部重大技术研发计划、3 项国家“863 计划”研究以及多项国家自然科学基金和首都发展基金研究，获 2014 年教育部高等学校科学研究成果二等奖（自然科学奖）。2000 年以来于 SCI 期刊发表论文 30 余篇，于国内核心期刊发表论文 30 余篇，主译、主编及参编相关著作及教材 20 余部。

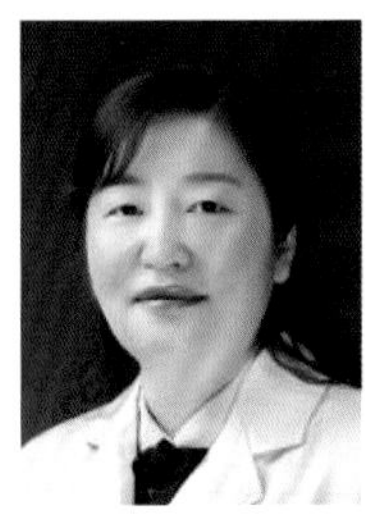

王芙蓉

华中科技大学同济医学院附属同济医院神经内科副主任，主任医师，教授，博士研究生导师。中华医学会神经病学分会神经重症协作组副组长，中国医师协会神经病学分会神经重症专委会副主任委员，国家卫健委脑卒中防治专家委员会重症脑血管病专业委员会副主任委员，国家卫健委脑损伤判定质控专委会副主任委员，中国卒中学会理事，中国卒中学会重症脑血管病专委会常委兼秘书长，中国抗癫痫协会理事；湖北省抗癫痫协会副会长，湖北省病理生理协会神经重症分会主任委员，武汉市医学会癫痫学组组长。擅长神经重症、癫痫、脑血管病及疼痛的诊治。主持国家自然科学基金项目 4 项，科技部重点研发项目 1 项，日本文部科学省科学研究费补助金（日本的国家自然科学基金）1 项。作为主要负责人参与国家自然科学基金项目 6 项、其他科研项目 3 项，在国内核心期刊发表文章数十篇。

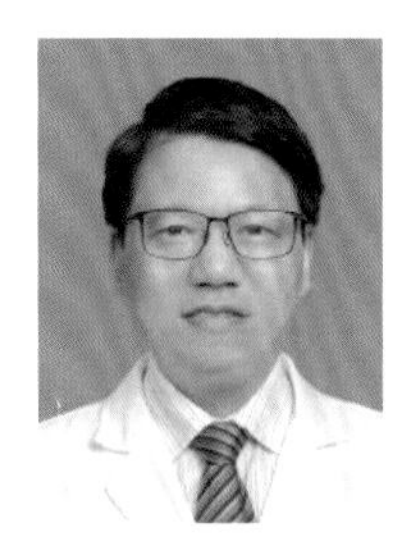

**邱炳辉**

南方医科大学南方医院神经外科主任医师，副教授，NSICU 及颅脑创伤组负责人。中华医学会创伤学分会委员，中华医学会神经外科学分会创伤学组副组长，中国医师协会神经外科分会神经创伤专家委员会副主任委员，中华医学会神经外科学分会神经外科重症管理协作组常委，中华医学会创伤学分会神经创伤学组委员，中国医师协会重症医学分会重症神经专家委员会委员，广东省医学会创伤学分会副主任委员，广东省医学会创伤学分会颅脑创伤学组组长，广东省医学会神经外科学分会创伤重症组副组长。神经外科手术技术和重症医学治疗的著名专家，擅长神经外科危重症患者的综合救治、重型颅脑损伤及脑出血的早期综合救治，以及围术期尤其是重大疾病手术后优化管理和术后并发症的诊治。主持各类科研基金 5 项，于国内外期刊发表论文 80 余篇。

# 内容提要

本书引进自 Springer 出版社，由神经学家 Sarah E. Nelson 与 Paul A. Nyquist 教授联袂编写，是一部全面介绍当代神经重症医学临床实践的经典著作。全书共七篇 30 章，详细介绍了目前常见的神经急症全程监护循证管理研究，并阐述了神经重症监护室（NCCU）的组建规程。文中配有大量精美图表，内容切合临床实际，对国内从事神经重症相关工作的医生很有帮助。本书内容实用、阐释简明、图片丰富，既可作为住院医师和刚入门的神经重症专业医生的指导书，又可作为中、高级外科医生了解新技术的参考书。

补充说明：书中参考文献条目众多，为方便读者查阅，已将本书参考文献更新至网络，读者可扫描右侧二维码，关注出版社“焦点医学”官方微信，后台回复“9787504699961”，即可获取。

# 原 著 序

*Neurointensive Care Unit: Clinical Practice and Organization* 一书由 Sarah E. Nelson 领衔编写，属神经重症监护系列丛书，该系列书目还包括由 Jose Suarez 编写的 *Critical Care Neurology and Neurosurgery*，以及由 A Bhardwaj、MA Mirski 等编写的两版 *Handbook of Neurocritical Care*，均延续了 *Springer*“临床神经病学进展”专栏文章的一贯风格。本系列丛书旨在为诊疗患有急、重神经内科或神经外科疾病的患者提供更详尽的著者信息。著者先就近 15 年出现的神经系统急重症展开讨论，同时讲述了该领域的治疗方法的新进展，并阐明其科学基础。书内附有大量图表，生动形象地阐释了本书涉及的主旨问题，更方便读者理解。书中的最新信息反映出 NCCU 在医院的普及率越来越高，且各级医院均为 NCCU 配备了对神经重症监护有从业热情的专业人员。

建立一个神经重症监护单元，需进行多项前期准备工作，包括神经重症医师的特殊培训与专业认证、远程医疗及远程脑卒中治疗体系的建立使用，护工、医生助理、护士、住院医师和研究员等各层级医护人员的配置工作等。通过大力推进以上举措，NCCU 在医院的普及率才得以不断上升。同时，在多模态神经监测、脑代谢、脑血流、颅内压监测，超声监测（NCCU 患者监护治疗的关键技术）等高精尖技术的辅助下，医务工作者也能为患者提供更优质的医疗服务。本书行文流畅，逻辑清晰，文章组织结构简明，并为读者提供了 NCCU 领域的最新信息，我们相信该领域未来的发展将十分迅速，前景光明。

Daniel Tarsy, MD
Harvard Medical School
Beth Israel Deaconess Medical Center
Boston, MA, USA

# 译者前言

现代医学的飞速发展与社会的进步往往是同步进行的，2000 年以来，伴随着治疗设备、监测设备及神经重症理念的改进，因 19 世纪 50 年代脊髓灰质炎流行而兴起的神经重症医学有了显著进步。国内医学工作者十分重视神经重症医学的发展。医学工作者对神经重症理念的转变是推动这一方向的重要基础。虽然神经重症医学起源于欧洲和美国，但是体系性的大发展是近 20 年的事件。美国神经重症监护学会（Neurocritical Care Society，NCS）是近年来国际神经重症医学领域较为活跃的组织。该组织自 2003 年成立以来，组织了大量学术活动及研究，推动神经重症医学的发展。其中，本系列丛书的作者 Sarah、Paul、Suarez、Bhardwaj、Claude 等均是这一领域的专家，多人曾到国内讲学和交流。我国神经重症医学的进步发展也在同步跟进国际学术的步伐。首先，近十几年来，一批从事神经内科、神经外科和重症医学的医疗人员开始重视并投入到涉及神经科学的重症管理工作中，极大改善了既往对重症神经疾病处理的理念和思路。其次，一批和神经重症医学相关的规范、共识和指南在从业者的努力下逐步建立，使得亚专业知识体系更加完整。临床工作中，神经内科和神经外科的重症工作尽管有疾病区别，但是在涉及颅内压管理、感染管理、神经康复等方面又有着很多共性的特点。这些规范的制订和推广有利于神经科学从业者能够快速掌握行业专科知识，从而更好地服务于患者。最后，密切的学术活动交流促进了神经重症亚专业的发展，多学科参与、多学科协同是这一专业的特点，神经重症医学的多学科学术交流是推动专业发展的重要措施和平台。

*Neurointensive Care Unit: Clinical Practice and Organization* 一书的翻译出版是对国内神经重症医学学术工作的充实。多遍审校此书后，深刻感受到该书不是对神经重症管理的简单描述和对组织工作的平铺直叙，其重要价值在于它的实践指导意义和翔实的临床介绍。除了第五篇介绍神经重症病房的组织架构、第七篇介绍人员的分工职能，其他篇章均是与临床“实战”密切结合的经验，对临床工作有重要的指导意义。同时，对于药物使用和临床实践的具体步骤均有翔实的列表说明，内容涵盖了神经内科和神经外科常见的急重症处置。“书到用时方恨少，事非经过不知难。”读罢本书一定不负时光，导引实践，提高自我，施益患者。

本书是中国神经外科重症管理协作组组织编译的新作。感谢来自神经重症起源地美国巴尔的摩的两位教授：Sarah 医学博士和 Paul 医学博士。这部精彩的著作一定会让国内读者受教良多。感谢来自中国医学科学院北京协和医院神经外科、华中科技大学同济医学院附属同济医院神经内科、南方医科大学南方医院神经外科、空军医科大学附属唐都医院神经外科、首都医科大学宣武医院神经外科、新疆军区总医院神经外科的翻译团队。感谢中国科学技术出版社的各位编辑。感谢中国医学科学院北京协和医院王任直教授等专家多年来对神经重症管理工作的支持和指导。

中国医学科学院北京协和医院神经外科　魏俊吉

华中科技大学同济医学院附属同济医院神经内科　王芙蓉

南方医科大学南方医院神经外科　邱炳辉

# 原著前言

近年来，神经重症医学发展迅速。为了正确、合理地对神经重症患者实施监护及治疗，医护人员不仅需要理解神经重症治疗的基本原则，还需掌握神经重症监护室（neurocritical care unit，NCCU）的结构及其组建运营模式。鉴于NCCU的组织管理极富临床挑战性，并且相关指南尚未出版，医护人员无处学习借鉴，使得以NCCU为单位的临床治疗内容缺乏沟通。本书就如何组织管理NCCU这一难题，为来自不同背景的神经重症监护医护人员提供相关指导，以期为神经重症患者提供更好的医疗服务。

本书先就目前常见神经急症全程监护进行了循证管理研究的探讨，包括住院期间的分诊信息和神经重症监护特有药物的使用情况，然后系统阐述了NCCU的组建规程，包括神经特护医师的培训、远程医疗、远程脑卒中治疗，以及NCCU主要人员的职责分工，如护士、高级实践执业者、住院医师、研究员和主治医师等，还包括了超声技术、脑电图监测、血管造影术及多模态监测等特殊检查技术，这些监测及检查技术是保障NCCU正常运行的重要保证。为此，本书进一步总结了此类技术的使用情况。此外，本书还对神经危重症患者的预后问题进行了讨论。

最后，希望本书能够对学习神经重症监护管理的同仁有所帮助，并能够为计划建立NCCU的医院提供参考。

Sarah E. Nelson, MD
Paul A. Nyquist, MD, MPH
Baltimore, MD, USA

# 目 录

## 第一篇 干预途径


第 1 章 颅内压增高的管理 …… 002

第 2 章 癫痫持续状态的紧急治疗 …… 013

第 3 章 紧急气道管理及神经重症病房的机械通气 …… 020

第 4 章 神经重症患者的心脏并发症 …… 031

第 5 章 神经重症的低温治疗 …… 037

第 6 章 神经重症监护中的药学挑战 …… 048

第 7 章 昏迷和脑死亡 …… 057


## 第二篇 突发性脑血管事件


第 8 章 神经重症监护病房的缺血性卒中 …… 072

第 9 章 神经重症监护病房中蛛网膜下腔出血的治疗 …… 081

第 10 章 急性脑出血的急救处理 …… 091

第 11 章 脑静脉系统血栓形成的管理 …… 098


## 第三篇 神经外科紧急情况


第 12 章 急性颅脑创伤的管理 …… 106

第 13 章 脊髓损伤患者的重症管理 …… 111

第 14 章 神经重症病房中肿瘤急诊的治疗 …… 121

第 15 章 常见神经外科急诊 …… 127

## 第四篇　神经系统急症的预防与处理


第 16 章　神经重症病房中感染性脑膜炎和脑炎的治疗 …… 148

第 17 章　神经重症病房中的自身免疫性脑炎 …… 160

第 18 章　神经重症病房中神经肌肉疾病患者的管理 …… 172


## 第五篇　神经危重症护理单元的组织和分类


第 19 章　神经重症病房医疗人员的培训、认证及继续教育 …… 178

第 20 章　远程医疗和远程脑卒中救治 …… 186

第 21 章　神经重症救治中的预后判断与共同决策 …… 192


## 第六篇　神经重症监护病房中的特殊问题


第 22 章　多模态神经监测 …… 198

第 23 章　持续脑电图监测 …… 204

第 24 章　脑血管造影术 …… 215

第 25 章　神经重症超声 …… 228

第 26 章　降低脑出血和脑室出血患者的血肿负荷 …… 240


## 第七篇　神经重症监护病房的人员构成


第 27 章　神经重症病房的主治医师 …… 246

第 28 章　神经重症监护病房的高级实践执业者 …… 249

第 29 章　神经重症监护病房的住院医师和专科培训医师 …… 252

第 30 章　神经重症监护病房的护理培训与管理 …… 254

# 第一篇　干预途径

## Pathways for Intervention

第 1 章　颅内压增高的管理 ······ 002
第 2 章　癫痫持续状态的紧急治疗 ······ 013
第 3 章　紧急气道管理及神经重症病房的机械通气 ······ 020
第 4 章　神经重症患者的心脏并发症 ······ 031
第 5 章　神经重症的低温治疗 ······ 037
第 6 章　神经重症监护中的药学挑战 ······ 048
第 7 章　昏迷和脑死亡 ······ 057

# 第1章 颅内压增高的管理

## Management of Elevated Intracranial Pressure

Aaron M. Gusdon　Paul A. Nyquist　Sarah E. Nelson　著
张　笑　魏俊吉　译
邹志浩　校

### 一、概述

颅内压（intracranial pressure，ICP）是指颅腔内的压力。ICP 增高的诊断和处理是神经重症的治疗核心。收住神经重症监护病房的多数患者有与 ICP 增高相关的疾病诊断，如脑出血（intracerebral hemorrhage，ICH）、蛛网膜下腔出血（subarachnoid hemorrhage，SAH）、颅脑损伤（traumatic brain injury，TBI）、硬膜下血肿（subdural hematoma，SDH）、缺血性脑卒中和脑积水。ICP 升高与预后不良有关。根据相关 TBI 的文献可知，ICP 升高超过 40mmHg 的患者往往预示较低的生存率[1]。

本章将概述 ICP 增高的病理生理学，并讨论 ICP 增高患者的诊断和治疗。

### 二、颅脑解剖与生理

#### （一）解剖

颅腔内容物包括脑组织（87%）、脑脊液（9%）、血液（4%）和脑膜（＜1%）[2, 3]，它们的总体积是相对固定的，平均约为 1700ml，其中脑组织 1200～1400ml，脑脊液 70～160ml，血液 150ml。脊髓的蛛网膜下腔还可以容纳 10～25ml 脑脊液。颅腔被硬脑膜分成几个空间。其中大脑镰将大脑分成左右两个半球，上缘附着于上矢状窦，游离缘附着于下矢状窦。小脑幕则将幕上（大脑）和幕下（脑干和小脑）分开。硬脑膜是纤维组织构成的坚韧隔膜，并且小脑幕因为约有 3/4 处于固定的位置上，所以弹性较差[3]。在脑疝综合征中，这些位置对脑组织的压迫及挤压异常关键（下一节将对此进行描述）。

由于有多个神经核团与结构非常邻近，所以在发生脑疝压迫和损伤时，常会出现不同的临床表现。在颅神经中，动眼神经的受累最常见，可以帮助诊断脑疝综合征。动眼神经从中脑腹侧发出，在小脑上动脉和大脑后动脉（posterior cerebral arteries，PCA）之间穿行，沿后交通动脉走行，最后穿过岩床韧带进入海绵窦。动眼神经也在颞叶内侧边缘的正下方走行，使其有被颞叶钩突压迫的风险。无论是颞叶钩突还是后交通动脉压迫动眼神经，都可使扩张瞳孔的纤维收缩，导致同侧瞳孔扩张。外展神经从脑桥腹侧发出，沿中脑走行，然后进入海绵窦。除非海绵窦明确受到压迫，否则一般占位性病变不会导致外展神经受压，但外展神经麻痹是 ICP 增高的一个信号（下文讨论）。滑车神经的独特之处在于，它是从中脑或下丘下方发出，继而向前外在环池中绕大脑脚，从小脑幕的下缘穿入幕内，穿入处在后床突后外方（13.7 ± 3.8）mm，即 8.4～18.5mm 处；在幕中潜行（6.8 ± 1.9）mm，即 5.2～12.5mm 后入海绵窦（译者注：原著内容补充）。由于脑干向小脑幕边缘移位时可能导致小脑上脚出血，并累及滑车神经核或传出纤维，滑车神经可因外伤而受损[4]。基底动脉位于脑干腹侧，在小脑幕开口前发出小脑上动脉，然后分支成双侧 PCA。PCA 沿枕叶内侧表面后行，当脑组织从小脑幕缘疝出时，容易受到挤压。颅骨中唯一能让脑组织通过的开口是位于颅后窝下方的枕骨大孔。在枕骨大孔位置，延髓、小脑扁桃体和椎动脉相互毗邻，因此枕骨大孔在脑疝中扮演重要角色。枕骨大孔疝即小脑扁桃体被压迫至枕骨大孔，导致脑组织梗死和组织水肿[3]。

#### （二）生理学

脉络丛位于侧脑室、第三脑室和第四脑室的底部，是脑脊液产生的主要部位。脑脊液的平均形成速率为 21～22ml/h，约 500ml/d。脑脊液形成后，由动脉搏动驱动脑脊液流动。脑脊液自双侧侧脑室经第三脑室、中脑导水管、第四脑室，再经过第四脑室正中孔（Magendie 孔）和第四脑室外侧孔（Lushka 孔），到脊髓蛛网膜下腔，然后在脑干周围通过小脑幕孔进入基底池，并使大脑表面浸泡在脑脊液中，最后通过蛛网膜颗粒进行回吸收[2]。

颅骨和硬脑膜形成了一个坚硬的容器，根据蒙罗 – 凯利（Monro-Kellie）学说，大脑、血液或脑脊液体积的变化是以牺牲某一成分为代价进行代偿。脊髓蛛网膜下腔中大约能容纳额外的 25ml 脑脊液，因此当脑实质体积只是相对较小量增加时，会使脑脊液从颅内移至脊髓蛛网膜下腔，使脑脊液空间与毛细血管和静脉前血管系统维持平衡状态；而且，由于大脑自身调节的存在，动脉压的变化对 ICP 的影响微乎其微[2]。脑灌注压（cerebral perfusion pressure，CPP）依赖于 ICP，根据以下公式计算，即：CPP=MAP-ICP，其中 MAP（mean arterial pressure）为平均动脉压。脑血流量（cerebral blood flow，CBF）也通过 CBF=CPP/CVR 的关系与 CPP 成正比，其中 CVR 为脑血管阻力[5]。ICP 一般在 8mmHg 左右，脑血管的自动调节功能使得在一定的 ICP 和 CPP 范围内可以保持 CBF 的相对稳定[2]。随着 CPP 的增加,CVR 相应增加，反之亦然。大脑对 MAP 也有严格的控制：主动脉降压神经（迷走神经的一个分支）在主动脉弓处感知压力，而颈动脉窦神经（舌咽神经的一个分支）在颈动脉分叉处感知压力，两条神经都终止于孤束核，并传导至延髓腹外侧尾侧区域，该区向延髓头端腹外侧区的血管收缩运动神经元提供抑制性输入。同时孤束核还向疑核内的心脏减速神经元提供兴奋性输入。因此，大脑能够严格调节 MAP 和心率[6]。但是，在 MAP ≤ 40mmHg 或≥ 150mmHg 时，自动调节失效，导致 CBF 减少或增加。另外，自动调节是一个能量依赖的过程，需要三磷酸腺苷（adenosine triphosphate，ATP）来扩张或收缩小动脉，因此急性脑损伤，如脑卒中、脑外伤或出血也会损害自我调节的能力[7]。因此，对于神经重症患者，随着自身调节功能的失效，CBF 可能与 CPP 呈线性增加。另外，由于自动调节对静脉循环的作用很小，因此通过增加脑静脉和窦的血容量使静脉压增加，可导致 ICP 的相对快速增加。这也是一些行为（如 Valsalva 动作、咳嗽、打喷嚏和用力等）会引起 ICP 迅速增加的原因[8]。

## 三、颅内压增高的诊断

### （一）临床症状

颅内压（ICP）增高通常表现为几个早期相对非特异性的临床症状。最常见的早期症状包括头痛、恶心和呕吐。虽然导致头痛的确切机制尚不清楚，但 ICP 增高可能会激活血管和脑膜中的痛觉感受器[3]。头痛在继发于静脉窦血栓或其他原因的脑静脉阻塞引起的 ICP 增高的患者中尤为突出。在这种情况下，头痛很可能是由窦本身的刺激引起。呕吐反射由疑核附近腹外侧被盖区域的神经元协调。ICP 增高可引起第四脑室底受压而呕吐。SAH 后产生的 ICP 波动通常可引起这一症状[3]。

很多其他临床症状都与 ICP 增高的早期表现相关。值得注意的一个症状是存在站立时视力短暂丧失，或称为视觉模糊。这种情况通常是在站起来后，伴随着后循环自动调节失效，枕叶因为灌注减少导致短暂的缺血。其他症状包括但不限于精神异常、烦躁、缺氧、鼻痒、视物模糊、吞咽困难、视疲劳、面部抽搐、苍白、出汗、口渴、流涎、打哈欠、呃逆和尿失禁[3]。虽然这些症状都不是 ICP 增高的特异性症状，但治疗提供者应考虑到症状群，并根据需要来评估 ICP 增高的原因。在 ICP 未得到控制的患者中，这些症状通常进展为意识混乱和定向障碍，随后意识水平受损。在 SAH 患者中，动脉瘤破裂后 ICP 立即升高，使 ICP 与动脉压（MAP）相平衡，随后 CPP 下降可能导致意识丧失。动脉瘤填塞并止血后，ICP 降低，使 CPP 恢复到正常水平，意识恢复[3, 9]。

### （二）查体表现与脑疝综合征

在相应的临床情况下，一些体征提示 ICP 增高。在 ICP 增高时，由于视神经上的压力增高，可见视乳头水肿，即视神经被硬脑膜和蛛网膜鞘包围，使神经外部与脑脊液和蛛网膜下腔相通[10]。然而，视网膜神经节细胞受到眼压的影响。因此，ICP 增高的患者会面临视神经的压力梯度差。高压梯度导致轴浆运输停滞和视神经纤维肿胀，随后液体渗漏到细胞外间隙[10]。

ICP 增高时，早期外展神经常受累。外展神经从脑桥腹侧表面发出，经蛛网膜下腔，穿透硬脑膜进入 Dorello 管，然后进入海绵窦。当外展神经通过骨性的 Dorello 管时，由于 ICP 增高，外展神经容易受到压迫[11]。

当因为占位效应导致ICP增高时，脑脊液转移到椎管蛛网膜下腔内进行代偿。当只有少量脑脊液能被转移时，代偿能力就会变差，以至微小的脑脊液增加都可能导致ICP显著升高。当可供转移的脑脊液容量很小或根本没有时，部分脑组织就会被挤压到邻近的较低压力的位置，此时就会发生脑疝。有7种主要类型的脑疝发生，即大脑镰下疝、间脑侧向移位疝（中线移位）、颞叶钩回疝、中央性小脑幕裂孔疝、脑干下行性衰竭综合征（中心疝）、小脑扁桃体下疝和脑干上疝[3]。

当大脑半球占位性病变向大脑中线方向压迫时，就会发生大脑镰下疝。由于胼周动脉和胼缘动脉受到大脑镰的挤压，大脑半球内侧部分可能发生缺血。另外，大脑前动脉也可能受到挤压。间脑的侧向移位可通过松果体的移位来监测，并与意识障碍程度密切相关（0～3mm导致警觉，3～5mm导致困倦，6～8mm导致木僵，9～13mm导致昏迷）[12]。

大脑半球相对外侧的占位性病变会将颞叶内侧边缘从幕边缘移入小脑幕切迹，从而形成颞叶钩回疝。疝出的钩突压迫动眼神经背侧时，导致同侧瞳孔扩大甚至固定。动眼神经受压也可发生眼球运动异常，由于患者往往无法遵嘱，此时可通过头眼反射来进行判断。当瞳孔固定和扩大时，意识障碍几乎同时存在。意识因中脑上行激活系统的失效或间脑受挤压而影响。偏瘫在钩突压迫大脑脚时发生。轻瘫可以是同侧或对侧。对侧轻瘫发生在钩状物压迫同侧的大脑脚时，而同侧的轻瘫则发生在对侧大脑脚在小脑幕切迹缘（Kernohan切迹）受压时[13]。PCA常在小脑幕切迹处受压，从而导致枕叶脑梗死[3, 14]。

小脑幕裂孔疝是由于间脑受压所致。当Willis环的血管被拉伸和压缩时，经过间脑的上行激活系统缺血而导致昏迷。缺血会导致水肿和血液供应的进一步转移和损害。随着移位变得足够严重，垂体柄可能断裂，导致尿崩症，这一发现通常发生在脑疝晚期，接近脑死亡。当肿块压迫中脑背侧时，会出现一种称为Parinaud综合征的特殊脑疝。Parinaud综合征包括上视不能、辐辏反射障碍和收缩性眼球震颤[3]。

脑干下行性衰竭综合征（中心疝）是由于脑干移位，导致供血不足引起的。因为基底动脉内侧的穿支血管相对固定，当脑干向下移位时，导致其拉伸，引起脑干旁正中部位的缺血。这时可能发生Duret出血，这是一种脑干特有的裂隙状出血，同时中脑背侧延伸的Galen静脉也可能受到压迫，但是静脉功能不全通常不是引起该综合征的主要因素[15]。

小脑扁桃体下疝发生于颅后窝压力突然升高时，小脑扁桃体被挤压向枕骨大孔，压迫延髓，引起第四脑室不同程度的受压。延髓受压可能会影响自主呼吸，导致代偿性血压升高以改善灌注。颅后窝压力增加也会导致小脑幕切迹上疝。此时小脑上蚓部和中脑可压迫中脑背侧导水管，引起脑积水[3]。

ICP升高晚期的标志是库欣反应，其特征是呼吸不规律、高血压和心动过缓[6]。一旦向延髓底部施加压力的占位达到一定的体积，就会发生这种反应，而与占位扩大的速率无关[16]。

## 四、颅内压增高的原因

有几种情况可能导致颅内压（ICP）增高。通常，脑内或脑外占位性病变可升高ICP，包括脑肿瘤、卒中后继发水肿、创伤、出血（血肿、硬膜下或硬膜外）或脓肿。动脉瘤破裂导致SAH后的ICP增高的原因是由于动脉血的突然流入。缺氧损伤、肝功能衰竭、高血压性脑病、高碳酸血症或Reye综合征可导致全脑水肿[3]。如上所述，静脉压的升高也会增加ICP，可由静脉窦血栓形成、心力衰竭或静脉窦机械性阻塞引起。脑脊液流动障碍或吸收障碍也会导致ICP增高，脑脊液流动受阻导致脑积水。感染或恶性肿瘤引起的脑膜受侵袭可损害脑脊液的吸收而增加ICP。最后，任何增加脑脊液体积的因素都会增加ICP。这可能发生在脑膜炎或SAH的情况下。脉络丛肿瘤引起脑脊液分泌增加升高ICP是比较少见的情况[3, 17]。

ICP增高的症状几乎都是通过损害脑动脉的灌注引起的。随着ICP的增加，全身动脉循环必须克服更大的阻力，为大脑提供足够的灌注。当灌注压力下降到维持细胞膜离子梯度所需的水平以下时，水肿会加重，从而进一步增加ICP，降低灌注，形成恶性循环。水肿主要有细胞毒性水肿和血管源性水肿两种类型。细胞毒性水肿源于能量衰竭和无法维持离子梯度，而血管源性水肿则是由于血浆蛋白外渗到间质中引起的。治疗ICP增高，针对不同类型的水肿，需要采取相应不同的方法。不同类型水肿的病理生理学和自然病程已在其他章节进行了专业的综述[18]，下面仅进行简要叙述。

缺血发生后，因为血流的缺乏限制了可用的ATP，从而导致能量供应的衰竭。细胞毒性水肿是由于维持渗透压的盐（钠和氯化物）的细胞内流而发生的。当主动转运失败时，细胞通过次级转运通道吸收钠。当离子在细胞内积聚时，形成跨膜梯度，为水进入细胞提供驱动力，导致水肿。水肿引起的压迫将进一步损害血运，加重能量衰竭和水肿。同时，细胞对钙离子的摄取也会触发凋亡程序[19]。

血管源性水肿的发生是由于血脑屏障（blood-brain barrier，BBB）的通透性改变，允许水和血浆蛋白外渗到脑间质，是血管内皮细胞旁转运的结果。内皮细胞在缺血或炎症下会发生成团和收缩，导致通透性增加。静水压是血管源性水肿的主要驱动力[20]，这意味着 ICP 和血压也发挥着重要的作用。原发性脑肿瘤和脑转移瘤产生的血管生成因子，促进新生毛细血管的生长，这些毛细血管的超微结构异常，BBB 不完整，紧密连接处存在渗漏[21-23]。除了肿瘤血管本身的异常外，细胞因子的作用，最重要的是血管内皮生长因子（vascular endothelial growth factor，VEGF）的作用，还可能影响肿瘤周围的血管。血管内皮生长因子与其内皮细胞表面的酪氨酸激酶受体 flt-1（VEGFR-1）和 Flk-1/KDR（VEGFR-2）相结合[24, 25]，触发紧密连接蛋白的表达减少[26, 27]，从而增加血管通透性并促进水肿的形成[28]。而且，VEGF 不仅在肿瘤中表达，在卒中或 TBI 中也有表达[29-31]。因此，最初出现细胞毒性水肿的患者可能会发展为血管源性水肿。

## 五、ICP 管理流程

一旦怀疑患者 ICP 增高，应当启动系列的内科和外科治疗。虽然确切的顺序可能因人而异，但我们推荐的流程见图 1-1。

ICP 升高通常是在急诊或到达医院急诊之前被首先发现的。最初的措施可以包括一些简单和无创的操作。患者的头部应保持头高位 30°。头颈部应保持中立位，以避免静脉流出受阻。如果需要紧急中心静脉通路，建议放置股静脉中心静脉导管（central venous catheter，CVC）。这可以防止任何可能由颈内静脉置管导致的静脉流出道阻塞，并避免了操作时需要患者保持平卧位或 Trendelenburg 位，这可能导致脑疝[32]。

与任何危重患者一样，首先必须解决呼吸道、呼吸和循环问题。许多 ICP 增高的患者意识水平低下，需要插管保护气道[33]。虽然插管是急需解决的问题，

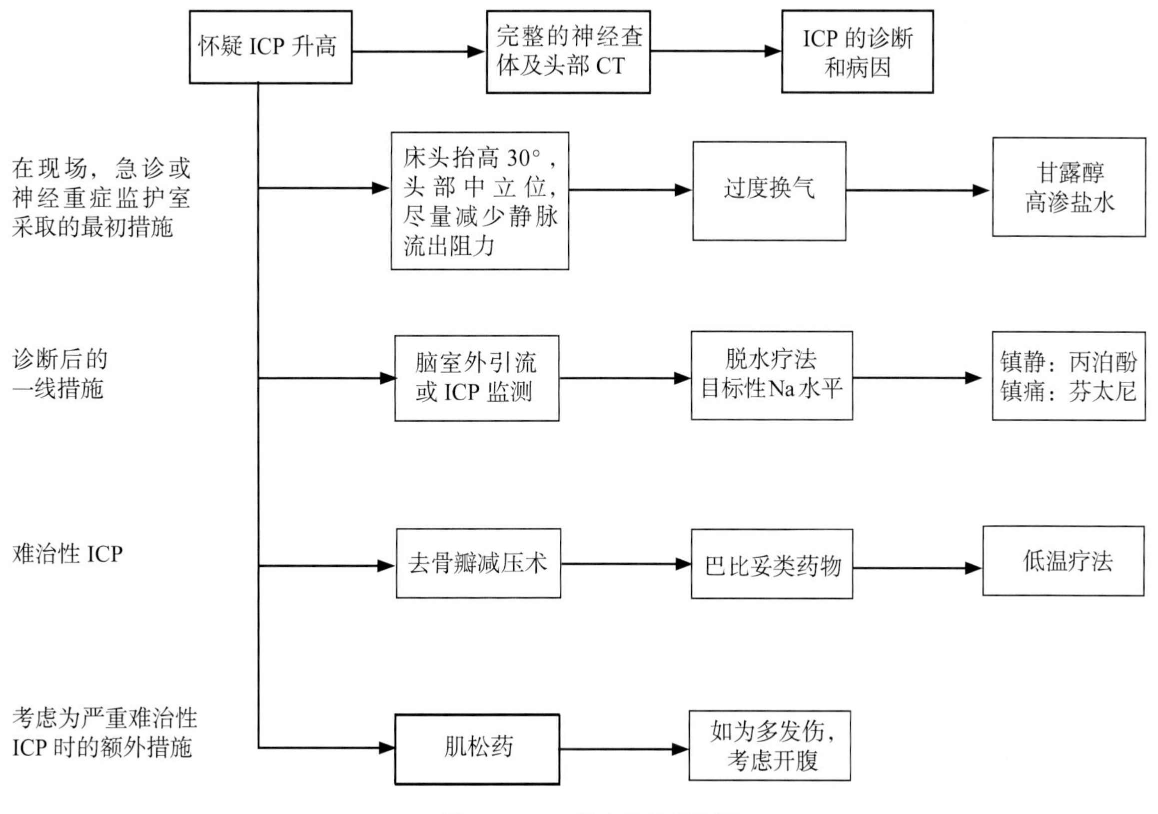


▲ **图 1-1　ICP 增高的处理流程**

临床怀疑 ICP 增高后，列出了建议流程。ICP. 颅内压；CT. 计算机断层摄影术

但在插管前记录一次神经系统查体通常是有帮助的。一般来说，对于格拉斯哥昏迷评分（Glasgow coma scale，GCS）小于 8 分的患者，建议插管。由脑外伤协会指南推荐[34]，在患者没有禁食的情况下，推荐行快速顺序插管（rapid sequence intubation，RSI）以防止呕吐和误吸。琥珀酰胆碱（Succinylcholine）可作为短效神经肌肉阻滞的一种选择；但是，它可能引起 ICP 的小幅度升高、横纹肌溶解和高钾血症。对 ICP 增高、癫痫发作或长期制动的患者，罗库溴铵（Rocuronium）可能是一种更安全的选择[35]。低血压是插管过程中常见的问题，应谨慎处理，因为神经危重患者的大脑自动调节功能受损，使患者在平均动脉压显著降低时，面临 CPP 降低的风险。使用丙泊酚或芬太尼诱导与血管扩张引起的严重低血压相关[36]。依托咪酯作为替代品，能减少血管扩张，从而降低低血压的风险。然而，对于癫痫持续状态或癫痫高风险患者，须谨慎使用，因为它可以降低癫痫发作阈值[37-39]。

一旦患者的情况稳定，就应该行头部计算机断层扫描（computed tomography，CT）扫描。为诊断 ICP 增高的病因和确定是否有脑疝提供至关重要的影像学证据。在接受 CT 检查过程中，若发现患者存在 ICP 增高的临床症状，过度换气通常是最容易获得的治疗方式。过度换气可在患者气管插管后使用，也可在未插管的患者中通过使用球囊面罩实现。过度换气降低了血液和脑脊液中的 $PaCO_2$，使脑血管收缩，脑血容量减少，从而降低 ICP。过度换气虽然可迅速降低 ICP；但是，鉴于效果的逐渐丧失和血管收缩所增加的脑缺血风险，不建议长期使用。然而，当急诊患者的 ICP 升高到需要考虑启动高渗治疗或外科干预时，过度换气非常有用。一旦有患者因为颅高压危象进入神经重症监护室（neurocritical care unit，NCCU），我们也会使用过度换气。颈静脉球血氧饱和度测定法可能有助于检测脑缺氧[40]，但在实践中很少使用。对于有颅高压危象或有脑疝迹象的患者，动脉二氧化碳分压（$PaCO_2$）目标可暂时定为 25mmHg[5, 40]。

在保护气道并提供过度换气的同时，应进行渗透性脱水治疗。甘露醇通常是首选药物，可以在没有中心静脉通路的情况下使用。甘露醇通常制成 20% 溶液并以推注形式给药。剂量范围为 0.25～1g/kg；但是，如果考虑为难治性 ICP 增高，建议一开始就以 1g/kg 的剂量静脉注射。

鉴于甘露醇给药后会出现严重的利尿效应，因此应小心避免血管内容量降低引起的低血压。高渗盐水（hypertonic saline，HTS）可单独使用，也可与甘露醇联合使用。HTS 可作为 2% 或 3% 溶液的推注给药，或者，如果通过中心静脉给药，则可以推注 30ml 浓度 23.4% 的溶液。虽然 HTS 的优点是不会导致利尿，但在失代偿性心力衰竭或肺水肿患者中，其引起的容量负荷过大可能是一个问题。

在 ICP 管理的这一阶段，应该决定是否放置 ICP 监测或脑室外引流（external ventricular drain，EVD）进行脑脊液分流。有创性 ICP 监测通常适用于 GCS ＜ 8 分且头部 CT 显示存在占位效应的患者。虽然有明显的临床均衡性，但对于查体中有被动姿势或收缩压低于 90mmHg 的患者，尤其是 40 岁以上的患者，应考虑 ICP 监测。ICP 监测仪的具体类型将在后面讨论。对于因脑室出血或占位效应而导致脑脊液流动受阻的患者，首选 EVD。EVD 不仅可以监测 ICP，而且可以通过脑脊液转移来治疗 ICP。对于 TBI 患者或因脑室狭窄而无法放置 EVD 的患者，可以放置实质的 ICP 监测[40]。

镇静是 ICP 治疗中的一种有价值的措施。躁动可通过增加脑代谢率而增加 ICP。也可导致 MAP 升高或胸腔压升高，来影响 ICP。芬太尼可以用来治疗躁动，可推注使用也可持续泵入。但是，丙泊酚镇静是控制 ICP 的一种更有效的方法。对于气道已被保护但 ICP 持续升高的患者，可以在不论是否已经启动持续泵入的情况下推注一剂丙泊酚[41]。关于其他可用药物的更多细节，以及相关的药理学和不良反应，将在下一节讨论。

对于 ICP 控制不佳的患者，尽管采用了脱水疗法和优化的镇静方法，但仍应考虑采用去骨瓣减压术进行手术减压。通过去除颅骨的刚性约束，可以使脑组织向颅腔外扩张，从而消除中脑和脑干的向下压力。在许多情况下，在启动低温或巴比妥盐治疗之前，可以进行去骨瓣减压术。去骨瓣减压术在占位性病变和恶性大脑中动脉（middle cerebral artery，MCA）卒中患者中尤其有效[42-44]。

如果 ICP 仍然控制不佳，则应考虑使用巴比妥盐诱导昏迷。典型的药物是戊巴比妥，它通过显著降低脑代谢率来降低 ICP。戊巴比妥可每 15～30 分钟以 5mg/kg 的剂量给药，直到 ICP 得到控制。然后可以开始以 0.5～5mg/(kg · h) 的速度维持输注，并持续进行

脑电监测 [45]。

当上述所有方法均未能充分控制 ICP 时，可采用降温至 32～34℃来降低 ICP。与巴比妥类药物类似，低温通过抑制脑代谢来降低 ICP。低温对于巴比妥类药物无效的患者可能也有效 [46]。虽然降低 ICP 是有效的，但低体温与许多并发症有关（稍后讨论），并且没有明确的证据表明患者的功能预后有显著改善。

如果在采取了上述所有干预措施后，ICP 仍然控制不佳，那么最后的努力包括使用肌松药和剖腹手术。腹内压升高可通过压力传递至脊髓蛛网膜下腔而加重 ICP 增高。一些小型研究表明，剖腹手术可能有助于降低难治性颅高压 [47, 48]；但是，仍然需要更大规模的研究来确定其在实践中的作用。

在 ICP 治疗期间的每一步，还应考虑患者是否有癫痫发作或有癫痫发作的风险。鉴于癫痫发作活动会导致 ICP 增高 [49]，因此，癫痫发作时应先用苯二氮䓬类药物（劳拉西泮、咪达唑仑或地西泮）积极治疗，然后再加用磷苯妥英、丙戊酸或左乙拉西坦。对于有增加 ICP 风险的患者，应考虑到非惊厥性癫痫持续状态（nonconvulsive status epilepticus，NCSE）的高发生率，应降低启动持续脑电图（continuous electroencephalography，cEEG）监测的标准 [50, 51]。

## 六、ICP 监测

长期以来，人们一直认为，鉴于 ICP 增高的临床表现多样，进行有创 ICP 监测是有益的。通常情况下，在意识水平低下（通常为 GCS < 8 分），影像学检查显示有脑水肿的占位病变以及预后值得积极治疗的患者中，应放置有创 ICP 监测 [52]。ICP 可使用多种不同的设备进行监测。脑室外引流（EVD）术是测量 ICP 的金标准，也允许体内校准和再校准。除了能够转换 ICP 外，EVD 还有一个优点，可以通过分流脑脊液来治疗 ICP。如果患者出现症状性脑积水，且 GCS < 8 分 [53–55]，则应放置 EVD。在 NCCU 中，这种情况通常发生在 SAH 或 ICH 合并脑室出血的情况下，但也可能是由于脑脊液流动受阻引起的。然而，EVD 与大出血（高达 22%）[56] 和脑室炎（5.5%～22%）等风险相关 [55, 57–59]。除 EVD 外，也可以使用脑实质压力监测仪。虽然感染和出血的风险较低 [52, 60]，但不能通过引流脑脊液来治疗 ICP 增高。此外，ICP 监测值漂移可能约在 7 天后发生，且没有再校准的方法 [52, 60]。脑实质内探头监测对低 GCS 评分、高 ICP 而无脑积水（如弥漫性 TBI 或肝性脑病）的患者最为适用。ICP 监测也可以放置在硬膜外或蛛网膜下腔 [55]，尽管这类方式临床应用渐少。尽管脑外伤基金会建议对重度 TBI 患者进行 ICP 监测 [40]，但仍不清楚这种干预是否能改善预后 [61]。

脑脊液的引流可以连续也可以间断进行。哪种方法更好的问题最近得到了解决。一项研究发现，持续引流与较低的平均 ICP 值相关 [62]。然而，这项研究相对较小，并不是为了评估预后或死亡率的差异而设计的。虽然没有足够有力的证据，但我们的一般做法是允许持续的脑脊液引流，这取决于供应商基于特定的 EVD 压力弹出设置。

## 七、患者的分诊与转运

对 ICP 增高的处理应在患者初诊时就开始，通常是在到达医院之前的现场。在院前环境和急诊室可采取很多重要措施 [63]。ICP 增高的临床表现（如上所述）可能在患者到达 NCCU 之前就出现，包括意识水平下降、单侧瞳孔扩大、反常姿势或重要生命体征的变化如血压升高和心动过缓（库欣反应）。应尽快将床头抬高到 30°，并尽量缩短患者平躺的时间。在去医院的路上可以通过在患者头下放置卷起来的毯子或毛巾来实现 [63]。除了复苏的标准 ABC 外，作为一种临时措施，可以在插管后，将呼气末 $PaCO_2$ 的目标设定为 28～32mmHg。一旦到达急诊室，应尽快行头部 CT 检查，以确定是否存在占位性病变。甘露醇可以在中心通路建立之前通过外周静脉给药。如果有证据表明颅内高压由梗阻性脑积水引起，则应尽快请神经外科会诊，进行脑室引流术，必要时可在急诊科或 NCCU 进行。虽然需要 ICP 管理的患者可以在许多不同的重症监护病房（intensive care unit，ICU）中进行治疗，但有数据表明，在专门的 NCCU 中由神经重症医师进行治疗的患者可以获得更好的预后和较短的 ICU 住院时间 [64–66]。

## 八、ICP 控制方法的各论

在下面的介绍中，我们将更详细地描述 ICP 控制流程中的每一种方法。回顾了现有的证据和指南建议。在每个部分中，讨论了每种药物的相关药理作用。并将主要的药理特性总结在表 1–1 中。

表 1-1 治疗 ICP 的各种药物相关药理作用（剂量、监测和不良反应）

| 药 物 | | 剂 量 | 监测项目 | 不良反应 |
|---|---|---|---|---|
| 渗透疗法 | 甘露醇 | 0.1～1g/kg，每 4～6 小时 1 次 | 渗透压差，目标＜20mOsm/kg | 脱水、低血压、水肿反弹、AKI、电解质紊乱 |
| | 高渗盐水 | 23.4% 推注，2% 或 3% 输液或推注 | 钠离子浓度范围目标化<br>以 2% 浓度给药，每 8 小时监测 1 次钠离子浓度<br>以 3% 浓度给药，每 6 小时监测 1 次钠离子浓度 | 肺水肿、CHF 恶化、脱髓鞘、代谢性酸中毒、凝血障碍 |
| 镇静 | 丙泊酚 | 1～2mg/kg 推注<br>5～100μg/（kg·min）静脉泵维持 | BP、RASS、甘油三酯、酸 / 碱状态、CK、LFT、K | 低血压、PRIS、过敏、高甘油三酯血症 |
| | 芬太尼 | 12.5～100μg 推注<br>25～700μg/h 输液 | 呼吸状态、RASS | 呼吸抑制、恶心、呕吐、大汗 |
| | 咪达唑仑 | 0.01～0.05mg/kg 推注<br>0.01～0.1mg/kg 输液 | 血压、RASS | 低血压、呼吸抑制、顺行性遗忘 |
| AED | 劳拉西泮 | 0.1mg/kg 静推<br>（极量：每次 4mg） | 呼吸状态、BP | 呼吸抑制、低血压 |
| | 磷苯妥英 | 20PE/kg 载量<br>4～6mg/(kg·d) 维持 | 总浓度 10～20μg/ml<br>或游离浓度 1～2μg/ml | 低血压、心动过缓，以及与多种药物存在交叉反应 |
| | 丙戊酸 | 20～40mg/kg 载量<br>10～15mg/(kg·d) | 目标浓度 50～150μg/ml | 肝毒性、高血氨、血小板减少 |
| 巴比妥类 | 戊巴比妥 | 5mg/kg 推注<br>每 15～30 分钟按 1～4mg/(kg·h) 输注 | 滴到持续脑电监测被抑制的水平 | 低血压、心脏抑制、肠梗阻、免疫抑制 |
| 神经肌肉阻滞药 | 维库溴铵<br>西沙曲库 | 0.05～0.1mg/kg 推注<br>0.05～1.5μg/（kg·min）输注<br>0.1～0.2mg/kg 推注<br>2～10μg/（mg·kg）输注 | 使用肌松药时遵循 TOF 并保持足够的镇静 | 肺炎、神经病变、肌病、过敏反应、恶性高热 |

AKI. 急性肾损伤；CHF. 充血性心力衰竭；BP. 血压；RASS. RASS 镇静程度评估表；CK. 肌酸；LFT. 肝功能；PRIS. 丙泊酚相关注射综合征；K. 钾离子；TOF. 四个成串刺激

### （一）头部位置

目前，ICP 增高的患者将床头保持在 30° 已经是常规操作。人们认识到适度的头部抬高有利于降低 ICP 已有几十年。随着头部抬高，脑脊液的重量逐渐转移到椎管的蛛网膜下腔，从而起到降低 ICP 的作用。此外，抬起头也可降低胸腔内压，改善静脉回流[67]。虽然有文献提出头部抬高会引起 CPP 降低，在某些情况下甚至会导致脑脊液压力的波动的问题[68]。但是，就目前已有的数据表明，头部抬高至 30° 可有效降低 ICP，而不降低 CPP、脑氧合或全身血流动力学[69-71]。平均而言，头部抬高至 30° 可导致 ICP 降低 3～4mmHg。对于任何疑似 ICP 增高的患者，我们建议抬高床头 30°，并确保头部旋转最小化，以限制对颈静脉流出的阻塞。同时建议尽量减少患者平躺的时间。因此，当 ICP 危象患者紧急需要开放中心静脉通路时，我们主张放置股静脉 CVC，而不是将患者平躺或放置在 Trendelenburg 位来放置锁骨下或颈内 CVC[32]。

### （二）过度换气

如上所述，过度换气通过降低 $PaCO_2$，导致 CBF 降低来降低 ICP。鉴于其具有降低 ICP 的作用，过度换气曾在 ICP 升高患者中被广泛地预防性使用。然而，有证据表明，预防性和长期过度换气是有害的。事实上，脑外伤协会提出了ⅡB 级的建议，反对使用过度换气来控制 ICP[40]。在 TBI 患者中，长期过度换气治疗的患者预后更差[72]。患者被随机分为正常通气组、过度换气组和过度换气 + 氨丁三醇组。氨丁三醇可对抗长时间过度换气后脑脊液碳酸氢盐丢失的影响。对于GCS为4～5分的患者，过度换气组患者在3个月和6个月时的GOS评分明显较差。过度换气未带来益处有几种可能的解释。过度换气对大脑动脉直径的影响是短暂的，最多持续24h[73]。此外，长时间过度换气使得脑脊液中碳酸氢盐的损失可能会导致缓冲能力下降，随后对$PaCO_2$的微小变化则极其敏感[74]。虽然有人担心长时间过度换气可能因为CBF的降低而导致缺血[72]，但考虑到动脉血含氧量的代偿性增加，长期过度换气后CBF并未显著降低[72]。总的来说，在ICP管理中，过度换气不应预防性或长期使用。然而，我们相信过度换气在ICP危象的治疗中仍然扮演着重要的角色，并且通常将过度换气作为其他治疗的过渡手段。

### （三）脱水疗法

自从1919年Weed和McKibbon证明了多种盐和葡萄糖溶液具有降低猫ICP的作用，高渗溶液的效用就已经为人所知。Cushing和Foley以及Foley和Putnam也得出了类似的结论。首次临床应用的高渗溶液是在20世纪50年代的尿素溶液[75]。甘露醇在20世纪60年代开始使用[76]，而HTS直到20世纪90年代才开始使用[77]。

脱水疗法的机制是通过产生渗透压梯度，使水从大脑中排出，从而降低ICP。渗透剂要产生有效梯度的前提是必须对BBB不渗透。反射系数描述了物质的BBB通透性，范围为0（完全渗透性）～1（完全抗渗透性）[78]。脱水疗法的有效性需要完整的BBB。在脑中BBB受损的区域，血液和脑间质液之间存在分子平衡。因此，降低ICP其实主要是通过去除脑内有完整BBB部分的水分来实现的。高渗疗法的大部分效果发生在达到最大渗透压后不久。随着血清渗透压的持续增加，大脑开始适应。几十年来，人们已经知道大脑能够产生“特异性渗透分子”，现在已知的有星形胶质细胞产生的多元醇、氨基酸和甲胺，以及神经元产生的小蛋白质[79, 80]。因此，当血清渗透压降低时，可能出现渗透压梯度逆转，从而有利于水分进入大脑，发生反弹性脑水肿。

用于脱水治疗的主要药物是甘露醇和HTS。甘露醇属于糖类，通过渗透性利尿的作用脱水从而增加血清渗透压。此外，它还能降低血液黏度，引起脑血管的反应性血管收缩[81]。甘露醇通常配置成20%的溶液，并按照0.25～1.0g/kg的剂量输注给药[82]。根据临床需要，可以按2～4h或更长时间的周期给药。甘露醇在输注后10～15min发挥作用，最大作用时间持续20～60min[83]。甘露醇的作用通常通过计算和测量血清渗透压来监测。在给予甘露醇前，应进行实验室检查，包括渗透性和基础代谢曲线。虽然渗透压大于320mOsm/kg被认为是甘露醇治疗的一个临界值，但它并不能精准地测量过量的甘露醇，因为高血糖等情况也可能导致测量值的升高。渗透压差更适用于检测血清中残留的甘露醇，当渗透压差＞20mOsm/kg时，表明其清除不完全。当清除不完全时，甘露醇可在脑内BBB不完整区域积聚，导致反向渗透和ICP反弹性升高。由于甘露醇具有强大的渗透性利尿作用，它可以导致急性肾损伤、脱水和低血压。同时，电解质也应密切监测。

与甘露醇相比，HTS直接增加血清渗透压，而不是通过利尿间接增加[82]。通常以2%、3%或23.4%的浓度给药。对于接受HTS的患者，应经常进行血清钠检查，以尽可能使用最低剂量。我们通常对接受2% HTS治疗的患者每8小时监测1次血清钠，对接受3% HTS治疗的患者每4～6小时监测一次血清钠。这种药物会导致血容量增加，不会像甘露醇一样产生明显的利尿作用。此外，HTS的反射系数为1.0，而甘露醇的反射系数为0.9，因此理论上可降低反弹性脑水肿的风险[84, 85]。考虑到HTS继发的血容积扩张，对控制不良的心力衰竭或肺水肿的患者时应谨慎使用。由于慢性低钠血症患者在钠浓度急剧增加的情况下，可能发生渗透性脱髓鞘，因此也应考虑患者血钠的基线水平。

研究表明，脱水疗法能够逆转小脑幕切迹疝[86]。然而，对于HTS还是甘露醇谁更有效的问题，仍然存在争议。一项研究的结果表明，HTS比甘露醇能更有效地降低ICP和减少ICU总天数，而不会对2周死亡率产生影响[87]。其他研究表明，两者在平均ICP增高时间和6个月的预后上没有差别[88]。

### （四）镇静

镇静药通过降低脑代谢活动降低ICP。此外，减少躁动还可以减少Valsalva动作次数及颈静脉压升高次数。丙泊酚是控制ICP最常用的镇静药。它是一种$GABA_A$受体激动药，起效快，失效也快。其虽然能迅速有效地降低ICP，但也有一些不良反应。低血压通常是面临的第一个不良反应，应注意不要降低 CPP。丙泊酚治疗也可导致高甘油三酯血症和胰腺炎，应定期监测甘油三酯水平。最常见的严重不良反应是丙泊酚相关的输注综合征（propofol-related infusion syndrome，PRIS），它会导致严重的代谢性酸中毒、高钾血症、肝大、肾衰竭、心律失常和心力衰竭。丙泊酚与吗啡进行了比较，发现丙泊酚组第 3 天的 ICP 降低 [41]。两组死亡率和 GOS 评分无显著差异。在事后比较分析中，低剂量丙泊酚治疗虽然在 ICP 控制上无差异，但可显著降低死亡率 [41]。脑外伤协会建议使用丙泊酚来控制升高的 ICP（ⅡB 级推荐），尽管没有证据表明在死亡率或 6 个月的功能预后上有任何改善 [40]。考虑到高剂量和长期使用丙泊酚的不良反应，可在 ICP 危象期内给予丙泊酚（静脉注射 1～2mg/kg），以尽量减少持续输注丙泊酚。对于接受丙泊酚治疗超过 48h 或剂量大于 5mg/(kg・h) 的患者，应谨慎使用并密切监测相关的实验室指标，以防止发生 PRIS。

### （五）癫痫控制

癫痫发作，特别是全身性强直阵挛性发作与 ICP 增高相关 [49, 89]。痫样发作引起新陈代谢和血流量的增加 [90]，导致 ICP 的升高。因此，对任何患者，如果担心亚临床癫痫发作或癫痫持续状态，早期治疗都应联合进行持续脑电图监测。对于发作的患者，一线治疗药物是苯二氮䓬。劳拉西泮每 5～10 分钟静脉注射 0.1mg/kg。或者，地西泮可以每 5 分钟静脉注射 0.15mg/kg，或者咪达唑仑以 0.2mg/kg 的剂量静脉注射或肌内注射。频繁发作或癫痫持续状态的患者也应给予磷苯妥英（20PE/kg，静脉注射）或丙戊酸（20～40mg/kg，静脉注射）载量。较新的研究表明，左乙拉西坦（20～330mg/kg）相比苯妥英钠（Phenytoin）在治疗癫痫持续状态上具有同样效用，且具有不良反应和药物相互作用较少的优点 [91, 92]。大多严重的难治性癫痫持续状态的患者需要使用咪达唑仑滴注或用戊巴比妥进行强力抑制。第 2 章详细讨论癫痫持续状态的诊断和治疗。

### （六）低温治疗

低温被认为可通过抑制脑代谢来降低 ICP。它已被证明可有效治疗心搏骤停的昏迷幸存者，其中目标温度管理已成为护理标准 [93–95]。早期阶段，对使用治疗性低温控制颅高压有很高的积极性。然而，目前还没有明确的证据表明低温疗法在这方面的益处。此外，体温过低与严重的不良反应有关，包括凝血障碍、免疫抑制、电解质失衡和心律失常（表 1–1）。

尽管如此，低温仍然已经被用于预防和治疗顽固性颅内高压。关于预防性使用低温治疗，不同的研究报道了相互矛盾的结果，但最近的随机对照试验（randomized controlled trial，RCT）没有发现任何益处。2001 年，在 TBI 患者中进行的一项大型随机对照试验显示，低温与常温相比，在死亡率或神经系统转归上两者并无差异 [96]。一项随访研究招募了脑外伤后 2.5h 内的患者，但再次发现在死亡率和神经系统转归方面没有差异 [97]。有人认为，接受手术血肿清除并迅速降温的患者比弥漫性损伤患者受益更多 [98]。目前进行大型多中心 RCT（POLAR），以更严格地测试 TBI 中预防性低温的作用 [99]。然而，根据目前可用的证据，脑外伤协会给出了ⅡB 级的建议，反对早期使用低温疗法 [40]。

使用低温治疗 ICP 增高的方法还没有得到很好的验证。早期的小规模研究表明，低温能够降低 ICP 并改善预后 [46]。但在最近的 Eurotherm 3235 试验中，低温并没有导致 ICP 的改善，也没有改善 TBI 患者的预后，并且 ICP 持续升高超过 20mmHg [100]。然而，在 CPP 得到充分优化的情况下，对于持续升高超过 25mmhg 的难治性 ICP 患者，低温是否可能发挥作用仍存在争议。

现有的证据表明，预防性使用低温疗法是没有受益的；虽然能够降低 ICP，但不清楚在难治性颅高压的情况下使用低温治疗是否能改善预后。因此，当其他治疗失败时，如果认为收益大于风险，仍应考虑低温治疗。

### （七）去骨瓣减压术

如上所述，脑水肿可导致 ICP 增高，进一步导致脑疝。以额叶、顶叶和颞叶减压为目的的大骨瓣切除加硬膜成形术已被证明有助于降低 ICP。虽然大量研究表明，去骨瓣减压术可有效降低 ICP [101, 102]，但最佳时机仍有待确定。DECRA 的研究比较了采用早期去骨瓣减压术和标准药物治疗的弥漫性 TBI 患者 [103]。在去骨瓣减压组，70% 的患者预后不良，而标准药物治疗组的患者为 51%。然而，对 DECRA 研究的批评主要集中在这样一个事实上，即采用的手术指征（ICP ＞ 20mmHg 超过 15min）并不能反映临床实践情况，在临床实践中，去骨瓣减压术通常保留给所有药物干预措施都难控制的颅内高压患者。手术组也可能有更严重的TBI患者，研究的设计也允许两组之间存在高度交叉[104]。

最近，RESCUE ICP试验评估了去骨瓣减压术对ICP增高（＞25mmHg）且对积极治疗无效的TBI患者的临床预后的有效性[105]。这项试验旨在更接近临床实践，因为患者在考虑进行去骨瓣减压术前意味着第1和第2阶段的治疗失败。第1阶段治疗包括镇静、镇痛、头高位和机械通气，而第2阶段治疗包括脱水疗法、脑室引流和低温治疗。在第1和第2治疗阶段不允许使用巴比妥类药物，然后将治疗失败的患者随机分为手术组或继续药物治疗组，这时可允许使用巴比妥类药物。虽然去骨瓣减压术降低了6个月的死亡率，但中度残疾且预后良好的患者比例没有改善[105]。因此，脑外伤协会提出ⅡA级建议认为，尽管去骨瓣减压术能够有效降低ICP，并可能减少在ICU的住院天数[40]，但并不能改善6个月的预后。

另一个重要的问题是去除骨瓣的大小。大骨瓣切除术可以更有效地减压颅内内容物和降低ICP。小骨窗伴随潜在的脑疝风险，通过骨窗出现蘑菇状疝出物，引起挤压和静脉缺血[106]。多个研究表明，大骨瓣减压术患者的预后更好；然而，不同研究的纳入标准和流程各不相同[107, 108]。

去骨瓣减压术在恶性MCA梗死患者中的作用已得到进一步证实。一些大型的随机对照研究已经证明了在这类患者中去骨瓣减压术的益处。10多年前，DECIMAL和DESTINY试验表明早期去骨瓣减压术可降低死亡率，但会导致更多的中度残疾患者[43, 109]。HAMLET试验证实了在卒中发作后48h内进行去骨瓣减压术的益处[110]。因此，美国心脏病协会和美国卒中协会建议，对于单侧大脑中动脉梗死患者，尽管接受了药物治疗，但在48h内若出现病情恶化，有Ⅰ级证据支持行去骨瓣减压术[111]。DESTINY Ⅱ期试验显示早期去骨瓣减压术对61岁及以上卒中患者也有益处[43]。值得注意的是，早期行去骨瓣减压术似乎对脑卒中患者最为有利，因为此时水肿可能是细胞毒性的先兆。通过去骨瓣减压可以改善组织灌注，从而改善能量平衡，从而恢复离子梯度。如果晚些时候进行，当患者已经出现血管源性水肿时，去骨瓣减压术将降低组织压力，导致更大的静水压差，驱动血浆蛋白的溢出，并导致更严重的脑水肿[112, 113]。

### （八）巴比妥盐

长期以来，巴比妥类药物除了减少咳嗽、运动和Valsalva运动外，还可以降低继发于大脑代谢的ICP[114]。也有人认为巴比妥类药物可抑制氧自由基介导的脂质过氧化，可能也有助于降低ICP[115–117]。戊巴比妥是最常用的巴比妥类药物。硫喷妥钠也用于ICP控制。有证据表明，使用硫喷妥钠可以更好地控制ICP，并降低6个月时的死亡风险[118]。然而，在美国目前还不能应用于临床。戊巴比妥通常按5～15mg/kg的剂量静脉注射给药，每15～30分钟使用1次，直到ICP得到控制。此后，可按1～4mg/(kg·h)的剂量持续输注维持。在给予戊巴比妥期间，应行连续脑电图监测，以期在暴发间隔6～8s内实现暴发抑制[50]。戊巴比妥已在预防ICP升高以及治疗难治性ICP上得到应用。预防性使用戊巴比妥在1年时的死亡率或GOS与标准治疗无显著差异，而且戊巴比妥组54%的患者出现低血压，对照组7%的患者出现低血压[119]。因此，脑外伤协会给出了ⅡB级建议，反对预防性使用巴比妥类药物来预防ICP增高[40]。1988年，Eisenberg等对戊巴比妥在难治性ICP治疗的应用进行了研究[120]。试验证明戊巴比妥能有效降低ICP，那些ICP有反应的患者生存率得到了提高（92% vs. 17%）。然而，戊巴比妥的效用仍然受到其不良反应的限制。戊巴比妥降低ICP的同时，还会降低血压，从而降低CPP。这可能可以解释为什么在治疗ICP升高的患者中，使用戊巴比妥治疗并不能改善患者的功能预后[116]。戊巴比妥治疗的其他不良反应包括心脏抑制和肠梗阻。我们考虑使用戊巴比妥对其他措施无效的患者进行ICP控制，前提是他们能够保持血流动力学稳定，符合脑外伤协会发布的ⅡB级建议[40]。

### （九）类固醇激素

糖皮质激素具有基因组和非基因组效应。糖皮质激素扩散到质膜后，与细胞质受体结合，导致细胞核定位信号显露，使糖皮质激素受体复合物进入细胞核。糖皮质激素与糖皮质激素反应元件（glucocorticoid response element，GRE）结合以调节细胞核DNA的转录。这导致了一些关键炎性细胞因子如IL-1β、IL-4、IL-5和IL-10的转录下调[121]。糖皮质激素也通过干扰NF-κB信号来发挥抗炎作用[122]。如上所述，血管源性水肿发生在血管通透性增加的情况下。类固醇被认为可以降低肿瘤周围毛细血管的通透性[123–125]。类固醇会影响分子通过 BBB 转移的能力，并且已经证明可以减少瘤周水肿而不影响灌注 [126, 127]。

长期以来，认为类固醇在脑瘤患者的围术期管理中是有益的 [128, 129]，并且在神经危重症管理中也发挥着重要作用。类固醇在治疗继发于肿瘤相关水肿的 ICP 增高方面所起的作用是非常宝贵的。地塞米松半衰期长，盐皮质激素活性低，是最常用的皮质类固醇。通常，当出现脑或脊髓肿瘤相关神经症状时，静脉注射地塞米松 10～20mg。最多可增加至每天 100mg，每日维持剂量通常为 4～24mg [130]。

鉴于类固醇在治疗脑肿瘤患者的神经症状方面取得了成功，类固醇已被研究用于控制其他疾病过程中的颅内高压。现有证据表明，在 TBI 患者中使用类固醇没有收益。1998 年进行的一项由 957 名严重脑外伤患者组成的随机对照试验表明，甲磺酸替利拉扎（一种合成的 21- 氨基类固醇）治疗没有改善死亡率或预后 [131]。2004 年，显著性脑损伤后皮质类固醇随机化试验（Corticosteroid Randomization after Significant Head Injury Trial，CRASHIT）研究了 2g 甲泼尼龙静脉注射后，以 0.4mg/h 或安慰剂治疗 48h。结果皮质类固醇组与安慰剂组相比，2 周死亡率［21.1% vs. 17.9%，相对危险度（relative risk，RR）=1.18%］和 6 个月死亡率（25.7% vs. 22.3%，RR=1.15）均增加 [132, 133]。尽管没有达到统计学意义，皮质类固醇组 6 个月重度残疾率也更高（38.1% vs. 36.3%）[132, 133]。脑外伤协会因此发布了Ⅰ级建议，禁止在 TBI 中使用类固醇来改善预后或 ICP [40]。

虽然在 TBI 中没有显示出益处，但类固醇在 SDH 的治疗中却变得更加流行。在 SDH 促进血管生成后出现局部炎症，围术期使用类固醇可提高生存率和降低 SDH 复发风险 [134]。类固醇在慢性硬膜下血肿试验是目前进行的一项双盲随机试验，将有助于阐明类固醇在 SDH 治疗中的作用 [135]。虽然在动脉瘤性 SAH 中使用类固醇治疗仍存在争议，但有证据表明地塞米松治疗可改善预后 [136]，尤其是在接受显微外科夹闭而非血管腔内治疗的患者 [137]。

考虑到存在大量的潜在不良反应，在应用类固醇时应小心谨慎，不良反应通常与类固醇治疗的剂量和疗程有关 [138]。在重症监护室中，急性使用类固醇最常见的不良反应是胰岛素抵抗导致的高血糖和肌病 [139]。其他的全身不良反应是多种多样的，包括出现库欣综合征外观、躯干肥胖、多毛、痤疮、伤口愈合不良、易发生瘀伤、高血压、免疫功能低下、白内障、胃肠道出血和骨质疏松症等 [139]。此外，地塞米松还有几个重要的药物相互作用。通过诱导 CYP3A4，苯妥英钠可增加地塞米松的清除率，并将其血浆半衰期缩短 50% [140–142]。卡马西平和苯巴比妥也可能诱导地塞米松的代谢 [143]。

### （十）神经肌肉阻滞药

麻醉的神经肌肉阻滞药已被用于 ICP 的控制，通过防止颤抖和咳嗽以及减少整体能量消耗，有助于降低 ICP [144–148]。它还促进了机械通气，优化 $pCO_2$ 和氧合 [149]。瘫痪患者可能会降低机械通气的促炎作用 [150]。肌松药通过阻断神经肌肉连接处的信号传递而起作用，可以是去极化（琥珀酰胆碱）或非去极化（所有其他）。琥珀酰胆碱是去极化的，因为它模仿乙酰胆碱的作用，而其他药物是竞争性乙酰胆碱拮抗剂。抑制血浆胆碱酯酶活性的药物可能与其发生相互作用。考虑到对意识没有影响，因此接受肌松治疗的患者必须始终使用足够的镇静和镇痛。建议剂量见表 1–1。

目前还没有强有力的证据证明可在 ICP 控制中使用肌松药物。值得注意的是，有两项研究的结果表明，使用琥珀酰胆碱可导致 ICP 增高 [151, 152]。两项评估持续使用肌松的患者的回顾性研究发现，结果并没有改善，反而显示肺炎等并发症的发生率增加 [153, 154]。除了肺炎的风险外，使用肌松药物也会导致严重的神经病变和肌病 [155, 156]。其他不良反应包括过敏反应、心搏骤停和心律不齐、恶性高热、高钾血症、下颌僵硬、横纹肌溶解和肌痛。考虑到相关的不良反应及缺乏关于 ICP 控制和改善预后的证据（总结在最近的 Meta 分析 [157] 中），通常不提倡使用肌松药。对于持续性 ICP 危象的患者，可以考虑给患者注射 1 剂肌松药。肌松药也可在治疗患者遇冷时的顽固性寒战中发挥作用。

## 九、结论

ICP 增高的诊断和管理是神经重症监护的基石。在本章，我们总结了 ICP 增高的关键临床特征，概述了 ICP 增高的管理流程，并讨论总结了有关管理中每个步骤的相关文献。尽管近年来已经发表了一些 ICP 控制方法的试验结果，但是大多数都缺乏高质量的数据。因此，我们建议采用逐步治疗的方法来管理 ICP，并呼吁增加 RCT 研究，以更好地评判 ICP 治疗不同方法的效用和作用。

# 第 2 章 癫痫持续状态的紧急治疗
## Emergent Treatment of Status Epilepticus

Sarah E. Nelson　Eva Katharina Ritzl　著
文俊贤　左　玮　译
邹志浩　校

## 一、定义与流行病学

癫痫发作是必须关注的事件，此时大脑中的异常放电可能导致患者意识改变，并可能伴有相应的运动表现。孤立的癫痫发作通常不到 5min，且具有自限性；但是，癫痫持续状态（status epilepticus，SE）往往不会自行恢复[1]。SE 会表现为意识丧失或无法恢复到基础意识水平，而且常常合并强直阵挛性活动。因此，将 SE 定义为癫痫发作 2 次及以上，且意识恢复时间超过 30min，似乎已经过时。SE 具有癫痫发作超过 5min，无法恢复的非自限性，而且研究表明，SE 导致的永久性脑损伤可能会发生在 30min 内。最近的文献常以 5min 作为 SE 的定义阈值，现在我们通常定义 SE 为癫痫状态持续 5min 或更长时间[1, 2]。

SE 亚型包括惊厥性 SE、持续性癫痫和非惊厥性 SE（nonconvulsive status epilepticus，NCSE）。惊厥性 SE 是指反复强直 – 阵挛性发作，紧接着是发作后状态。持续性癫痫的特征是局灶性神经功能缺失，如失语和运动功能障碍，这是由于不合并精神状态改变的大脑皮质部分发作所致。NCSE 是指大脑进行放电活动时，出现精神状态变化，但没有抽搐或持续抽搐[2]。

SE 也可以根据其对抗癫痫药物（anti-epileptic drug，AED）的反应细分。难治性 SE（refractory status epilepticus，RSE）是指不受一线或二线 AED 控制的 SE[3]。超难治性 SE（super-refractory status epilepticus，SRSE）有两种不同的定义：不受三线 AED 控制的 SE[4] 和麻醉后仍持续 24h 或更长时间的 SE[5]。

SE 的发病率约为 12.6/10 万[6]。9%～43% 的 SE 患者进展为 RSE，10%～20% 进展为 SRSE[4, 5]。高达 19% 的重症监护病房（intensive care unit，ICU）患者会出现癫痫发作或 SE[7]。这是一个重要的发现，因为 SE 在 ICU 患者中通常是无惊厥表现的。因此，高度怀疑时需要完善诊断性脑电图（electroencephalogram，EEG）。最近的研究表明，SE 在女性和男性中发病率几乎相同（女性 11.1/10 万；男性 11.3/10 万）。50 岁以上（约 28.4/10 万）和 10 岁以下（14.3/10 万）的人似乎受影响最大。此外，非裔美国人（13.7/10 万）比白人（6.9/10 万）和其他种族（7.4/10 万）似乎更容易患 SE[8]。SE 的病死率约为 15%，老年人（24.9%）和 RSE 患者（33.3%）的病死率更高[6]。

SE 发病率随着时间的推移呈上升趋势。在一项评估美国国家医院出院调查数据的研究中，发现在 1979—2010 年，SE 的发病率从 3.5/10 万上升到 12.5/10 万，但住院死亡率没有显著变化[8]。最近的另一项研究使用了美国疾病预防控制中心和全国住院患者样本的数据，结果显示，SE 住院人数从 1999 年（8.9/10 万）到 2010 年增加了 56.4%（13.9/10 万）。死亡率在同一时期也有所增加，但仅增加了 5.6%（从 1.8/100 万增加至 1.9/100 万）[9]。

在美国，惊厥性 SE 发生率为 120/10 万[10]，但 NCSE 的发病率尚不清楚，因为没有 EEG 的辅助就无法诊断[11]。SE 患者进展为 RSE 和 SRSE 的百分比如上所述。一项对 395 名在 ICU 治疗的 RSE 患者的大型研究发现，RSE 年发病率为 3.4/10 万[12]。前瞻性研究估计的发病率低于 ICU 回顾性研究[14–16]，这也符合大众预期[13]。然而，SRSE 的确切病因尚未明确，这可能是由于 SRSE 患者数量少且缺乏相关研究[17]。在最近一项利用芬兰重症监护联盟数据库的研究中，22% 的 RSE 患者被归为 SRSE，其年发病率估计为 0.7/10 万[5]。

## 二、病因

SE 的潜在病因有很多种[1]（表 2-1）。根据国际抗癫痫联盟（International League Against Epilepsy，ILAE）的定义，病因分为已知或有症状和未知或症状隐匿两类。有症状组的 SE 可细分为急性症状、远期症状和进行性症状[18]。急性病因可能比慢性病因发生得更频繁[6]。重要的是，SE 死亡率可能受到其病因的影响[9]。

RSE 的预后预测因素包括意识水平降低、新诊断的 SE、局灶性癫痫和 NCSE[13, 15]。低 AED 水平、代谢紊乱和中枢神经系统感染也与 RSE 有关[19]。RSE 更可能与脑炎和 AED 水平低的非抵抗性 SE 相关[14]。同样，另一项研究发现，与非难治性 SE 患者相比，RSE 患者的中枢神经系统（central nervous system，CNS）感染发生率更高[20]。最近出现了一个术语“新发性 RSE”，用于定义无明显病因的 RSE 患者（尽管随后可能会发现病因为自身免疫性或病毒性脑炎）[21]。SRSE 的病因可能与 SE 和 RSE 不同[22]。一些研究表明脑炎是 SRSE 的常见原因[23-25]。

**表 2-1　发生 SE 的可能原因**

| 类　型 | 可能原因 |
|---|---|
| 急性病因 | • 急性卒中（如缺血性卒中、脑出血）<br>• 创伤性脑损伤<br>• 中枢神经系统感染<br>• 缺氧脑损伤<br>• 后部可逆性脑病综合征<br>• 代谢紊乱（如低血糖、电解质异常）<br>• 停药、不遵医嘱或服用毒性药物<br>• 自身免疫性疾病和副肿瘤病因<br>• 脓毒症 |
| 慢性病因 | • 癫痫病史<br>• 颅内肿瘤<br>• 已存在的大脑病理改变（如皮质发育不良、先前的创伤、卒中） |

经许可改编，引自 Brophy et al.[1]

## 三、SE 患者：需要收治到神经重症监护室

由于 SE、RSE 和 SRSE 治疗的复杂性，SE 患者入住神经重症监护室（NCCU）会比入住普通 ICU 更有益处。患者会以不同的方式被收治到 NCCU。最常见的是通过急诊科住院。此外，患者经常被推荐到能提供实时 EEG 监测的医学中心。患者也可能会由于癫痫发作或其他不同原因出现 SE 或其他疑似 SE 的症状。目前还没有文献讨论这些不同的分类机制发生的频率。

许多情况下，癫痫的分诊都是从紧急医疗服务（emergency medical service，EMS）派遣开始的，对癫痫发作相关 EMS 呼叫的研究表明，癫痫患者通常需要高水平的护理[26, 27]。特别是对于惊厥性 SE，院前处理是很重要的，需要保证患者可以送到医院进行更明确的治疗。这包括评估和确定 ABC（气道、呼吸、循环），现场获取病史（如患者既往病史、临床表现和癫痫发作时间），防止对患者造成的二次伤害，以及治疗可逆的癫痫继发病因（如低血糖）。此外，EMS 可进行初步一线治疗[28]。苯二氮䓬类药物是院前应用最多的药物，并已被证明有效。最近的一项临床试验表明，在院前治疗中，左乙拉西坦与氯硝西泮合用对院前注射药物后 15min 内的抽搐无效[29]。一旦进入急诊科，应该重新评估 SE 患者的 ABC，特别关注在到达之前可能服用过苯二氮䓬类药物的患者的呼吸状况。治疗方面应遵循以下诊断检查[28]的指导。

SE 患者需要进入 ICU 的一个主要原因是需要气道保护。一些研究对急诊科癫痫患者插管的预测因素进行了研究。其中一项研究是 RAMPART 试验的亚分析，这是一项随机、双盲的临床试验，比较静脉注射劳拉西泮和肌内注射咪达唑仑对院前 SE 的影响。在 1023 例患者中，218 例（21.3%）进行了插管。其中 204 例（93.6%）插管是在医院（住院部或急诊科）进行的，14 例（6.4%）是在院前进行的。此外，133 例（61.0%）插管发生在到达急诊科前或 30min 内。插管的患者更有可能是男性（26% vs. 21%，$P$=0.047），年龄更大（52 岁 vs. 41 岁，$P < 0.001$），在到达急诊科时仍有癫痫发作（32% vs. 16%，$P < 0.001$），接受过抢救性 AED 治疗（29% vs. 20%，$P$=0.004）[30]。

在另一项研究中，佐藤等进行的多因素分析结果显示，年龄≥ 50 岁、心率≥ 120 次 / 分和符合抽搐性 SE 诊断与更高的插管可能性相关，而较高的现场意识水平与插管可能性降低相关。在他们的研究中，822 名因惊厥发作而被送往三级护理急诊科的患者中，59 名患者（7.2%）接受了插管；270 例 SE 患者中，43 例（15.9%）需要插管[31]。

一些研究强调了早期识别 SE 的重要性。作者发

现，SE 患者临终前的平均延迟时间为 124min，包括呼叫急救服务，救护车到达，以及患者被送往医院的延迟。临床诊断 SE 的时间明显短于 EEG 诊断（110min vs. 800min，$P < 0.0001$）。这并不奇怪，因为 NCSE 需要 EEG 来确诊。因此，寻找正在发生的癫痫活动的最细微暗示很重要。一线、二线和三线 AED（如有必要）的治疗延迟中值分别为 35min、180min 和 175min [32]。一项研究调查了住院前处理 SE 的延迟。在多元线性回归分析中，作者发现局灶性 SE（作者定义为意识正常的 SE）与延误治疗时间（25.8h，95% CI 0.4～60.3，$P$=0.049）、发病到 SE 确诊的延迟（28.5h，95% CI 6.2～53.3，$P$=0.002），以及服用三线 AED 的延迟发作（36.0h，95% CI 1.5～69.0，$P$=0.002）有关。

在 EMS 到达前进行初始治疗与从 SE 发作到第一次紧急呼叫的持续时间（4.0h，95% CI 0.7～7.3，$P$=0.024）和从 SE 发病至到达急诊室的时间（4.3h，95% CI 1.2～8.8，$P$=0.036）有关。初次到达三级医院以外的医疗单位时，可能会导致 SE 诊断延迟（8.8h，95% CI 1.8～15.4，$P$=0.012），三线 AED 治疗延迟（9.8h，95% CI 2.6～17.8，$P$=0.019）。在最近的一项关于 EMS 识别院外 SE 的能力及其结果的研究中，150 名 SE 患者通过 EMS 被收治。84.6% 的患者通过 EMS 诊断为惊厥性 SE，而 63.7% 的 NCSE 患者被 EMS 忽略。NCSE 在年龄较大、无癫痫发作史、STESS 评分较高（见下面的临床评分）和有更多致命病因的患者中更有可能被漏诊。因此，这些患者在入院前服用苯二氮䓬类药物的可能性也较小。未服用苯二氮䓬类药物的独立预测因子是较高的格拉斯哥昏迷评分和高龄。在幸存者中，NCSE 的延迟识别与无法恢复到基线功能独立相关（OR=3.83，95% CI 1.22～11.98，$P$=0.021）[34]，这是一项重要的发现，因为其表明及时诊断和治疗 NCSE 可以切实改善患者的预后。

## 四、诊断检查

### （一）总体原则

对于所有疑似 SE [1] 患者的一般建议如下。

- 生命体征检查。
- 实验室检查，包括全血细胞计数，基本代谢情况，钙、镁、葡萄糖。
- AED 水平。
- 头部计算机断层扫描（CT）。
- EEG。

此外，其他检查可能有助于基于个体表现来研究 SE 的病因 [1, 35]。

- 大脑磁共振成像。
- 腰椎穿刺。
- 毒理学检验。
- 先天代谢障碍。
- 其他影像学检查，如单光子发射 CT（SPECT）、MR 和正电子发射断层扫描（positron emission tomography，PET）。
- 评估副肿瘤和自身免疫性脑炎的可能。

### （二）脑电图

脑电图（EEG）是诊断 SE 的主要依据，对各种类型的 SE 都有指导意义，尤其是对于只有 EEG 才能看到的 NCSE。一项在综合医院进行的研究发现，19% 的 SE 患者有 NCSE [36]。在一个三级护理中心 ICU 中，NCSE 在所有 SE 发病中占 47% [37]。在一项对 570 例 ICU 患者进行持续 EEG 检测亚临床癫痫发作或不明原因的意识水平降低的研究中，19% 的患者出现了癫痫，92% 的患者仅发生非惊厥性癫痫发作 [38]。普通昏迷 ICU 患者中有 8% 发现 NCSE [39]，在 170 例神经 ICU 患者中有 23 例（13.5%）EEG 能检测到 NCSE [40]。

此外，在连续 EEG 开始后的最初几个小时内，可能不会出现癫痫发作。在一项研究中，约 97% 的患者在开始连续 EEG 后 24h 内首次发作 [41]。另一项研究表明，虽然 88% 的患者在最初的 24h 内通过连续 EEG 检测到癫痫发作，但对于昏迷患者，通常需要超过 24h 的监测时间 [38]。

### （三）影像

各种影像学检查可诊断 SE 患者的原发病因，并指导其治疗。众所周知，CT 和磁共振成像（magnetic resonance imaging，MRI）可以显示局灶性病变。对其进行处理，可影响 SE 进程 [42]。SPECT 也可以检测 SE 病灶 [42-44]，而 PET 和 PET/CT 可以提供更好的分辨率和进行定量测量 [35, 45]。

## 五、SE 的管理

### （一）SE 的初步管理

苯二氮䓬类药物作为 SE 的初始治疗方案已在多个研究中得到证实，且已成为治疗标准 [46-50]。其他主要 AED 在 SE 中的疗效也已被评估。在一项对 79 名伴抽搐或轻微抽搐 SE 患者的随机、开放标签研究 [51]

中，劳拉西泮和左乙拉西坦在中止癫痫发作方面效果相似。在惊厥型SE患者中，随机分配并分别静脉注射丙戊酸钠或苯妥英钠可发现，丙戊酸钠可提高癫痫发作终止率，但两种药物在24h的癫痫发作自由度相似[52]。在一项对74例SE或急性重复性发作患者（定义为至少2次发作，发生时间超过5～6h，且不属于SE）的随机研究中发现，丙戊酸钠和苯妥英钠都能终止癫痫的发作[53]。另一项研究表明，苯巴比妥比安定和苯丙妥联用能更加快速终止广泛惊厥性SE[54]。

即使使用苯二氮䓬成功的初始治疗，也应长期使用AED进行持续治疗，大约40%的惊厥性SE患者对苯二氮䓬类药物没有立即反应，需要二线AED来终止癫痫活动。在两项评估二线AED治疗的随机研究中，静脉注射丙戊酸和连续静脉注射安定同样有效[55]，静脉注射丙戊酸和苯妥英也同样有效[56]。在一项对苯二氮䓬类抗SE药物的Meta分析中，丙戊酸钠或苯巴比妥的癫痫发作停止作用比左旋乙拉西坦或苯妥英钠更有效[57]。值得注意的是，一项正在进行的癫痫持续状态试验（Established Status Epilepticus Trial，ESET）（尽管现在已经不再纳入患者），是由NIH支持的、多中心、随机、盲法对照实验，其主要目的是探讨苯妥英钠、丙戊酸或左乙拉西坦治疗苯二氮䓬难治性SE患者的疗效（Clinical Trials.gov Identifier：NCT01960075）[10]。

随后添加的每种AED通常都不如之前使用的AED有效。在一项随机对照试验中，比较了四种AED（苯妥英钠、劳拉西泮、苯巴比妥、地西泮和苯妥英钠）方案，第一种AED终止抽搐SE的有效性为55.5%，第二种AED为7.0%，第三种AED为2.3%[2, 46]。这表明，SE的抗药性随着治疗时间的延长而增强。治疗方案应该按照中心的第二、第三、第四治疗方案迅速开展。

### （二）难治性SE和超难治性SE

RSE管理包括控制癫痫发作、治疗癫痫的病因、管理和预防并发症[58]。治疗RSE所需的EEG背景活动抑制程度尚不完全清楚。在一项对193名RSE患者的Meta分析中，EEG活动抑制与单纯癫痫活动抑制相比较，EEG抑制与突破性癫痫发作较少相关，尽管它也与更高频率的低血压有关，但在死亡率上没有差异[59]。一项纳入63次RSE发作的研究显示，与暴发抑制或孤立脑电背景活动抑制相比，功能预后的改善结果更与癫痫活动抑制有关。47例RSE患者EEG抑制水平对预后无影响[16]。此外，19例患者仍表现为RSE，37例患者需要提高麻醉昏迷程度，这些发现表明，暴发抑制率（用于暴发抑制的时间分数）和间隔时间的长度不能预测RSE抑制的成功与否，但它们与阵发性癫痫样活动的数量似乎是相关的[60]。

我们通常持续使用麻醉药来治疗RSE，通过连续EEG来评估病情的进展情况。这些持续麻醉药通常在停药前保留24～48h，以评估暴发性癫痫发作。尽管控制癫痫发作所需的最佳时间尚不清楚。54例患者中63例RSE的平均维持时间为11天[19]。

用于治疗RSE的四种主要静脉麻醉药包括咪达唑仑、丙泊酚、戊巴比妥（硫喷妥钠通常在美国境外使用）和氯胺酮。其中，咪达唑仑、丙泊酚和巴比妥酸盐是GABA激动药；丙泊酚是NMDA拮抗药；氯胺酮是NMDA拮抗药。上述四种药物主要在肝脏进行代谢[4]。目前尚不清楚半衰期较短的麻醉药（咪达唑仑或丙泊酚）的应用是否应先于半衰期长的药物（巴比妥酸盐）。

一些研究认为戊巴比妥和氯胺酮可应用于RSE，但还有其他一些研究显示，这些药物仅适合用于治疗SRSE。一项Meta分析认为，与咪达唑仑和丙泊酚[59]相比，戊巴比妥似乎与暴发性癫痫发作、短期治疗失败和改变再次输注有关。在使用巴比妥类药物的RSE患者中，EEG暴发或完全抑制比不使用这种药物的RSE患者发生得更频繁[16]。然而，巴比妥类药物可能与更长的住院时间有关。在一项关于丙泊酚和戊巴比妥的小型随机试验中，接受戊巴比妥治疗的患者机械通气的时间更长，但恢复到基线水平和死亡率也很低[61]。咪达唑仑的一个问题是，它会快速代谢，需要不断增加的剂量[58]。另外，丙泊酚输注综合征以心动过缓进展至停搏、代谢性酸中毒、横纹肌溶解、高脂血症和肝大或脂肪肝为特征，可危及生命，通常与高剂量和长时间使用丙泊酚有关[62]。

氯胺酮最近成为传统静脉麻醉药的替代品。然而，由于氯胺酮经常被添加到其他液体中，因此对氯胺酮及其潜在用途的了解有限[4]。对110名成人患者的Meta分析显示，氯胺酮有助于控制约57%的患者的RSE[63]。对95名因RSE或SRSE而接受氯胺酮治疗的患者进行的回顾性分析显示，68%的患者癫痫发作得到了缓解，但结果不明确，19名患者获得了良好的预后（包括出院回家或康复），30名患者死亡，其余患者存在其他/未知缺陷[64]。虽然氯胺酮治疗SE

的不良反应没有很好的描述，但值得关注的问题包括精神症状（如幻觉、谵妄、做梦）、ICP升高、眼压升高、唾液分泌增加、心律失常、呼吸抑制和神经毒性[64]，值得注意的是，在患者接受麻醉药治疗时，必须继续使用AED进行适当治疗，以便在患者停药后继续维持癫痫控制。

在RSE和SRSE中有其他几种治疗方法(表2-2)。支持这些治疗策略的证据往往很少或相互矛盾。

## 六、SE药理学

已经提出了用于管理SE的方法，如框2-1。表2-3包括用于治疗SE的二线AED，表2-4描述了用于治疗RSE的持续输注药物，以及其剂量和不良反应。

## 七、SE的并发症

值得注意的是，SE可能会出现并发症。这些症状包括心律失常、低血压、需要气管插管、深静脉血栓形成或肺栓塞、感染（如肺炎）、严重肌病或神经病变和药物皮疹。其中一些并发症可能是由于SE不缓解或治疗性昏迷所致。此外，静脉麻醉药和其他治疗可能有毒性和（或）免疫抑制作用[58]。一些并发症可能会独立于SE而导致患者死亡。

## 八、医院决策

一般来说，医生（包括住院医生和实习医生）负责对NCCU中关于SE患者的大部分决定。然而，癫痫学家和药剂师也扮演着重要的角色。癫痫学家提供了关于SE是否正在进行，以及SE治疗如何调节癫痫活动的宝贵信息。在神经危重症护理患者群体中，由专门解释EEG的医生对原始和定量EEG数据的分析是必不可少的[38, 79]。药剂师辅助指导AED的开始和延续，并提供有关不良反应以及与患者可能正在服用的其他药物（包括其他AED）的相互作用的信息。

SE管理是需要集体的努力。对SE患者进行全面、共同的护理非常重要[1]。为了强调这种合作方式的重要性，最近由神经危重症护理学会和美国癫痫学会发布的SE治疗指南，都是由癫痫病学、神经危重症护

**表2-2　RSE和SRSE的替代疗法**

| 治　疗 | 附加说明 |
|---|---|
| 神经外科 | • 考虑癫痫发作的病灶是否可以在脑区发现[3]<br>• 包括胼胝体，局灶性、单叶或多叶性脑切除术，大脑半球切除术，以及包括或不包括病灶切除的多次软膜下横切术[65]<br>• 在23名接受RSE手术的患者中，在4个月至5年的随访期间，78.3%的患者没有癫痫发作[65] |
| 重复经颅磁刺激 | • 以无创方式提供颅内电流<br>• 在21名SE和RSE患者中，rTMS与71.4%的癫痫发作控制或减少有关，但在最初有反应的患者中，癫痫发作复发的比例为73.3%[66] |
| 电休克治疗 | • 19名接受电休克治疗的RSE患者中，57.9%的癫痫发作得到了减轻或控制[67]<br>• 不良事件包括3名患者并发暂时性失忆或嗜睡[67] |
| 低体温疗法 | • 几个病例报道表明，在RSE中低温可能有好处[68]<br>• 在最近的一项研究中，270名发生痉挛的重症监护室患者被随机分配到标准护理或标准护理加低温治疗（32～34℃，24h），并没有发现低温治疗患者的效果更好[69] |
| 免疫调节药物 | • 包括血浆置换、静脉注射免疫球蛋白、类固醇、促肾上腺皮质激素、利妥昔单抗和环磷酰胺[3, 70, 71]<br>• 在排除感染后怀疑是由免疫过程（如抗NMDA受体脑炎）引起的SE病例中可以考虑[3, 70, 71] |
| 生酮饮食 | • 5名SRSE患者在多次AED无效后接受生酮饮食治疗，癫痫发作频率在8天内降低50%[72]<br>• 生酮饮食1个月后，所有患者癫痫发作减少至少75%，60%患者无癫痫发作，其余患者在最后随访时（开始生酮饮食1～16个月后）出现非致残性部分癫痫发作[72]<br>• 在一项针对接受生酮饮食治疗的成年SRSE患者的前瞻性多中心Ⅰ/Ⅱ期研究中，78.6%的患者在5天内完成了饮食治疗，SRSE得以解决[73]<br>• 不良反应包括代谢性酸中毒、低钠血症、高脂血症、低血糖、胃食管反流、便秘、体重减轻、吸入性肺炎[72, 73] |
| 四氢孕酮 | • $GABA_A$受体的神经活性类固醇阳性变构调制器，已在动物模型和Ⅰ/Ⅱ期单臂试验中证明可成功降低癫痫发作活动[74, 75]<br>• 然而，在一项Ⅲ期随机、双盲、安慰剂对照试验中，四氢孕酮组和安慰剂组在治疗SRSE方面没有差异[76] |
| 其他 | • 静脉注射硫酸镁、吸入麻醉药、迷走神经刺激、脑深部刺激和古典音乐疗法已经被尝试[1, 3, 58] |

理和药理学领域的专家共同撰写的[1, 2]。事实上，这些指南中有一条特别指出，研究者由神经科医生、神经科护士、急救医生、临床药剂师和方法学家组成，在癫痫持续状态和抗惊厥药物方面由有经验的神经内科医师组成[2]。

## 九、SE 预后和出院结局

### （一）临床预后

SE 患者[2]的死亡率可能高达 30%。然而，由于癫痫发作通常是严重脑损伤[7]的连带现象，所以尚不清楚检测和治疗癫痫发作是否会影响预后。具有女性、超过 60 岁、小医院、并存病（如高血压、原发性卒中）、SE 并发症（如呼吸衰竭、瘫痪）和心肺复苏后等特征的患者出院预后更差[80]。出院时功能衰退的可能性降低已被证明与正常的脑成像和入院时存在 SE 有关[81]。

框 2-1　SE 初始治疗方法

- 检查生命体征
- 评估气道，考虑插管
- 检查指尖血糖
- 检查实验室指标（基本代谢概况、毒理学筛选、AED 水平）
- 给药 1 次 AED（通常是苯二氮䓬类）
- 继续进行第二次 AED（表 2-2）
- 急诊同时进行诊断检查（如脑电图、头 CT、腰椎穿刺）

经许可改编，引自 Brophy et al. [1]

在 RSE 患者中，死亡率可达 16%～39%[3]。在一项纳入 63 例 RSE 发作的研究中，76.2% 的患者在出院时预后不良（改良 Rankin 量表评分 4～6），31.8% 的患者在医院死亡。90.5% 的患者需要进行机械通气，延长机械通气时间与死亡率相关。不良的功能结果与脑脊液白细胞计数增加、麻醉昏迷天数、需要干预的心脏梗死和肺炎有关。良好的功能恢复与癫痫控制良好相关，例如不需要对 EEG 进行深度抑制（等电或脉冲抑制）[19]。在另一项研究[20]中，在调整了急性症状病因、病毒性感染病因、败血症和酸中毒后，发热是唯一的独立预后预测因子。在 ICU 治疗的 395 名 RSE 患者的住院死亡率为 7.4%，1 年死亡率为 25.4%。在多元分析中，只有序贯器官衰竭评估（Sequential Organ Failure Assessment，SOFA）评分与住院死亡率独立相关。1 年死亡率的独立预测因子是年龄、SOFA 评分、SRSE 和以前已无法自主进行日常生活活动[12]。

关于 SRSE 的预后尚不清楚。其长期死亡率为 30%～50%[5, 23, 24]。在 6 个月时，33.3% 的 SRSE 患者达到格拉斯哥评分 4～5 分后，预后明显劣于非难治

**表 2-3　二线 AED**

| 药　物 | 初始剂量 | 维持剂量 | 严重不良反应 / 备注 |
|---|---|---|---|
| 苯妥英钠 | 20mg PE/kg，静脉注射 | 极量，150mg PE/min | 心律失常、低血压<br>苯妥英和丙戊酸相互作用[77] |
| 拉考沙胺 | 200～400mg，静脉注射 | 200mg，静脉注射 | PR 延长，低血压<br>最小的药物相互作用<br>在 SE 中使用得不多 |
| 左乙拉西坦 | 1000～3000mg，静脉注射 | 2～5mg/（kg·min），静脉注射 | 偶尔的行为问题[78]<br>最小的药物相互作用 |
| 苯巴比妥 | 20mg/kg，静脉注射 | 50～100mg/min，静脉注射 | 呼吸抑制、低血压<br>静脉注射剂型中含有丙二醇 |
| 苯妥英 | 20mg/kg，静脉注射 | 极量，50mg/min | 心律失常、低血压、紫手套综合征<br>静脉注射剂型中含有丙二醇<br>苯妥英钠和丙戊酸相互作用[77] |
| 托吡酯 | 200～400mg，口服 | 300～1600mg/d，口服（每天分 2～4 次服用） | 代谢性酸中毒<br>不以静脉形式给药 |
| 丙戊酸 | 20～40mg/kg，静脉注射 | 3～6mg/（kg·min） | 胃肠道问题（胰腺炎、肝毒性），高氨血症，血小板减少<br>苯妥英钠和丙戊酸相互作用[77] |

PE. 苯妥英钠当量；PR. 凝血酶原时间比值；SE. 癫痫持续状态
经许可改编，引自 Brophy et al. [1]

表 2-4　连续注射 RSE

| 药　物 | 初始剂量 | 维持剂量 | 严重不良反应 / 备注 |
|---|---|---|---|
| 异氟烷 | 没有建立 | 潮气末浓度为 0.8%～2%，脑电图监测滴定 | 心脏和呼吸抑制感染 |
| 克他命 | 0.5～4.5mg/kg | 极量 5mg/(kg·h) | 高血压、心律失常、肺水肿<br>速发型过敏反应 |
| 利多卡因 | 1.5～2mg/kg | 极量 3.5mg/(kg·h) | 心律失常<br>高铁血红蛋白症 |
| 咪达唑仑 | 0.2mg/kg | 0.05～2mg/(kg·h) | 呼吸抑制低血压<br>长时间使用后出现过速 |
| 戊巴比妥 | 5～15mg/kg | 0.5～5mg/(kg·h) | 心脏和呼吸抑制低血压<br>肠梗阻<br>高剂量时丧失神经学检查 |
| 丙泊酚 | 1～2mg/kg 负荷剂量 | 30～200μg/（kg·min） | 丙泊酚灌注综合征<br>呼吸抑制低血压 |
| 硫喷妥钠 | 2～7mg/kg | 0.5～5mg/(kg·h) | 心脏和呼吸抑制低血压 |

经许可改编，引自 Brophy et al. [1] 和 Hocker et al. [58]

性 SE 患者（79.1%），但与 RSE 患者（57.1%）[24] 相似。在另一项研究中，与 RSE 患者相比，SRSE 患者在 NCCU 和医院停留的时间更长，并且在出院时更有可能出现功能依赖 [25]。

### （二）预后评分

预测 SE 患者的预后是可行的。癫痫持续状态严重程度评分（Status Epilepticus Severity Score，STESS）基于年龄、意识水平、癫痫发作类型和癫痫发作史四个因素 [82]。STESS 被发现是生存率和达到基线临床条件能力的预测因子，而且，无论患者是否接受昏迷诱导，STESS 评分良好的患者似乎通常都能存活下来 [83]。在一项针对 171 名患者的外部验证研究中，与非存活患者相比，该评分在确定生存期方面表现更好 [84]。

以流行病学为基础的癫痫持续状态死亡率评分（Epidemiology-Based Mortality Score，EMSE）基于相关因素在文献中的死亡率进行评分，包括年龄、并存病、病因学和 EEG 结果。该评分被发现可以准确预测近 90% 的病例的死亡率，并且表现优于 STESS [85]。

出院后 3 个月内的 END-IT 评分包括脑炎、NCSE（在这里定义为轻度 SE，在未得到充分治疗的抽搐性 SE 中发生肌阵挛抽搐或眼球震颤）、地西泮耐药、影像学异常（单侧病变、双侧病变或弥漫性脑水肿）和气管插管等不良预后的独立预测因子（改良的 Rankin 评分 3～6）。除影像学检查外，每一类均得 1 分（单侧病变得 1 分，弥漫性脑水肿或双侧病变得 2 分）。3 个或 3 个以上的临界点为预测不良结果提供了良好的敏感性和特异性 [86]。

## 十、结论

SE 是一种复杂的疾病，最好由 NCCU 的多学科团队来提供治疗。应根据既定的方法快速增加 AED。RSE 和 SRSE 可能需要麻醉药进行配合治疗，虽然它们能中止癫痫活动，但也可能引起严重的并发症和不良反应。需要进一步的研究来充分评估替代疗法。预后可能与潜在的病因有关，可以通过最近开发的预后评分来评估病情。

# 第 3 章 紧急气道管理及神经重症病房的机械通气
## Acute Airway Management and Ventilation in the Neurocritical Care Unit

Matthew F. Sharrock Kathryn Rosenblatt 著
文俊贤 常健博 译
邹志浩 校

### 一、概述

气道管理和机械通气的历史与现代重症监护病房的发展和神经疾病的治疗是交织在一起的。神经外科医生 Walter Dandy 于 1923 年在约翰斯・霍普金斯医院创建了第一个神经外科重症监护病房（intensive care unit，ICU），而现代 ICU 可以追溯到 20 世纪 50 年代在马萨诸塞州总医院为全球脊髓灰质炎流行的受害者实施机械通气的麻醉医生 Anderson、Benidixen 和 Pontoppidan[1, 2]。我们今天所知道的神经重症监护室（NCCU）致力于监测和管理急性神经系统疾病，优化患者的生理功能，以减轻神经损伤和系统并发症的负担。气道和通气管理是这项任务的核心。NCCU 的临床医生需要快速评估患者的气道和神经生理状态，评估以下几个方面：①是否需要插管；②最佳气道管理方法；③特殊用药；④最佳机械通气模式和相关参数设置。

### 二、插管的决策

插管的主要目的是促进通气和气体交换，众所周知，氧合不良会加重神经损伤[3–7]。识别患者对气管插管的需求、确定插管的紧迫性和预测插管的难度是气道管理重要的初始步骤。重要的初步评估将为这些决策提供相关信息，并指导后续步骤的各项准备工作。这包括气道和呼吸道检查，以诊断和鉴定通气不足、呼吸功能不全、气道保护受损，以及困难气道的可能性。初步评估还应包括定向神经系统检查，注意意识水平、显著的颅神经或运动障碍，以及颈椎损伤或颅内压（ICP）升高迹象。事实上，神经系统评估对于 NCCU 和其他环境下的危重患者来说都是气道管理决策重要组成部分。在一项前瞻性、多中心研究中，42 例内科和外科 ICU 患者连续插管 1000 次，25% 的患者因意识低下而插管，格拉斯哥昏迷评分（Glasgow Coma Scale，GCS）小于 8 与插管困难显著相关[8]。在 NCCU 插管往往是因为患者意识水平下降、脑干功能抑制、脊髓或神经肌肉功能紊乱（这些功能与维持气道保护和通畅、控制通气和协调呼吸密切相关）。

气道保护需要功能性吞咽和咳嗽反射，这两种高度协调的行为涉及中央和外周神经系统中多个层次的处理。在颅脑损伤（traumatic brain injury，TBI）或卒中的情况下，GCS 评分＜ 9 分的患者吸入分泌物和胃内容物的风险显著增加，并由于气道保护反射功能失调而发展成肺炎[9, 10]。临床医生可以闻及分泌物聚集或咳痰无力，这是气道保护受损的指标。如果可能的话，可以用自主吞咽试验来衡量如何处理分泌物。

气道通畅是指通畅、开放的气管支气管通道，能够顺利进行气体交换。当处于仰卧位的患者气道受损时舌头可能靠在对着颈椎的咽后壁上，从而引起上气道阻塞。无效呼吸运动和上呼吸道阻塞、神经肌肉紊乱，或者脊髓损伤会表现为腹式呼吸存在而相应的胸式呼吸减弱。为克服上气道阻塞而增加的呼吸努力可能会产生胸腔内负压，从而加重阻塞并加速呼吸衰竭。颈前路颈椎手术、颈动脉内膜切除术、脑外伤后可出现颈部血肿伴气管偏曲及气流阻塞，急性脑卒中患者在静脉注射阿替普酶治疗后偶尔也会发生。事实上，高达 30% 的 TBI 患者会合并严重的面部和颈部损伤，可能会破坏气道通畅性[12, 13]。闻及喘鸣声和可见口舌或口咽肿胀表明外伤范围至面部、颈前或脊髓后气道水肿的存在。急性卒中患者常出现口舌血管性水肿，这是阿替普酶给药的不良反应。在服用血管紧张素转换酶抑制药的患者中更常见[14–17]。

药物不良反应、感染、ICP 升高、脑桥或髓质损伤、癫痫发作、神经肌肉疲劳或脊髓损伤的患者中，通气和正常呼吸模式的辅助通气可能会中断。急性脊髓损伤患者的呼吸功能不全可能会立即出现，也可能是随着时间的推移而发展的，这取决于损伤的严重程度、解剖水平和脊髓休克的持续时间[18]。$C_3$ 水平以上的完全性脊髓损伤会导致急性呼吸衰竭和呼吸停止。下颈段或胸段脊髓损伤伴膈神经或肋间神经麻痹可导致通气不足、高碳酸血症及低氧性呼吸功能不全。此外，由于肋间肌麻痹，吸气时胸腔内压过低会导致反常的肋骨向内凹陷。这种机械不平衡会导致呼吸功能增加，远端气路塌陷，肺不张和通气不足。在这些患者中，气道分泌物会由于咳嗽功能受损而导致清除率降低，从而增加蓄积[19, 20]。

总的来说，有神经系统损伤、气道损害及呼吸功能不全症状的患者易发生病情急性恶化，而插管往往是挽救其生命的手段。虽然无创通气支持模式对某些患者是可行的替代方案，但对于有误吸风险的不稳定患者或有明显上呼吸道阻塞的患者，这些模式相对禁忌。

例如，在治疗重症肌无力时，无创正压通气（noninvasive positive pressure ventilation，NIPPV）可作为气管插管的替代方案。对于通气良好但氧合不足的患者，在调查低氧血症的原因时，使用经鼻高流量氧疗或面罩可能就足够。

## 三、紧急气道管理

成功气道管理的下一步是气道评估。这需要检查评估神经重症患者特定的物理和生理特征，以预测在气道管理中执行任何操作程序时困难发生的可能性：气囊面罩辅助（bag-valve-mask，BVM）通气、常规喉镜检查、可视喉镜检查、气管插管，使用声门上气道，或建立外科气道。所有进入 NCCU 的患者，包括从急诊室或术后原位气管插管的患者，都应进行初步气道评估。入院前气管插管的适应证和细节应对患者及家属予以说明，并应注意过去困难气道发生的具体情况。

### （一）评估困难气道

困难气道是指经过训练的操作人员在进行 BVM 和（或）气管插管时遇到困难的临床情况[21]。在对手术室病例的前瞻性观察研究中，困难的 BVM 发生率约为 5%[22]，而困难插管［根据 Cormack-Lehane 量表（表 3–1）定义为 3 级或 4 级］可能发生在约 10% 的成人急诊插管中[23]。预测面罩通气困难与预测气管插管困难同样重要。当有 BVM 通气时，插管也可以在无须脱氧的情况下以有节制、有序的方式进行多次尝试。最近的证据表明，随着可视喉镜的使用[24, 25]，困难插管的发生率已经下降。没有经验的插管者可以提高其插管成功的可能性[26–29]。此外，使用能在单独视屏上显示图像的装置，可进行远程学习和会诊；在紧急插管时，所有在场的急救人员都可以同时看到插管的困难情况及成功与否。当预计患者会出现困难气道时，应提供辅助设备（表 3–2）和熟练的医护人员，并且在使用神经肌肉阻滞药前必须制订明确通气计划。如果发生通气和插管均失败的情况，可能需要立即进行气管切开。美国麻醉学家协会（American Society of Anesthesiologists，ASA）困难气道管理工作组开发并更新了困难气道管理办法指南，该指南被广泛应用于手术室内外的气道管理（图 3–1）[30]。

**表 3–1 Cormack-Lehane 量表和 Mallampati 量表**

| 等　级 | Cormack-Lehane 量表 | Mallampati 量表 |
|---|---|---|
| 1 | 全声门 | 软腭、悬雍垂饱满，扁桃体柱清晰可见 |
| 2 | 部分声门 | 软腭、部分悬雍垂和扁桃体柱可见 |
| 3 | 只看到会厌 | 软腭和悬雍垂柄可见 |
| 4 | 声门和会厌均不可见 | 只有硬腭可见 |

基于对困难气道管理的有效研究，并以实践经验为指导，研究人员和专家们发明了便于评估气道的评价方法。LEMON 评估，由美国外科医生学会高级创伤生命支持（Advanced Trauma Life Support，ATLS）课程采用[31]，传统上困难气道的评估是在评估困难的 BVM 之前立即进行，以便尽早确定是否需要先进的气道辅助设备和进气道技术的提供者，因为两者都是无法立即获得的[32, 33]。

1. **视觉观察**　患者是否符合气道困难的总体印

**表 3-2　专用气道设备和技术**

| 设　备 | | 描　述 | 举 例 | 技　术 |
|---|---|---|---|---|
| 特殊装备 | 气管内管插管器 | 特殊的管道，ETT 通过它进入声门和气管 | 探条（弹性橡胶）<br>Frova<br>Cook® Aintree 插管导管<br>Eschmann 探针 | 视野受限，具有柔性光纤或直接 / 可视技术<br>不同长度 / 直径的刚性或可延展性的棒通过声门，或者在有限视野下使用弯曲的尖端触碰气管环，或者在直接 / 视频显示下将器械滑入气管，然后取出器械<br>空心导管可以安装呼吸回路、BVM 或手动喷射通气接头、允许柔性支气管镜通过的内部通道 |
| | 灯柱或光纤 | | LightWand™[a]<br>Trachlight™[a] | 在有限的视野下将 ETT 安装在咽中线的装置上，用透照光在环甲膜处操作进入喉部，然后将 ETT 装置滑入气管 |
| | 光学探针 | | Shikani 光学探针<br>BONFILS retromolar 插管内镜<br>Clarus® Levitan<br>Clarus® 视频系统<br>C-MAC® 电子探针 | 气管导管安装在刚性、半刚性或可定向的金属导管上，远端装有纤维光学或视频观察元件，以及用于声门观察的目镜或外部监视器，一旦导管顶端通过声带，气管导管就会连接进入气管 |
| | 支气管镜 | | Ambu® aScope™<br>C-MAC® Endoskope | ETT 安装在一个长而灵活的可定向的内镜上，在远端有一个纤维光学或视频观看元件，以及用于声门和气管观看的目镜或外部监视器<br>将 ETT 装置滑入气管 |
| 专业喉镜 | 光学喉镜 | 具有各种宽度、长度和形状的刚性装置，内置照明和光学元件，使用喉镜时无须直接的视线 | Truview PCD™<br>Airtraq™ 光学喉镜 | 角度或 L 形间接喉镜使用镜头和目镜或照相机来提供直接喉镜无法看到的前声门视野<br>ETT 通过声带独立于设备 |
| | 导管喉镜 | | Airtraq™Avant<br>Pentax-AWS®<br>Ambu® KingVision™ | ETT 被放置在与光学和照明元件相邻的通道中<br>与上气道解剖曲线相匹配的刚性装置，置于舌基部周围，使声门显露<br>叶尖可放置于静脉膜（Macintosh 刀样技术）或通过会厌关节面以下（Miller 刀样技术） |
| | 传统的弯曲喉镜 | | C-MAC™<br>GlideScope® MAC<br>McGRATH™ MAC | 可间接或直接使用可变长度的 Macintosh 式或 Miller 式刀片进行喉镜检查，可使用或不使用一次性透明塑料套管，可安装在可调节刀片上并将其固定到位<br>一个视频屏幕安装在手柄上或使用一个专用便携式外部监视器显示图像<br>ETT 通过声带独立于设备 |
| | 可视喉镜 | | GlideScope®<br>C-MAC® D-blade<br>McGRATH™ X-blade | 锐角可视喉镜不能直接显示<br>可以更好地显示喉前结构，也可以使用一次性透明塑料套，适合于刀片和咬合到位<br>视频屏幕可安装在手柄上或一个专用的便携式外部监视器来显示图像<br>ETT 是直接独立于设备专用的刚性模板 |
| 专门的关节外气道装置 | 患者声门上气道 | 在声门入口周围上方密封的喉罩，ETT 可以通过它进入气管 | LMA® Fastrach™<br>air-Q®<br>i-gel®<br>Ambu®<br>AuraGain™ | 柔性光纤或 ETI 在有限的视野下插入声门上弯曲气道导管，该导管具有椭圆形充气或凝胶样袖带，位于下咽，在喉入口周围组织形成低压密封 |
| 外科气道技术 | 逆行插管 | 经喉插管 | Cook® 逆行插管组件 | 经环状甲状旁腺切口，经导丝或导管从声带下方逆行进入口或鼻 |
| | 环甲软骨切开术 | | | 气管导管通过环甲膜的切口放置 |

BVM. 袋阀面罩；ETI. 气管插管；ETT. 气管内导管
a. 不再生产

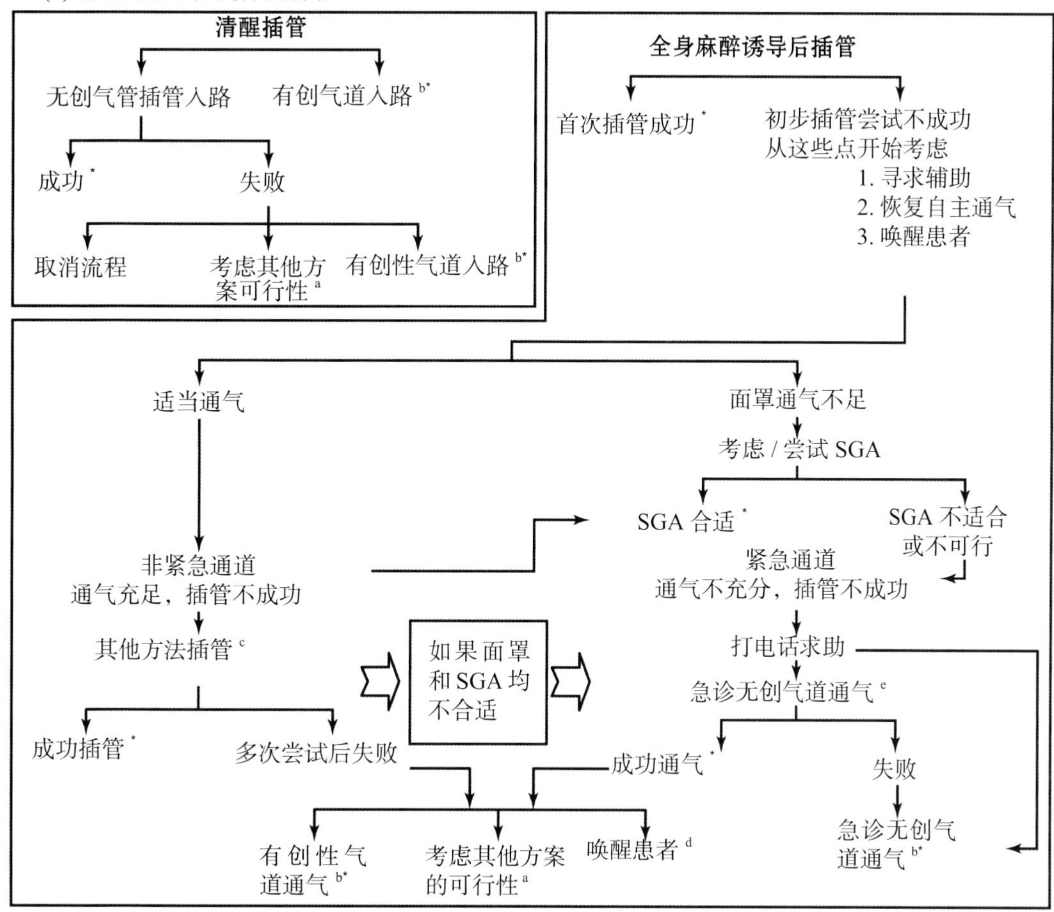


*. 确认通气、气管插管或 SGA 放置并呼出二氧化碳

a. 其他选择包括（但不限于）手术使用面罩或声门上气道（SGA）麻醉（如 LMA、ILMA、喉管）、局麻浸润或局部神经阻滞。使用这些选择通常意味着面罩通气将不会是问题。因此，如果算法中的这一步是通过应急路径达到的，那么这些选项的价值可能是有限的

b. 有创性气道通路包括手术或经皮进入气道、喷气通气、逆行插管

c. 可选择的困难插管方法包括（但不限于）视频辅助喉镜检查、交替喉镜片、作为插管导管的 SGA（如 LMP 或 ILMA）（有或没有光纤引导）、纤维导管插管、插管针或换管器、光柱辅助和经口或鼻插管

d. 考虑重新为患者准备清醒插管或取消手术

e. 急诊无创气道通气由一个 SGA 组成

**▲ 图 3-1 美国麻醉师学会（ASA）困难气道管理办法**

经 Wolters Kluwer Health 许可，引自 Apfelbaum et al.[30] © 2013 American Society of Anesthesiologists，Inc. 版权所有

象？是否有面部外伤、异常解剖或异常的身体习惯[34]？

**2. 评价（3–3–2 指宽规则）** 3–3–2 指宽规则用于判断从口腔外部到声门是否视线通透，包括三个方面：①三指宽的开口宽度(即门齿间距离)，以便观察声门、喉镜和气管插管的通过位置；②三指宽是指从颏部到舌骨下的距离，用来评估颌下舌头移位的容积；③两指宽是指舌骨和甲状腺切迹之间的距离，表明喉部距离舌根有足够的距离，可以从口腔外部直接看到声门。如果第一部分小于三指宽，插管时可能需要光纤镜、光棒或可弯曲支气管镜（表 3–2）。如果最后一个组成部分小于两指宽，角度可能不允许直接显示，应该考虑使用可视喉镜。如果舌骨到甲状腺切迹的距离大于两指宽，则可能需要较长的舌骨片才能到达喉部。这三个指标共同预示着直接喉镜检查的成功率[35]。此外，这一规则还考虑了患者自己手指大小变化的情况。

**3. Mallampati 评估** 这是一个简单、有效的评分规则，通过检查开口与舌头大小的关系，以及口咽的可见度来辅助预测插管困难[36]（表 3–1）。一般来说，Mallampati Ⅰ级预测插管容易，口咽、扁桃体柱和整个悬雍垂都可见。Mallampati Ⅱ级预测插管比较容易，除了扁桃体外，所有上述结构都可见。Mallampati Ⅲ级预测插管困难：只有极少量的口咽壁可见。Mallampati Ⅳ级预测插管极端困难：只有顶着硬腭的舌头能被看见，许多神经损伤患者无法配合 Mallampati 评估。在这种情况下，可以使用压舌器和手电筒轻轻张开患者的嘴，以评估舌头的大小和口咽的可见度。

**4. 阻塞 / 肥胖 / 阻塞性睡眠呼吸暂停(obstruction/obesity/obstructive sleep apnea，OSA)** 神经危重症患者上气道阻塞的常见症状包括喘鸣、呼吸困难、声音低沉和无法吞咽分泌物。继发于创伤的血肿、损伤伴上气道破裂、声带或声门上肿块、气管和声门上感染或气道水肿都能阻碍声门的视野和（或）阻塞气管插管。肥胖患者往往存在冗余的口咽组织、Mallampati 评分高、3–3–2 规则失效等问题。

**5. 颈部活动度** 颈椎活动度降低会通过导致气流活动受限，以及喉镜检查无法更好地看到喉部，从而导致插管失败。在不合作的、无创伤的患者中，可以通过被动地伸展颈部来评估颈部的活动能力，但要谨慎。在颈椎病，如强直性脊柱炎、银屑病或类风湿关节炎，或退行性关节病中所表现出的颈椎固有不动会极大地降低颈部活动能力，应像脊髓损伤后需要颈椎固定一样予以重视。

严重困难 BVM 的有效指标可总结为 ROMAN[22, 38, 39]。

**6. 辐射 / 限制** 这是指导致气流受限并需要高通气压力的情况，如哮喘、慢性阻塞性肺疾病（chronic obstructive pulmonary disease，COPD）、肺水肿、急性呼吸窘迫综合征（acute respiratory distress syndrome，ARDS）、多叶性肺炎或任何其他降低肺顺应性的情况。由于上呼吸道软组织的柔韧性降低，头颈部放疗史与难治性 BVM 密切相关。

**7. 梗阻 / 肥胖 /OSA** 这三个机制被认为是相互关联的。冗余的上气道组织、胸壁重量和来自腹部内容物的阻力都会阻碍气流。晚期妊娠在 BVM 方面与肥胖相似，因为体重增加和妊娠子宫会抵抗膈肌偏移。肥胖和怀孕的患者由于功能剩余容量的减少而使血液的饱和度降低得更快。把床调整成为头高足低位，会减少因腹部体重大而引起的气流阻抗。血管性水肿和脓肿等软组织病变引起的梗阻可能比肿瘤、异物和血肿等不可移动病变引起的梗阻更容易发生。这需要增加吸气和呼气压力，以确保气体从两个方向流过阻塞物。

**8. 面罩密封 /Mallampati/ 男性** 适当的面罩密封要求没有面部毛发和干扰物质（如出血、呕吐物或鼻胃管），并且能够用面罩对面部施加适当的压力。Mallampati 3 级和 4 级，以及男性也似乎与面罩通气困难有关。

**9. 年龄超过 55 岁** 与年轻患者相比，老年患者组织弹性降低，限制性或阻塞性肺疾病的发病率增加。

**10. 无牙** 无牙会造成 BVM 的困难，因为脸部可能无法承受面罩施加的压力。无牙患者可在双颊下插入纱布卷以提供面罩密封支持，但在直接喉镜检查前必须取出。

要注意 LEMON 评估只适用于直接喉镜而不是可视喉镜，因为视频仪器通常提供 Cormack 1 级或 2 级视图[40, 41]。在一项对 906 名需要插管的 ICU 患者的研究中，气道中有血、气道水肿、颈部不活动和肥胖是使用可视喉镜进行首次尝试失败的相关特征。一般情况下，在使用可视喉镜检查时，应使用坚硬的导管引导气管导管进入声门，特别是在有超舌叶片设计时。此外，当颈椎不能活动时，大角度可视喉镜叶片比传统可视喉镜叶片设计更受青睐。这些大角度叶片不能直接进行声门观察时，如果需要在可视喉镜摄像机被液体遮挡的情况下，可能需要直接观察；将叶片从口腔中取出以擦除尖端会延迟插管。在这种情况下，传统的可视喉镜叶片能够直接观察喉镜，以确保几乎不间断喉镜检查。

### （二）初步管理

在长时间的呼吸暂停期间，为了增加插管成功的机会和提高患者的安全性，正确的插管姿势和预充氧至关重要[43–46]。使用呼吸面罩，以 15L/min 的速率进行被动预充氧，或者使用紧密贴合的标准储气面罩以最大流量重启 3min（或 8 次伴最大吸入和呼出量的呼吸），可有效去除肺残余容量的固氮；如果患者没有低氧血症且有足够通气，则首选手动 BVM 正压通气模式。如果在患者过去 8h 内可能摄入了食物，则尤其关键。在这种情况下，为了减少胃内容物被误吸的风险，可以在快速序贯插管技术中通过呼吸暂停时充氧继续进行预充氧，这一技术依次包括快速序贯给予环状软骨压力、诱导剂、快速起效的神经肌肉阻滞药，以及进行喉镜检查。喉镜检查期间提供呼吸暂停时氧合的有效手段包括普通设置为 15L/min 的鼻插管，或经鼻高流量氧疗（high flow nasal cannula，HFNC），其可以高达 60L/min 的流速输送加热和加湿的气体[49, 50]。许多危重患者的功能性残余容量较小、肺泡动脉氧分压升高、耗氧量增加、心排血量减少、贫血，这些都降低了有效预充氧的可能性。如果患者在以 15L/min 或更高的潮气量呼吸 3min 后，血氧饱和度没有达到 93% 以上，他们在呼吸暂停期间有可能去饱和，而增加平均气道压力是部分克服可能存在的分流的唯一有效解决方案。在这些病例和所有低氧血症患者中，应尽早使用 BVM 设备上的呼气末正压（positive end-expiratory pressure，PEEP）阀或持续气道正压（continuous positive airway pressure，CPAP）面罩进行低压吸气，并持续到进行喉镜检查[52–54]。

为了方便空气从 BVM 进入肺部，任何颈椎损伤不严重的患者都可以使其下颌骨向前移位，即“下巴提升”和“头部倾斜”，使寰枕关节的颈部延长。为了完成“头部倾斜”“下巴提颏”，医生需要用一只手对患者前额施加压力，同时用另一只手提颏，将舌头从口咽后壁拉出。在做直接喉镜检查的准备工作中，临床医生可以通过将折叠的毛巾、床单或毯子在肩下坚实地卷起来，使耳道与胸骨胸部对齐，从而使“头部倾斜”“下巴抬起”，同时轻微弯曲下颈椎。这个位置将口腔、咽和喉轴线对准所谓的“嗅吸位置”[55]。从切牙到咽喉的路径必须是一条直线，以便使用直接喉镜检查声带。因为嘴的轴线与喉头的夹角是 90°，在解剖学上，如果没有喉镜片进行最后的调整，将三个轴线对齐是不可能的[56]，在解剖学上对齐三个轴线是不可能的。在肥胖患者中，仰卧或头部抬高的喉镜位置有助于气管插管。

这通常是通过在他们的上半身下用毯子或其他装置制造一个斜坡来实现的。通过将下颌骨髁状突移出颞下颌关节，然后向前拉动下颌骨来实现下颌推力动作，是打开颈椎潜在损伤患者气道的最安全方法，而助手则保持内部稳定。如果操作得当，可以在不移动头部或颈部的情况下完成钳口推力。双手放在床头时，用拇指抓住闭合的下颌骨，其余的手指沿着身体、角度和下颌支抓住闭合的下颌骨。下颌骨张开，然后向前移位出颞下颌关节。

一旦气道被打开，面罩就会被放置在脸上以优化密封效果。这是通过将患者的脸向上拉入面罩来完成的。面罩口应位于下颌和下颌牙槽嵴之间的凹槽上，也应位于下颌前体、上颌骨的颧骨和鼻梁上。由于面罩和面部之间的密封在脸颊的外侧是最不安全的，面部软组织的内侧压迫可以减少渗漏。应避免面罩对周围施加压力。

在人员有限的情况下，单手进行 BVM 通气的最佳方式是操作员的主导手握住并压缩袋子，同时不间断地将手放在面罩上，拇指和示指做出“OK”标志，其余手指抓住下颌骨向上朝向面罩。这种握力也被称为“EC 标志”，因为拇指和示指形成字母“C”，第 3～5 个手指形成字母“E”。如果可能的话，第 5 个手指可以放在下颌角的后面，以增加下巴的提升力和下巴的推力。可以左右摇动面罩和面部，以改善面膜的密封效果，也可以将面颊与手的尺骨侧合拢在“E”指下，紧贴面罩袖口，以获得更有效的密封效果。

使用鱼际面罩握把的双手面罩是最有效的 BVM 技术，当有多个医师同时使用时，应尽可能使用此装备，因为成功单手操作可能会非常疲劳[57, 58]。两个鱼际隆起位于面罩主体上，彼此平行，拇指指向尾端（如果手术者必须在面对患者的体位上执行 BVM，则拇指指向头部）。

适当大小的口咽气道（oropharyngeal airway，OPA）可改善空气流通，防止舌头向后缩而阻塞气道；然而，选择不当的 OPA 会使通气更加困难。OPA 应该从中央门牙延伸到会厌和后咽壁的不远处。这个长度的估计可以通过一个与脸部并拢时嘴的侧面折痕与下颚距离相当 OPA 来确定。典型的成人尺寸为 8～11cm，女性 OPA 的尺寸通常为 8cm，男性为 10cm。为了避免舌的后部移位，将 OPA 以倒置的位置插入张开的嘴中，并在插入完成后旋转 180° 到其最终位置。鼻咽气道也可以改善血流，但不应用于怀疑有面部外伤的患者，也不应在遇到阻力时强行使用。

在获得一个开放的气道和适当的面罩密封后，应该在没有过度吸气压力的情况下开始通气。不得将自充球囊的全部体积传送。向胃内注气会增加反流和误吸的风险，并在腹部膨胀和挤压胸腔时减少功能残余容量。值得注意的是，食管上下括约肌在 20～25cm$H_2O$ 下打开。过量输注可导致肺气压伤和呼吸阻塞。当输送潮气量（5～7ml/kg，一般成人约为 500ml）时，操作员应感觉袋子对压缩的阻力，并观察患者胸部的升降情况。如果被动呼气失败，很可能是由于下颌推力不足而导致气道闭合，需要重新尝试下颌推力，重新定位面罩。保持足够的血氧饱和度和适当的潮气末二氧化碳呼气图波形是良好通气的标志。系统地重新评估 BVM 的通气机制，以及气道开放和面罩密封是否充分，可以阻止心肺功能下降。研究表明，应用 Sellick 手法（通过向后挤压环状软骨使颈食管与前椎体闭塞）可减轻 BVM 期的胃压迫 [59]。然而，提供者应确保压力施加于环状软骨而不是甲状软骨，因为甲状软骨可能会阻塞气道。并且需要避免施加过大的压力，因为过大的压力可能会扭曲气道或造成对食管的损伤 [60]。下颈椎损伤患者在快速顺序插管时应尽量避免环状压力。取而代之的是，如果有必要的话，可以使用一个温和的向后向上向右按压（backward-upward-rightward pressure，BURP）动作来促进喉镜检查。

在尝试插管前，应固定一根自由流动的静脉输液管。应每隔 5min 测量一次血氧饱和度（有创或无创）。Yankauer 导管必须易于接近并连接到连续抽吸。机械呼吸机和进行实际插管所需的设备必须在床旁。应当使用二氧化碳造影术或二氧化碳比色计检测器来验证气管内导管的放置的位置。床旁还应配备一个气道供应箱或工具箱，配备各种尺寸的气管导管、不同型号和尺寸的插管片、一个管芯、一个气管插管器或“探条”和一个声门上气道，如喉罩（表 3-2）。此外，当预计气道困难时，应提供带常规和大舌叶的可视喉镜作为备用，应在患者所在单位提供一个紧急环甲切除术包。表 3-2 总结了常用的紧急气道插管设备和辅助设备，以便于进行经皮气管插管。

## 四、气道管理的相关药物治疗

在插管前，血流动力学必须稳定。治疗低血压应该备有液体和血管活性药物。降低心功能或降低全身血管阻力的丙泊酚或芬太尼等药物应谨慎应用于有低血压风险的患者，因为低血压会加剧缺血并影响急性卒中患者的大脑半球灌注 [63]，减少脊髓损伤患者的脊髓灌注 [64]，脑血流（cerebral blood flow，CBF）在 TBI 患者中的脑血流（CBF）明显减弱 [65, 66]。相反，对麻醉不充分的脑出血患者或神经外科术后患者插管时，插管导致的高血压会产生毁灭性的后果。

### （一）诱导剂

在选择诱导剂时，必须密切考虑血管活性药物的使用，以将血压维持在一个狭窄的范围内。表 3-3 总结了插管期间使用的药物及其适应证和注意事项。快速、短效阿片类芬太尼或具有钠通道阻断作用的抗心律失常药利多卡因可能有助于阻止反射交感反应和喉镜检查期间出现的 ICP 的增加，利多卡因的低血压发生率较低，但降低了发作阈值 [67]。

γ- 氨基丁酸（gamma-aminobutyric acid，GABA）激动药丙泊酚是一种具有神经特性（止吐、抗惊厥、降低脑代谢）和心血管效应（降低肌力、系统血管阻力和促静脉回流，从而依次降低 CBF 和 ICP）的麻醉药和镇静药。对于依赖于高脑灌注压的患者，我们要谨慎使用。

另一种 γ- 氨基丁酸激动药依托咪酯，具有镇静和促眠作用，对心血管的影响最小，因此是低血压患者的首选药物 [68]。它被认为可以降低脑氧需求和 ICP，同时维持脑灌注压（cerebral perfusion pressure，CPP）[69, 70]。由于它降低了发作阈值，我们不能在癫痫持续状态患者中使用，以及其可能导致肾上腺功能不全，因此无法在脓毒症或神经内分泌紊乱的患者中使用 [71]。依托咪酯不具有镇痛作用，当不希望出现高血压时，插管时可能需要芬太尼来减弱喉镜对血流动力学的反应 [72]。

氯胺酮是一种谷氨酸 NMDA 受体拮抗药，是一种具有镇静、遗忘和镇痛作用的解离麻醉药。此外，氯胺酮具有拟生化活性，可导致高血压、心动过速、心肌和脑耗氧量增加、CBF 增加、ICP 增高。它在神经危重症治疗中的应用受到限制，因为有证据表明，它

表 3-3 急性气道管理中常用的插管诱导药物

| 药 物 | 适应证 | 限 制 | 起 效 | 持续时间 | 剂量[a] |
|---|---|---|---|---|---|
| 利多卡因 | 用于钝化潜在的心血管反应、咳嗽反射、喉镜检查和插管所致心律失常和 ICP 升高 | 心动过缓，利多卡因过敏 | 45s～3min | 10～20min | 1.5mg/kg |
| 芬太尼 | 预诱导镇痛对钝性交感神经反应和喉镜和插管时 ICP 升高的影响 | 低血压、呼吸抑制、大剂量导致胸壁强直 | 2min | 30～60min | 2μg/kg 每剂 |
| 丙泊酚 | 诱导，镇静，麻醉，降低 ICP，抗惊厥 | 低血压、心肌障碍 | 10～40s | 3～5min | 1～2mg/kg |
| 依托咪酯 | 诱导，镇静催眠，最小的血压影响 | 肾上腺功能不全，降低癫痫发作阈值，肌阵挛 | 30～60s | 3～5min | 0.3mg/kg |
| 克他命 | 诱导，镇静，失忆，镇痛，最小的血压影响 | ICP 增加，焦虑 | 1～2min | 5～15min | 2mg/kg |
| 琥珀酰胆碱 | 最快，短时间麻痹 | 严重烧伤、上运动神经元损伤或骨骼肌广泛失神经后急性期给予会导致高钾血症 | 30～60s | 2～15min | 1～2mg/kg |
| 罗库溴铵 | 快速作用，当琥珀酰胆碱是禁忌时使用 | 对于预测有气道困难的患者，要谨慎使用逆转药 | 2min | 45～120min | 0.6～1.2mg/kg |

a. 静脉途径。ICP. 颅内压

的使用与 ICP 升高有关，但最近有数据表明，接受氯胺酮治疗的脑损伤患者的 ICP 可能没有变化，而 CPP 可能会得到保持或改善，尤其是在这种情况下与 GABA 激动药联合使用时[73–76]。

### （二）神经肌肉阻滞药

神经肌肉阻滞药在神经危重患者中必须谨慎选择。去极化剂如琥珀酰胆碱最初激活乙酰胆碱受体，产生的肌肉活动可导致 ICP 短暂但实质性增加，并释放钾，尤其是对于由于神经肌肉无力和神经肌肉接头处乙酰胆碱受体（acetylcholine receptor，AChR）上调而长期不能活动的患者。

脊髓损伤患者在损伤后 24h 内应避免使用琥珀酰胆碱，因为其细胞内钾外流过大且可能危及生命[77]。这是因为失神经损伤后，上调的 AChR 占据了整个肌膜，且不仅仅是神经肌肉接头。此外，去极化的未成熟 AChR 具有更长的开放通道时间和更大的潜力来维持更长时间的钾外漏。在重症肌无力患者中，琥珀酰胆碱可明显加重肌无力，因此不建议使用。相反，我们建议对肌无力患者使用非去极化剂，如罗库溴铵，并用结合剂 Sugammadex 逆转[78]。事实上，罗库溴铵可通过 Sugammadex 快速逆转，Sugammadex 是一种高度选择性的修饰 γ- 环糊精，可结合并包封（螯合）氨基类固醇神经肌肉阻滞药，导致 AChR 释放，结合复合物从神经肌肉连接处扩散，并迅速由肾脏排泄[79]。

## 五、机械通气

神经重症患者的机械通气在普通 ICU 和专科 ICU 中都是一个值得关注的问题。在非 NCCU 中，有相当大比例的患者接受了插管。若有神经方面的问题，仍然如此。在 23 个国家进行的一项前瞻性观察性研究发现，在 349 个参与 ICU 的 4968 名连续患者中，20% 的患者因神经症状（主要是昏迷或神经肌肉疾病）而接受机械通气，在另一项研究中，神经功能紊乱限制了 41% 的患者停止机械通气[80–82]。

呼吸支持的总体水平和呼吸机模式设置的选择需要同时考虑患者的呼吸生理和神经病理情况。目前还没有证据表明适合神经重症患者的最佳呼吸机模式。在此，我们提供一些使用机械通气的基本原则，以及描述了在治疗常见神经危重病时常用的通气模式。

### （一）容积控制 vs. 压力控制

机械通气可完全或部分替代自主呼吸，通过减少生理分流减少呼吸 – 灌注不匹配。容量控制通气模式要求临床医生设置潮气量、呼吸频率、峰值流速、气流模式、吸入氧分数（fraction of inspired oxygen，$FiO_2$）和 PEEP。吸气时间和吸气与呼气（I∶E）比由吸气流速峰值决定。通过减少吸气时间和增加呼气时间，增加呼气流量的峰值将降低 I∶E 比。应用 PEEP 模式使小气道和肺泡开放，防止肺塌陷和肺不张。平均、平台和峰值气道压力取决于呼吸机设置情况和患者相关变量，如气道阻力、肺顺应性和胸壁顺应性。高气道压力可能是由于潮气量大、峰值流量高、气道阻力增加或依从性差所致。压力控制通气要求临床医生设置血压水平、呼吸频率、I∶E 比、$FiO_2$ 和应用的 PEEP。吸气在达到设定的吸气压力后结束。在压力控制通气期间，潮气量是可变的，与吸气压力水平、顺应性和气道阻力有关。当设定的吸气压力水平较高，顺应性好，气道或呼吸机回路阻力小时，潮气量可以很高。气道峰值压力等于应用的 PEEP 和设定的吸气压力水平之和。值得注意的是，在肺保护性通气策略中使用 PEEP 不会对 ICP 产生显著影响，可在标准水平上安全地应用于急性脑损伤患者 [83]。

### （二）通气模式

有许多容量控制通气模式（表 3-4），包括机械通气（controlled mechanical ventilation，CMV）、辅助控制（assist control，AC）、间歇强制通气（intermittent mandatory ventilation，IMV）和同步间歇强制通气（synchronized intermittent mandatory ventilation，SIMV）。应该注意的是，压力控制的通气也可以使用这些相同的模式。

表 3-4　常用机械通气方式特点

| 模　式 | 触发（呼吸的类型） | 目标（呼吸限制） | 周期（呼吸终止） |
|---|---|---|---|
| AC/VC | 强制 / 辅助 | 容积 | 容量 |
| AC/PC | 强制 / 辅助 | 压力 | 时间 |
| IMV | 强制 / 辅助，辅助 / 自主 | 容积 / 压力 | 容量 / 时间 |
| APRV | 强制 / 辅助，辅助 / 自主 | 压力 | 时间 |
| PSV | 辅助 / 自主 | 压力 | 流量 / 压力 / 时间 |
| VSV | 协助 / 自发 | 容积 | 流量 / 压力 / 时间 |
| CPAP | 自主 | | 流量 |

AC/VC. 容量控制辅助控制通气；AC/PC. 压力控制辅助控制通气；IMV. 间歇强制通气；APRV. 气道压力释放通气；PSV. 压力支持通气；VSV. 容量支持通气；CPAP. 连续气道正压通气

在 CMV 期间，呼吸机以预设的呼吸速率提供预设潮气量，与患者的呼吸力无关。在 AC 中，临床医生通过设置呼吸速率和潮气量（或在压力控制辅助控制期间的吸气压力水平）来确定基线通气水平。患者可以通过触发额外的呼吸来增加每分通气量。当患者开始呼吸时，这些呼吸会触发呼吸机释放预先设定的容量或压力。压控式容积控制与 AC 类似，只是呼吸机可以通过调节吸气时间和吸气流量来限制平台压力的上升。

在 IMV 中，通过设置呼吸速率和潮气量（或吸气压力水平），呼吸机提供每分通气量的基线水平。然而，患者可以在两次设定的呼吸之间独立呼吸，无须触发呼吸机来释放预设的压力或容量。当患者脱离呼吸机时，可以降低设定的比值，使患者逐步自发地提供大部分的通气。当呼吸机在 IMV 模式下自适地配合患者的努力时，我们称之为同步 IMV 或 SIMV。

在吸气压力支持或压力支持通气（pressure-support ventilation，PSV）过程中，患者的自主呼吸通过补充气体流而增强。它要求患者在增强前做出吸气努力并产生负压。在呼吸容量支持模式或者容量支持通气模式（volume-support ventilation，VSV）中呼吸机监测肺部特性，并调整吸气压力支持，以提供预定的潮气量。

气道压力释放通气（airway pressure release ventilation，APRV）是一种时间循环、具有压力封顶的机械通气模式，使患者在保持持续的气道正压的同时能够自主呼吸，最大限度地扩大肺泡的吸收。高压设定（$P_{High}$）一段预定的时间（$T_{High}$）持续通常在 3～4s，然后很短的一段时间内（$T_{Low}$）降低到较低的压力（$P_{Low}$），通常小于 1s。驱动压力是 $P_{High}$–$P_{Low}$。如前所述，潮汐容量的确切大小是由驱动压力和顺应性决定的。自发呼吸可能发生在任何时刻。APRV 的理论优势包括改善肺泡通气与改善通气 / 灌注（V/Q）值，血流动力学改变与自主呼吸有关，在其他通气模式下使用高平均气道压时，通常需要降低镇静需求。在某些患者中，持续的肺泡复张增加平均肺泡压无疑是一种优势，但对于 ICP 升高的神经危重症患者可能会引起关注，因为高平均气道压会减少静脉回流，并可能增加 ICP。然而，最近的一些关于动脉瘤性蛛网膜下腔血斑（subarachnoid hemorrhage，SAH）和 TBI 患者的文献显示，APRV 是安全和有益的，其 ICP 没有改变或改善，脑灌注压和颈动脉多普勒血流没有改变 [84, 85]。此外，微小通气依赖于自主呼吸，因此高碳酸血症可能是某些 NCCU 患者的一个担忧。调整可以增加最小通气量，从而减少高碳酸血症，如微型镇静优化自主呼吸努力和减少 $T_{High}$ 没有调整 $T_{Low}$ 每分钟释放更多的呼吸。

自适应支持通气（adaptive support ventilation，ASV）是一种闭环通气控制模式，旨在确保优化患者的呼吸。在ASV中，肺机械指令调整呼吸速率和吸气压力，以达到所需的每分通气量。患者触发呼吸机时会给予一定的支持，并根据需要辅以压力控制，以达到所需的呼吸率。对不能触发呼吸机的患者进行压力控制呼吸。调整是基于一个公式做出的，在给定的1min的通气量下，使吸气量最小化的呼吸频率。这依赖于呼气时间常数，该常数在每次呼吸时从流量 – 容积环的呼气时获得[86, 87]。呼吸常数较大的患者（如慢性阻塞性肺病），相较于限制性肺患者（如ARDS患者）或胸壁僵硬患者（如神经肌肉疾病、脊柱后凸及病态肥胖患者），其潮气量较高和呼吸频率较低。在一项随机试验中，与内科ICU的压力辅助 / 通气控制相比，使用ASV的初始撤机时间和呼吸机使用持续时间更短；然而，需要对神经危重患者进行研究，以确定其有效性和安全性[88]。虽然神经科医师有时必须暂时牺牲其他器官以改善大脑健康，但ASV仅起到优化呼吸功能的作用。

神经调节辅助通气（neurally adjusted ventilatory assist ventilation，NAVA）是一种利用膈肌电活动（$EA_{di}$）触发机械呼吸的比例通气模式，其通过触发机械呼吸，根据患者的自主呼吸情况提供呼吸机调节[89]。当埋入胃管的导管检测到 $EA_{di}$ 信号的偏差大于设定的阈值（通常为0.5μV），就会进行机械通气。辅助程度取决于所测 $EA_{di}$ 的振幅和由临床医生设定的允许潮气量在呼吸之间变化的辅助水平。实验和临床数据表明，与传统呼吸机模式相比，NAVA具有更好的患者 – 呼吸机同步性。NAVA适用于有功能呼吸节律产生的患者，最常用于呼吸机脱机。

## 六、特定神经疾病状况下的气道问题

### （一）颈椎受伤

脑外伤、意识丧失或局灶性神经功能障碍的患者应注意是否有合并颈段脊髓损伤[90]。ATLS指南建议将疑似颈椎损伤的患者应放置半刚性颈圈，适当的下颌推力可用于维持气道通畅[31]。对于需要插管的急性颈椎损伤患者，护理标准是采用脊柱内固定快速顺序插管[31]。注意不要过度伸展、弯曲或旋转脊柱。面罩通气和气道仪器需要适应固定装置，如Halo环或箍套。助手站在床头时，可以在移除刚性颈圈前部的情况下进行颈椎固定，并且与单用锁环固定相比，插管时脊柱的移动更少。甚至某些患者不需要移动颈部就能插管成功。然而，在颈部中立位置插管时，除非活动性出血或大量分泌物影响图像清晰度，否则可视喉镜比常规喉镜能在更短的时间内获得更好的声门图像[91]。对于颈脊髓损伤患者，如果存在插管困难的其他危险因素，如肥胖和张口受限，则可使用多角度可视喉镜或光学针头更好地显示声门[92]。

经纤维支气管镜下局部麻醉（局部麻醉的应用）通常用于插管稳定、合作的患者，但在没有丰富的技术经验的情况下不推荐使用[93]。与替代装置［如喉罩导气管（laryngeal mask airway，LMA）、光学套管、直接喉镜］相比，稳定的多角度可视喉镜检查可降低首次尝试失败率和减少颈椎活动，在紧急情况下或不能忍受清醒程序的患者中更受欢迎[92, 94, 95]。

反Trendelenburg体位对肺扩张、降低吸入风险和ICP升高的TBI患者最适用，但这种体位可能加重高脊髓损伤患者的低血压。在诱导过程中应避免低血压，指南建议将平均动脉压（mean arterial pressure，MAP）维持在85～90mmHg，以避免脊髓的继发性缺血性损伤[96]。然而，第Ⅰ类或第Ⅱ类证据并不支持这一点[97–101]。颈、胸脊髓损伤影响呼吸力学、通气控制和支气管反应，呼吸功能不全和肺功能障碍在这类患者中很常见[19, 102]。呼吸功能不全的程度与脊髓损伤的严重程度有关。插管患者应尽早进行仔细的呼吸监测、积极的肺部卫生管理和胸部物理治疗[103]。一项对颈脊髓损伤后呼吸管理的回顾发现，早期呼吸治疗方案减少了6天的机械通气时间和7天的ICU住院时间[104, 105]。

### （二）创伤性脑损伤

脑创伤基础指南建议GCS＜9分的患者应插管；对于GCS＞9分的患者，如果病情迅速恶化，同时伴有严重的身体其他损伤，则应考虑气道保护和机械通气[4]。TBI患者常表现为ICP升高，插管和机械通气是ICP治疗的一部分。这些患者经常有意识、反射和呼吸驱动力。许多患者到达NCCU时会因ICP升高导致缺氧、高碳酸血症和酸中毒，这些会进一步加重神经损伤。

插管时，喉镜检查和随后的交感反射反应可增加ICP。只要患者没有低血压的危险，建议对颅内高血压患者使用交感神经抑制药进行预处理[106]。依托咪酯能维持血流动力学稳定，是诱导的首选。氯胺酮与相对稳定的血流动力学有关，但与ICP增加有关。与去极化药物相比，罗库溴铵等非去极化药物是首选，因为它们较少引起 ICP 的上升[107]。

动脉二氧化碳分压（$PaCO_2$）是动脉水平上 CBF 的调节因子，在正常生理范围（$PaCO_2$ 20～80mmHg）内这种关系几乎呈线性关系。在颅内顺应性降低的患者中，CBF 增加导致 ICP 增高。另外，动脉血氧分压（$PaO_2$）对 CBF 的影响很小，但在严重低氧血症（$PaO_2$ ＜ 50mmHg）的情况下，$PaO_2$ 可导致 CBF 急剧增加。目前的指南指出，不建议使用≤ 25mmHg 的 $PaCO_2$ 进行长期的预防性过度换气[4]。尽管支持短时间内治疗性过度通气（＜ 30min）的证据有限，但将 $PaCO_2$ 降至 30～35mmHg 是治疗顽固性颅内高压的一个合理的临时措施。

### （三）急性卒中

急性缺血性脑卒中（acute ischemic stroke，AIS）、ICH 和 SAH 患者由于呼吸、唤醒和涉及气道保护的重要结构损伤，常发生呼吸衰竭。这些患者插管的适应证往往是缺乏气道保护，随后出现呼吸窘迫或呼吸停止[108]。最近一项美国多州人口研究发现，约 8% 的 AIS、30% 的 ICH 和 39% 的 SAH 患者接受了插管和机械通气，危险因素为癫痫、肺炎和脑积水，并需要放置脑室外引流管[109]。随着血管内治疗卒中的普遍发展，镇静与插管用于血管内卒中治疗（Sedation vs. Intubation for Endovascular Stroke Tre Atment，SIETA）试验发现，使用全身麻醉和清醒麻醉没有区别。然而，插管患者确实出现了体温过低、拔管延迟和肺炎的发生率增高[110]。一项单中心研究显示，约 70% 的卒中患者出现肺部并发症，其中 62% 发展为肺炎，8% 发展为 ARDS[108]。急性卒中后需要机械通气与较高的死亡率相关[111]。住院死亡率大约高出 9 倍，向气管切开的转化率为 1/6[109]。需要进一步的研究来阐明优化机械通气策略，以提高卒中后的长期预后。

### （四）癫痫持续状态

癫痫持续状态（status epilepticus，SE）是根据癫痫发作的时间长短来定义的，即当超过一个时间点后，癫痫被认为是持续的（5min），或者是持续发作活动的持续时间超过 30min 后，出现长期不良预后的风险更高[112]。缺氧可能是癫痫活动的原因和后果。患者最初可能需要通过鼻导管或面罩吸氧补充氧气。如果癫痫持续发作，通气功能受损，或给予药物抑制呼吸驱动，则应考虑给予 BVM 和气管插管。通常这些症状会同时发生，像丙泊酚这样的辅助药物还可以辅助终止痉挛。接受麻醉药治疗的患者可能会持续出现有害 EEG 癫痫。在对快速抗惊厥药物试验（Rapid Anticonvulsant Medications Prior to Arrival Trial，RAMPART）二次分析中，21% 的患者接受了插管，其中绝大多数（96%）是在医院插管[113]。与早期插管相比，延迟 30min 插管会增加死亡率。关于 SE 患者气道和呼吸机管理的指南很少[114]。

### （五）神经肌肉疾病

患有重症肌无力、吉兰 – 巴雷综合征或肌病等神经肌肉疾病的患者，有时会被收住到 NCCU 进行呼吸监测和（或）无创通气。这些患者需要进行谨慎的气道评估，包括检查辅助肌肉的效能、反常呼吸、矫正呼吸和口腔分泌物的管理。肌无力和颅神经功能障碍预示可能需要机械通气[115]。众所周知，在神经肌肉无力患者中考虑插管的触发因素包括＜ –20cm$H_2O$ 负吸气力（negative inspiratory force，NIF）和＜ 15ml/kg 理想体重肺活量（forced vital capacity，FVC）。NIPPV 能增强气流量，减少吸气时的呼吸做功，预防呼吸道阻塞和肺不张。回顾性研究表明 NIPPV 耐受性良好，可降低拔管后插管率和再插管率，缩短住院时间[116, 117]。拔管失败在肌无力患者中通常与咳痰无力和气道分泌物无法清除有关[118]。无论选择何种治疗方法，患者都需要积极地计划呼吸治疗，以避免发生继发性肺部并发症。肌无力患者通常插管时间不到 2 周，因此不需要气管切开[119]。而严重吉兰 – 巴雷综合征或轴突变异患者则应考虑早期行气管切开[120]。

### （六）拔管与气管切开

血流动力学稳定、肺部疾病稳定或好转、呼吸机支持量低（$FiO_2$ ＜ 0.5，PEEP 5～8mmHg）且开始呼吸的患者应进行自主呼吸试验。无论是压力支持通气模式还是 T 型管的应用，都可用于自发性呼吸模式[121]。当患者能够控制口腔分泌物、保护气道和自主通气时，应考虑拔管。拔管后密切监测是很重要的。如前所述，在神经肌肉患者中，NIF 和 FVC 已被用于评估通气支持。然而，目前还没有特异性的肺功能测试可以预测拔管是否成功。快速浅呼吸指数（rapid shallow breathing index，RSBI）是呼吸速率与潮气量的比值，RSBI ＞ 105 与拔管失败相关[122]。对于短期拔管被认为不安全的患者，早期气管切开可降低长期死亡率、机械通气时间和 ICU 住院时间[123]。

# 第 4 章　神经重症患者的心脏并发症

# Cardiac Complications in Neurocritical Care Patients

Jennifer Ahjin　Kim Saef Izzy　著
银　锐　陈亦豪　译
张开元　校

## 一、概述

关于心 – 脑连接的报道已有数百年的历史，许多神经系统急症都可能对心血管系统产生影响[1-3]。虽然本书的重点是指导神经系统疾病的分类和治疗，但也不应忽视它们对心血管方面的影响。为了防止神经功能进一步降低，必须对心血管系统进行恰当管理。在此，我们将讨论一些可能在急诊科或在进入神经重症监护病房（NCCU）后遇到的、需要在各种神经系统疾病基础上进行处置的心脏并发症。

## 二、高血压

高血压是许多神经系统疾病发生的原因或促进因素，如高血压急症、可逆性后部脑病综合征（posterior reversible encephalopathy syndrome，PRES）、缺血性脑卒中和颅内出血等。在 NCCU 中，医护人员需要用多种方式控制血压以减少继发性损伤。在确定诊断后，许多措施都可以而且应当立刻在急诊科实施。

高血压脑病和 PRES 类疾病是高血压导致的最常见的神经系统疾病。当严重的高血压引起头痛、恶心、视力障碍、意识错乱、癫痫发作或最终昏迷时，就称为高血压脑病。PRES 是高血压危象的表现之一，其常伴有局灶性症状。MRI 为高信号表现，MRI 高信号通常位于脑后部，且具有对称性（尽管并非总是如此）。在极端情况下，还可能发生少量蛛网膜下腔出血。这些影像学发现被认为是因血管通透性改变造成的水肿所致，但是，这些变化通常可在几周内归于正常[4]。PRES 也可随子痫发生，除上述发现外，还表现为癫痫发作。高血压脑病通常使用降压药进行治疗。目标血压为每天降低 20% 或收缩压（systolic blood pressure，SBP）＜ 140mmHg，一般通过静脉给药（钙通道阻滞药或 β 受体拮抗药），病情稳定后即改为口服。除了控制血压外，持续应用硫酸镁是治疗子痫的主要手段。

脑实质出血的主要原因之一便是高血压。在有高血压症状的患者中，如果其脑实质出血部位较深，如基底节、脑干和小脑，往往提示高血压是致病原因[4]。不论何种病因导致的脑实质出血，出血后的血压控制对于降低血肿扩大的风险至关重要。这种血压控制可能很难处理，而且关于 SBP 的最佳目标值存在一些争议，ATACH Ⅱ 和 INTERACT-2 试验显示，强化降压措施并没有改变死亡率或残疾率。但是，通常认为目标 SBP ＜ 140mmHg 是安全的，因此这是许多中心所选取的目标值，在确定出血已稳定后，将目标调节至 SBP ＜ 160mmHg[5]。建议通过静脉给药初步降低血压，然后再添加口服药物。某些患者可能难以通过一种口服药方案控制血压，最终需要使用多种药物。应密切注意这些患者急性期后的病情，因为出血后高血压缓解时使用这些药物可能会发生低血压。

更宽泛地讲，对于任何原因造成的颅内出血，包括硬膜外出血、硬膜下出血、蛛网膜下腔出血和脑室内出血，都建议以相同的方式治疗，即目标 SBP ＜ 140mmHg，直到确定出血稳定后，可以再放宽至目标 SBP ＜ 160mmHg。

高血压也可能引起缺血性脑卒中，尽管与栓塞性脑卒中相比，这些脑卒中大多面积更小。发生缺血性脑卒中（不论任何原因）后，高血压处置就变得更加重要。缺血性脑卒中后的24h内，应允许血压自行调节至SBP为220mmHg（除非患者还有其他活动性病情，如心肌梗死往往要求SBP＜140mmHg，或者患者接受了溶栓、抗凝或血栓切除术，通常需要SBP＜185mmHg）。在这段时间之后，血压应每天降低20%，直至血压正常。这一方法也有例外情况，当患者有压力依赖的迹象时，即在较高血压时症状改善，而在较低血压时症状恶化，表明组织有相对灌注不足的风险。在这种情况下，在重症监护病房（intensive care unit，ICU）密切监测血压，同时将血压维持在对临床检查结果最有利的范围内至关重要。尽管是基于Ⅱb类证据，通常考虑使用静脉输注和血管加压药来维持这种灌注的需要[6]。

创伤性脊髓损伤是另一种需要强调血压管理的神经系统疾病。钝性脊髓损伤后，必须保持充足的灌注。虽然数据有限，但一般性的实践指南建议将目标平均动脉压（mean arterial pressure，MAP）在85～90mmHg维持7天[7]。考虑到损伤后会发生血管麻痹，经常需要升压药，尤其是去甲肾上腺素，因为它不易加重可能存在的心动过缓，通常是首选的升压药。脊髓损伤本身会引起多种急性和慢性的血流动力学变化。急性方面可能出现脊髓休克和神经源性休克[8]，慢性方面将在下面的休克部分进行讨论。

脊髓损伤后自主神经功能障碍常见，损伤部位通常在$T_6$以上，按照美国脊髓损伤协会（American Spinal Injury Association，ASIA）定义，在遭受A级损伤的患者中自主神经功能障碍更加常见。患者可能出现高血压、心动过速或心动过缓，以及包括出汗和痉挛在内的许多其他表现。如果不及时治疗，此类症状可能导致PRES、癫痫发作、颅内出血、心肌梗死甚至死亡[8]。但是，自主神经功能障碍不仅限于脊髓损伤。许多脑损伤（包括颅脑损伤、缺氧缺血性损伤、感染性或自身免疫性脑炎等）的严重表现中都可以出现自主神经功能障碍。自主功能障碍的治疗可能会很棘手，因为它表现为发作性的事件，有时具有多种自主神经改变的特点。这些发作性的事件的静脉治疗通常包括阿片类药物、苯二氮䓬类药物和降压药。自主神经功能障碍的口服治疗方法有很多，应根据主要症状和触发因素选择最佳药物。对于主要表现为血压和心率异常的患者，通常使用β受体拮抗药（如普萘洛尔）和α受体拮抗药（如可乐定）。

## 三、心肌病

脑损伤后会出现心脏电生理及结构方面的异常，其中，章鱼壶心肌病最为著名，1942年提出的“巫毒致死”（voodoo death）指的便是这种疾病[1, 2]。章鱼壶心肌病又被称为应激诱导性心肌病，最近也有神经源性应激性心肌病的叫法[9]。这一疾病的典型表现是心尖部运动减弱而基底部收缩如常，导致其外观类似于气球的形状，并因此得名[10]。然而，也有研究报道了心室中部和基底部的运动减弱[11–13]。基本上，大多数神经源性心肌病的患者都可以完全恢复心脏功能。除非是在非常严重的情况下，患者心脏射血分数很低，可能导致心源性休克甚至死亡。

神经源性心肌病在几乎所有的急性脑损伤后都有报道，包括缺血性脑卒中、癫痫发作、脑实质出血、感染、颅脑损伤，以及最常见的蛛网膜下腔出血[14–18]。实际上，高达30%的蛛网膜下腔出血病例中都发生了神经源性心肌病[9, 12]。发生神经源性心肌病这一急性脑损伤并发症的患者的死亡率显著高于未发生神经源性心肌病的患者。病理生理学角度认为，神经损伤时，儿茶酚胺会激增，导致心肌收缩带坏死和早期钙化[2, 12, 19–22]。

神经源性心肌病的早期诊断对于开始积极治疗以预防并发症和加快恢复非常重要。有时在临床上很难区分原发性缺血性心肌病和神经源性心肌病，目前已有多项研究针对各种生物标志物的用途展开了探索[23, 24]。肌钙蛋白水平对心脏功能异常具有高敏感性，应提倡监测，但如果仅考虑此1项指标，就可能被误导——认为患者患有心肌梗死。为了评估双心室功能障碍和左心室流出道（left ventricular outflow tract，LVOT）梗阻的存在并确定心脏运动减弱的种类，需要进行经胸超声心动图检查。目前已经发现，同时测量N末端B型利钠肽原（N-terminal prohormone of brain natriuretic peptide，NT-proBNP）和肌酸激酶同工酶（creatine kinase-muscle/brain，CK-MB）的水平能够更明确地评估心肌病状况并与心肌缺血相鉴别。尤其是NT-proBNP/射血分数比值和NT-proBNP/CK-MB比值的升高，能够准确地预测神经源性应激性心肌病的发生[23, 24]。有观点认为，这与儿茶酚胺激增引起该病的过程中释放的脑钠肽（brain natriuretic peptide，BNP）含量高有关。

神经源性应激性心肌病的主要治疗手段是支持治

疗[12, 20]。因为在大多数血流动力学稳定的情况下其损伤都是可逆的，所以使用利尿药和减轻后负荷对于改善心排血量和减少肺水肿都很重要。如果没有 LVOT 阻塞，那么通常会使用 β 受体拮抗药和（或）血管紧张素转换酶（angiotensin-converting enzyme，ACE）抑制药，直到功能恢复为止，也有些学说鼓励长期持续使用 β 受体拮抗药[12, 20, 25]。因为功能恢复通常需要 1～4 周的时间，建议短间隔重复进行经胸超声心动图检查。约有 10% 的患者会发生心源性休克，这可能与心室功能障碍的严重程度或 LVOT 发生阻塞有关[25]。心源性休克的治疗将在“休克”部分中讨论。值得注意的是，在极少数情况下，左心室血栓形成是射血分数降低的并发症，如果证据证明出血源（如动脉瘤）已被消除，就应考虑进行抗凝治疗。

## 四、休克

### （一）心源性休克

大多数神经损伤患者出现心源性休克的原因都是神经源性应激性心肌病。急性神经系统损伤也会使既往存在的心脏功能障碍恶化。诊断上需要通过经胸超声心动图来评估双心室的功能。其他辅助检查则包括肺动脉导管插入术和中心静脉压测量，以及新近出现的基于动脉压波形测量心排血量的高级血流动力学监测。虽然尚不清楚这些检查对患者预后有无益处，但测量充盈压和全身血管阻力可以辅助导向疗法。

心源性休克的治疗方案取决于是否存在 LVOT 阻塞。如果没有 LVOT 阻塞且肺部充血较少，则可进行谨慎的液体复苏。随后常使用多巴酚丁胺或多巴胺进行正性肌力治疗。但是在开始这些疗法之前，必须首先评估是否存在 LVOT 梗阻和射血分数保留型心力衰竭，因为存在上述情况时，这些药物会使心源性休克的病情恶化[25]。米力农和在美国以外使用的左西孟旦也被证明是有希望的正性肌力用药，并且可以用作伴随疗法[12, 14, 20, 26]。对上述疗法反应不佳的持续性低血压患者可能需要血管加压药。去甲肾上腺素同时具有升压和正性肌力作用，是这种情况下常用的一线药物。去氧肾上腺素能够增加后负荷和改善血流动力学，可能对 LVOT 阻塞病例有所帮助，但由于其缩血管特性可能产生负面影响，使用时应密切监测。血管扩张药（如硝普钠）仅适用于有严重高血压、急性二尖瓣反流或急性主动脉瓣反流的患者。在大多数情况下，由于存在出血的风险，不对原发性神经损伤患者使用机械循环支持，如主动脉内球囊泵，心室辅助装置和体外膜式氧合。但是，如果神经系统损伤患者患有难治性低血压和左心室功能不全，且能够接受完全抗凝治疗，则可以考虑这些机械支持方案。最近，人们对主动脉内球囊泵的抗凝要求提出了质疑，并且在少量未进行抗凝的案例中已有成功运用[27, 28]。因此，这种无抗凝的机械支持方法也值得视情况考虑。

### （二）感染性休克

与内科重症监护病房（medical intensive care unit，MICU）相比，神经重症监护病房（NCCU）中的感染性休克较少见。这些感染性休克可能与原发神经系统损伤有关（如细菌性脑膜炎或心内膜炎），也可能是进入重症监护病房后的并发症（如机械通气引起的肺炎及与中心静脉导管相关的感染）。总体来说，脓毒症是住院患者死亡的首要原因之一[29]。为了降低这种疾病的死亡率和发病率，人们一直在积极推进其早期识别和治疗，并于 2016 年发布了新的国际指南[30]。脓毒症的诊断要求为立即收集常规培养物（包括有氧和无氧血液、尿液、痰等），最好是在开始抗菌治疗之前，因为治疗开始后几分钟至几小时内培养物就可能会被灭菌。重复培养应在改变抗菌疗法之前进行。护理的当务之急是建立紧急血管通路，必要时可使用骨内血管通路（因为其快速、可靠）。在识别出脓毒症和感染性休克后应尽快开始静脉使用抗生素。因为每延迟一小时给药（合适的抗生素），死亡率都会显著提高[29]。推荐使用广谱疗法覆盖所有可能的病原体。对于许多感染来说，抗菌治疗持续 7～10 天便足够，仅在特殊情况下需要更长的疗程。最近，降钙素原水平已被一些机构用于细菌感染的诊断和支持缩短抗生素治疗的时间[30]。建议使用初始输注量为 30ml/kg 的晶体积极进行液体复苏，然后重新评估容量状态。如果患者血容量正常但仍处于低血压状态，则应开始使用血管加压药。去甲肾上腺素是感染性休克的首选血管加压药。此外，还可以添加血管升压素或肾上腺素以增强 MAP 或降低去甲肾上腺素的剂量。多巴胺仅适用于少数不易发生快速性心律失常和心动过缓的患者。尽管有足够的液体复苏和血管加压药物，多巴酚丁胺仍可用于出现持续性低灌注的患者。多巴酚丁胺是感染性休克的一线药物，但有条件时也可考虑使用米力农或左西孟旦。在脓毒症中使用皮质类固醇的做法仍有争议，通常不建议使用，但在顽固性感染性休克病例中，有新证据表明静脉注射氢化可的松联合氟可的松可带来一定的益处[31, 32]。如果脓毒症的源头是肺部疾病，并伴有急性呼吸窘迫综合征（ARDS）的相关证据，则应根据需要使用小潮气量机械通气和其他措施来适当处理 ARDS。

### （三）神经源性休克

神经源性休克有低血压的特征，有时也会出现心动过缓，原因是交感神经抑制导致的血管扩张，以及迷走神经的兴奋[8]。尽管严重脑损伤后神经源性休克并不常见，但有很多病例是与颈段和上胸段的脊髓损伤相关的。这类休克不同于前述的休克类型。通常，在休克中交感神经系统会触发多种代偿机制，包括血管收缩、心动过速和过度换气，以使血液从四肢流向重要器官；而在神经源性休克中，这些代偿机制出现异常。诊断上，患者会有血管舒张的临床表现，如外周温暖和心率减慢，这是其他休克类型所不具备的。多巴胺常被用于一线治疗，并根据需要添加去氧肾上腺素或其他血管升压药[8]。从机制上来看，新近的血管紧张素Ⅱ类似物在治疗低血压方面很有前景，但尚未在神经源性休克中进行评估。阿托品可以用于改善心率减慢。神经源性休克通常在受伤 1～6 周后好转[8]。

### （四）失血性休克

失血性休克并不会由原发性神经系统损伤所致，而是仅在神经外科手术中偶尔发生。处理血管不够细致（例如进入静脉窦）会导致大量失血，如果不能适当输血则可能致命。在这种不常见的情况之外，急性脑损伤后的出血性休克继发于全身性的情况（例如，接受抗凝治疗的患者出现包括颅内出血在内的全身性出血）或住院的并发症（如应激性溃疡）。密切监测血红蛋白，以及评估凝血功能障碍对于失血性休克的诊断非常关键。而包括内镜检查在内的影像学检查对于确定出血源至关重要。容量复苏是治疗失血性休克的基本。晶体液易于取用，可立即用于容量复苏，但条件允许时，最好尽早使用血液制品。如有必要，应进行大量输血，按照新指南的建议，使用 1∶1∶1 的红细胞、血小板和新鲜冷冻血浆复苏患者[33]。为了快速输血，首选大口径的静脉导管（最好使用 14 号或 16 号）、骨内通路或血管鞘（如 Cordis 血管鞘）。首要的治疗任务是通过手术或血管内手段控制出血的来源。如果凝血功能障碍被诊断，那么因子替换和（或）冷沉淀应该被考虑。

## 五、心肌梗死

### （一）ST 段抬高型心肌梗死

原发性神经系统损伤后常发生 ST 段抬高，但 ST 段抬高型心肌梗死（ST-elevation myocardial infarctions，STEMI）并不常见。ST 段抬高通常是由神经源性应激性心肌病、需氧量增加性心肌缺血和罕见的主动脉夹层造成的[15, 23]。急性脑损伤伴由冠状动脉缺血导致的 ST 段抬高的情况很少见，但在高凝状态、使用可卡因，以及主动脉夹层时，这种情况便有可能发生。因此，应立即进行心电图检查并检测肌钙蛋白和 BNP 水平[23]。如果可以在不干扰治疗决策的情况下进行床旁超声心动图检查，可能有助于评估局部室壁运动异常。与所有怀疑 STEMI 的情形一样，应争分夺秒启动介入治疗程序。但是，同时发生的急性神经系统损伤可能会限制治疗的选择（甚至可能在手术过程中进行抗凝）。原发性心肌梗死的救治通常需要放置支架，要进行双联抗血小板治疗，而这是某些急性神经系统损伤（如颅内出血或大面积脑梗死）的禁忌。同样，在冠状动脉旁路移植术（coronary artery bypass grafting，CABG）中进行体外循环时，也需要相当的抗凝措施。故应根据具体情况权衡风险和收益。

### （二）非 ST 段抬高型心肌梗死

非 ST 段抬高型心肌梗死（non-ST-elevation myocardial infarction，NSTEMI）与神经系统疾病的关联同样并不多见，但比 STEMI 更常见。NSTEMI 的评估与上述 STEMI 的评估类似。对于所有无禁忌证的心绞痛患者，都建议使用经典的“MONA”［吗啡（Morphine）、氧气（Oxygen）、硝酸盐（Nitrate）、阿司匹林（Aspirin）］进行初期治疗[34]。然而，尽管抗凝和抗血小板治疗是 NSTEMI 的主要治疗手段，这通常是急性神经系统损伤中的禁忌。如果左心室功能没有严重损害，也没有神经系统方面的禁忌证，通常建议使用其他治疗方法，如 β 受体拮抗药和他汀类药物[34]。只要是从神经损伤的角度，认为抗血小板药物是安全的，就应该尽快开始使用。

## 六、心电图异常和心律失常

### （一）心电图异常

许多严重的急性神经系统损伤病例中都会出现心电图异常。几乎所有类型的异常都有报道[2, 16, 21, 35]。正如前面已经讨论过的，不论是抬高、压低，还是 T 波倒置，ST 段的改变非常普遍。心脏传导阻滞也很常见。一度房室传导阻滞是最常见的表现，也有二度Ⅰ型和二度Ⅱ型房室传导阻滞，但Ⅲ型较罕见[35]。心脏停搏虽然很少见，但在伤后也可以发生。“脑性 T 波”是脑损伤后独特的心电图异常[2]，其表现为非常宽大且深的广泛的倒置 T 波（图 4–1）。U 波通常在 T 波之后出现，在正常心电图中往往非常细微，难以被检测到，但在某些急性神经系统损伤病例中，报道了 U 波异常显著的情况。最后，神经损伤后也经常出现 QT 间期延长[2, 16, 21, 35]。因此，必须谨慎监测具有延长 QT 间期作用的药物的使用，以及警惕发生尖端扭转型室性心动过速的可能。心电图监测（发现异常时需要每天进行）及动态心电图监测对于诊断很重要。治疗的目标包括避免使用可能加重心电图异常的药物，并将钾和镁的水平维持在正常范围内的较高值。尖端扭转型室性心动过速的一线治疗是持续静脉滴注硫酸镁。如果发现严重异常，包括高度的传导阻滞或长时间的心脏停搏，则应请心内科急会诊并考虑放置起搏器。

### （二）心律失常

到目前为止，神经系统损伤后最常见的心律失常类型是心房颤动（简称房颤）。房颤多是既往的诊断或新诊断，有时可能是急性神经系统损伤（如缺血性脑卒中或抗凝相关的出血）的病因。如果是新诊断的房颤，则应予以记录和处置，尤其是在发生缺血性脑卒中时。在这些情况下，这一诊断可能会影响最终的医疗决策，因为房颤的存在使缺血性脑卒中的风险提升了 5 倍[36]。房颤也可能是由神经系统损伤或神经外科手术的急性应激造成的[36]。房颤通常是通过动态心电图诊断的，并需要使用 12 导联心电图进行确认。可以根据 $CHA_2DS_2$-VASc 评分（≥ 2）和出血风险评估（如 HAS-BLED 之类的评分，但是这类评分系统的实用性存在争议）的情况开始抗凝治疗。急性神经系统损伤后开始抗凝治疗的时机取决于每名患者各自的情况。长期抗凝药物也应根据患者实际情况选择，可供使用的药物包括华法林和直接口服的抗凝药（如阿哌沙班、利伐沙班、达比加群和艾多沙班）。如果房颤患者出现快速的心室反应，则可以根据需要静脉注射或滴注 β 受体拮抗药或钙通道阻滞药。在病情不稳定的患者中，可以考虑采用化学复律或电复律，但此时若残留有任何心脏血栓，就有发生栓塞的风险。

在神经系统损伤后，几乎所有形式的快速性和缓慢性心律失常都有报道，而且可能是致命的。如前所

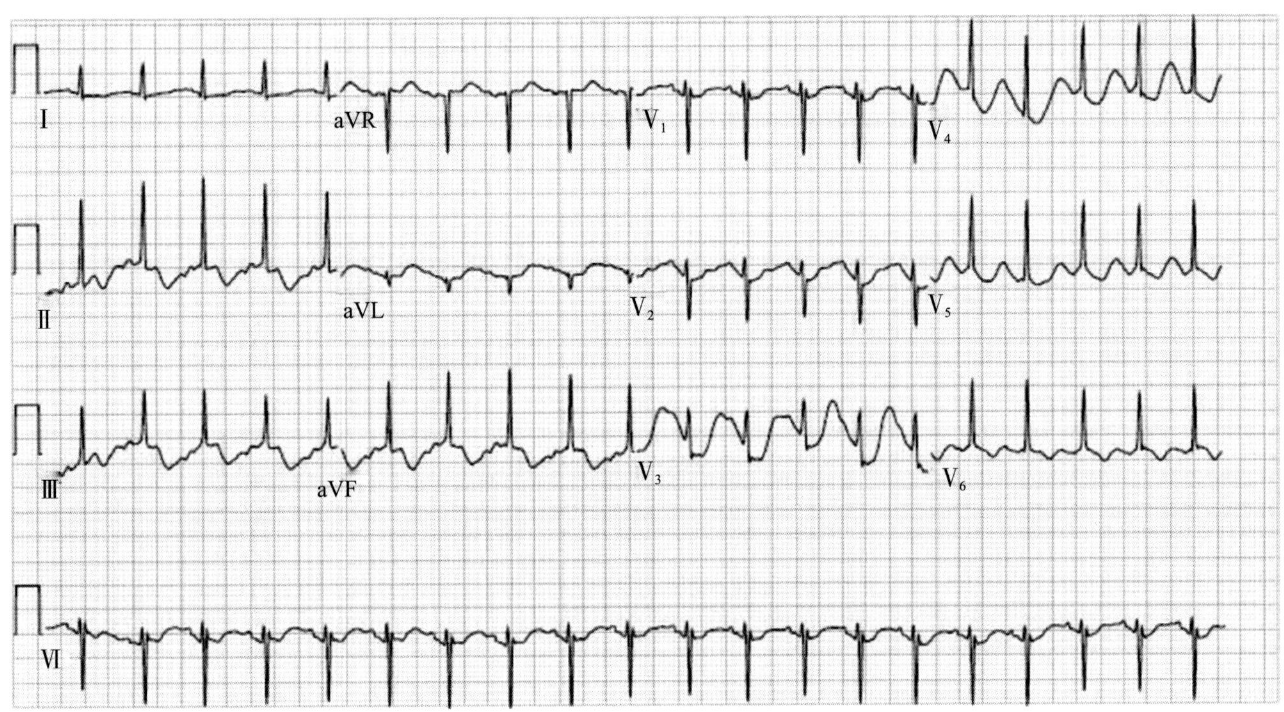


▲ 图 4–1　在 12 导联心电图上脑性 T 波的示例

这些广泛、倒置的 T 波表现出宽大、加深的形态（图片由 Sarah Nelson，MD 提供）

述，尖端扭转型室性心动过速、三度心脏传导阻滞和心脏停搏都有可能发生[2, 16, 21, 35]。特别是在颅内大量出血的情况下，还可能出现持续性单形性室性心动过速。库欣反应(cushing response，CR)是一种典型的三联征，表现为血压升高、心动过缓和通气不足。该三联征是颅内压（ICP）升高的标志。实际上，几乎只有在急性脑疝时才能看到全部三个体征。此时应立即进行脱水治疗并考虑手术减压。致命性心律失常本身的治疗应遵循加强心血管生命支持（Advanced Cardiovascular Life Support，ACLS）的指南。

心电图异常和心律失常背后的病理生理学源于"脑心连接"的多个解剖结构。在与这些改变相关的结构中，岛叶和脑干是研究最透彻的[19, 22, 37]。岛叶皮质与心律失常的关联早已见于报道，文献中甚至描述了偏侧性的存在（尽管有所争议）[19, 38]。传统观点认为，这种偏侧性源自右侧岛叶皮质激活产生的交感神经兴奋和源自左侧岛叶皮质的副交感神经兴奋。尽管从库欣现象来看，脑干受压导致心动过缓更常见，但实际上任何种类的心律失常都可能发生[22, 37]。

### （三）心脏停搏

心脏停搏可导致严重的神经系统损伤，其后神经系统恢复的预后、评估和管理将在"神经重症监护中的低温治疗"一章中进行讨论。尽管有许多种能够引起心脏停搏的神经系统损伤（如实质内或脑室内出血及癫痫发作），其发生率并不高。严重的心律失常或特别严重的心肌病是最可能发生心搏骤停的情况，此时应遵循 ACLS 的流程。

## 七、药物

本章提到了一些用于治疗神经系统损伤后发生心功能不全的患者的主要持续静脉滴注用药。表 4–1 总结了这些药物并注明了药物种类和临床上常用的剂量范围。

**表 4–1　治疗神经系统损伤后心功能障碍的主要持续静脉滴注用药总结**

| 药物名称 | | 剂量范围 |
|---|---|---|
| 降压药 | 拉贝洛尔 | 0.5～10mg/min |
| | 尼卡地平 | 5～15mg/h |
| 血管加压药 | 去甲肾上腺素 | 2～40μg/min，文献中有高达 3μg/（kg·min）的用法 |
| | 去氧肾上腺素 | 100～500μg/min，文献中有高达 9.1μg/（kg·min）的用法 |
| | 血管升压素 | 0.02～0.04U/min |
| | 多巴胺 | 0.5～20μg/（kg·min） |
| 正性肌力药 | 多巴酚丁胺 | 0.1～20μg/（kg·min）文献中有高达 40μg/（kg·min）的用法 |
| | 米力农 | 50μg/kg×1，随后 0.125～0.75μg/（kg·min） |
| | 左西孟坦 | 6～24μg/kg×1，随后 0.05～0.2μg/（kg·min）* |

*. 译者注：美国无该药物

# 第5章　神经重症的低温治疗

## Therapeutic Hypothermia in Neurocritical Care

Vishank Arun Shah　Romergryko G. Geocadin　著
银　锐　杨　朗　译
邹志浩　校

## 一、低温治疗的历史

早在5000年前，古埃及的Edwin and Smith Papyrus经文中就首次推荐了低温治疗（therapeutic hypothermia，TH）[1]。根据几个世纪以来的记录，TH具有许多用处，包括减少战争受害者的伤口出血，以及治疗破伤风等[1]。18世纪的James Currie率先研究了低温对人体的生理影响。在19世纪，拿破仑的首席外科医生在截肢时利用低温来麻醉四肢。1892年，William Osler使用TH改善了伤寒患者的生存率。1938年，Temple Fay发明了第一条降温毯，用于治疗恶性肿瘤相关的疼痛[1]。

20世纪50年代，Bigelow等首次在犬中展示了TH在心脏外科手术中的神经保护作用[2]。类似地，Zimmerman和Spencer阻塞了26只犬的脑部血液循环，并将它们随机分组，低温处理其中14只，而其余12只不做降温。"降温"组具有57%的存活率，而"非降温"组只有25%[3]。在实验性颅脑损伤（TBI）模型中，Rosomoff等证明TH降低了犬的脑代谢、脑血流量和颅内压（ICP）[4]。同样，TH已被应用于动脉瘤修复等神经外科手术中。1958年，约翰斯·霍普金斯医院的William和Spencer发表了第一批病例系列，报道了4名接受TH治疗的心脏停搏患者，其神经功能得到了显著改善，所有患者在术后30天时均达到功能独立[5]。随后，1959年，Benson等发表了第一项涉及19名心脏停搏患者的研究，其中12例接受了TH治疗，7例未接受。在TH组中，50%的病例存活；而在非TH组中，只有14%的病例存活[6]。1964年，Peter Safar发表了第一个心脏复苏流程，并建议针对昏迷患者在复苏30min内使用TH[7]。但是，与TH相关的不良反应很快削弱了TH带来的益处，而且在当时较低的建议目标温度（28～32℃）下，TH的危害更加突出[1]。直到20世纪90年代至21世纪初，TH才重新流行于神经系统保护，并且经过几次成功的临床试验（总结如下），已经成为相当普遍的做法（尽管在目标温度、持续时间和适应证方面仍存争议）。

## 二、低温治疗：定义和机制

### （一）定义

1. **低温**　任何原因造成的体温低于36℃[8]。

2. **低温治疗（TH）**　为了防止继发性神经系统损伤，特别将患者的核心体温降低到36℃以下，同时抑制诸如寒战之类的不利影响[8]。

3. **TH的分度**[8]　TH的分度见表5-1。

**表5-1　TH分度的定义**

| TH分度 | 温度范围（℃） |
|---|---|
| 轻度 | 34～35.9 |
| 中度 | 32～33.9 |
| 中深度 | 30～31.9 |
| 深度 | ＜30 |

4. **控制性预防性常温**　将核心体温维持在36～37.5℃并防止发热，同时抑制诸如寒战之类的不利影响，以防止继发性神经系统损伤[8]。

**5. 目标温度管理** 这涉及使用降温装置和持续核心体温监测来诱导和维持核心体温在预先设定的目标温度，同时控制和抑制寒战等的不利影响，以防止继发性神经损伤。如下文所述，这个目标温度仍然是一个有争议的话题，文献中提出了多种目标。根据目标温度管理（targeted temperature management，TTM）试验方法[9]，2017 年，美国神经病学会（American Academy of Neurology，AAN）心脏停搏后护理的实践参数[10]将 TTM 定义为降温至 36℃，维持 24h，然后再加热 8h 至 37℃，最终将温度保持在 37.5℃以下直至心脏停搏后 72h。

### （二）机制

为了理解 TH 的神经保护机制，需要回顾脑损伤所涉及的病理生理级联反应。脑缺血，即脑灌注不足，通常是各种脑损伤中细胞死亡共同的最终途径。急性缺血性卒中是原发性局灶性脑缺血的例子之一，而继发于心脏停搏的缺氧缺血性脑病是原发性全脑缺血的经典例子。但是，其他形式的脑损伤最终也会导致脑缺血。例如，TBI 和颅内出血不仅会引起病灶周围缺血，还会导致与脑水肿和 ICP 升高相关的继发性全脑缺血损伤。

缺血性神经元损伤的发生分为原发 / 急性和继发 / 亚急性两个阶段。在急性期（缺血发作后数分钟至数小时），由于脑灌注不能满足脑代谢的需求，会发生氧、葡萄糖和三磷酸腺苷（adenosine triphosphate，ATP）的缺乏[1]。低氧和低葡萄糖水平会导致无氧代谢，造成乳酸酸中毒，从而导致组织坏死。ATP 对于维持钠 / 钾（$Na^+/K^+$）泵功能至关重要，以维持神经元组织中的离子梯度。ATP 不足会导致 $Na^+/K^+$ 泵功能衰竭，导致由离子平衡紊乱和渗透流引起的细胞毒性水肿。此外，$Na^+/K^+$ 泵功能衰竭会导致钙通道的开放，而钙内流会触发兴奋性神经递质（如谷氨酸）的释放[11]。谷氨酸和其他兴奋性神经递质会导致过度细胞外酸中毒，增加一氧化氮（nitric oxide，NO）和活性氧（reactive oxygen species，ROS）的产生，造成兴奋毒性[12]。此外，缺血会导致 AMPA 受体 GluR2 亚基（通常协助限制钙内流）的下调，从而使兴奋毒性长期存在[11]。所有上述变化将造成亚细胞器损伤、细胞膜破坏、线粒体功能障碍、细胞肿胀，并最终坏死。坏死是急性期细胞死亡的主要形式。

在亚急性期，即缺血性损伤后 1～7 天，将发生继发性神经元损伤，这主要是由再灌注、基因表达改变和（或）细胞凋亡所致。短暂停止后恢复脑血流时，过多的血流流向缺血和自主调节障碍的大脑，被称为充血。充血导致生成过多的 ROS，通常这些 ROS 会被线粒体中和，但在缺乏正常线粒体的情况下便会积累并激活细胞凋亡。

基因表达的改变始于缺血发生后数小时，但是其造成的后果将在数天内出现。微小 RNA 是非编码 RNA 的一个亚类，会在缺血发生后 2h 内过表达，可能在细胞死亡中起一定作用（尽管相关研究仍在进行）[13]。有学者认为，基因表达的改变、ROS 的积累和变化的应激信号会激活细胞凋亡通路。

细胞凋亡途径有两种，即外源性途径和内源性途径[11]。外源性途径由基质金属蛋白酶（matrix metalloproteinases，MMP）激活，这种酶将裂解并激活死亡配体。死亡配体与细胞表面死亡受体结合，触发细胞内胱天蛋白酶，诱发细胞凋亡。内源性途径发生在线粒体中，并由表达增加的促凋亡因子［如 BCL-2 相关 X 蛋白（BAX）和蛋白激酶 C-δ］和表达下降的抗凋亡因子（如 BCL-2 和蛋白激酶 C-ε）触发。这种失衡激活了细胞内半胱天冬酶及细胞凋亡[11]。

细胞坏死、蛋白质和脂质等细胞内容物的释放、ROS，以及细胞凋亡会触发炎症反应。中性粒细胞迁移，小胶质细胞被激活，导致促炎性细胞因子、更多的 ROS 和蛋白酶的释放，进一步加剧损伤和炎症，引发恶性循环[14]。这会造成更多细胞死亡，引起血管源性脑水肿、ICP 升高，并损伤之前未受影响的较远处大脑区域。

血脑屏障（BBB）受损在继发性脑损伤中也起着重要作用。在所有形式的脑损伤类型（创伤性、缺血性和出血性）中都存在病程早期 BBB 受损的证据。这是由其各种成分（特别是紧密连接蛋白、血管内皮细胞、基底膜和转运蛋白）被破坏导致的。激活的 MMP 会降解 BBB 中的紧密连接蛋白，从而促进这一过程。BBB 的损害将导致脑水肿、出血和 ICP 升高，进而造成进一步脑损伤[11]。此外，协助细胞内水转运的水通道蛋白 4 在受损的星形胶质细胞中是过表达的，继而加重脑水肿。

关于 TH 降低原发性和继发性神经元损伤程度的机制有若干假设，如在动物模型中所示，这些机制针对的是损伤级联反应中的多个阶段（图 5-1）。在损伤的急性期，如果能够尽早开始 TH，可能有助于

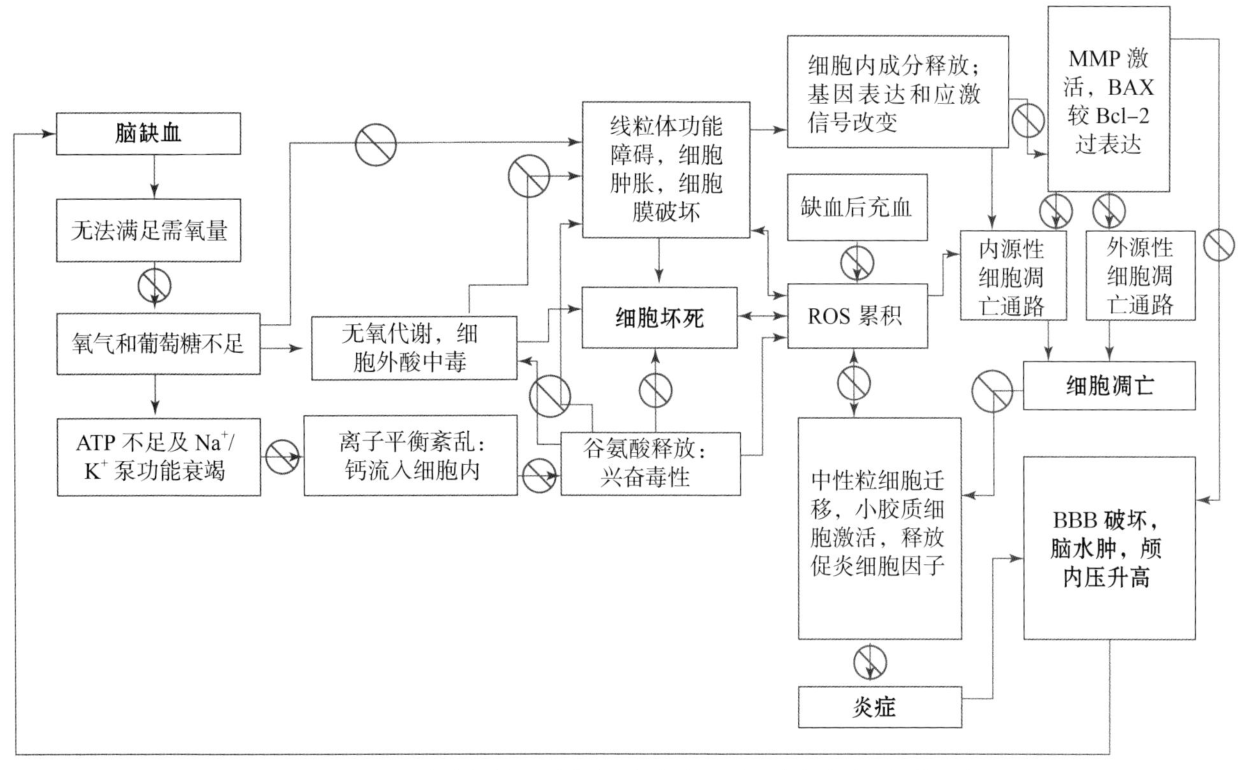


▲ 图 5-1 TH 在中枢神经系统缺血性损伤级联反应中的神经保护靶点

限制原发性损伤（即细胞坏死）的程度。对于这一效果，迄今为止最受普遍认可的机制是 TH 能够导致脑代谢迅速降低。如前所述，脑缺血是脑灌注与脑需氧量之间的不平衡造成的。因此，通过降低大脑的代谢水平和需氧量，可以将缺血性缺损降至最低。体温每降低 1℃，大脑的氧消耗和葡萄糖代谢就会降低 6%～7% [15]。脑代谢的降低导致局部乳酸生成减少，并最小化与酸中毒相关的坏死。此外，节省 ATP 可以防止 $Na^+/K^+$ 泵衰竭，并降低细胞毒性水肿的程度。节省 ATP 还可以防止钙内流，减少谷氨酸的释放，减轻兴奋毒性 [16]。TH 还可以防止 AMPA 受体抗兴奋性 GluR2 亚基的下调，从而限制兴奋毒性 [11]。所有这些作用可防止进一步的细胞坏死和原发性损伤。然而，即使在初期损伤数小时后才开始 TH，依旧可以改善预后，这是这些即时的益处所不能解释的。此外，一篇全面综述分析了现有的动物研究文献，认为上述急性机制的益处有限 [17]。相反，TH 可能在亚急性阶段或继发性损伤阶段起着更为重要的作用。

其一，通过限制脑血流量，TH 可以预防与再灌注相关的充血，减少 ROS 的生成 [12]。其二，TH 能够干扰细胞凋亡的激活。通过使 MMP 失活，TH 阻止了死亡配体的激活，而死亡配体的激活是触发外源性细胞凋亡通路所必需的 [18]。此外，TH 可恢复线粒体中抗凋亡因子和促凋亡因子的平衡。它可以特异性地提高 BCL-2 的表达并降低 BAX 表达，抑制了内源性凋亡通路 [19]。TH 还可以直接抑制细胞内胱天蛋白酶并激活蛋白激酶 C-ε，防止进一步的细胞凋亡 [20, 21]。

TH 还能够减轻损伤后的炎症，减轻继发性脑损伤。它可以减少中性粒细胞的迁移和小胶质细胞的激活，导致促炎性细胞因子（特别是 IL-6、IL-1β 和 TNF-α）及 ROS 减少 [14, 22, 23]。TH 还可通过抑制激活炎性基因的转录因子来减轻炎症 [24]。这也会减轻血管源性水肿。

低温还会通过抑制 MMP 活性（在损伤 BBB 紧密连接蛋白中起主要作用）来防止 BBB 损伤 [25]。这可以减轻继发性脑水肿和 ICP 升高。它还通过抑制反应性星形胶质细胞中水通道蛋白 4 的表达来缓解脑水肿 [26]。

因此，TH 可通过抑制细胞坏死来减轻原发性脑损伤，并通过阻断细胞凋亡级联反应、减轻中枢神经系统炎症、防止脑水肿和降低 ICP 来减轻继发性脑损伤。全部上述，以及更多未被确认的机制，或许能够解释低温在临床上（特别是心脏停搏造成的全脑缺血）的益处。

### （三）低温治疗的适应证

1. *心脏停搏幸存者* 支持在临床实践中使用 TH/TTM 的最可靠的临床试验数据存在于心脏停搏幸存者中。第一批支持使用 TH 的随机对照试验发表于 2002 年，并且仅限于院外心室纤颤（ventricular fibrillation，VF）/ 无脉性室性心动过速（ventricular tachycardia，VT）患者。在一项欧洲多中心试验中，Holzer 等随机分配了 275 名 VF 或无脉性 VT 停搏昏迷后幸存的患者，在自主循环恢复（return of spontaneous circulation，ROSC）后 4h 内接受标准疗法并维持正常体温，或利用外部降温垫进行 24h 的轻度 TH（目标温度 32～34℃，使用膀胱温度探头测量）[27]。预定义的主要结局是 6 个月时功能独立（无、轻度或中度残疾），而次要结局是死亡。TH 组中有 55% 的患者达到了功能独立主要终点，只有 6 名患者需要治疗，而对照组中这一比例仅有 39%。此外，TH 组 6 个月时的死亡率为 41%，而对照组为 55%。

类似地，Bernard 等 [28] 随机分配了 77 名 VF 停搏患者，给予正常体温（目标温度 37℃）疗法或利用冰袋进行 12h 的轻度 TH（目标温度 33℃）。主要终点是出院返家或前往康复机构，TH 组中这一比例达到 49%，而对照组中为 26%。2003 年，国际复苏联络委员会（International Liaison Committee on Resuscitation，ILCOR）发布了一份建议性声明，支持在最初为 VF/ 无脉性 VT 的院外停搏幸存者中使用 TH（32～34℃）[29]。2005 年，美国心脏协会（American Heart Association，AHA）更新了心肺复苏指南，支持在院外 VF/ 无脉性 VT 停搏患者中使用 TH。

接下来的文献集中在 TH 的两个方面：最合适的目标温度和不可电击复律的初始心律。在一项韩国的研究中 [30]，为 62 名院外心脏停搏幸存者［包括无脉性电活动（pulseless electrical activity，PEA）和心脏停搏］随机分配 32℃、33℃或 34℃的目标温度。其死亡率或神经系统结局未见显著差异，但将目标温度维持在 32℃时，低血压更为常见。另外，在一项单中心研究中，Lopez-de-Sa 等 [31] 将 36 名院外心脏停搏（不包括 PEA）后达到 ROSC 的患者随机分为目标温度为 32℃组和 34℃组，发现 32℃组中有 44% 的患者存活，且 6 个月时无残疾或仅中度残疾，而在 34℃组中，这一比例仅为 11%。此外，32℃组中癫痫发作的发生率显著降低。

2013 年，最大的评估心脏停搏中 TH 使用的国际多中心随机对照试验（称为 TTM 试验）发表。Nielsen 等 [9] 随机分配了 939 名心脏停搏幸存者（不论初始节律），分别接受目标温度为 33℃和 36℃的 TH。在 ROSC 和随机分组后，尽快使用冰袋、冷的静脉注射液、静脉内降温和（或）外部降温设备启动 TH。降温 28h 后，以 0.5℃ /h 的速度开始重新升温。36h 完成复温后，两组均维持 37.5℃的温度，直到心脏停搏后 72h 止。主要终点是 180 天时的全因死亡率，次要终点是预后不良［改良 Rankin 评分（Modified Rankin Score，mRS）4～6 分］。研究发现两组之间的主要或次要结局无显著差异。

在一项分析了大量接受 TH 的院外心脏停搏幸存者（1145 名）的回顾性分析中 [32]，62% 的患者发生了 VF/ 无脉性 VT，38% 的患者为不可电击复律的初始节律（PEA 和心脏停搏）。尽管 TH 增加了 VF/VT 组取得良好神经系统预后的概率（OR=1.9，95% CI 1.18～3.06），TH 对不可电击复律组的神经系统预后没有影响（OR=0.71，95% CI 0.37～1.36）。相反，一项回顾性的奥地利研究 [33] 评估了 347 名具有不可电击复律的初始节律的心脏停搏幸存者，TH 增加了 6 个月时取得良好神经功能预后的概率（OR=1.84，95% CI 1.08～3.13）。FINNRESUSCI 研究 [34] 是一项前瞻性观察性分析，同样发现 TH 可以改善院外 VF/VT 停搏患者取得良好神经系统预后的概率，但对不可电击复律患者的神经系统预后没有影响。

值得注意的是，以上总结的所有文献都集中在院外心脏停搏方面。而对院内心脏停搏幸存者使用 TH 的数据有限。实际上，尚无有关院内心脏停搏患者的随机临床试验数据。解决这一问题的唯一大型研究是一个针对大型多中心前瞻性队列（8316 名患者，包括院内心脏停搏幸存者）的回顾性分析 [35]。全部患者中只有 2.6% 接受了 TH，其中只有 40% 达到了目标温度。虽然该研究有明显的局限性，但未发现 TH/TTM 对出院时的生存率，以及良好神经系统预后有重大影响。

2015 年，AHA 更新了其对于心脏停搏后护理的建议 [36]。当前的 AHA 指南已用 TTM 一词代替 TH。AHA 建议对所有 ROSC 后无法遵嘱的心脏停搏幸存者均开展 TTM（Ⅰ类推荐），包括院内和院外的停搏，以及可电击复律和不可电击复律的节律。他们建议在 32～36℃选择，并维持 24h 一个恒定的目标温度。虽然文献资料并没有强烈支持在具有不可电击复律的节律或院内心脏停搏的患者中使用TTM，但由于在推荐温度范围的上限时发生并发症的风险极低，AHA指南继续支持使用TTM。

此外，2017年的AAN指南提出了略有不同的建议[10]。根据上述2项Ⅰ类研究，AAN建议对初始心律为VT/VF的昏迷心脏停搏幸存者展开持续24h的中度TH（32～34℃）（A级推荐）。没有足够的证据推荐将32℃（相较于34℃）设定为目标温度[10]。对于PEA/心脏停搏的昏迷幸存者，AAN将TTM作为B级推荐（最初24h的目标温度为36℃，在接下来的8h内复温至37℃，随后72h预防发热至＜37.5℃）以改善神经系统预后[10]。

此外，如前所述，TTM试验[9]显示，在最初的24h内，将昏迷的心脏停搏幸存者的体温保持在33℃和36℃时，可能具有相似的神经系统预后。因此，在存在凝血病、进行性出血或脓毒症等高危情况下，患者或许可以更好地耐受36℃，故应予以考虑。对于缺氧后癫痫发作的患者，32～33℃可能更合适[31]。

*2. 颅内高压症* 轻至中度TH（32～35℃）是成熟的颅内高压治疗选项，特别是标准治疗无效时[37]。实际上，分层次管理ICP增高的方法中已经包括了TH[38]。如前所述，TH降低ICP的机制具备多种因素。最常见的说法是降低体温会使脑代谢下降，减少脑血容量（cerebral blood volume，CBV），进而降低ICP。ICP是颅内成分［包括脑脊液（cerebrospinal fluid，CSF）、CBV和脑实质］对硬脑膜施加的压力。此外，TH可以减轻炎症并稳定BBB，从而缓解脑水肿[39]。

在一篇涵盖了针对接受TH的TBI患者的11个随机对照试验和6个前瞻性队列研究的系统性文献综述[40]中，TH使ICP平均降低了10mmHg，高于过度换气者（6mmHg）、使用甘露醇者（8mmHg），以及使用巴比妥类药物者（8.5mmHg）所降低的平均值。但是，使用高渗盐水者（15mmHg）、进行脑脊液引流者（15mmHg）和接受去骨瓣减压术者（19mmHg）的ICP下降了更多。同样，Sadaka等[41]进行了系统的回顾，发现与对照组相比，中度低温（32～34℃）可以显著降低ICP。对748名接受TH的重度TBI患者进行的大型Meta分析显示，长时间的低温可以有效治疗那些标准一线疗法难以控制的颅内高压症[42]。

有关降低ICP的理想目标温度存在争议。大多数文献都支持32～35℃的温度范围。有趣的是，Tokutomi等[43]评估了接受TH的42名重度TBI且ICP升高的患者，发现将体温从38℃降至35℃可以使ICP稳定地下降。然而，当体温降低到35℃以下时，没有观察到进一步的效果。此外，低于35℃的温度可能会降低心排血量和脑组织的供氧[44]。一般来说，由于发生心律不齐、凝血病、感染等其他并发症的风险较高，应当避免30℃以下的温度。对于治疗ICP升高时TH的持续时间也存在争议，并且没有得到很好的研究。一般来说，轻度低温的不良反应最少，因此可以允许TH持续较长的时间（2～5天）[45]，直到ICP稳定为止。颅脑损伤后降低ICP的低温治疗（32～35℃）欧洲研究（Eurotherm3235试验，总结如下）允许进行72h的TH[46]。

虽然低温可以降低ICP，但其对神经系统远期预后的影响仍然有待探索。发表于2015年的Eurotherm3235试验[46]是评估此问题的一个大型多国多中心的随机临床试验。该试验将387名接受第1阶段治疗（即机械通气和镇静）且ICP＞20mmHg的TBI患者随机分为TH治疗和标准治疗两组。在TH组中，患者立即降温至32～35℃，只有在TH无法控制ICP的情况下，才使用甘露醇和高渗盐水等第2阶段治疗。在对照组中，患者直接接受第2阶段治疗（即渗透疗法）以控制ICP。如果仍然不能控制ICP，则两组患者均接受第3阶段的治疗，如巴比妥酸盐昏迷疗法和（或）去骨瓣减压术。研究发现，第3阶段疗法的使用存在显著差异，标准治疗组的使用率较高（54%），而TH组的使用率较低（44%），这表明TH似乎有助于降低ICP。但是，使用TH并不能改善远期功能预后，实际上，TH组的预后是稍差的。目前尚不清楚这一影响是否与TH的直接伤害有关，抑或两组中其他疗法的使用差异所致。无论如何，除非标准疗法不能降低ICP，该研究的结果限制了TH在常规临床实践中作为降颅压疗法的应用。

必须提及的是，上述所有表明TH在治疗颅内高压症中的用途的文献中都涉及了TBI患者。虽然TBI患者的ICP持续升高与较差的预后有关，但这种关联的因果关系仍然存在疑点，并且研究［如南美试验的基准证据：颅内压治疗（Benchmark Evidence from South American Trials：Treatment of Intracranial Pressure），BEST：TRIP试验］已经表明，将ICP降低到特定阈值以下对远期功能预后没有影响。值得注意，少有文献在其他患者群体中评估过TH降低ICP的效果。此外，TH尚未和其他用于治疗难治性颅内高压症的方法（如巴比妥酸盐昏迷和去骨瓣减压术）进行直接比较。

总而言之，尽管尚无改善患者预后的证据，轻度至中度 TH（32～35℃）可有效降低 ICP。需要与巴比妥酸盐昏迷、去骨瓣减压术和麻醉药进行进一步的全面比较，并评估其在非颅脑损伤性颅内高压症中的应用 [37]。

根据 2015 年美国外科医师学会颅脑损伤管理最佳实践指南（American College of Surgeons Best Practice Guidelines for the Management of Traumatic Brain Injury），除非其他二级和三级疗法失败，否则不建议常规使用 36℃以下的 TH 来治疗 ICP 升高。根据当前的文献和指南，我们建议将颅内高压症中 TH 的使用限制于第 1 阶段和第 2 阶段治疗（包括机械通气、镇静和渗透治疗）难治的 ICP 升高患者。

**3. 颅脑损伤** 上文总结了有关 TH 在发生颅内高压的颅脑损伤（TBI）患者中的应用的文献，本节便不再讨论。如前所述，从动物模型中可以看到，TH 能够抑制炎症级联反应、稳定 BBB 并预防继发性损伤和脑水肿，所有这些要素均在 TBI 的发病机制中起重要作用，并可能导致远期功能预后不良。基于这些动物数据，多个研究试图评估在 TBI 患者中预防性短期低温的早期使用，以预防继发性脑损伤。Clifton 等 [47] 将 392 名重度闭合性颅脑损伤患者随机分组，一组为标准护理加伤后 6h 内使用体表降温进行 TH 至 33℃，持续 48h，另一组仅采用标准护理。6 个月时两组之间的死亡率或功能状态无显著差异。与之相似，在一项日本的前瞻性多中心随机对照试验中 [48]，随机分配 91 名正常 ICP 的重度 TBI 患者，一组给予 TH 至 34℃，持续 48h 后缓慢复温，另一组保持 37℃持续 5 天。功能预后方面未见明显差异，而 TH 组中感染、白细胞减少和电解质失衡的发生率显著升高。国家急性脑损伤研究：低温 Ⅱ（National Acute Brain Injury Study: Hypothermia Ⅱ，NABIS：H Ⅱ）[49] 是美国和加拿大的一项随机多中心试验，它在伤后 2.5h 内对 232 名患者实施低温（33～35℃），将 113 名患者维持在正常体温范围内，持续 48h。两组之间的死亡率或功能预后无显著差异。但是，亚组分析表明，接受血肿清除手术的患者预后有所改善，而在弥漫性损伤的患者中则没有改善。

总之，TH 可能在重度 TBI 患者的难治性颅内高压症的治疗中起一定作用。但是，2017 年脑创伤基金会（Brain Trauma Foundation，BTF）指南并不推荐在 TBI 患者中进行早期预防性 TH [50]。

**4. 脑出血** TH 在脑出血（ICH）中的使用主要是实验性的。Melmed 等对所有临床前动物研究进行了 Meta 分析，比较了 ICH 模型的 TH 和常温疗法。他们发现两者在血肿扩大方面没有显著差异，但血肿周围的水肿明显减少，且行为预后得到改善 [51]。同样，一篇系统综述分析了对自发性 ICH 患者使用 TTM 的临床前研究和临床研究 [52]，发现在轻度低温下血肿周围水肿的发生率降低，并且与良好的功能预后相关。脑出血后目标温度管理（Targeted Temperature Management after Intracerebral Hemorrhage，TTM-ICH）试验是一项正在进行的前瞻性单中心试验，ICH 患者随机分组，在症状发作后 18h 内，实验组接受 72h 的 TTM（32～34℃），随后进行控制性复温，而对照组维持正常体温 [53]。类似地，ICH 降温（Cooling in ICH，CINCH）试验 [54] 是一项德国 – 奥地利的多中心随机试验，ICH 患者随机分组，试验组通过血管内降温进行 8 天的 TH（35℃），对照组接受常规治疗。这两个试验的结果均尚未公布。目前，神经重症监护协会（Neurocritical Care Society，NCS）和 AHA 关于自发性 ICH 治疗的指南不推荐在 ICH 患者中预防性使用 TH。

**5. 动脉瘤性蛛网膜下腔出血** 在实验性动脉瘤性蛛网膜下腔出血（aneurysmal subarachnoid hemorrhage，aSAH）模型中，TH 已显示出其在病程早期的益处。TH 已被证明可以在 aSAH 后的最初几小时内改善出血后脑血流量（cerebral blood flow，CBF），这可能是由低温引起的血管舒张导致的，并且可以防止自主调节功能障碍 [55]。磁共振成像表观扩散系数序列的局部分析表明，32℃的 TH 可以减少 aSAH 后皮质水肿的形成。这可能与减少了 aSAH 后乳酸的生成有关 [55]。在实验模型中，TH 还可以降低 aSAH 后的应激反应 [55]。

在临床实践中，只有很少的回顾性非随机研究报道了 TH 在 aSAH 中的作用，其成功率难以保证，且对功能预后或死亡率无明显影响。Nagao 等在 9 例高分级 aSAH 患者中应用了轻度 TH，但死亡率没有改善 [56]。通过多模态监测，可以发现脑氧代谢得到改善，但这对预后没有影响 [55]。Kuramatsu 等 [57] 对 36 例高分级 aSAH 患者进行了一项观察性配对对照研究：12 例患者在 aSAH 发作 48h 内接受了轻度 TH（35℃），持续 7 天，并与 24 例对照组 aSAH 患者进行了匹配。

所有患者均接受了血管造影和经颅多普勒检查以检测血管痉挛。他们发现大血管的血管痉挛程度、峰值痉挛速度和迟发性脑缺血（delayed cerebral ischemia，DCI）的发生率明显减少。Gasser 等[58]评估了 21 名严重脑水肿的高分级 aSAH 患者开展长期轻度 TH（＞72h）的可行性和安全性，发现功能预后没有差异。动脉瘤夹闭术中的术中 TH[59]也未显示出对结局有任何影响。Choi 等[60]在成功夹闭动脉瘤后，随机给予高分级的 aSAH 患者 48h 的 TH 加标准治疗，或仅给予标准治疗。虽然这是一项可行性和安全性研究，但 TH 组的死亡率和 DCI 发生率有一定程度的降低。

目前，AHA 和 NCS 并未针对在 aSAH 患者的 DCI 管理或预防中使用 TH 或预防性低温作出具体推荐。除个别病例外，2012 年的 AHA 指南不推荐在动脉瘤夹闭术术中常规使用低温治疗[61]。

**6. 急性缺血性卒中** 在急性半球缺血性卒中(AIS）后恶性脑水肿的治疗中已评估了 TH 的应用。Schwab 等[62]评估了 25 例重度大脑中动脉（MCA）卒中患者，他们在症状发作后 14h 内接受 33℃的 TH，总时间为 48～72h，并进行了 ICP 监测。在 TH 阶段，虽然 ICP 和脑水肿得到了很好的控制，但在复温阶段，由于脑水肿和 ICP 的恶化，这一疗法并未对死亡率产生影响。在后续试验中，Schwab 等在 50 例 MCA 卒中患者中进行了中度 TH，并在复温阶段发生了脑水肿恶化和颅内高压症[63]。将复温速度控制在低于每小时 0.1℃时，可以改善对 ICP 的控制[64]。在一项前瞻性单中心研究中，Els 等随机分配 25 例持续性半球缺血性卒中患者，或接受附加 TH（35℃）的大脑半球切除术，或仅进行大脑半球切除术。尽管差异没有统计学意义，但 TH 被认为是安全且可行的，并具有改善转归的趋势[65]。此外，在 AIS 患者中开展 TH 与较高的感染风险（如肺炎）相关[66]。晚期使用 TH 替代大脑半球切除术的尝试在多项试验中均告失败，故不建议采用[43]。2018 年 AHA 针对 AIS 患者的管理指南不推荐常规使用 TH，并且仅应在临床试验的背景下提供这一方案（Ⅱb 类）[66]。

**7. 癫痫持续状态** 如前所述，TH 具有神经保护特性，尤其是在动物模型中。TH 已在动物癫痫发作模型中显示出抗癫痫作用。实际上，TH 已被用作治疗超难治性癫痫持续状态（SE）中抗癫痫药物的辅助疗法[67]。Zeiler 等对 TH 用于难治性 SE 及其对癫痫发作控制的影响进行了系统综述。他们寻找到了 13 项研究，共有 40 例患者被降至 33℃（中位温度），持续了 48h（中位时间）。癫痫发作的停止率为 62.5%[68]。但是，在一项涉及 270 例惊厥性 SE 患者的多中心试验中，患者随机分组接受 24h TH（32～34℃）及标准治疗，或仅接受标准治疗，在功能转归或癫痫发作持续时间方面未见显著差异。总之，尽管据传有证据显示 TH 能减少癫痫发作，其对功能转归的影响仍然存疑。但是，TH 在治疗对多种抗癫痫药和输注无反应的超难治性 SE 时可能有一定作用。

2012 年 NCS 关于惊厥性 SE 的治疗指南并未就 TH 的使用作出具体推荐，但确实提到，作为一种替代疗法，TH 或许可用于对难治性 SE 的标准治疗无反应的患者[69]。2016 年美国癫痫学会关于 SE 的治疗指南并中未推荐使用 TH[70]。

## 三、诱导常温以预防神经重症监护中的发热

发热在神经系统疾病中非常常见，并且急性神经系统疾病的发病率更高。发热会造成大脑代谢需氧量增加、ICP 升高和脑缺血恶化，并促进炎症级联反应，从而推动继发性神经系统损伤的发生。使用 TTM 预防发热已在多种神经重症中进行过评估，相关证据总结如下。

### （一）脑出血

Schwarz 等的研究表明，ICH 后发热的发生率很高，尤其是在脑室内出血的患者中。发热持续时间与不良的神经系统预后有关[71]。Rincon 等[72]分析了虚拟国际卒中试验档案（Virtual International Stroke Trials Archive，VISTA）数据库中的 300 名患者，发现脑出血（ICH）后发热与血肿扩大是独立相关的，预示着不良预后。Lord 等[73]进行了一项回顾性病例对照研究，比较了自发性 ICH 患者在启动 TTM 方案（目标温度 37℃）前后的情况。TTM 在 ICH 后 3 天(中位数）内开始，持续 7 天。结果并未发现功能转归方面的改善，且 TTM 组患者的住院时间更长、使用呼吸机的天数更多、行气管切开术的概率更高。同样，其他研究也未能发现预防性 TTM 防止 ICH 患者发热并稳定持续改善转归的效果。除非是在实验情况下，2015 年 AHA 关于自发性 ICH 的管理指南建议对发热进行治疗，但不推荐通过控制性预防性常温治疗来预防[74]。

### （二）动脉瘤性蛛网膜下腔出血

70% 的动脉瘤性蛛网膜下腔出血（aneurysmal

subarachnoid hemorrhage，aSAH）患者都会发热，通常源于全身性炎症反应，而非发生了感染。aSAH 患者发热的预测因素包括较高的 Hunt-Hess 评分、存在脑室内出血和较高的 Fisher 分级（即蛛网膜下腔积血量大）[75, 76]。对 aSAH 患者的回顾性研究表明，发热是不良转归的独立预测因素，并且与更高的血管痉挛发生率相关[75]。在发热的 aSAH 患者中，DCI 和脑梗死更为常见，并且面积更大[77]。在 aSAH 的幸存者中，发热还与较差的认知转归有关[75]。在一项病例对照研究中，Badjatia 等证实了在 SAH 患者中开展诱导常温可以改善功能转归[78]。然而，尚无针对在 aSAH 患者中使用诱导常温预防发热的前瞻性研究。

尽管证据质量不高，2011 年 NCS 的 SAH 患者管理指南仍建议在有 DCI 风险时积极控制发热[77]。虽然非甾体抗炎药（non-steroidal anti-inflammatory drug，NSAID）和对乙酰氨基酚的效果较差，但 NCS 建议首先试用这些药物，如果无效，再使用体表降温装置和（或）血管内降温。同样，2012 年的 AHA 指南建议在 aSAH 急性期积极控制发热，达到目标正常体温（Ⅱa 类推荐，B 级证据）[61]。

### （三）颅脑损伤

颅脑损伤（TBI）后出现发热是普遍现象，在 GCS 评分较低、脑水肿和弥漫性轴索损伤的患者中更为常见[79]。尽管发热最常与潜在的感染有关，TBI 患者也可能出现与下丘脑功能障碍有关的中枢性发热。TBI 后第 1 周出现的发热与颅内高压症、神经功能恶化，以及在重症监护病房的住院时间延长相关[80, 81]。Jiang 等证明创伤后早期出现发热的 TBI 患者的神经系统转归会更差[82]。同样，Bao 等也证明了发热负担更重的 TBI 患者 6 个月时的神经系统转归更差[83]。因此，更谨慎的做法是在疾病早期就开始积极治疗发热[84]。尽管如此，2017 年的 BTF 指南未对发热管理提出任何建议。此外，如前所述，BTF 指南尚不建议通过预防性常温或低温来预防发热[50]。

### （四）急性缺血性卒中

发热与脑缺血患者的不良后果是相关的[84]。它与兴奋性神经递质释放、BBB 失稳、脑代谢增加、自由基释放、缺血性皮质去极化和脑水肿恶化有关[85]。据报道，有 60% 的急性缺血性卒中（AIS）患者在卒中发作后的最初 72h 内体温＞ 37.5℃[86]。在最初 24h 内出现发热是与更大的梗死体积，以及 3 个月时更大概率（OR=3.41）的功能依赖独立相关的[86]。同样，入院体温＞ 37.5℃与 AIS 患者更高的 12 个月死亡率独立相关[87]。在一项涉及 9366 名 AIS 患者的大型回顾性队列研究中，最初 24h 内峰值温度＞ 39℃与院内死亡独立相关[88]。卒中发作 24h 后发热或体温过高的影响依旧存疑且缺乏相关研究；但是，由于在最初 3～5 天脑水肿的风险很高，出于谨慎，可在此期间积极控制和治疗发热。2018 年 AHA 有关 AIS 的管理指南建议查找并治疗体温过高（定义为＞ 38℃）的源头，并使用解热药物来降低发热卒中患者的体温[66]。

### （五）癫痫持续状态

80% 的全面性惊厥性癫痫持续状态（SE）患者会在发作后最初几个小时内发热[89]。这种发热通常与过度的肌肉活动有关，而非与潜在感染有关[90]。在 SE 动物模型中，发热与小脑和海马神经元丢失有关[90, 91]。相反，相对低温会缩短 SE 动物模型的癫痫发作持续时间，并防止神经元损伤[90]。目前尚无回顾性或前瞻性研究评估在 SE 患者中通过诱导常温来预防发热的做法。美国癫痫学会和 NCS 均未推荐预防性使用诱导常温来预防 SE 患者发热。

## 四、低温治疗期间的重症监护管理

如前所述，TTM/TH 的主要用途仍然是预防心脏停搏幸存者的继发性脑损伤，在其他极端情况下（如难治性颅内高压症和超难治性癫痫持续状态）也有个别使用。在本节中，我们将回顾 TH 的诱导、TH 期间的重症监护管理及复温。

### （一）监测体温

**1. 脑温**　理想情况下，由于脑组织是主要作用部位，脑温测量指导下的 TTM 是最有效的。有多项研究评估了不同的颅内温度监测方法，包括硬膜外、硬膜下、脑室内和脑实质温度探头。颅内温度测量值也会根据测量部位而变化。Mellergard 和 Nordstrom 发现硬膜外腔中的温度总是比侧脑室中的温度低 0.4～1.0℃[92]。此外，Hirashima 等测量了 20 名脑积水患者多个深度的脑温，发现接近脑室的地方温度更高，且测量深度与脑温之间存在很强的相关性[93]。考虑到 TH 的主要作用部位是脑实质组织，一般认为脑实质温度测量［例如使用脑组织氧（Licox）探针］是黄金标准。然而，脑实质内测温是有创性的，有实质内出血和感染的风险，因此在临床实践中通常使用体核温度作为替代值。

**2. 体核温度**　通常，在 TH 中，由于外周血管收缩的原因，外周温度的测量（如腋温）并不准确，通常会低估体温，因此不建议将其用于 TH。推荐测量更为准确的体核温度。测量体核温度的金标准是使用肺动脉（pulmonary arterial，PA）导管温度探头[94]。然而，这是一种有创性的操作，有很大的风险，临床实践中并不常见。利用热敏电阻探头测量食管、直肠深部和膀胱的温度是有创性较小的监测体核温度的方法[95]。其中，膀胱和食管温度探头最为精确，与 PA 温度有很强的相关性[94]，是 TH 中连续体温监测的首选。尽管直肠深部热敏电阻探头也可测量体核温度，但其测量值的一致性较差，与 PA 温度的相关性较差[94]，因此不建议用于 TH。实际上，NCS 建议优先使用食管探头，不可用时则建议使用膀胱温度探头[96]。

此外，还需要考虑体核温度测量值和脑温值之间的差异。一般而言，尽管研究有限，观察性研究表明，脑温是高于体核温度的。在心脏停搏患者中进行研究时，发现脑温比体核温度平均高 0.34℃，而在 7% 的患者中，其脑温高出 1℃以上[97]。表 5-2 总结了这些测量值之间的差异[98]。

**表 5-2　体核温度和脑温测量值之间的差异**

| 体核温度测量值 | 与脑温测量值之间的差异 |
|---|---|
| 肺动脉温度 | 脑温高（0.3±0.3）℃ |
| 膀胱温度 | 脑温高 0.5～2.5℃ |
| 直肠温度 | 脑温高 0.3～2.0℃ |
| 食管温度 | 未研究 |

### （二）TH 的诱导

此阶段涉及使用温度调节装置快速降温到设定的目标温度。如前所述，外周温度监测设备是不准确的，建议在诱导和维持 TH 时使用体核温度监测[96, 97]。对于昏迷的心脏停搏幸存者，虽然 AHA 建议将目标温度固定在 32～36℃，但是 2017 年的 AAN 指南建议对具备初始 VF/VT 心律的患者设定 32～34℃[10]，而对初始停搏 /PEA 停搏的患者设定 36℃[10]。

一旦确定了目标温度，下一个阶段就要确定降温方法。有几种先进的温度调节设备能够将温度严格控制在 ±0.2℃内，这使 TH/TTM 的开展更加方便[99]。但是，许多中心可能没有这些先进的设备，也不应因此而延迟 TH。诱导 TH 最普遍、最简单、最经济的传统方法便是使用冰袋和（或）1h 输注 30～40ml/kg 冷的静脉注射液（降温至 4℃的生理盐水或乳酸盐林格溶液）[45]。实际上，与先进设备配合使用时，可以使体核温度每小时下降 4℃[45]。但是，寒战可能抵消降温效果，因此必须在输注冷的注射液之前控制寒战。由于存在急性肺水肿的风险，必须谨慎处理充血性心力衰竭的患者[99]。

所有的先进设备都是通过使用表面（无创性或外部）或血管内（有创性或内部）降温技术促进传导性热损失来降低体核温度的[99]。表面降温设备（如 Arctic Sun 温度管理系统）包括皮肤贴片和循环的冷空气或流体[100]。内部降温装置包括放置在中心静脉中的血管内热交换导管，在血液流至导管周围时冷却血液[99]。也可以使用鼻内和食管降温装置，但支持其使用的文献有限。所有先进系统均利用连续的食管、膀胱或直肠体核温度监测的反馈来调节温度，并将体核温度严格维持在设定目标温度 ±（0.2～0.5）℃。Hoedemaekers 等[101]随机分配 50 例具有轻度至中度 TH 适应证的重症监护患者，通过传统方法（如冰袋、静脉内冷输液、风扇、降温毯）或先进降温技术（如空气或水循环毯、血管内降温装置）给予 TH。与传统方法组相比，先进组的患者可以更快地达到目标温度，并且维持的时间更长。在另一项随机试验中[102]，随机分配 45 名心脏停搏幸存者，分别使用内部降温方法或外部降温方法给予 TH。虽然接受内部降温的患者温度控制更佳，但两组间的死亡率和功能转归并无显著差异。无论如何，NCS 建议使用表面或血管内降温装置和（或）在传统方法（如降温毯、风扇和冰袋）的基础上进行冷静脉输液[96]。

### （三）TH 的维持

下一阶段的措施包括维持 TH，管理与持续低温相关的重症问题和并发症。随着新技术的出现，维持设定的目标温度变得更为容易。外部和内部降温设备可将温度控制在目标温度 ±（0.2～0.5）℃。NCS 建议在维持期连续监测体核温度，且食管探头最佳[96]。NCS 还建议使用床旁寒战评估量表（Bedside Shivering Assessment Scale，BSAS）并积极控制寒战。NCS 要求对所有 TH 患者进行持续的心脏监护[96]。总体而言，此阶段护理的重点是监测和管理与诱导低温相关的不良反应。后文将作详述。

### （四）复温

复温是诱导低温治疗最关键的阶段。不受控制的快速复温会抵消 TH 的所有益处，并导致脑水肿、占位效应和颅内高压的恶化。快速复温会导致全身血管舒张和动脉低血压，进而造成 CBF 降低。这会触发自主调节性脑血管舒张，导致 ICP 升高和脑水肿。因此，积极控制下的复温优于被动复温。对于患有颅内高压症或脑水肿的患者，应以≤ 0.1℃ /h 的速度进行复温[99]。对于不需要担心 ICP 升高或脑水肿的患者，可以以更快的速度进行复温，最高可达 0.5℃ /h[99]。然而，在大多数情况下，适当的做法是控制复温速度在 0.25℃ /h 并避免体温过高[103]。

### （五）TH 的不良反应

TH 患者的重症监护中最重要的方面就是监测、预防和管理与诱导低温相关的不良反应和并发症。

1. **寒战** 寒战是与 TH 相关的最常见的不良反应，会导致达到目标温度的速度降低、氧气和代谢需求增加，造成脑缺氧和继发性脑损伤加重。在生理情况下，寒战是将体温维持在下丘脑调定点的一种温度调节反应，在体温＜ 35.5℃时起作用[104]。脑损伤患者的这个阈值会升高[84]。控制寒战的第一步是定量检测寒战。NCS 建议使用 BSAS，一种分四级、易于使用且经过验证的量表，具有良好的评定者信度[96]。

一般来说，治疗寒战的方法应侧重于抑制中枢体温调节反射，因为仅使用麻醉药来制止寒战并不能最小化全身性和中枢应激反应。第一步需要使用非镇静方法，如对乙酰氨基酚、丁螺环酮和镁注射液。皮肤复温不影响体核温度，并可增加温暖感，从而减少寒战。通常，血管内降温方法与较低的寒战发生率有关。如果采取了上述措施后仍发生寒战，则可以输注右美托咪定（一种中枢 $\alpha_2$ 受体激动药），它可以降低寒战的阈值。阿片类药物（如哌替啶和芬太尼）和镇静药（如丙泊酚）可控制寒战，但与机械通气时间延长有关，应仅在其他疗法失败后才使用。最后，如果解热药、镇静药和皮肤加温都不能控制寒战，则可以静脉滴注麻醉药，如维库溴铵[45]。

2. **电解质和酸碱平衡紊乱** 低温会导致液体和电解质转移。降低体核温度会导致钾离子、镁离子和磷酸根离子向细胞内和血管外迁移。这会导致低钾血症、低镁血症和低磷血症。Mirzoyev 等[105]发现，TH 诱导至 33℃后 10h，钾的含量可降至（3.2 ± 0.7）mmol/L 的低谷。钾低于 3.0mmol/L 与室性早搏和心律失常有关[105]。但是，在复温过程中，电解质（尤其是钾）会迁移回细胞外空间。低温时过度校正钾含量可能导致复温阶段高钾血症和心律失常。因此，NCS 建议在 TH 阶段监测电解质水平并将钾保持在 3.0～3.5mmol/L[96]。

随着低温的诱导，二氧化碳变得更易溶解，$PaCO_2$ 水平降低，导致 pH 升高。TH 期间的酸碱状态管理存有争议，仅有有限的数据来指导管理。总的来说，有两种方法，包括 Alpha 稳态管理与 pH 稳态管理[96]。在 Alpha 稳态中，无论实际体核温度如何，都以 37℃解读动脉血气（arterial blood gas，ABG）结果。而在 pH 稳态管理中，根据患者的体温校正 ABG 结果。从理论上讲，使用 pH 稳态方法调节 pH 可能需要低通气，进而导致高碳酸血症，可能会使 ICP 升高；但这尚未得到广泛研究。NCS 建议，在解读 TH 期间的 ABG 结果时，始终使用以上方法中的一种。

3. **感染和免疫力受损** 从理论上讲，低温会造成白细胞吞噬功能受损，并导致免疫抑制状态。此外，TH 减少了细胞因子和炎性介质的产生，从而进一步抑制免疫力并增加肺炎等细菌感染性疾病的发生[99]。

回顾性研究发现，与接受常温的患者相比，接受 TH 的患者的肺炎发生率更高（分别为 19% 和 6%）[106]。TH 的持续时间也可能影响感染的发生，接受 TH 超过 7 天的患者中有 50% 发生了医院获得性肺炎[106]。较大的前瞻性研究虽然未得出感染的发生率，但发现常温组和低温组之间肺炎或其他感染的发生率没有差异[96]。此外，由于不存在发热，可能难以发现 TH 患者的感染。一些人认为，降温装置中的水温可能有助于检测出潜在感染造成的发热反应，如果水温比患者体温低 10℃以上，则患者可能出现了发热[99]。但是，没有研究支持这种方法。此外，感染的血清标志物（如 C 反应蛋白和降钙素）不受 TH 的影响，在感染时会升高。NCS 建议在 TH 患者中查找感染时采用常规做法，不建议过度警惕或预防性使用抗生素[96]。

4. **心功能障碍** 诱导低温至 35℃以下会导致窦性心动过缓并降低心肌收缩力。心排血量可能下降 25%[106]，进而可能造成动脉低血压。然而，低至 33℃的温度都是可以很好地耐受的，32℃以下则可能会发生严重的心律失常，包括房性和室性心动过速及纤颤[107]。即使是轻度 TH，也应注意对血管加压药和正性肌力药需求的增加，以及乳酸水平的升高，但这似乎并未影响预后[107]。通常认为 33℃是安全的下限。

NCS 建议在患者接受 TH 时进行持续的心脏监护。

5. 凝血功能异常　从理论上讲，诱导低温可能引起血小板功能障碍、纤维蛋白溶解增加和凝血级联反应活性降低，从而增加低温期间出血的风险。根据实验室检查，TH 可能造成轻度的凝血和血小板功能紊乱。然而，试验并未显示 TH 增加颅内或全身出血的风险 [108]。对于接受 TH 的患者，NCS 未推荐定期监测凝血状况和血小板功能或采取任何超出标准护理范围的预防出血或血栓形成的措施 [96]。

6. 胰岛素抵抗　TH 可减少胰腺中胰岛素的释放，并增加胰岛素抵抗，从而导致高血糖症 [106]。在脑损伤和颅内出血患者中，血糖控制不佳与脑水肿加重有关，而且，有高血糖症的重症患者的发病率和死亡率均更高。因此，建议监测血糖并将血糖维持在 140～180mg/dl。采用短效胰岛素或胰岛素输注可能更可取，因为在复温阶段，胰岛素抵抗可能会消退，胰岛素需求降低，如果患者正在接受大剂量的长效胰岛素，则会发生低血糖 [109]。

7. 肾功能与药效学 / 动力学　诱导低温会导致外周血管收缩，使血液流向肾脏（和其他器官）。这会导致肾小管功能障碍，以及髓袢升支中溶质的重吸收减少。而且，中心静脉压升高导致心房钠尿肽释放和抗利尿激素水平降低。所有这些变化导致一种称为“冷利尿”的现象，尿量过多、脱水、动脉低血压和电解质流失，使接受 TH 患者的液体和电解质管理面临挑战。此外，动脉低血压可能导致脑灌注不足、随之而来的脑血管扩张和 ICP 升高。因此，有必要进行血流动力学监测并适当纠正血容量不足 [106]。

TH 还会对几种常用药物的药代动力学产生不可衡量的影响。TH 降低了细胞色素 $P_{450}$ 酶的活性，因此造成镇静药［如苯二氮䓬类、丙泊酚、阿片类药物（包括芬太尼）、钙通道阻滞药和麻醉药等］的清除率降低。这可能导致神经系统检查时镇静药的持续作用和医源性损伤延长。NCS 建议在解读心脏停搏后的神经系统检查和判断预后时要牢记这一效应 [96]。

8. 皮肤改变　使用体表降温装置的患者可能会出现红斑、皮肤斑点、严重脱屑和缺血性损伤。这种效果在休克的患者、接受血管加压药的患者，以及因明显外周血管收缩和低灌注而导致左心室衰竭的患者中尤为突出 [110]。NCS 建议提高对皮肤变化和破裂的警惕性，尤其是对于接受体表降温、使用血管加压药或患有左心室衰竭的患者 [96]。

## 五、结论

通过诱导低温来预防脑损伤已在临床实践中开展了数十年。TH/TTM 主要通过多种机制来防止继发性脑损伤，包括减少脑代谢、阻断炎症级联反应、稳定 BBB、减轻脑水肿和控制 ICP。尽管实验模型展现出显著的理论益处，在脑损伤人体中重现这些益处的多次尝试均告失败。当前，TH 主要应用于昏迷的心脏停搏幸存者。AHA 和 AAN 均建议在心脏停搏后尽早开始 TH/TTM。2015 年的 AHA 指南提出了Ⅰ类推荐，即无论何种初始节律，都应降温至 32～36℃的固定目标温度并持续 24h。另外，基于两项 1 级研究，2017 年 AAN 指南继续提出 A 类推荐，将初始为 VF/VT 停搏的患者降温至 32～34℃，对于停搏 /PEA 停搏患者则建议给予 24h 的 TTM 至 36℃，然后以 72h 的控制性复温及发热预防 [10]。

在其他神经系统疾病中使用 TH 仍存在争议。有一些相互矛盾的回顾性证据支持在难治性颅内高压症和超难治性癫痫持续状态中使用 TH。对于 TBI、SAH、ICH 和 AIS 患者，需要更好的临床试验，才能将 TH 用于这些人群。无论如何，在上述所有严重神经系统疾病的早期阶段积极治疗发热都可能与更少的继发性神经系统损伤和更好的功能转归有关，应予以实践。但是，对于在神经重症疾病中通过预防性控制性常温治疗预防发热，需要进一步的前瞻性验证。

心脏停搏后应迅速诱导 TH，并可以通过传统方法进行，如在前往高等级中心的途中使用冰袋和输注冷生理盐水。使用现代降温设备能够大大简化 TH 的维持，可以在目标温度 ±（0.2～0.5）℃进行严格控温。接受 TH 的患者的重症监护包括发现、预防和管理常见的并发症，如寒战、心功能障碍、感染、冷利尿、电解质紊乱、酸碱平衡异常、高血糖症、凝血病和皮肤变化。复温与 TH 的诱导一样关键，应以主动控制的方式进行，而非迅速或被动地完成，同时要牢记存在脑水肿加重和 ICP 升高的风险。

最后，TH 以不可衡量的方式影响了镇痛药和镇静药的清除率，并可能延长其对患者神经系统状态的影响。此外，在对接受 TH 的患者进行神经系统预后判断的适当时机方面，数据依旧有限。在向困境中的家属提供重要的预后信息时，必须考虑这些因素，以避免自我实现预言。目前的做法是，在完成复温 72h 后再尝试判断神经系统预后。

# 第6章 神经重症监护中的药学挑战

## Pharmacological Challenges in Neurocritical Care

Salia Farrokh　Abdalla A. Ammar　Kent A. Owusu　著
张　萍　王芙蓉　译
徐跃峤　校

## 一、概述

药物代谢动力学（pharmacokinetics，简称药动学）是药物被人体吸收、分布、代谢和消除的过程，它决定了药物种类、剂量的选择及后续监测[1]。由于种种原因，在包括神经危重症患者在内的危重症患者中，药物的吸收、代谢、分布和清除通常会有所改变，本章中将对此进行描述。此外，肾脏替代治疗（renal replacement therapy，RRT）、体外膜肺氧合（extracorporeal membrane oxygenation，ECMO）和血浆置换（plasma exchange，PLEX）等干预措施可使这些患者的医疗管理更加复杂。最后，美国人群的肥胖率正在上升。药动学随着体重的增加而变化，这就给重症患者使用药物的最佳剂量选择带来了挑战。本章将对此类情况下观察到的药动学变化、给药原则提供指导，适当时予以具体举例。

## 二、成人危重症患者药代动力学变化的原则

### （一）吸收、分布、代谢、消除（ADME）

正常生理过程（如pH、血流、体表面积和胃肠运动）和药物的物理特性（如药物体积、溶解度和亲脂性）的改变可影响重症监护病房患者的药物吸收速度和程度[2]。休克状态下，由于血流和组织灌注减少，肠内营养中断导致肠萎缩，阿片类和巴比妥类药物引起运动障碍，以及药物–肠内营养的相互作用，胃肠道吸收通常会降低[3]。因此，在可能的情况下，静脉给药是吸收障碍患者的首选途径。

血清pH的变化常见于休克状态、呼吸衰竭及肾衰竭，影响许多药物的离子状态。这反过来又影响了它们对脂质膜（如血脑屏障）的穿透及整体分布[2]。由血管通透性增加以及低渗透压引起的液体移位和第三间隙分布，可导致亲水药物的体积分布增加[4]。此外，危重患者的低蛋白血症增加了高白蛋白结合药物（如苯妥英和安定）的游离部分，这可能导致药物毒性和不良反应[5]。

虽然药物通常代谢成水溶性更强、活性更低的成分，但是有些药物代谢产物的活性与原型药物相当甚至更高。前体药物如磷苯妥英和氯吡格雷经代谢后形成其药理活性形式。大多数药物的代谢主要在肝脏进行。这种肝脏代谢依赖于肝血流、酶活性和蛋白结合[2]。休克状态下肝血流的改变可影响药物代谢，特别是肝脏提取率较高的药物，如咪达唑仑[6]。肝脏提取率是指药物进入肝脏后不可逆地被排除的比例。肝脏产生的酶可被多种病理生理过程诱导或抑制。例如，细胞色素$P_{450}$（$CYP_{450}$）同工酶在危重症急性期受到抑制[7]。另外，在其他危重情况下，如创伤性脑损伤（traumatic brain injury，TBI），药物代谢是增强的。具体来说，戊巴比妥和苯妥英的代谢在TBI早期的几天内代谢加快，可能导致治疗浓度不达标[8-10]。

无论给药途径如何，肾脏排泄都是包括原型药物和代谢产物在内绝大多数药物的主要排泄途径。这对于肾功能不全的危重症患者和活性代谢产物需要经肾脏清除的药物来说尤为重要。对于肾功能不全患者的药物剂量调整建议可从各种来源获取。对于接受肾脏替代治疗的患者，透析的类型（间歇或连续）、频率和持续时间也应纳入考虑[11]。

### （二）肾脏替代治疗（RRT）

不同 RRT 模式下的药物清除依赖药物相关因素和 RRT 相关因素的综合作用。肾脏清除途径、低蛋白结合和低体积分布是透析中影响药物清除程度的重要药物相关因素[12]。此外，与治疗窗较宽的药物相比，治疗窗较窄的药物（如氨基糖苷类药物）需要更加严格的调整和治疗药物监测[13]。需要考虑的 RRT 相关因素包括血流、透析液流量、透析液超滤率、置换液流量和 RRT 膜的类型[12, 14]。例如，用于高通量血液透析的膜具有大孔径，可以去除常规血液透析无法去除的大分子，如万古霉素[15]。考虑到 RRT 过程中诸多因素影响药物清除，因此必须考虑疾病的严重程度、药物水平（如适用）和其他一些患者个体因素，从而将药物剂量调整至最佳。本章为 RRT 中药物剂量的适当选择提供指导意见。

### （三）体外膜肺氧合（ECMO）

体外膜肺氧合（ECMO）可通过多种途径改变药物的药动学和药效学[16]。ECMO 回路由于管膜表面积大，可吸附药物，因此可增加所选药物的分布体积[17]。此外，随着时间的推移，回路吸附逐渐饱和，其他药物不能被吸附，这将可能导致血清药物浓度升高。重要的是，药物治疗停止后，ECMO 回路可能会继续释放药物进入血液循环，产生不可预知的影响[16]。亲脂性和高蛋白结合的药物（如丙泊酚和咪达唑仑）特别容易出现上述变化，但其他因素如分子量和离子化也可能在这一过程中起作用[18, 19]。此外，ECMO 通常伴随终末器官灌注改变所致的药物清除率下降，并且经常与某种形式的 RRT 联合使用，因此使得药物清除的估计更加复杂。本章的每部分涵盖了 ECMO 中重要的药物特异性药动学变化。

### （四）血浆置换法

在神经重症监护病房，血浆置换法常用于治疗神经系统自身免疫性疾病，如吉兰 – 巴雷综合征和重症肌无力。目前在血浆置换（PLEX）过程中的药物剂量指导仅限于病例报道。与 RRT 不同，PLEX 将去除包括药物的游离部分和蛋白结合部分的全部血浆。因此，估算 PLEX 对于药物的清除时，分布体积是最重要的考虑因素。一般来说，低分布体积的药物（如丙戊酸）比高分布体积的药物（如苯妥英）被清除的程度更大[20, 21]。其他影响 PLEX 过程药物剂量的因素还包括 PLEX 持续时间和频率、交换体积和室间平衡率。

### （五）肥胖

肥胖患者（体重指数，BMI ＞ 30kg/m$^2$）的药效学和药动学可能发生显著变化。由于肥胖患者的用药剂量指导缺乏确切证据，了解身体成分如何影响药动学和药效学有助于估计最佳剂量[22, 23]。一般来说，药物吸收不受肥胖影响[23]。对于亲脂性药物（如苯妥英），肥胖可显著增加分布体积，导致起效延迟和半衰期延长[24]。这些患者的肝脏代谢受到不同程度的影响，例如 CYP 2C9 被诱导而 CYP 3A4 被抑制。目前并没有报道这些改变可以影响药物剂量调整[25]。清除率似乎与瘦体重有关，而与脂肪无关，因为脂肪组织的代谢活性很低[26]。在肥胖患者中，多余的脂肪往往伴随着 20%～40% 的瘦体重增加[22]。瘦体重增加时，药物清除率增加，可能需要增加剂量[26]。有证据表明芬太尼和丙泊酚清除率与瘦体重相关[27]。此外，由于肾小球滤过率和肾实质的增加，经肾脏清除的药物在肥胖患者血浆中的浓度可能较低[28]。

## 三、治疗分类

### （一）抗癫痫药物

许多抗惊厥药物在神经重症监护病房用于癫痫持续状态（SE）的急诊和紧急治疗[29]。大多数机构都有特定的 SE 处理流程，指导临床医生选择最佳药物和给药顺序。苯二氮䓬类药物是紧急治疗 SE 的一线药物，随后可给予磷苯妥英 / 苯妥英、丙戊酸和持续输注咪达唑仑[29]。在治疗危重患者时，应始终将个体因素纳入考虑。表 6–1 综述了 SE 患者常用的抗惊厥药物剂量，以及肥胖、接受 RRT 患者的药物剂量。

ECMO 情况下的抗癫痫药物剂量数据有限。一般来说，应尽可能进行治疗药物监测（therapeutic drug monitoring，TDM）。如果不能进行 TDM，则应进行药物滴定抑制癫痫发作。如果高剂量用药仍不能控制发作，则应考虑更换药物。在接受 ECMO 的患者中，由于回路的吸附作用，增加高亲脂性或高蛋白结合药物（如丙泊酚和咪达唑仑）的维持剂量尤为重要[16, 18]。一项研究表明 24h 后仅可检测到 13% 基线水平的咪达唑仑[40]。一项病例报道显示，ECMO 对左乙拉西坦清除的影响很小，因其分布容积和蛋白结合率都较低[41]。在已完成药物加量的情况下，鉴于 ECMO 停用时药物分布容积可能迅速减少，临床医生应预见需

表 6-1 神经重症监护病房常用的抗惊厥药物剂量 [22, 30-39]*

| 药　物 | 成人常用剂量 | 用于剂量计算的推荐体重 | 每剂最大量 | CRRT 剂量 | iHD 剂量 |
| --- | --- | --- | --- | --- | --- |
| 氯巴占 | LD：10～30mg，PO<br>MD：5～30mg，PO，q12h | NA | 30mg[a] | 不受 CRRT 影响 | 不受 iHD 影响 |
| 地西泮 | LD：0.15～0.2mg/kg，IV<br>MD：NA | 实际体重或肥胖时采用 IBW | 10mg | 不受 CRRT 影响 | 不受 iHD 影响 |
| 磷苯妥英 | LD：15～20mg/kg，IV<br>MD：4～6mg/(kg·d)，IV | 实际或肥胖（> 125%IBW）使用：调整后 BW=［IBW+1.33（实际 BW～IBW）］ | 1500mg | 可变[b]，应结合 TDM | 可变，应结合 TDM |
| 氯胺酮 | LD：1.5mg/kg，IV（可重复给药至总量 4.5mg/kg）<br>MD：0.3～7.5mg/(kg·h)；滴定至癫痫控制 | LBW | 150mg | 不受 CRRT 影响 | 不受 iHD 影响 |
| 拉考沙胺 | LD：200～400mg，IV<br>MD：最高 600mg/d，分 2 次 IV 或 PO | NA | 400mg | 200～600mg/d | HD 后高达 50% 替代剂量 |
| 左乙拉西坦 | LD：20～60mg/kg，IV<br>MD：最高 4000mg/d，分 2 次 IV 或 PO | 实际体重<br>肥胖患者无数据 | 4500mg | 1000mg，IV，q12h | 50% 清除；iHD 后将 50% 的 AM 剂量加至 PM 剂量 |
| 劳拉西泮 | LD：4mg，IV；可以重复至 3 次或 12mg<br>MD：NA | 实际体重或肥胖时采用 IBW | 4mg | 不受 CRRT 影响 | 不受 iHD 影响 |
| 咪达唑仑 | LD：0.2mg/kg，IV，最高可至 2mg/kg<br>MD：0.05～2mg/(kg·h)，IV | 实际体重或肥胖时采用 IBW | 20mg | 活性代谢产物（1- 羟基咪达唑仑葡萄糖醛酸）不能被 CRRT 有效去除；考虑减少剂量 | 不受 iHD 影响 |
| 苯巴比妥 | LD：20mg/kg，IV，可重复添加 5～10mg/kg<br>MD：1～3mg/kg，每日 IV 或 PO（通常分 2 剂） | 实际体重 | 1500mg | 可考虑首次给药方案 2～3mg/(kg·d)，（建议 TDM） | 20%～50% 清除，HD 后应给予每日全量（建议 TDM） |
| 戊巴比妥 | LD：5～15mg/kg，IV<br>MD：0.5～10mg/(kg·h)，IV | 肥胖患者无数据 | 500mg | 无法有效清除（由 CRRT 治疗大剂量戊巴比妥中毒的病例报道证实） | 无法有效清除 |
| 苯妥英 | LD：15～20mg/kg，IV<br>MD：4～6mg/(kg·d)，IV 或 PO | 实际或肥胖（> 125%IBW）使用：调整后 BW=［IBW+1.33（实际 BW～IBW）］ | 1500mg | 可变[b]，应结合 TDM | 可变[b]，应结合 TDM |
| 丙泊酚 | LD：1～2mg/kg（最大 10mg/kg），IV<br>MD：20～250μg/（kg·min），IV | 实际体重，或肥胖情况下：LBW 用于负荷，实际体重用于维持 | 200mg | 不受 CRRT 影响 | 不受 iHD 影响 |
| 丙戊酸钠 | LD：20～40mg/kg，IV<br>MD：5～15mg/(kg·d)，IV 或 PO | 实际体重或肥胖时采用 IBW | 3000mg | 可变[c]，应结合 TDM | 可变[c]，应结合 TDM |

*. 译者注：原著本章质量单位 gm 疑有误，已修改

IV. 静脉注射；PO. 口服；IBW. 理想体重；LBW. 瘦体重；CRRT. 连续肾脏替代治疗；iHD. 间断血液透析；TDM. 治疗药物监测；LD. 负荷剂量；MD. 维持剂量；q12h. 每 12 小时 1 次

a. 病例报道中，用于治疗难治性癫痫持续状态的单次剂量高达 60～70mg

b. 对于接受 RRT 治疗的低蛋白血症的危重患者，监测游离苯妥英水平（1～2μg/ml）用于指导随后的给药

c. 已有病例报道描述了 RRT 患者丙戊酸清除的可能性，即使浓度未超有效治疗范围

要大幅减少剂量的可能[42]。

低分布容积（< 0.2L/kg）的抗癫痫药物（如丙戊酸）由于存留在血管腔内，PLEX 将清除体内很大一部分药物。反之，对于像丙泊酚和苯妥英等分布容积较大的药物，PLEX 预计不会产生太大的影响。例如，有许多报道证明，PLEX 用于治疗苯妥英过量时，仅能清除 2.5%～10% 的药物[20, 21]。

### （二）口服抗血小板药物

抗血小板药物经常用于神经危重症治疗，且在过去 10 年中使用持续增加[43]。例如，口服抗血小板药物常用于缺血性卒中的一级和二级预防。近来，随着血管内支架、弹簧圈栓塞和分流装置的使用增多，口服抗血小板药物可用于预防术中和术后的血栓形成。这些药物的具体建议剂量列于表 6–2。

药效学数据提示在肥胖患者中进行抗血小板治疗，存在高血小板活性（higher platelet reactivity，HPR）和不良反应性[45]。实际上，体重增加已被证实为 HPR 导致氯吡格雷反应障碍的独立预测因子[46, 47]。尽管普拉格雷具有更强的药效学效应，但在肥胖患者（BMI ≥ 30kg/m$^2$）中，与高剂量氯吡格雷相比，维持给药期间普拉格雷并未表现出持续的抗血小板活性[48]。替格瑞洛在肥胖患者中似乎影响较小[45]。评估抗血小板治疗对肥胖患者的临床影响值得研究。阿司匹林由于其与血浆蛋白的高亲和力，可能易于 PLEX 清除。因此，在接受 PLEX 的患者中，最好给予替代剂量或分次剂量[20]。

### （三）全身性和口服抗凝药

抗凝药在神经重症监护病房使用的原因很多。考虑到出血风险，尤其是颅内出血，应用这些药物时应考虑每个患者的药动学 / 药效学变化，并适时进行剂量调整和 TDM。

与抗血小板药物类似，在肾功能损害或肥胖患者中抗凝药物剂量可能需要调整。例如，高体重指数（BMI ≥ 40kg/mg$^2$）的患者可能需要比标准剂量更高的依诺肝素（每 12 小时 40mg）用于静脉血栓栓塞（venous thromboembolism，VTE）预防，用于 VTE 治疗时剂量从每 12 小时 1mg/kg 或 1.5mg/kg 减至每 12 小时 0.7～0.8mg/kg 总体重（total body weight，TBW）[49]。由于绝大多数研究并未进行考虑体重因素的安全性分析，因此针对肥胖的房颤患者在 VTE 治疗或卒中预防时使用靶向性口服抗凝药（target-specific oral anticoagulants，TSOAC）的安全性评估数据有限[50]。因此，针对肥胖和肾功能损害患者的 TSOAC 剂量建议仅基于小型研究和专家意见。

国际血栓与止血学会（International Society on Thrombosis and Haemostasis，ISTH）和其他一些综述文献为肥胖和肾功能损害患者的 TSOAC 剂量考虑提供了一般性指导[50, 51]。由于缺乏临床资料，利伐沙班在 BMI > 40kg/m$^2$ 或体重 > 120kg 的患者中一般应避免使用[50]。在一项一期研究中，体重≥ 120kg 的患者服用阿哌沙班后最大浓度（maximum concentration，$C_{max}$）降低了 30%，曲线下面积（area

**表 6–2　神经重症监护病房常用的口服抗血小板药物剂量[30, 44]**

| 药　物 | 常用剂量 | 用于剂量计算的推荐体重 | 每剂最大量 | CRRT 剂量 | iHD 剂量 |
|---|---|---|---|---|---|
| 阿司匹林 | LD：325mg，PO/PR<br>MD：81～325mg/d，PO/PR | 实际体重 | 325mg | 无剂量调整推荐 | 不受 iHD 影响 |
| 阿司匹林 / 双嘧达莫 | 25/200mg，q12h，PO | 实际体重 | 25/200mg | 无剂量调整推荐；eGFR < 10ml/min 则避免使用 | 不受 iHD 影响 |
| 氯吡格雷 | LD：600mg，PO<br>MD：75mg/d，PO | 实际体重 | 600mg | [a] 无剂量调整推荐 | 不受 iHD 影响 |
| 普拉格雷 | LD：60mg，PO<br>MD：5～10mg/d，PO | 实际体重 | 60mg | 无剂量调整推荐 | 不受 iHD 影响 |
| 替格瑞洛 | LD：180mg，PO<br>MD：90mg，PO，每日 2 次 | 实际体重 | 180mg | 无剂量调整推荐 | 不受 iHD 影响 |

LD. 负荷剂量；MD. 维持剂量；PO. 口服；PR. 直肠给药；q12h. 每 12 小时 1 次
a. 终末期肾脏疾病或 eGFR < 15ml/min 与维持给药时较高的残余血小板反应性相关

under the curve，AUC）降低了 20%[52]。然而，由于体重变化导致的血浆浓度改变较为轻微，因此建议采用固定剂量。指南建议在 BMI > 40kg/m$^2$ 或体重 > 120kg 的患者中避免使用依度沙班[50]。肥胖患者服用依度沙班时，强烈建议监测抗Ⅹa 的峰值和谷值；如果抗Ⅹa 水平超出推荐范围，指南则建议改用维生素 K 拮抗药来替代依度沙班的剂量调整[50]。类似地，目前评估达比加群的文献中仅包含少数体重 > 100kg 或 BMI > 30kg/m$^2$ 的患者，因此在此类人群中临床数据缺乏[53]。

由于体外循环会激活凝血系统和免疫系统，接受 ECMO 的患者暴露于凝血障碍风险，因此通常采用治疗性抗凝[54]。此类情况下，未分类肝素由于其理想的药动学特征和易于监测的特性，仍然是首选的抗凝药。如果需要交替使用连续输注的抗凝药，如阿加曲班（例如在肝素诱导的血小板减少的情况下），则建议调整剂量并进行适当的治疗药物监测［如活化部分凝血酶时间（aPTT）］（表 6–3）[54]。

## （四）抗生素

细菌性脑膜炎是一种严重的脑膜炎症性疾病，全世界每年确诊 120 万例[55]。细菌性脑膜炎推荐的经验性治疗包括第三代头孢类抗生素（头孢曲松或头孢他啶）或头孢吡肟联合万古霉素[56]。氨苄西林常用于治疗李斯特菌感染的脑膜炎[56]。大剂量静脉注射阿昔洛韦是治疗病毒性脑炎（如单纯疱疹病毒）首选药物治疗方案。本部分还讨论了真菌性脑膜炎的治疗选择，这类感染可发生于免疫功能低下的宿主。最后，许多抗生素可用于神经重症监护的外科预防适应证。

由于缺乏足够广泛的在肥胖患者中使用氨苄西林的资料，在治疗李斯特菌脑膜炎时应考虑使用正常给药上限。头孢类抗生素是高蛋白结合和亲水性药物，这些特性会阻碍其进入脂肪组织，因此可能影响这些药物在治疗皮肤和软组织感染及外科预防中的效果。可通过增加剂量、提高给药频率或使用延长 / 连续输液来实现药物暴露量的增加。万古霉素的剂量与体重

表 6–3　神经重症监护病房常用的抗凝药剂量[30]

| 药　物 | 常用剂量 | 用于剂量计算的推荐体重 | 每剂最大量 | CRRT 剂量 | iHD 剂量 |
|---|---|---|---|---|---|
| 阿哌沙班 | VTE：10mg，BID，持续 7d，然后 5mg，PO，BID<br>nVAF：5mg，PO，BID | 实际体重 | 10mg | 数据有限，无推荐 | 数据有限，可考虑 2.5mg BID；优选华法林 |
| 阿加曲班 | aPTT 滴定，IV | 实际体重 | 无 | 根据 aPTT 滴定 | 根据 aPTT 滴定 |
| 比伐卢定 | aPTT 滴定，IV | 实际体重 | 无 | 根据 aPTT 滴定 | 根据 aPTT 滴定 |
| 达比加群 | 150mg，PO，BID | 实际体重 | 150mg | 无推荐 | 无推荐，优选华法林 |
| 依度沙班 | PO，每日 60mg | 实际体重 | 60mg | 无推荐 | 无推荐，优选华法林 |
| 依诺肝素 | 1mg/kg，SQ，q12h 或每日 1.5mg/kg | 实际体重<br>肥胖患者可能需减量（0.7～0.8mg/kg） | 未推荐上限剂量<br>推荐抗Ⅹa 监测 | 无推荐 | 无推荐 |
| 磺达肝素 | 5～10mg，SQ，每日 1 次（依据体重） | 实际体重 | 10mg | 无推荐 | 可能考虑减少剂量或增加给药间隔时间（推荐抗Ⅹa 监测） |
| 利伐沙班 | VTE：15mg BID，持续 21d，然后 20mg/d，PO<br>nVAF：PO，每日 20mg | 实际体重 | 20mg | 无推荐 | 无推荐，优选华法林 |
| 未分类肝素 | aPTT 或抗Ⅹa 滴定，IV/SQ | 实际体重 | 无 | 根据 aPTT 或抗Ⅹa 滴定 | 根据 aPTT 或抗Ⅹa 滴定 |
| 华法林 | 每日 2.5～5mg，INR 滴定 | 实际体重 | 不定 | 无须调整剂量 | 不可透析 |

VTE. 静脉血栓栓塞；nVAF. 非瓣膜性心房颤动；aPTT. 活化部分凝血酶时间；BID. 每日 2 次；INR. 国际标准化比值；PO. 口服；IV. 静脉注射；q12h. 每 12 小时 1 次；SQ. 皮下注射

不呈线性相关。BMI ≥ 40kg/m$^2$ 的肥胖患者通常需要以较低体重为基础参数计算每日剂量，以达到最低目标水平 [57-60]。为了获得更准确的剂量，使用能够执行 Bayesian 分析的软件可能是有帮助的。这需要峰值和谷值两个点的水平测量，以准确估计 AUC [57]。

关于 ECMO 患者抗菌药物剂量的数据有限。大多数的 β- 内酰胺类药物，如氨苄西林、头孢曲松和头孢他啶，都是亲水性的，并具有多种可分离的蛋白结合能力 [61]。对于这些药物，确认最佳用药间隔时间从而确保体内药物水平在最低抑制浓度以上是至关重要的。一项体外研究表明，回路可能导致头孢曲松的剂量减少 20%，氨苄西林的剂量减少 15%～71% [62]，这主要取决于回路启动液的类型 [63]。现有数据并未显示 ECMO 影响万古霉素的药动学特性，万古霉素的剂量调整很可能是不必要的 [64]，但是高度推荐进行 TDM。若要达到氟康唑和伏立康唑等唑类抗真菌药物的适当剂量，可能需要更大的负荷剂量。伏立康唑具有高亲脂性，在体外 ECMO 回路研究中显示有 71% 的剂量损失 [61]。应监测伏立康唑的水平，一旦出现回路饱和，就应确保减少剂量 [65]。

头孢曲松和头孢他啶的分布量小，因此可以通过 PLEX 清除。建议头孢曲松在 PLEX 后立即给药或在 PLEX 前 15h 给药，头孢他啶在血浆置换前 2h 给药 [66, 67]。万古霉素通过血浆置换清除极少，因此不必进行剂量调整 [68-70]。表 6-4 总结了这种情况下的特定抗菌药物剂量建议。

### （五）镇静、镇痛

与其他危重患者一样，在神经重症监护病房中，镇痛不足或不镇痛常引起患者躁动，因此应该首先镇痛治疗。阿片类药物是治疗急性疼痛的主要药物，但使用阿片类药物可能掩盖神经系统检查真实情况，在神经系统疾病患者中存在风险 [75]。因此使用阿片类药物前应该进行疼痛的客观评估 [76]。当需要持续静脉镇静时，右美托咪定和丙泊酚等非苯二氮䓬类镇静药物是重症医学学会（Society of Critical Care Medicine）推荐的一线治疗药物 [76]。由于丙泊酚半衰期短，可实现频繁的神经系统评估，使其成为神经重症治疗的理想镇静药；然而它的长期使用可能引起丙泊酚相关输注综合征，因此不推荐使用 [77]。右美托咪定是一种选择性 $\alpha_2$ 肾上腺素能受体激动药，不会引起呼吸抑制，因此可用于未插管患者。它的另一个优点是作用时间短。低血压和心动过缓可能限制其使用，特别是对于需要增加平均动脉压和脑血流量的患者 [78]。表 6-5 在考虑了肥胖和 RRT 的情形的基础上总结了神经重症监护病房常用的镇痛和镇静药物。

在危重患者，包括接受 ECMO 治疗的神经重症患者中，如何实现预期的镇静水平是一项挑战。在这方面，关于在 ECMO 中使用合适剂量的阿片类药物或镇静剂的数据有限。一项研究表明，使用芬太尼 24h 后仅检测到 3% 的初始剂量 [40]。与此相反，ECMO 回路并未改变吗啡的浓度，24h 后几乎恢复至 103% 的浓度。因此，当需要阿片类药物镇痛镇静时，改用吗啡可能更为合理 [40]。虽然没有 ECMO 患者血浆氯胺酮浓度的数据，但有一些证据表明，氯胺酮用作辅助镇静剂时可以减少当前镇静和（或）阿片类药物的剂量，同时不改变 Richmond 躁动镇静量表（Richmond Agitation Sedation Scale，RASS）评分 [88]。苯二氮䓬类药物用于镇静的情况下，劳拉西泮可能是最佳的初始剂，因为在 ECMO 回路中滞留的咪达唑仑会导致分布容积增加和血浆水平降低 [89]。丙泊酚由于其高亲脂性，在这种情况下不是理想的药剂；事实上在 ECMO 中，大约 98% 的丙泊酚在开始输注后 40～120min 即清除 [90, 91]。有趣的是，一项研究报道，大约 93% 的右美托咪定在 24h 内清除 [92]。目前缺乏 PLEX 中阿片类药物或镇静剂清除的数据。考虑到在这些治疗分类中绝大多数药物的高分布容积，预估 PLEX 不会对这些药物的清除产生显著影响。

### （六）高渗疗法

高渗剂在神经重症监护病房通常用于治疗颅内高压和脑水肿。与甘露醇不同，23.4% 的高渗盐水必须通过中心静脉导管给药，因为它的渗透压高，如果外周给药，有发生外渗和静脉炎的风险。其他浓度的高渗盐水可根据患者的个体情况使用，许多可以在外周静脉进行输注。详情请参阅“颅内压升高的处理”一章。药物相关信息汇总见表 6-6。

ECMO 或 PLEX 对高渗盐水的清除程度暂无文献描述。清除程度在一定程度上可能与 PLEX 或 ECMO 开始后高渗盐水被注入的时间（如果使用持续输注）有关。由于甘露醇容积分布在 34L 左右，且大多局限于细胞外间隙 [30]，PLEX 对其清除效果一般不明显。目前没有临床数据说明 ECMO 对甘露醇清除的影响。

表 6-4　神经重症监护病房常用抗生素总结[30, 71-74]

| 药　物 | 常用剂量 | 用于剂量计算的推荐体重 | 每剂最大量 | CRRT 剂量 | | | | iHD 剂量 |
|---|---|---|---|---|---|---|---|---|
| | | | | CRRT 负荷剂量 | CVVH | CVVHD | CVVHDF | |
| 氨苄西林 | IV，2g，q4h | 无数据 | 2g | 2g | 2g，q8h | 2g，q8h | 2g，q6h | 2g，q12h |
| 头孢曲松 | IV，2g，q12h | NA | 2g | 2g | 2g，q12h | 2g，q12h | 2g，q12h | 2g，q24h |
| 头孢他啶 | IV，2g，q8h | NA | 2g | 2g | 2g，q12h | 2g，q12h | 2g，q12h | 1g，q24h |
| 头孢吡肟 | IV，2g，q8h | NA | 2g | 2g | 2g，q12h | 2g，q12h | 2g，q12h | 1g，q24h |
| 万古霉素 | LD：20～25mg/kg，TBW（最大 2.5g），IV MD[a]：15mg/kg，IV，q12h[b] | ABW | 2.5mg | 15～25mg/kg | 15mg/kg，q24h | 15mg/kg，q24h | 10mg/kg，q12h | 负荷 15～25mg/kg，然后 HD 后 5～10mg/kg |
| 阿昔洛韦 | 10mg/kg，IV，q8h | IBW 或调整 BW | 1250mg | 无 | 10mg/kg，q24h | 10mg/kg，q12h～q24h | 10mg/kg，q12h～q24h | 5mg/kg，q24h |
| 两性霉素 B 脂质体 | 6mg/kg，IV | ABW 或调整 BW | 无理想定义 | 无 | 5mg/kg，q24h | 5mg/kg，q24h | 5mg/kg，q24h | 5mg/kg，q24hh |
| 氟康唑 | 400mg，IV/PO，每日 1 次 | ABW | 12mg/kg，至最大 1200mg/d | 800mg，q24h | 400mg，q24h | 800mg，q24h | 800mg，q24h | 200mg，q24h |
| 伏立康唑[c] | PO：200mg，q12h<br>IV：LD 6mg/kg，q12h，2 剂，随后 MD 4mg/kg，q12h | 口服：无剂量调整<br>静脉：ABW 或 IBW | 基于 TDM 调整 | 400mg 口服 q12h，2 剂 | 200mg，PO，q12h | 200mg，PO，q12h | 200mg，PO，q12h | 200mg，PO，q12h |

ABW. 实际体重；CRRT. 连续肾脏替代治疗；CVVH. 连续静脉 – 静脉血液滤过；CVVHD. 连续静脉 – 静脉血液透析；CVVHDF. 连续静脉 – 静脉血液透析滤过；IBW. 理想体重；iHD. 间断血液透析；TBW. 总体重；PO. 口服；IV. 静脉注射；TDM. 治疗药物监测；LD. 负荷剂量；MD. 维持剂量

a. 根据 TDM 调整维持剂量

b. 根据肾功能（如 CrCl ＞ 100ml/min）和年龄考虑 q8h 方案

c. 建议口服而非静脉使用，以防止环糊精载体积聚

表 6-5　阿片类药物及镇静剂在神经重症监护病房中的应用 [27, 30, 76-87]

| 药　物 | 常用剂量 | 用于剂量计算的推荐体重 [a] | 每剂最大量 | CRRT 剂量 | iHD 剂量 |
|---|---|---|---|---|---|
| 芬太尼 | 团注：0.35～0.5μg/kg，IV<br>输注：0.7～10μg/(kg·h) | 实际体重，或肥胖患者使用 IBW 或 LBW | 因人 / 配方而异 | 不受 CRRT 影响 | 不受 iHD 影响 |
| 氢吗啡酮 | 团注：0.2～1mg，IV<br>输注：0.5～3mg/h，IV | 实际体重，或肥胖患者使用 IBW 或 LBW | 因人 / 配方而异 | 无数据 | 血浆中水平降低至透析前水平的 40%（代谢物未清除，有代谢物积聚的风险） |
| 氯胺酮 | LD：0.5～1mg/kg，IV<br>输注：0.1～0.5mg/(kg·h)，IV | IBW | 50mg | 不受 CRRT 影响 | 不受 iHD 影响 |
| 吗啡 | 团注：2.5～5mg，IV<br>输注：2～30mg/h，IV | 实际体重，或肥胖患者使用 IBW 或 LBW | 因人 / 配方而异 | 药物和（或）代谢产物在中枢神经系统和血浆之间重新平衡<br>使用阿片类药物替代 | 药物和（或）代谢产物在中枢神经系统和血浆之间重新平衡<br>使用阿片类药物替代 |
| 美沙酮 | 剂量：2.5～10mg，IV，q8h～q12h | 个体差异大，与体重无关 | 因人而异 | 代谢产物不活跃，不被透析；不需要调整剂量 | 代谢产物不活跃，不被透析；不需要调整剂量 |
| 右美托咪定 | LD：1μg/kg，IV（可选）<br>MD：0.2～1.5μg/(kg·h)，IV | 实际体重，或肥胖患者使用 LBW | 因人而异（无单剂量文献报道） | 可能不需要调整剂量，但无数据 | 可能不需要调整剂量，但无数据 |
| 劳拉西泮 | LD：0.02～0.06mg/kg，IV<br>MD：0.01～0.1mg/(kg·h)，IV | 实际体重，或肥胖患者使用 IBW | 因人而异 | 不受 CRRT 影响 | 不受 iHD 影响 |
| 咪达唑仑 | LD：0.01～0.05mg/kg，IV<br>MD：0.02～0.1mg/(kg·h)，IV | 实际体重，或肥胖患者使用 IBW | 因人而异 | 活性代谢产物（1- 羟基咪达唑仑葡萄糖醛酸）不能被 CRRT 有效去除，考虑减少剂量 | 不受 iHD 影响 |
| 丙泊酚 | LD：2.5～1mg/kg，IV<br>MD：5～50μg/（kg·min），IV | 实际体重；或肥胖患者负荷剂量使用 IBW，维持剂量使用实际体重 | 因人而异<br>*滴定以起效*<br>剂量超过 80μg/（kg·min），> 48h 时谨慎使用 | 不受 CRRT 影响 | 不受 iHD 影响 |

IBW. 理想体重；LBW. 瘦体重；CRRT. 持续肾脏替代治疗；iHD. 间断血液透析；CNS. 中枢神经系统
a. 在所有情况下起效的滴定剂量

### （七）神经肌肉阻滞药

神经肌肉阻滞药在神经重症监护中最常用于快速序贯插管和气道管理，但也可能用于其他适应证，例如低温治疗中预防寒战或颅内高压的管理[1]。表 6-7 总结了该类常用药物、药物特异性剂量和药动学参数。

ECMO 或 PLEX 清除神经肌肉阻滞药的程度尚不明确。在覆盖全球多个 ECMO 中心的一项调查中，接受 ECMO 的患者使用维库溴铵和顺阿曲库铵的平均每小时速率为 2.5～5mg/h 和 6～15mg/h[110]。

## 四、结论

神经危重症患者通常会出现药动学变化和生理改变，因此安全有效地使用药物是一项挑战。此外，对于接受 ECMO 和 PLEX 等干预措施的危重患者或肥胖患者的最佳药物治疗方案，除了病例报告和病例系列外没有足够的数据，可能不适用于患者个体治疗。临床医生应熟悉危重症患者以及特殊干预措施（如 PLEX 和 ECMO）下的药动学和药效学变化，这对于为此类患者提供最佳照护是非常宝贵的。

表 6-6　高渗剂在神经重症监护病房中的应用[30, 93, 94]

| 药　物 | 常用剂量 | 用于剂量计算的推荐体重 | 每剂最大量 | CRRT 剂量[a] | iHD 剂量[a, b] |
|---|---|---|---|---|---|
| 23.4% 高渗盐水 | 23.4% NaCl：0.3ml/kg（30～60ml） | 实际体重（肥胖患者无数据[c]） | 23.4% NaCl（60ml） | 被透析 | 被透析 |
| 25% 甘露醇 | 每剂 0.25～1g/kg | 实际体重，肥胖患者考虑较低剂量（0.25～0.5g/kg）[d] | 150g | 被透析 | 被透析 |

a. 透析液钠的浓度将决定钠从血液中清除的速度。如果血液中的钠浓度＞透析液中钠的浓度，则钠从血液进入透析液；如果透析液钠浓度＞血钠浓度，则钠从透析液进入血液
b. 由于渗透压的急剧改变和低血压，间歇性 HD 应尽量减少
c. 可按列出的固定容量重复滴定以产生效果（降低 ICP）
d. 当给药剂量为 1g/kg 时，肥胖患者血浆甘露醇浓度高于无肥胖患者

表 6-7　神经重症监护病房常用的神经肌肉阻滞药总结[30, 86, 95–109]

| 药　物 | 常用剂量 | 用于剂量计算的推荐体重 | 每剂最大量 | CRRT 剂量 | iHD 剂量 |
|---|---|---|---|---|---|
| 琥珀酰胆碱 | 插管：0.3～1.1mg/kg<br>快速诱导插管：1～1.5mg/kg | TBW[a] | IVP，150mg | 不受 CRRT 影响 | 无须补充剂量<br>增加严重高钾血症风险；iHD 时谨慎使用 |
| 罗库溴铵 | 团注 0.6～1mg/kg，随后 10～12μg/（kg·min） | 实际体重，或肥胖患者使用 IBW[b] | 因人而异 | 不受 CRRT 影响<br>滴定以起效 | 无改变 |
| 维库溴铵 | 团注：0.08～0.1mg/（kg·min），随后 0.8～1.2μg/（kg·min） | 实际体重，或肥胖患者使用 IBW | 因人而异 | 不受 CRRT 影响<br>滴定以起效 | 无改变[c] |
| 阿曲库铵 | 团注：0.4～0.5mg/kg，随后 4～20μg/（kg·min） | 实际体重，或肥胖患者使用 IBW | 因人而异 | 不受 CRRT 影响<br>滴定以起效 | 无改变[d] |
| 顺阿曲库铵 | 0.1～0.2mg/kg，随后 2.5～3μg/（kg·min） | 实际体重，或肥胖患者使用 IBW | 因人而异 | 不受 CRRT 影响<br>滴定以起效 | 无改变[d] |

CRRT. 持续肾脏替代治疗；IBW. 理想体重；iHD. 间歇血液透析；TBW. 总体重；IVP. 静脉推注
a. 对于病理性肥胖的患者，琥珀酰胆碱的代谢酶、拟胆碱酯酶是增加的。因此，在使用琥珀酰胆碱时，建议使用总体重而不是瘦体重或理想体重
b. 一般来说，使用总体重会导致病理性肥胖患者中的作用持续时间延长
c. 活性代谢产物 3- 去乙酰维库溴铵的肾脏清除率降低
d. 劳丹素是阿曲库铵和顺阿曲库铵的代谢产物，具有神经毒性不良反应，可在肾功能不全的患者体内蓄积

# 第7章　昏迷和脑死亡
Coma and Brain Death

Anna M. Cervantes-Arslanian　Melissa Mercado　David M. Greer　著
张　萍　王芙蓉　译
徐跃峤　校

## 一、昏迷

### （一）定义

意识的定义为“对自我和环境的认知状态，以及对外界刺激和内部需要的反应”[1]。因此，昏迷可被描述为意识的“丧失”。昏迷的患者无法感知外部或内部的刺激，因为他们无法通过神经传递至大脑皮层来感知。他们也不能保持觉醒，不能对外界刺激做出反应，即使是最轻微的活动，如睁眼。除昏迷之外，其他形式的意识障碍还保留一定程度的“觉醒”和“意识”。植物状态或无反应性觉醒综合征指的是觉醒存在但无意识，患者可以觉醒，可能睁眼，做出反射性动作（如皱眉、抓握），但是缺乏对外部环境的意识[2-4]。在一些被临床诊断为植物人状态已经数十年的患者中，最近的发现提示他们可能被错误分类，因为只有通过功能磁共振成像（functional magnetic resonance imaging，fMRI）才能发现他们仍保留一部分意识[5-7]。微意识状态（minimally conscious state，MCS）在2002年被定义为一种意识障碍，即存在“自我意识或环境意识的最小但明确的行为证据”[8]。这些患者可能表现出有限但可重现的环境感知证据，如伸手够物、目光追随、简单指令跟随、手势，或语言回答是或不是。出现上述行为的颅脑损伤患者被归类为MCS，他们的远期预后比持续植物人状态的患者要好[9, 10]。虽然闭锁状态的患者对大多数外界刺激无法反应，但这不是真正的意识障碍，因为意识内容和觉醒程度都没有受到干扰。这些患者保留了脑干核团，能够传递外部刺激，但由于下行运动通路已经损坏，因此不能对这些刺激做出反应。它更多的是一种“去传出”的状态。控制垂直眼球运动的上部脑干核团通常被保存下来，患者仍然可以通过上下注视来回答问题或指令。

### （二）参与维持意识的神经解剖学结构

多个皮层下和皮层大脑结构参与维持清醒和觉醒状态。脑干网状激活系统（reticular activating system，RAS）是脑干被盖旁的神经元网络，负责诱导和维持觉醒并调节睡眠－觉醒周期。RAS纤维从脑桥上部，通过中脑至下丘脑后部和丘脑网状结构，延伸到大脑皮层。此前在猫身上的实验证明了这一点，研究者通过直接刺激RAS，在猫的脑电图（EEG）上再现了唤醒模式[11]。对RAS的任何损伤都会导致昏迷，而脑桥水平以下的损伤通常不会导致意识丧失。丘脑是一对位于中线双侧的皮质下核团，是脑干和皮层结构之间的主要中继站。虽然单侧损伤可导致不同的局灶性神经功能缺损，如偏瘫或偏身感觉丧失，但只有双侧损伤会导致昏迷状态。双侧丘脑梗死可由Percheron动脉闭塞或Galen静脉血栓形成引起。想要感知外界刺激，皮层知觉是必备条件，因此双侧大脑半球在意识维持中发挥作用。单侧损伤（如大脑中动脉梗死）通常不会引起意识水平下降（除非它对脑干结构产生占位效应），但双侧损伤（如缺氧）将会导致昏迷状态。双侧半球皮质功能障碍也见于引起脑病的中毒－代谢综合征。

### （三）鉴别诊断

在一项针对急诊室500名昏迷患者的研究中，Plum和Posner明确，大多数（57%）最终诊断为昏迷的患者是继发于中毒－代谢性疾病，如低血糖、缺氧、尿毒症或肝性脑病[12]。仅 2% 的患者为精神疾病。其余患者的昏迷是由于原发性神经系统疾病，包括幕上病变（20%）、幕下病变（13%）和弥漫性脑损伤（8%）。表 7–1 总结了昏迷的病因。

### （四）原发性神经系统诊断

**1. 脑血管损伤** 如前所述，急性缺血性卒中（AIS）只影响一侧大脑半球，其本身并不会导致意识水平下降，除非出现明显的脑水肿导致脑疝和脑干受压。少数情况下，心源性栓塞可导致双侧大脑中动脉闭塞，引起意识丧失。以突然昏迷为表现的急性卒中大多为基底动脉闭塞（图 7–1）。“基底动脉尖”综合征的患者可出现生动的幻觉（大脑脚幻觉），通过详细的神经学

**表 7–1 昏迷的鉴别诊断**

| 主要神经系统诊断 | | 病史和发现 | 检查手段 |
|---|---|---|---|
| 脑血管损伤 | 急性缺血性卒中<br>脑出血<br>脑室出血<br>蛛网膜下腔出血 | 局灶性神经功能缺损，如果累及脑干或脑疝可出现颅神经缺损<br>霹雳性头痛 | CT 血管成像<br>头部 CT，凝血检查<br>如果头部 CT 阴性，则行腰椎穿刺 |
| 脑电异常 | 亚临床 / 非惊厥性癫痫 | 惊厥、面部抽动、癫痫或脑损伤病史 | 持续 EEG，ASM 水平 |
| | 缺血 – 缺氧 | 心搏骤停、颅神经功能缺损、肌阵挛 | 头部 CT，EEG，头部 MRI |
| 感染 | 细菌性脑膜炎 | 发热、发冷、寒战 | 如果昏迷时可行头部 CT 检查；腰椎穿刺 |
| | 病毒性脑炎 | 亚急性精神状态改变 | |
| 炎症性脑病 | ALE<br>SREAT | 亚急性精神状态改变、癫痫反复发作、其他自身免疫综合征病史 | 头部 MRI、腰椎穿刺 |
| 占位性病变 | 肿瘤<br>脓肿 | 局灶性神经功能缺损、恶性肿瘤病史<br>近期神经外科手术、乳突炎或菌血症 | 头部 CT<br>头部 MRI 增强扫描 |
| 外伤 | | 其他部位外伤、搏斗伤 | 头部 CT |
| 中毒 – 代谢紊乱 | 低血糖 / 高血糖 | 糖尿病病史、局灶性癫痫 | 手指血糖测定 |
| | 尿毒症 | 急性肾损伤、肌阵挛、扑翼样震颤 | 基础代谢功能检查组合 |
| | 急性肝衰竭 | 黄疸、扑翼样震颤 | 肝功能检查，血氨水平 |
| | 药物滥用 | 针尖样瞳孔、用药史 | 尿和血毒理学筛查 |
| | 高碳酸血症 | 呼吸疾病史 | ABG、胸部 X 线检查 |
| | 甲状腺功能减退 | 甲状腺疾病史、低血压、心动过缓、低体温、黏液水肿、DTR 受抑制 | 甲状腺功能检查 |
| | 肾上腺功能减退 | 低血压、低体温、低血糖 | 皮质醇 |
| | 维生素缺乏 | 营养不良、酗酒、胃旁路 | 硫胺素水平，维生素 $B_{12}$ 水平 |

ABG. 动脉血气；ALE. 自身免疫性边缘性脑炎；ASM. 抗癫痫药物；CT. 计算机断层扫描；EEG. 脑电图；MRI. 磁共振成像；SREAT. 伴有自身免疫性甲状腺炎的类固醇反应性脑病；DTR. 深腱反射

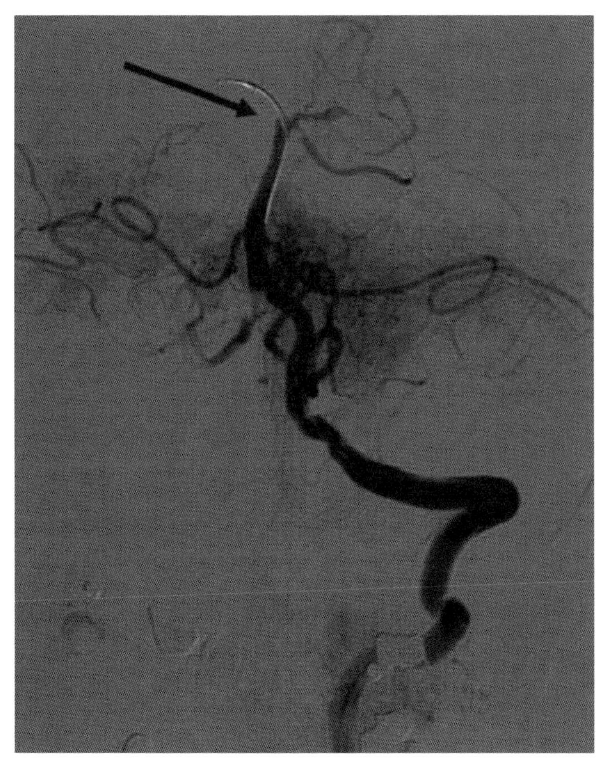

▲ 图 7-1　常规血管造影显示基底动脉远端闭塞（箭）

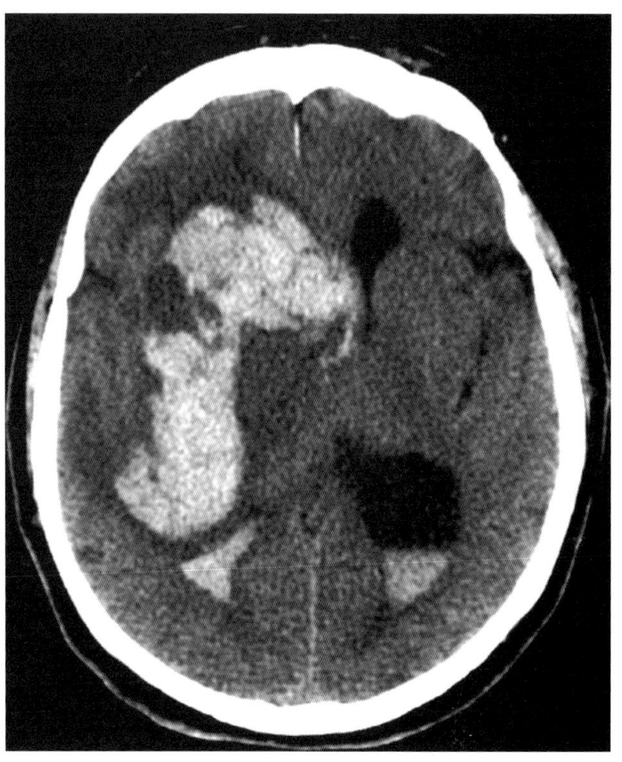

▲ 图 7-2　头部 CT 显示右侧大量自发性脑出血，占位效应明显，伴中线移位

检查可能发现眼部异常 [13]。正如前文提到，Percheron 动脉闭塞或 Galen 静脉血栓形成引起的双侧丘脑梗死也会导致昏迷 [14, 15]。

AIS 的治疗依赖于早期诊断。静脉注射阿替普酶（Alteplase，tPA）是出现症状后 4.5h 时间窗内唯一可用的药物治疗方法（FDA 仅批准用于 3h 时间窗内）。静脉注射 tPA 与 3 个月后神经功能结局改善相关 [16, 17]。对于 4.5h 时间窗外的患者，针对大血管闭塞的血管内取栓术可以改善功能结局 [18, 19]。对于大面积脑梗死的患者，必须密切监测“恶性”脑水肿的发展，因为药物和外科治疗能够改善预后 [20]。

局限于一侧半球、不引起明显占位效应的自发性脑出血（ICH）并不倾向于导致昏迷。大多数单侧 ICH 表现为突发性头痛、局灶性运动或感觉缺损（图 7-2）。相比之下，脑干 ICH 常表现为突然的意识丧失；与基底动脉闭塞一样，仔细的神经系统体检可发现颅神经缺损。自发性 ICH 的病因包括高血压、凝血障碍、脑淀粉样血管病、转移性脑损害、感染性脑栓塞和缺血性卒中的出血性转化。转移性肿瘤如肾细胞癌、甲状腺癌和黑色素瘤有出血倾向，如果怀疑恶性肿瘤，应进行脑部 MRI 增强扫描以评估潜在的肿瘤病变。ICH 的治疗原则是针对潜在病因的处理，然而逆转凝血异常、控制血压，以及紧急给予高渗治疗，对于防止出血扩大和水肿至关重要 [21]。虽然手术治疗颅内出血的证据有限，但如果药物治疗未能阻止神经系统症状恶化，部分患者可以考虑神经外科手术治疗，如单侧去骨瓣减压术或血肿清除术 [22]。

脑室出血（intraventricular hemorrhage，IVH）可由原发性脑实质出血扩展或血管异常（如动脉瘤或动静脉畸形）引起。急性 IVH 可表现为突然发作的头痛，然而随着脑积水的发展可引起脑干受压，导致心脏抑制。在这种情况下，进行脑室外引流（EVD）是有必要的，这一操作能够改善预后和降低死亡率 [23]。

高达 30% 的动脉瘤性蛛网膜下腔出血（aSAH）患者会出现昏迷，与较高的死亡率相关 [24]。与 IVH 一样，患者可能因脑积水而昏迷（图 7-3），EVD 放置可改善某些患者的预后 [25]。aSAH 的治疗既包括防止动脉瘤再出血的急性干预，如控制血压和监测动脉瘤，也包括密切的重症监护以防止进一步的并发症，如迟发性脑缺血 [26]。

**2. 脑电异常**　有类似惊厥样活动的昏迷患者应考虑亚临床 / 非惊厥性癫痫持续状态（NCSE）。有癫痫病史或卒中病史的患者应高度怀疑。在一项前瞻性研究中，成年人癫痫发作最常见的原因包括抗癫痫药物

（anti-seizure medication，ASM）水平低（34%）、远隔脑损伤（包括外伤或脑血管事件，24%）、急性脑卒中（22%）、缺氧（13%）、代谢紊乱（15%）和酒精相关（13%）[27]。NCSE 只能通过持续脑电图（cEEG）监测排除。在高达 22% 的 ICU 患者（有脓毒症时为 30%）和 16% 的外科 ICU 患者的 EEG 中可发现癫痫发作[28-30]。

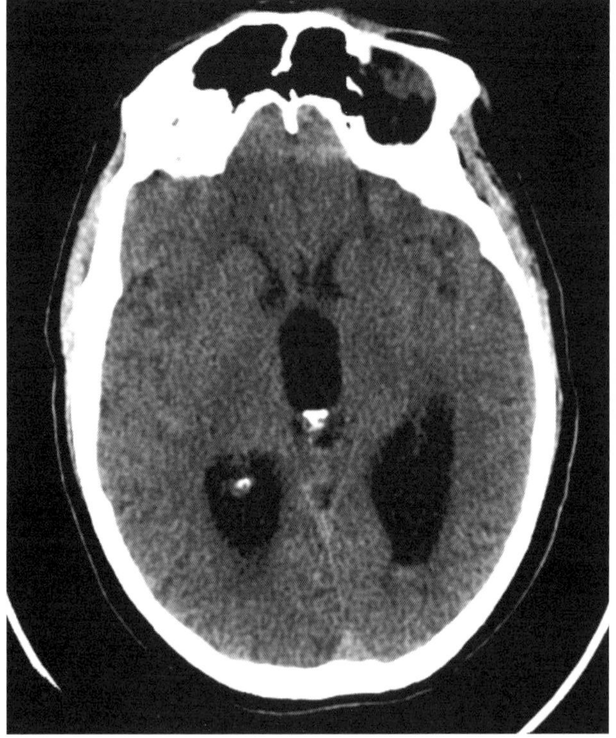

▲ 图 7-3　头颅 CT 显示脑室出血时脑室扩大与脑积水一致

目前指南建议对长期昏迷且无潜在原因的患者进行 cEEG，因为早期发现和治疗癫痫可以改善预后[31, 32]。

对于发作持续超过 5min 的癫痫，苯二氮䓬类药物是一线治疗药物，静脉注射劳拉西泮或肌肉注射咪达唑仑同样有效[33, 34]。此后，二线治疗药物包括长效 ASM，如苯妥英、丙戊酸、苯巴比妥或左乙拉西坦。虽然到目前为止并没有研究表明 ASM 之间存在差异，进行中的确认癫痫持续状态治疗试验（Established Status Epilepticus Treatment Trial，ESETT）试图在苯妥英、左乙拉西坦和丙戊酸中确定最有效的 ASM[35]。当一线和二线治疗药物难以控制时，三线治疗应包括持续使用镇静 / 麻醉药物[36]。三线治疗药物包括咪达唑仑、戊巴比妥或丙泊酚。

3. 缺血缺氧　持续心肺骤停的患者可能发展为不同程度的缺氧缺血性 / 缺氧脑损伤。大部分患者在自主循环恢复（ROSC）后仍处于昏迷状态，有的甚至脑干反射消失。CT 扫描的初始影像可显示不同程度的缺氧性脑水肿，根据程度的不同可表现为正常到灰白质界限消失、弥漫性沟回消失和扁桃体疝（图 7-4）。值得注意的是，比例高达 30% 的患者可在 24h 后恢复脑干反射，因此这种情况下，脑死亡判定检查应推迟[37]。目前仍缺乏治疗不可逆缺氧性脑损伤的方法，然而目标体温管理（TTM）已成为预防的标准疗法[38, 39]。在高达 30%～40% 的心搏骤停患者中可捕捉到癫痫脑电，因此在昏迷状态下早期开展 cEEG 是必要的[40, 41]。在 TTM 被确立为标准处理方案前，大多

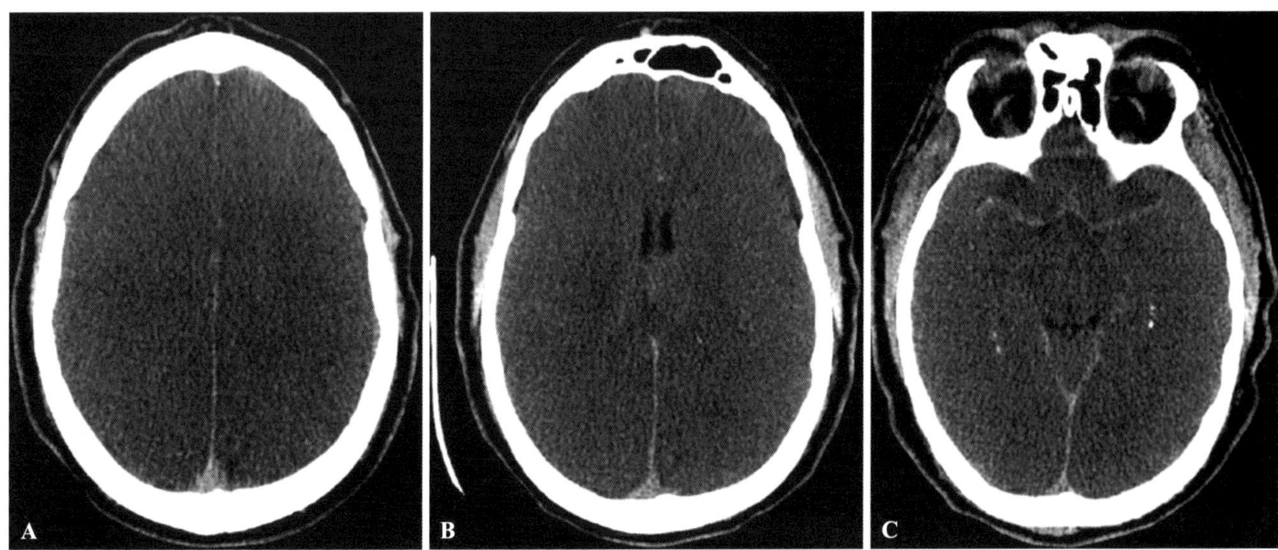


▲ 图 7-4　A 和 B. 头颅 CT 显示缺氧性脑损伤导致弥漫性脑水肿伴脑沟消失；C. 伪蛛网膜下腔征（蛛网膜下腔附近静脉充盈，表现为高密度）

数预后评估都是在心肺骤停后 72h 进行的。然而，在低温治疗后时代，50% 的患者可能要到 3 天以上才能恢复意识，因此当早期评估不确定时，建议延迟进行预后判定[42]。

**4. 感染**　患者出现意识水平改变和感染症状（如发热、寒战、恶心、呕吐、痉挛或免疫缺陷状态）时，应怀疑为脑膜炎。临床检查可显示脑病、假性脑膜炎或视乳头水肿。细菌性脑膜炎是一种神经系统急症，任何伴有发热的脑病患者都必须尽快使用抗生素。应尽快进行血液培养。虽然在无局灶性缺损、无免疫抑制病史的患者中进行腰椎穿刺发生脑疝的风险较低，但任何意识水平减低的患者在接受腰椎穿刺前都应接受非增强的头部 CT 检查，以排除颅内占位性病变[43]。起始应联用包括第三代头孢类抗生素和万古霉素在内的广谱抗生素，以覆盖肺炎链球菌（*Streptococcus pneumoniae*）和脑膜炎奈瑟菌（*Neisseria meningitides*）两种最常见的致病菌[44]。对于老年、免疫缺陷或有酗酒史的患者，加用氨苄西林覆盖产单核细胞李斯特菌也是必要的。建议同时使用类固醇和抗生素，因为已证实类固醇可以减少链球菌性脑膜炎患者的神经系统后遗症[45, 46]。应尽快进行脑脊液（CSF）分析，最好在抗生素给药后 4h 内，以避免对样品产生影响[47]。细菌性脑膜炎脑脊液的异常发现可包括白细胞计数升高数百至数千，表现为多形核、脑脊液糖水平低于血糖的 2/3，以及蛋白显著升高（表 7–2）。在细菌性中枢神经系统（CNS）感染中，MRI 可能显示软脑膜增强或脑实质水肿等提示脑炎的征象。抗生素治疗的时间应根据病原体滴定，对于脑脊液疑似脑膜炎但培养阴性的患者应考虑治疗一个完整的疗程[48]。病毒性脑炎可能表现为意识水平的亚急性下降和意识模糊。在西半球最常见的病原体是单纯疱疹病毒（herpes simplex virus，HSV），但也可出现其他如水痘带状疱疹病毒（varicella zoster virus，VZV）、西尼罗河病毒（West Nile virus，WNV）、EB 病毒（Epstein-Barr virus，EBV）、巨细胞病毒（cytomegalovirus，CMV）、肠病毒或人类疱疹病毒（human herpes virus，HHV）感染，尤其是在免疫功能不全的患者中[49]。HSV 脑炎患者脑脊液中白细胞计数可达数十至数百，以淋巴细胞为主，蛋白轻度升高，葡萄糖正常，由于可致出血的特性，脑脊液中常出现大量红细胞[50]。HSV 脑炎的 MRI 可显示脑水肿，多见于颞叶内侧，偶有出血改变（图 7–5）。一旦怀疑为病毒性脑炎，应在等待 CSF HSV 聚合酶链式反应（polymerase chain reaction，PCR）结果时开始使用阿昔洛韦抗病毒治疗，因为治疗延迟与较差的结局相关[51]。在严重的免疫缺陷患者中应考虑结核（tuberculous，TB）、寄生虫（如弓形体病）和真菌（如隐球菌）性脑膜炎。真菌性脑膜炎通常表现较为惰性，患者在 2～4 周内出现头痛、发热和不适等症状[52]。CSF 可表现为单核白细胞增多、蛋白显著升高和糖降低。确诊需要显微镜分析，对脑脊液和血清的直接抗真菌抗原检测也可能有用[53]。隐球菌和脑囊虫感染可能累及脑室，对新发脑积水患者应进行这些诊断评估。某些 CNS 感染（如 VZV、TB、曲霉菌和梅毒）也可能诱发炎症性或侵袭性血管炎，从而导致影像学上的脑梗死。

**表 7–2　脑膜脑炎患者的脑脊液表现**

| | WBC（$\times 10^6$/L） | 蛋白（mg/dl） | 血糖（mg/dl） | RBC |
|---|---|---|---|---|
| 正常 | ＜5 | ＜45 | 50～80 | 正常 |
| 细菌性 | ＞1000（PMN） | ＞100 | ＜40 或＜2/3 血清浓度 | 正常 |
| HSV | 100～1000（淋巴细胞） | 40～100 | ＞45 | 升高 |
| 真菌性 | 100～500（淋巴细胞） | ＞50 | ＜40 或＜2/3 血清浓度 | 正常 |
| TB | 100～500（淋巴细胞） | ＞50 | ＜40 或＜2/3 血清浓度 | 正常 |

PMN. 多形核白细胞；WBC. 白细胞；RBC. 红细胞

**5. 炎症**　在过去的 10 年中，临床医生对自身免疫性边缘性脑炎（autoimmune limbic encephalitis，ALE）这一诊断的认识越来越多，导致此病检测和发病率的增加[54]。ALE 是由抗细胞外突触蛋白或抗细胞内神经元膜蛋白抗体介导的。副肿瘤性 ALE 与潜在的肿瘤相关，并倾向于由细胞内抗原抗体介导[55]。ALE 的症状可能包括精神障碍、癫痫发作、运动障碍（发音障碍、动作迟缓、肌张力障碍）、语言障碍（缄默、输出减少、模仿）和自主神经功能失调[56]。它可能与其他免疫疾病一起出现，并且在这些患者中显示了高滴度的其他自身抗体[57]。EEG 可表现为局灶性或广泛性慢波或癫痫样活动；CSF 异常可表现为淋巴细胞增多、蛋白升高、IgG 指数升高或寡克隆带。MRI 最常见的表现是边缘系统尤其是颞叶内侧 FLAIR 高信号，

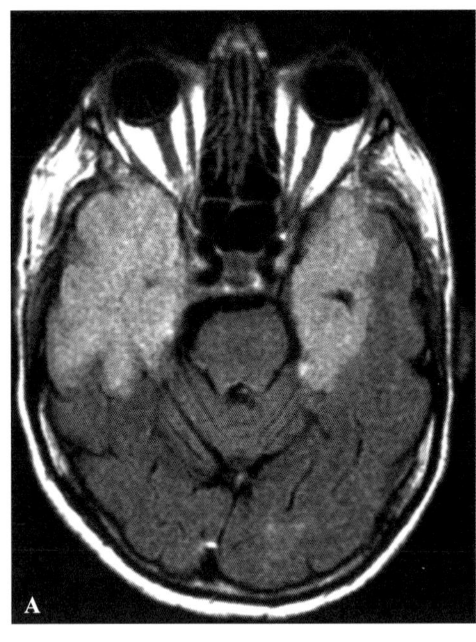


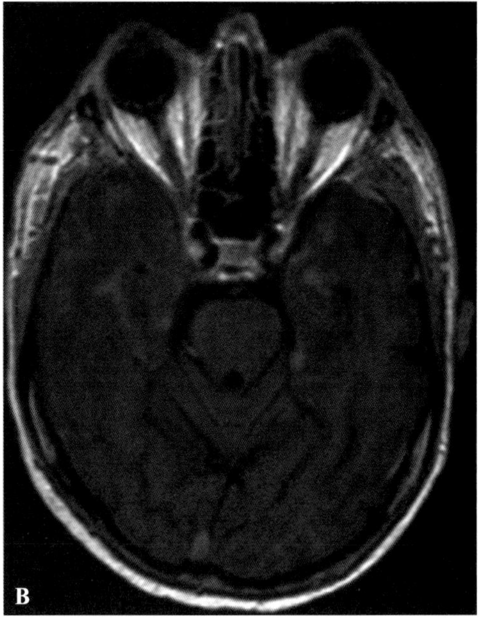


◀ **图 7-5　颅脑 MRI 显示继发于 HSV 脑炎的双侧颞叶 FLAIR 高信号（A）和强化（B）**

FLAIR. 液体衰减型反转恢复

55% 的患者伴有边缘系统以外的病灶[58]。然而，CSF 和 MRI 的表现都因致病抗体的不同而有所差异，一些综合征更容易出现正常的表现[57]。治疗包括免疫抑制治疗，如类固醇、静脉注射免疫球蛋白（intravenous immunoglobulin，IVIG）或血浆置换。然而，并没有随机化的研究表明哪一种治疗可能更有益。如发现肿瘤，则建议切除[56]。

甲状腺炎患者可出现伴有自身免疫性甲状腺炎的类固醇反应性脑病（steroid responsive encephalopathy with autoimmune thyroiditis，SREAT），这是一组异质性的神经系统症状，包括癫痫、失语、精神症状、运动障碍和昏迷，也可见于其他自身免疫性疾病[59]。这种疾病以前被称为“桥本脑病”，它很可能代表了自身免疫性疾病患者中抗神经细胞抗体的激活。在这些患者中，应该考虑其他诊断如副肿瘤或非副肿瘤性 ALE。其他与 CNS 相关的自身免疫性疾病包括系统性红斑狼疮（systemic lupus erythematosus，SLE）、干燥综合征、结节病和 Behçet 综合征。

**6. 占位性病变**　颅内肿瘤包括原发性 CNS 肿瘤以及转移性病灶，在成人中较为常见。生长缓慢的肿瘤在出现症状之前可能已经占据了颅内大量的空间，因为脑实质已经适应了占位效应。一旦肿瘤足够大或引起癫痫，患者可能表现出意识水平的下降。如果肿瘤足够大且有明显的占位效应，通常可以通过非增强头部 CT 确诊，但较小的转移病灶可能需要 MRI 平扫或增强加以明确。对于颅内占位性病变的患者，应进行原发恶性肿瘤的检查，包括胸部、腹部和盆腔的平扫及增强 CT 检查，或全身正电子发射断层扫描（PET）。如果有任何脑疝的临床症状，可给予高渗治疗并开始应用类固醇治疗血管源性脑水肿。神经外科会诊总是必要的，因为患者可能受益于肿瘤切除或活检。一旦获得了病历资料，还应咨询肿瘤科和放射肿瘤科以进行进一步治疗。

颅内细菌性脓肿在脑疝或癫痫发作的情况下也可引起昏迷。一旦怀疑相关疾病，应立即给予广谱抗生素，包括万古霉素、头孢曲松和甲硝唑。腰椎穿刺在存在占位效应时通常是禁忌的，而神经外科手术减压引流通常是治疗的选择。应查找原发感染源。脑脓肿可能来自颅面感染（如乳突炎）的直接播散或细菌性心内膜炎的血行播散。

**7. 外伤**　严重创伤性脑损伤（TBI）可导致昏迷。TBI 导致昏迷的机制有很多，其中大多数可由头部 CT 发现。单侧占位病变可能表现为疝和脑干压迫，如果检查发现患者有任何偏侧体征，应予以怀疑。弥漫性 TBI 可能导致全脑水肿和颅内压升高，从而减少脑灌注。已发表的指南指出了不同类型脑损伤手术干预的适应证[60]。对于有持续意识障碍但没有任何明显的影像学异常来解释其临床状态的患者，cEEG 监测以排除 NCSE 是必要的。如果昏迷原因仍不明确，则可能需行颅脑 MRI 评估弥漫性轴索损伤，如果在脑干背侧发现弥漫性轴索损伤，则可能与不可逆昏迷有关[61]。有占位效应、临床或影像学反映脑疝或颅内高压（通过直接颅内压监测发现）的颅内病变需要积极的高渗治疗，以避免永久性的脑干损伤[62]。

### （五）中毒 – 代谢紊乱

低血糖昏迷应及时治疗，因为血糖水平低于 50mg/dl 可导致不可逆的神经损伤[63]。高血糖也可能与意识水平下降有关，特别是当同时存在高渗状态或酮症时。在这两种情况下，应该开始对意识水平的变化进行密切评估，如果恢复正常血糖后意识仍未改善，那么应寻找其他潜在的病因。严重低血糖的 MRI 表现可能包括基底节或海马等皮层下结构的 $T_1$、$T_2$ 高信号或类似急性中毒性白质脑病的白质弥散受限[64, 65]。虽然癫痫发作在低血糖中少见，但在高血糖患者中可能有 25% 会出现癫痫发作，最常见的是局灶性强直发作，伴或不伴泛化[66–68]。低血糖的治疗应包括在静脉输注葡萄糖之前先给予硫胺素，以避免引起 Wernicke 脑病。纠正伴或不伴酮症的高血糖应包括积极地水化、胰岛素治疗，以及频繁监测和纠正电解质紊乱[69]。

急性或慢性肾衰竭导致的意识改变可能有几种不同机制。尿毒症脑病可在急性或慢性肾功能不全中出现，但在急性肾损伤中症状更为明显。尿毒症引起的神经损害效应并非由单一毒素引起，但在 CSF 中常会发现多种有机分子的水平升高，包括尿酸、苯酚和胍化合物[70, 71]。这些分子的水平升高与大脑兴奋性谷氨酸活性的增加和抑制性 γ– 氨基丁酸（GABA）活性的降低有关，从而导致皮质兴奋性的全面增强。患者可能出现意识水平下降、痉挛或肌阵挛，以及潜在的癫痫，但局灶性运动缺损或颅神经损害不应存在。尿毒症脑病是一种排除性诊断，CSF 检查、脑成像和 EEG 可能显示一系列异常，但无特异性。通过肾脏替代治疗适当降低血尿素氮（blood urea nitrogen，BUN）可能改善脑病。肾功能不全导致知觉改变的其他可能机制还包括肾脏清除不良引起的药物毒性（特别是具有镇静作用的药物）；透析使渗透压平衡紊乱，导致短暂性脑水肿；全脑灌注减少引起低血压性晕厥；由于血液透析加速损失而导致的硫胺素缺乏；血小板功能障碍引起的颅内出血。

急性肝衰竭患者可能会发生肝性脑病。严重程度不等，从 1 级轻度意识模糊和扑翼样震颤，到 4 级昏迷和可能的颅内压（intracranial pressure，ICP）增高伴脑疝征象。暴发性肝衰竭的神经系统损伤通常由一些需要通过肝脏清除的毒素在体内积累引起，最常见于急性而非亚急性肝损伤[72]。虽然血氨水平对发现肝性脑病有帮助，但氨需转化为谷氨酰胺从而导致脑水肿[73, 74]。针对性减少氨负荷的治疗包括乳果糖和利福昔明。如果有临床或影像学证据表明 ICP 增高，应开始高渗治疗以减轻脑水肿[75, 76]。

多种有毒物质的摄入可降低意识水平。根据美国疾控中心的数据，阿片类药物过量在去年平均增长了 30%。因此，对于急性昏迷的年轻患者，应高度警惕药物过量，应考虑早期给予纳洛酮以评估症状是否逆转。某些药物，如阿片类药物、乙醇、巴比妥类药物、苯二氮䓬类药物、三环类药物和对乙酰氨基酚，可以在血清或尿液毒理学检查中发现，但新型合成药物可能尚无法检测。冬季应怀疑一氧化碳中毒，可测定血清碳氧血红蛋白水平明确诊断[77]。一氧化碳中毒可能的治疗包括高流量吸氧，但在昏迷情况下建议高压氧治疗。药物中毒的其他治疗方法大多是支持治疗，例如在呼吸衰竭的情况下使用机械通气，推荐由当地中毒控制中心协助治疗[78]。某些种类的毒物摄入后 2h 内服用活性炭可能有用，但对昏迷患者可能没有帮助，除非已进行气管插管[79]。三环类药物和多巴胺能药物可能引起心律失常，应对患者进行密切监测。危及生命的中毒，如锂、苯巴比妥、水杨酸盐和茶碱，可能需要血液透析或静脉使用碳酸氢钠碱化尿液[80]。

严重的甲状腺功能减退可使患者出现黏液水肿性昏迷。黏液水肿是指患者由于糖胺聚糖的积累而出现的水肿。其他症状包括心动过缓、低血压、体温过低、无凹陷性水肿、低钠血症、毛发粗糙和皮肤干燥[81]。既往有甲状腺功能障碍病史的患者应予以怀疑。眼球突出可能有助于诊断。多器官衰竭包括急性肾衰竭和心肌梗死也可能发生。如果皮肤有色素沉着，则可能伴有肾上腺功能不全。诊断通过实验室甲状腺功能检查，可发现游离甲状腺素（$T_4$）水平低。促甲状腺素（thyroid-stimulating hormone，TSH）水平通常很高，但在原发性 / 中枢性甲状腺功能减退患者中可能正常。治疗包括甲状腺素替代、支持治疗，如果怀疑肾上腺功能不全，则应早期进行类固醇替代治疗。

韦尼克脑病（Wernicke's encephalopathy，WE）是由硫胺素（维生素 $B_1$）缺乏引起。共济失调、眼球震颤 / 眼肌麻痹和脑病的典型三联征较少见，但是对于昏迷伴有可能导致硫胺素缺乏情况的患者，临床医生应当考虑到这一诊断的可能性[82]。尽管绝大多数 WE 见于酗酒者，但它也可发生于妊娠剧吐、减肥手术、癌症和血液透析的患者。颅脑 MRI 可显示双侧丘脑、下丘脑或乳头体 $T_2$ 高信号 [83]。治疗包括高剂量的硫胺素（每 8 小时 500mg）连续 3 天静脉注射 [84]。

### （六）分诊

1. **急诊室** 就诊于急诊室的患者需要进行以下详细的初步检查。需要紧急评估循环、气道和呼吸，在将患者转运进行任何影像学研究之前，应确定气道是否安全。如果初步评估不能明确诊断、患者需要气管插管，或者通过紧急干预未能改善，患者都应被收治到 ICU 进行高水平监测。如果脑成像显示需要神经外科干预的异常，则患者在进入 ICU 之前可能需要直接进入手术室。

2. **院外** 有时从外院转院的昏迷患者相关检查是完整的，但许多患者仍然需要进行一些在原医疗中心无法完成的干预或研究。在转院前，应始终保持患者的血流动力学指标稳定。

3. **医院内** 由于前述的各种病因，因任何内科或外科疾病入院的患者都有发展为昏迷的风险。如果患者突发昏迷，在分诊前应联系神经科紧急会诊。

### （七）制订诊断和决策

1. **循环、气道、呼吸** 对昏迷患者的初步评估集中在其血流动力学和呼吸稳定性。对于任何脉搏不可触及的昏迷患者，都应进行心肺复苏。如果患者血流动力学稳定、氧合充分，应评估深度昏迷情况下的气道保护能力，如果有任何即将发生呼吸衰竭的风险，应进行气管插管。

2. **病史** 应从任何可用的资源中获取目前的患者病史并进行评估。应与可联系的家庭成员和（或）紧急医疗服务人员面谈，以了解患者目前的详细症状。急性发作的昏迷提示脑血管病或脑电异常事件。亚急性或慢性发作，以及之前的脑病提示病因更可能为感染性、炎症性或中毒代谢性。意识丧失之前的局灶性神经功能缺损是脑血管事件的提示。由于某些类型的颅内出血可在数日至数周内逐渐扩大，因此近期任何的创伤史都应加以明确。感染相关症状如发热、强直、肌肉疼痛、上呼吸道症状或胃肠道不适也应予以明确。需要获得患者详细的用药清单，因为某些药物（如精神科药物、抗惊厥药物、糖尿病药物和抗凝药物）可能为潜在的诊断提供线索。

3. **体格检查**

(1) 生命体征：生命体征的异常应及时纠正，也可有助于诊断。严重的高血压可提示脑血管事件，或者是潜在的颅内高压的证据，尤其是合并心动过缓（“库欣反应”）时。

(2) 意识水平：一旦血流动力学稳定，应进行详细的神经系统评估。患者的意识水平的评估应通过给予不同程度的外部刺激后看其对各种刺激的反应。睁眼检查通常是最先进行的，尽管自发性睁眼并不意味着意识清楚，而不能睁眼也并不一定提示昏迷。接下来，医生应确定患者是否能够对视觉刺激进行追踪或反应。如果任何言语或疼痛刺激均不能使患者睁眼，就如同睁眼失用症的情况一样，则医生应撑开患者的眼睛，再进行追踪评估。即使患者看起来处于昏迷状态，也应要求他们执行肢体和躯干指令，包括“向上看”或“向下看”以识别闭锁综合征。指令跟随应被严格定义为能够完成“竖起大拇指”，显示两个手指，或握紧和松开拳头的动作。仅是握拳不应该被解释为指令跟随，因为这是一种反射性动作，经常出现于脑损伤患者中。测量意识水平有好几种量表。格拉斯哥昏迷评分（Glasgow Coma Score，GCS）和无反应性评分（Full Outline of Unresponsiveness，FOUR）用于神经系统评估的补充（表 7–3）[85, 86]。

(3) 脑干功能检查：瞳孔光反射的检查是用光照射每侧瞳孔，并评估瞳孔的大小、反应和对称性。传入和传出纤维分别是第Ⅱ对脑神经和第Ⅲ对脑神经，中间经过中脑。瞳孔光反射的中断见于不同类型的脑损伤。幕上病变引起钩回疝时，第Ⅲ对脑神经受压可导致单侧瞳孔扩大，直接和间接光反射都消失。中脑损伤可导致瞳孔呈中等大小（4～6mm）固定。脑桥病变可表现为“针尖”样瞳孔（1mm 或以下），光反射迟钝。这种情况可能与阿片类药物过量相混淆，如果延迟进行颅脑成像，可能耽误脑干卒中的诊断。尽管其他脑干反射可能受到麻醉药的影响，但瞳孔光反射在神经肌肉阻滞药应用时应保持完整 [87]。

角膜反射的通路由第Ⅴ对脑神经的传入纤维和第Ⅶ对脑神经的传出纤维组成，通过无菌棉花直接刺激角膜进行评估。单侧脑桥损伤可导致一侧瞬目反射消失。面部表情不对称也可能提示第Ⅶ对脑神经损伤。

眼外肌运动可以通过头 – 眼反射或前庭 – 眼反射来评估。头眼反射的检查是通过快速地将头部转向一侧来进行，在颈椎不稳定的情况下，这项检查应推迟。前庭眼反射应在确认鼓膜完好后进行。向每侧外耳道注入 50ml 冷水，在脑桥完整的情况下，应观察到向对

表 7-3　无反应性（Full Outline of Unresponsiveness，FOUR）评分

| 项　目 | FOUR 评分 | | | | |
|---|---|---|---|---|---|
| | 0 | 1 | 2 | 3 | 4 |
| 睁眼 | 无 | 疼痛刺激睁眼 | 声音刺激睁眼 | 自主睁眼但无视觉追踪 | 自主睁眼，追踪，听从指令眨眼 |
| 运动 | 无 | 伸直 / 疼痛刺激后去大脑体姿 | 屈曲 / 去皮层体姿 | 疼痛定位 | 听从指令竖大拇指，握拳或松开 |
| 脑干反射 | 瞳孔、角膜、咳嗽反射消失 | 瞳孔和角膜反射消失 | 瞳孔或角膜反射消失 | 一侧瞳孔散大固定 | 瞳孔或角膜反射存在 |
| 呼吸 | 呼吸频率同机械通气或无呼吸 | 呼吸频率超过机械通气频率 | 未插管，呼吸不规则 | 未插管，潮式呼吸模式 | 未插管，规律呼吸模式 |

每类得分相加得出总分

侧的水平眼震和同侧注视麻痹。在脑干损伤的情况下，可能会发现一些眼部异常。在脑桥梗死患者中可看到眼球上下浮动，在脑积水压迫中脑上丘的患者中可观察到双眼向下凝视。

第Ⅸ和Ⅹ对脑神经可以通过气道内抽吸诱发咳嗽反射和用压舌器刺激口咽诱发呕吐反射来评估。

(4) 呼吸模式：脑损伤可导致多种呼吸紊乱模式[88]。潮式呼吸（Cheyne-Stokes 呼吸）的特征是递增 – 递减性呼吸增快，随后出现短暂的呼吸暂停。它可见于双侧大脑半球损伤、双侧丘脑功能障碍或其他间脑以上部位病变的患者；也可见于非神经系统疾病，如心力衰竭、尿毒症和高海拔反应。中枢性过度通气表现为长时间的快速急促呼吸，镇静剂通常不能缓解。它可见于中脑和脑桥喙部的病变。在考虑神经源性呼吸过速之前，应排除其他可能导致代谢紊乱性呼吸增快的潜在原因。长吸式呼吸表现为吸气期延长，吸气完全时暂停，然后呼气。脑桥尾侧损伤会导致这种呼吸模式。从集式呼吸的异常模式可见于低位脑桥或高位延髓病变。失调 /Biot's 呼吸由不同幅度和长度的吸气期组成，其间穿插呼吸暂停期，提示延髓背内侧损伤。

(5) 运动检查：由于无法配合等效试验，昏迷患者的运动功能评估较为困难。检查者应注意是否有异常的反射性动作以及是否对称。有目的的动作，例如对疼痛刺激的回缩或局部定位，表明大脑皮层功能完整。屈肌体姿表现为肩膀和手臂内收，肘关节和手腕弯曲，以及下肢伸直，见于中脑红核水平以上的脑损伤。伸肌体姿表现为肩膀和手臂内收、肘部伸直、前臂旋前，以及下肢伸直跖屈，提示中脑红核和脑桥水平以下的脑损伤。当病变在脑桥水平以下时，所有运动通路都可能被切断，患者不会表现出任何肢体回缩或反射性脑干反应。脊柱反射，如下肢在髋、膝和踝的三重屈曲，不被认为是皮层或脑干反应。其他异常运动也应引起注意，包括震颤、运动障碍和扑翼样震颤。当症状呈广泛出现时，应怀疑中毒代谢性昏迷病因。

(6) 深腱反射和病理反射：用反射锤叩击二头肌、三头肌、肱桡肌、髌骨和跟腱以检查深腱反射（deep tendon reflexes，DTR）。正常反射会引起被刺激肌肉的收缩；当反射活跃时，将扩散并导致邻近肌肉也产生收缩。胸肌反射或下颌反射的存在亦应被视为 DTR 异常活跃。病理性反射亢进指的是持续性阵挛，即在停止刺激后肌肉仍反复收缩，可见于上运动神经元损伤或代谢紊乱性疾病，如甲状腺功能亢进、低镁血症、血清素综合征或抗神经系统恶性综合征。反射减低可见于慢性疾病（如糖尿病）患者，此类患者易患周围神经病；也可见于代谢紊乱（如甲状腺功能减退或高镁血症）的患者。出现反射不对称时应考虑急性或慢性中枢神经系统损伤的偏侧体征。

病理反射是指出生时即存在的原始反射，但通常被完整的皮质结构所抑制。病理反射包括巴宾斯基征、霍夫曼征、吸吮反射、掌心下颌反射等。

(7) 皮肤：应对无遮盖的患者进行彻底的皮肤检查，包括观察胸 / 背部和四肢，并仔细检查手掌、脚底和甲床。一些发现有助于诊断，特别是在考虑中毒代谢紊乱时。四肢瘀斑性皮疹应怀疑：奈瑟菌属 / 脑膜炎球菌败血症等引起的血小板减少性来源，此时使用广谱抗生素可能拯救生命；或血栓性血小板减少性紫癜（thrombotic thrombocytopenic purpura，TTP），血浆置换或免疫抑制药治疗可能有效。重度肝性脑病患

者常表现出皮肤和巩膜黄疸，应进行血清氨水平的实验室评估。在感染性脑栓塞患者中常见心内膜炎的线索，如 Janeway 损害和裂片形出血。在被发现无反应的患者中，耳后瘀斑或“搏斗征”可能是颅底骨折和外伤性脑损伤的证据。

4. 实验室检查　所有昏迷患者最先进行的实验室检查应是指尖血糖。如前文所述，低血糖或高血糖应予以纠正。其他血液生化检查应始终包括基本的代谢指标、肝功能指标和完整的血细胞计数。如果怀疑服用了药物，应进行血清和尿液毒理学检查。如果有肺动脉疾病史，动脉血气（ABG）有助于确定是否为高碳酸血症导致昏迷，以及是否需要气管插管。怀疑脑血管疾病或已知服用抗凝药的患者，应检查全套凝血指标。如果这些初步的实验室（或影像学）检查不能辅助诊断，则应根据病情考虑其他检查，如促甲状腺激素、血氨、维生素 $B_{12}$ 和硫胺素水平。

5. 神经影像学检查的适应证　所有昏迷患者都应进行头部非增强 CT 检查，虽然其检测急性缺血性卒中的灵敏度很低，但可以帮助排除颅内出血导致的昏迷。对于出现急性昏迷的患者，应进行头部和颈部的 CT 血管成像以评估基底动脉闭塞，尤其是当其出现任何颅神经缺损表现或特殊体姿时。对于报告霹雳性头痛的患者，也应进行 CT 动脉和静脉成像以排查动脉瘤或静脉窦血栓形成。虽然颅脑 MRI 对于有定位体征的患者诊断缺血性卒中很有帮助，但临床医生应注意，完成检查可能延迟急性期治疗，且对 24h 内的椎基底动脉梗死敏感性可能不可靠 [89]。

6. EEG 检查的适应证　已有指南对于正确选择从 cEEG 监测中获益的患者提供了指引 [31]。对于符合惊厥持续状态标准且未恢复基线状态的患者，应用 cEEG 迅速评估 NCSE。对于任何存在原发性神经损伤（如创伤性、血管性、感染性、炎性和缺氧性）的患者，出现不能解释的昏迷或脑病时都应行 cEEG。无任何原发性神经系统疾病的危重患者，如果符合下列任一标准，也应进行 cEEG 评估：精神状态波动，常规 EEG 周期性放电，需要药物镇静，存在癫痫发作风险，以及疑似癫痫发作的临床发作事件 [90]。在脓毒症或其他代谢紊乱已被纠正后仍有脑病的患者也应考虑 EEG。

7. 腰穿检查的适应证　昏迷患者合并发热、白细胞增多、寒战或亚急性不适等感染性症状时，应怀疑为脑膜脑炎。虽然可能并存如低血容量和脓毒症引起的急性肾损伤等代谢紊乱，但对这些患者仍需要进行腰椎穿刺和脑脊液检查以排除感染。初始 CSF 检查应包括细胞计数、蛋白质、葡萄糖、革兰染色、培养和单纯疱疹病毒（HSV）PCR。对于任何疑诊脑膜脑炎的患者，即使在等待腰椎穿刺时，也应立即经验性使用抗生素。其他应进行腰椎穿刺的情形包括难治性癫痫发作，其潜在的感染性或炎性病因可能起作用。

8. 多模式神经监测的适应证　对于脑损伤的昏迷患者，可能需要对 ICP、脑灌注压（CPP）或脑组织氧合（$pbO_2$）进行直接连续监测，因为对其神经系统检查的密切监测较为困难或无法实现。GCS 得分 3～8 分的 TBI 患者应进行持续的 ICP 监测，通过脑实质内监测或脑室导管监测。其他可能从严密的 ICP 监测中获益的昏迷患者还包括非创伤性全脑水肿患者，如感染或炎症病因。如果在昏迷患者的影像学检查结果中发现脑积水，则应放置 EVD，因为这种干预既是诊断也是治疗。尽管没有证据表明能够改善结局，且一些证据显示结果更差，但 ICP 监测仍应被纳入 3 级和 4 级肝性脑病的管理中 [91, 92]。

### （八）出院终点

意识障碍患者的昏迷时间长短取决于潜在的病因及其可逆性。因此，一些患者可能在住院期间恢复到他们的基本功能水平，而另一些患者可能需要数个月甚至数年。在与家属讨论治疗目标时，最重要的决定之一是昏迷的原因是否不可逆转，以及医生预估患者可能需要多长时间才能恢复独立（如果可能）。在结束住院后仍处于昏迷状态的患者可能需要长期的急症护理服务（特别是如果他们仍然依赖于生命支持措施，如机械通气或人工营养）或亚急症护理设施。在出院前恢复足够神经功能的患者可以从回家前的急性期康复治疗中获益。

## 二、脑死亡

### （一）概述

虽然人们多年前就已知，毁灭性脑损伤的患者呼吸停止可能先于心脏停止，但脑死亡的概念直到 20 世纪 50 年代末才被正式描述 [93, 94]。随着机械通气的出现，越来越多的破坏性神经损伤患者可以维持足够长的时间，这有助于观察心肺支持对中枢神经系统功能不全患者的影响。

Mollaret 和 Goulon 首先描述了一组这样的患者，

他们处于“coma dépassé”，字面意思是昏迷之后的状态[95]。这一人群的主要特征是所有脑干反射丧失、呼吸停止、多尿、血流动力学指标不稳定和体温调节障碍，同时 EEG 呈平直状态。

脑死亡的正式定义直到 1968 年才出现，当时哈佛大学的一个特设委员会开始“将不可逆转的昏迷定义为新的死亡标准”，这与 Mollaret 和 Goulon 所描述的特征相同[96]。1981 年，美国《统一死亡判定法案》（*Uniform Determination of Death Act*）在法律上承认，脑死亡或按神经学标准死亡等同于按心肺标准死亡，但没有强制规定具体的诊断标准[97]。

出于明确性和指导性需要，美国神经病学学会（American Academy of Neurology，AAN）在 1995 年制订了成人脑死亡判定指南[98]，并于 2010 年在多个学会（神经重症监护学会、儿童神经病学学会、北美放射学会和美国放射学会）的支持下进行了更新[99]。虽然儿童脑死亡标准的关键内容与成人相同，但判定过程并不完全相同。指南由美国儿科学会（American Academy of Pediatrics，AAP）于 1987 年发布[100]，并于 2011 年在多个学会（儿童神经病学学会和危重症医学学会）支持下进行了更新[101]。

全美 50 个州[102]和大多数国家[103]都认可通过心肺或神经学双重标准确定死亡，但没有明确规定所需的方案[104]。这导致了各个医疗机构在实践上的广泛差异[105-107]。值得注意的是，关于判定所需人员的人数（1 或 2 人）或他们的资质（神经科医生或非神经科医生、主治医师或住院医生）并没有相关的授权规定。虽然并没有正确宣布脑死亡后又恢复的报道[99]，然而脑死亡判定的有效性仍然存在挑战。毫无疑问，不同国家和机构之间的不一致声明可能促成了这一点[108]。一些人主张由国家监管机构强制执行一致性或全球统一的诊断标准[103]。为了推动标准化进程，美国神经重症监护学会制作了一套脑死亡相关的在线资源，既供医疗专业人员使用，也供公众使用，称为脑死亡工具箱[109]。

### （二）诊断

**1. 脑死亡判定的准备**　导致脑死亡的病因多种多样，最常见的是严重的创伤性脑损伤，其次是出血性脑卒中和心搏停止后缺氧缺血性脑病[110]。考虑脑死亡诊断的第一步是要明确病因。有许多可逆的病因可以模拟脑死亡，最常见于中毒[111]。应审查神经影像学检查结果，并证明其与脑死亡的原因一致。如影像学检查结果正常，则应怀疑是类似脑死亡的情况。如果对颈椎损伤是否会导致四肢瘫痪存在疑问，可以进行颈椎 MRI 检查。

判定脑死亡的关键是基于可靠的临床检查，确定昏迷和脑干的所有功能（包括呼吸驱动）完全停止[99]。在某些情况下，进行辅助试验以支持临床诊断可能是必要的，特别是在某些方面的检查不能充分完成或安全进行时，但在大多数情况下不需要。必须采取适当的照护措施，以使患者适合进行脑死亡判定。应回顾实验室分析结果，明确不存在可能妨碍床旁检查的并发症（如急性肝肾衰竭、严重电解质或酸碱失调或内分泌紊乱）。毒理学分析必须在彻底审查医疗记录的基础上进行，以确保以前使用的镇静剂或麻醉药不会影响临床检查。请记住，这些药物的代谢在肾脏或肝脏损伤或体温过低的情况下可能会降低[112]。如果在入院时毒理学检测呈阳性，应在判定前再次检查。在判定时，应仔细注意任何输液内容。患者需要体温保持正常（＞ 36℃），血压稳定（＞ 100mmHg，可使用血管升压素）。我们建议使用以下检查表（表 7–4，修改自美国神经重症监护学会的脑死亡工具箱[109]）。

**2. 脑死亡检查**　目前还没有基于证据的指南来确定神经损伤后脑死亡判定的适宜时机。对于心搏骤停的患者，我们建议等待 24h，因为瞳孔反射和角膜反射在最初消失后有时会恢复。对于其他疾病状态，观察期应根据损伤的性质和程度具体衡量。治疗性低温已被证实会延迟神经恢复，也会降低药物的代谢，包括精神活性药物[112]。

(1) 昏迷的评估：患者应处于深昏迷状态，无任何反应迹象。患者应对语言指令无反应，需注意排除闭锁综合征的可能性。对肢体的疼痛刺激应采用压甲床法，或者在近端掐腋下或摩擦胸骨。同时应对面部的颞下颌关节或眶上切迹进行疼痛刺激，以排除高颈段脊髓损伤导致运动反应缺失的可能性。如果对其他影响瘫痪的情况有所怀疑，可以使用外周神经刺激器。脊髓反射可能存在，有时难以与痉挛体姿或癫痫相区别[113, 114]。

(2) 瞳孔反射：瞳孔应呈中等大小或散大。瞳孔缩小应怀疑药物中毒。检查时强光应直接照射瞳孔，可以使用放大镜或瞳孔测量器以确定无反射。

(3) 眼球活动：眼球的自主活动和对有害刺激的反应都不应存在。头眼反射应消失，并只能在没有怀疑

表 7-4 脑死亡检查表

| 脑死亡判定准备 | 是 | 否 |
|---|---|---|
| 引起脑死亡的直接病因是否已知 | | |
| 临床病史和（或）影像学与引起脑死亡的病因是否匹配 | | |
| 是否存在可能影响床旁神经系统检查的严重代谢或内分泌异常 | | |
| 是否使用过镇静药或麻醉药 | | |
| 体温是否正常（96.8 ℉ /36℃） | | |
| **体格检查** | **是** | **否** |
| 来源于外周或头部（按压眶上或 TMJ）的听觉和触觉刺激诱发的任何大脑反射存在。脊髓反射可以存在 | | |
| 瞳孔≥ 4mm，有无光反射 | | |
| OCR 或 OVR 是否消失 | | |
| 角膜反射是否消失 | | |
| 咽反射是否消失 | | |
| 深部吸痰咳嗽反射是否消失 | | |
| **呼吸激发试验** | **是** | **否** |
| 体温是否正常（≥ 96.8 ℉ /36℃） | | |
| 是否 SBP ≥ 100mmHg（允许使用升压药） | | |
| 是否 $PaO_2$ ≥ 90mmHg | | |
| 是否 $PaCO_2$ 35～45mmHg（无 $CO_2$ 潴留者） | | |
| 是否使用 PEEP 5cm$H_2O$ 充分氧合 | | |
| $PaCO_2$ > 60mmHg，是否仍无自主呼吸（或慢性 $CO_2$ 潴留患者 $PaCO_2$ 较基线升高> 20mmHg） | | |
| 辅助试验* | | |
| 脑血管造影术 | | |
| 核素脑血流检查 | | |
| EEG | | |
| TCD | | |

经神经重症监护学会许可修改
TMJ. 颞下颌关节；OCR. 头眼反射；OVR. 前庭眼反射；EEG. 诊断性脑电图；TCD. 经颅多普勒超声
*. 如果不能进行可靠的床旁检查或呼吸激发试验，则需要四项试验中的一项

颈椎损伤的患者中进行测试。这项反射是通过将头部从中间位置转到 90° 测试眼睛水平运动来完成的。眼睛的运动正常应朝相反的方向，在脑死亡时无此反应。通过被动地弯曲和伸展颈部，可以以类似的方式排除垂直的眼球运动。眼睛不能睁开或移动。在试验过程中要小心避免脱管。

所有患者，包括颈椎损伤的患者，只要确定鼓膜完好无损，都应进行前庭眼检查（冷刺激）。做此项试验时，床头应该抬高 30°。外耳道注入 50ml 冰水，持续 60s 刺激鼓膜，保持眼皮呈张开状态。正常的反应是眼睛不断地向冷水刺激的一侧偏移。在脑死亡的情况下，向任何一只耳朵注入冰水都不能看到眼球的运动。

(4) 面部反应：角膜反射必须消失。这是通过用棉签在虹膜边缘施加压力直接刺激角膜来测试（测试"眼睫毛反射"或使用生理盐水滴注都不足以确认角膜反射的缺失）。

有害刺激下患者不应出现面部肌肉活动。面部肌纤维颤搐是可以接受的[113, 114]，但前提是它们是自发性的，而不是对刺激的反应。

(5) 吞咽和气道反射：用压舌板或吸痰管刺激后咽时，不应引起呕吐反射。吸痰管通过气管插管进入至隆突水平，不应引起咳嗽反射。

(6) 呼吸激发试验：呼吸停止应由二氧化碳刺激时仍无法诱发自主呼吸来证实[98, 99]。为了进行此项测试，患者必须体温正常（> 36℃），血压正常（> 100mmHg；血管升压素的使用是可以接受的），血容量正常，血碳酸正常（$PaCO_2$ 35～45mmHg），并且无缺氧。如果患者在不需要> 5cm$H_2O$ PEEP 的情况下不能维持> 95% 的氧饱和度，则可能无法耐受试验[115]。

首先，用 100% 氧气为患者进行至少 10min 的预氧合（使 $PaO_2$ > 200mmHg）。测定 ABG 以获得基线 $PaCO_2$。断开患者与呼吸机的连接。将吸氧导管通过气管插管放置在隆突水平进行氧合。给氧 4～6L/min。氧流量过高可能会置换气道内的 $CO_2$，从而延长为确保达到适当的高碳酸血症所需要的观察时间。暴露患者的胸部和腹部，密切观察患者有无试图呼吸的迹象。观察时间应为 8～10min，因为预计 $PaCO_2$ 将以 2.5～3mmHg/min 的速度上升。此时再次进行 ABG 检测，如果 $PaCO_2$ > 60mmHg（或慢性 $CO_2$ 潴留者较基线 $PaCO_2$ 升高 20mmHg）仍无自主呼吸，则判定患者呼吸停止。在试验过程中，如果患者的收缩压低于 90mmHg 或血氧饱和度低于 85% 超过 30s，则需中止试验。在呼吸激发试验结束时（或因不稳定而中止试验后），用呼吸球囊给患者进行 10 次高充气呼吸，并

按患者先前的设置重新连接呼吸机。

值得注意的是，已经有几篇关于超灵敏流量监测触发呼吸机或亢进的心前系统触发呼吸机提供呼吸的报道。正是由于这些原因，呼吸激发试验期间必须停用呼吸机 [116, 117]。

(7) 辅助试验：对于大多数患者，脑死亡可由不可逆昏迷、脑干反射消失和呼吸停止的临床表现来确定。如果患者不能耐受呼吸激发试验，或者临床检查不可靠（如严重的面部创伤、颈椎损伤，或者使用过镇静药物），则需要进行辅助试验。

目前被接受的此类测试包括脑血管造影、核素扫描、经颅多普勒超声（transcranial doppler，TCD）和 EEG [99]。作者倾向于使用核素扫描、血管造影术或 TCD，因为它们都可证明脑血流消失（图 7–6 和图 7–7）。

虽然有许多关于使用计算机断层血管成像（computed tomography angiography，CTA）、磁共振血管成像（magnetic resonance angiography，MRA）或灌注成像来诊断脑死亡的报道，但这些技术尚未被证明在脑死亡诊断中具有足够的可靠性 [118–120]。

### （三）与亲属的沟通

死亡时间记录为在呼吸激发试验中二氧化碳分压达到目标值的时间。如果需要进行辅助试验，则死亡时间为主治医师正式报告该试验结果的时间 [99]。

应当注意，虽然进行脑死亡试验不需要家属同意，但临床实践中通常需要向亲属告知试验及其意义。应详细解释脑死亡的含义并回答疑问。亲属应理解根据神经学标准判定的死亡。这是法定的死亡，应开具死亡证明。由于患者已死亡，医疗支持将被终止，包括

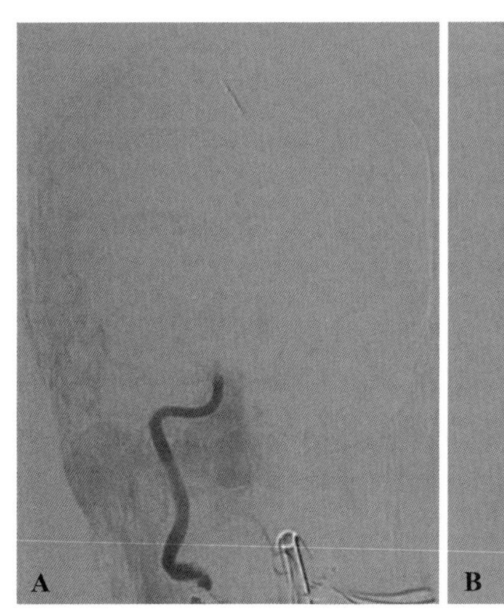

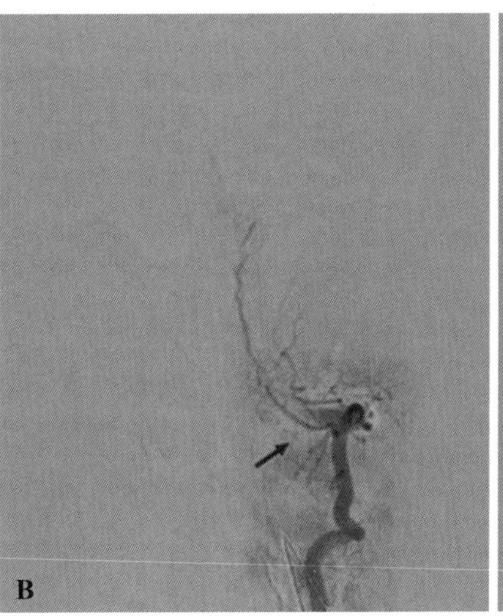

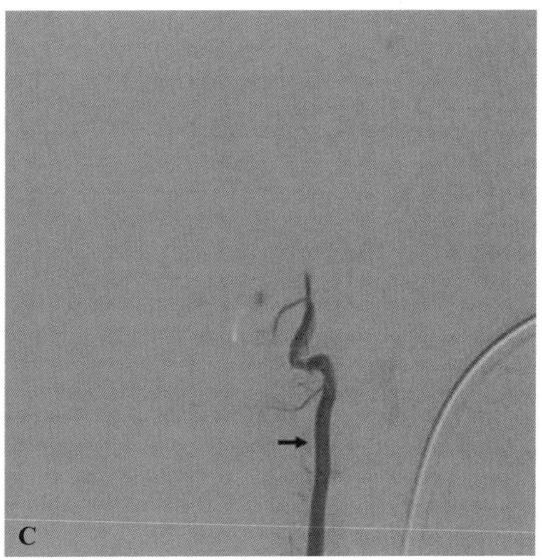


▲ 图 7–6 A. 右侧颈内动脉见诊断导管。右侧颈内动脉颈段、岩段及海绵窦段近端有血管痉挛及对比剂滞留，无颅内充盈，可见右侧颈外动脉回流；B 和 C. 左侧椎动脉（前位和侧位）颈段可见显影（伴颈肌分支显影）（箭），颅内无对比剂充盈

血管造影由 Mohamad Abdalkader，MD 提供

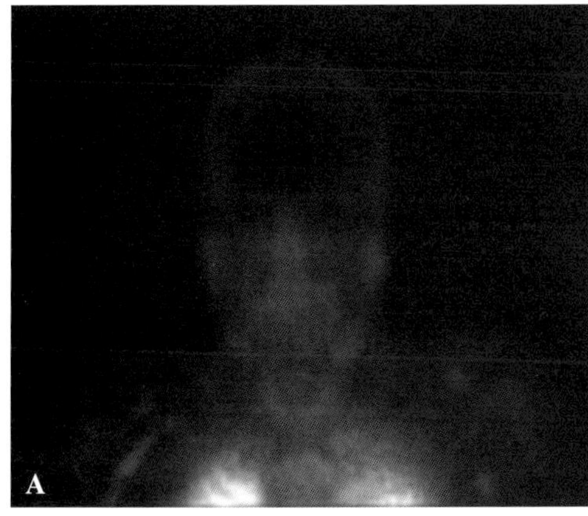

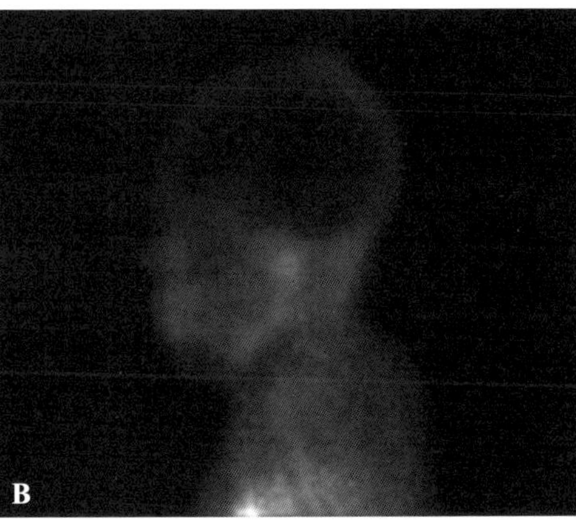


◀ 图 7–7 放射性核素血管成像

颅外双侧颈总动脉可见示踪剂，提示血流良好；可见“热鼻征”，颅内未见血流

移除气管插管和呼吸机，并不需要征得亲属的同意。此外，应该避免使用“取消生命支持”这个词，因为这会给亲属带来混淆的信息。在终止医疗支持之前，可以给亲属一段合理的时间来进行哀悼和达成协议。有时家庭成员会拒绝接受根据神经学标准确定死亡的医学和法律效力[121]。媒体曾报道了几个突出的案例，极少数情况下，亲属试图将患者转移到其他机构，以避免宣告脑死亡和停止器官支持[122, 123]。根据我们的经验，在伦理委员会、精神领袖、病患支持组织下，随着时间的推移，最初反对的家庭一般可以达成合理的共识。

### （四）器官捐献

尽管脑死亡的概念对于器官移植的增加无疑是必要的，然而针对器官捐献以外原因的脑死亡判定也非常重要。脑死亡判定对预后判断至关重要，无论对患者家庭还是对医疗机构都是如此，有助于了解最终结果，以便分配有限的资源。

神经重症医师的作用不只限于脑死亡判定。虽然对潜在器官捐赠者的筛选和维护是由器官获取组织来进行，但是还需要与重症医师一同协作来确保器官和组织的状态良好。对于可能有严重生理紊乱的器官供体，需要给予谨慎的支持。特别是患者并发尿崩症和血流动力学指标不稳定非常常见。多尿（＞300ml/h，持续 2h 以上）的患者应考虑尿崩症，可采用静脉注射去氨加压素或持续滴注升压素治疗。血流动力学指标不稳定可能是多种因素造成的，治疗应针对潜在的原因（低血容量、自主神经功能失调、甲状腺功能异常、左心室功能下降、心律失常、酸碱紊乱、体温调节失衡）[111, 124]。脑死亡诊断后通常伴随着心搏骤停，但并非不可避免。在实践中有报道，许多患者在医疗支持下，心跳可维持很长一段时间[125]。

# 第二篇　突发性脑血管事件

## Cerebrovascular Emergencies


第 8 章　神经重症监护病房的缺血性卒中 ········· 072

第 9 章　神经重症监护病房中蛛网膜下腔出血的治疗 ········· 081

第 10 章　急性脑出血的急救处理 ········· 091

第 11 章　脑静脉系统血栓形成的管理 ········· 098

# 第 8 章　神经重症监护病房的缺血性卒中

## Ischemic Stroke in the Neurocritical Care Unit

Steven K Feske　著
梁奇明　王芙蓉　译
徐跃峤　校

### 一、概述

缺血性脑卒中是最常见的严重神经系统疾病，是住院患者最常见的神经系统诊断，也是神经重症监护病房（NCCU）收治的最常见疾病。1996 年推广的静脉注射（IV）阿替普酶（tPA）是首个成功治疗急性缺血性卒中的方法。该治疗方法和此后的进展，以及强有力的证据表明，血管内的血栓消除措施有益于颅内闭塞大动脉的快速再通，其增加了有效利用 NCCU 治疗急性脑卒中的需求。在这一章中，我们将讨论目前急性缺血性卒中的治疗，回顾支持积极获得早期血管再通的临床试验，使用 NCCU 支持这种新的治疗模式的最佳结果，以及与不稳定急性卒中患者重症监护相关的其他问题。

### 二、缺血性脑卒中患者的 NCCU 监护需求

时间对急性缺血性脑卒中至关重要，紧急治疗措施通常在患者被收入 NCCU 前就开始了。成功的治疗需要急性卒中团队的合作，包括卒中神经科医生、神经重症医生、急诊室医生、介入神经科医生、神经外科医生、神经放射科医生，以及支持这些紧急救治工作的技术和护理团队。神经重症医生经常在这类患者的早期决策中发挥重要作用。许多接受静脉溶栓和血管内取栓治疗的卒中患者，尽管治疗团队尽了最大努力，但仍然发生了严重脑卒中，NCCU 则可以对其提供密切的术后监护，其中包括监测出血转归、卒中复发和恶性脑水肿。此外，由于颅后窝潜在的水肿和占位效应，小脑梗死的恶化尤其令人担忧。许多因血管狭窄而症状不稳定的患者将受益于密切的监测和干预以优化侧支循环。当然，某些内科疾病患者，如感染性心内膜炎患者，也可能出现急性卒中，治疗过程需要 NCCU 的监护。在所有这些情况下，熟练掌握早期识别神经恶化方面的专业知识的 NCCU 护士是有效监护的关键组成部分。表 8–1 总结了缺血性卒中急性期常用的一些药物。

### 三、静脉溶栓治疗急性缺血卒中

美国国立神经系统疾病与卒中研究所（National Institute of Neurological Disorders and Stroke，NINDS）开展的一项大型临床试验中首次证实了 tPA 静脉溶栓的获益 [4]。在本试验中，给药限制在起病 3h 内，为临床应用设定了早期标准。对 NINDS 试验和其他大型试验数据的 Meta 分析表明，即使超出 3h 时间窗仍可能有临床获益，而欧洲急性卒中协作研究 Ⅲ（European Cooperative Acute Stroke Study Ⅲ，ECASS Ⅲ）证明，经过筛选的患者，可在 4.5h 的治疗时间窗内获益 [5–11]。上市后的 4 期临床研究已经证明，类似于 NINDS 和其他社区试验中使用的方案能够成功实施 [12–15]。这些临床研究确立了急性缺血性脑卒中医疗护理的标准 [1–3]。尽管这些研究证实了经过筛选的患者在 3h 及 4.5h 时间窗内接受治疗可以获益，但必须强调的是，任何情况下都应该尽可能快速地在时间窗内治疗，才能在最大限度上改善预后（图 8–1）[4, 7]。静脉 tPA 治疗的纳入标准和排除标准如表 8–2 所示。理论上，替奈普酶比阿替普酶具有一定的优势。一些研究表明，在冠状动脉闭塞和卒中患者中，替奈普酶具有更好的疗效和更高

**表 8-1　急性缺血性卒中常用药物**

| 药　名 | 给药途径 | 剂　量 | 适应证 | 主要不良反应 |
|---|---|---|---|---|
| 阿替普酶 | IV | 0.9mg/kg；最大剂量 90mg<br>1min 内静脉推注总剂量的 10%<br>剩余 90% 在随后 1h 持续静脉输注 | 4.5h 内的急性缺血性卒中（详见表 8-2）<br>（超说明书用药：起病 3～4.5h） | 全身及颅内出血、血管性水肿 |
| 替奈普酶 | IV | 尚未确定治疗卒中的剂量 | 急性缺血性卒中（超说明书用药） | 全身及颅内出血、血管性水肿 |
| 肝素 | IV | 目标为 aPTT 60～80s：团注 80U/kg，随后输注 18U/(kg·h)<br>目标为 aPTT 50～70s：团注 60U/kg，随后输注 12U/(kg·h)<br>6h 后复查 aPTT 并调整目标 | 机械心脏瓣膜、高凝状态、静脉窦血栓形成、弥散性血管内凝血等 | 全身及颅内出血、肝素诱导血小板减少症（HIT） |
| 肝素 | SC | 5000U，q8h～q12h | 预防 DVT | 全身及颅内出血、HIT |
| 依诺肝素（LMWH） | SC | 40mg，qd；肾功能不全和体重过轻时减少剂量 | 预防 DVT | 全身及颅内出血、HIT |
| 依诺肝素（LMWH） | SC | 1mg/kg，q12h 或 1.5mg/kg，qd | 治疗 DVT、PE 等 | 全身及颅内出血、HIT |
| 磺达肝葵钠 | SC | 2.5mg，q24h | 预防 DVT（例如，有 HIT 病史） | 全身及颅内出血 |
| 磺达肝葵钠 | SC | 体重＜ 50kg：5mg，q24h；<br>体重 50～100kg：7.5mg，q24h；<br>体重＞ 100kg：10mg，q24h | 治疗 DVT、PE 等 | 全身及颅内出血 |
| 阿加曲班 | IV | 开始：1μg/（kg·min）；调整到 aPTT（1.5～3）× 初始值（肝功能正常） | IV 抗凝（发生 HIT） | 全身及颅内出血 |
| 比伐卢定 | IV | 开始：0.15mg/(kg·h)；调整到 aPTT（1.5～3）× 初始值（肾功能正常） | IV 抗凝（发生 HIT） | 全身及颅内出血 |
| 来匹卢定 | IV | 团注：0.4mg/kg，最大剂量 110mg<br>输注：0.15mg/(kg·h)；调整到 aPTT（1.5～2.5）× 初始值（肾功能正常） | IV 抗凝（发生 HIT） | 全身及颅内出血 |
| 华法林 | PO | 根据目标 INR 调整剂量 | 心房颤动、机械心脏瓣膜、高凝状态、静脉窦血栓形成等卒中预防 | 全身和颅内出血、急性高凝状态、皮肤坏死、致畸 |
| 达比加群 | PO | 150mg，bid（根据 CRI 进行调整） | AF、DVT、PE 中的卒中预防 | 全身及颅内出血、消化不良 |
| 阿哌沙班 | PO | 5mg，bid（2.5mg，bid；如果以下条件符合≥ 2 项：年龄≥ 80 岁，体重≤ 60kg，SCr ≥ 1.5） | AF、DVT、PE 中的卒中预防 | 全身及颅内出血 |
| 利伐沙班 | PO | 20mg，qd（根据 CRI 进行调整） | AF、DVT、PE 中的卒中预防 | 全身及颅内出血 |
| 依度沙班 | PO | 60mg，qd（根据 CRI 进行调整） | AF、DVT、PE 中的卒中预防 | 全身及颅内出血 |
| 冷沉淀 | IV | 基于纤维蛋白原水平 | 阿替普酶相关出血、低纤维蛋白原 | 输血反应 |
| RiaSTAP | IV | 基于纤维蛋白原水平和体重 | 阿替普酶相关出血、低纤维蛋白原 | 血栓形成、过敏反应 |
| FFP | IV | 基于 INR 及体重 | 逆转 INR 升高 | 容量超负荷、输血反应 |
| PCC | IV | 基于 INR 及体重 | 快速逆转 INR 升高 | 血栓形成、过敏反应 |
| ε 氨基己酸 | IV | 1～5g，q4h～q8h（速度 1g/h） | 阿替普酶相关出血 | 血栓形成 |
| 氨甲环酸 | IV | 负荷量：10min 内输注 1g<br>随后输注：1g，q8h，超过 8h | 阿替普酶相关出血 | 系统性血栓形成 |
| 23% 高渗盐水 | IV | 30ml，并再次调节对血清 Na 和 Osm 的影响 | 脑水肿 | 容量超负荷、高钠血症 |
| 甘露醇 | IV | 0.25～2g/kg，并再次调节对血清 Na 和 Osm 的影响 | 脑水肿 | 脱水、低容量性低钠血症、高钠血症、肾衰竭 |

IV. 静脉注射；AF. 心房颤动；aPTT. 活化部分凝血活酶时间；SC. 皮下；DVT. 深静脉血栓形成；HIT. 肝素诱导的血小板减少；LMWH. 低分子肝素；PE. 肺栓塞；PO. 口服；INR. 国际标准化比值；CRI. 慢性肾功能不全；SCr. 血肌酐；FFP. 新鲜冰冻血浆；PCC. 凝血酶原复合物浓缩物；Osm. 渗透压

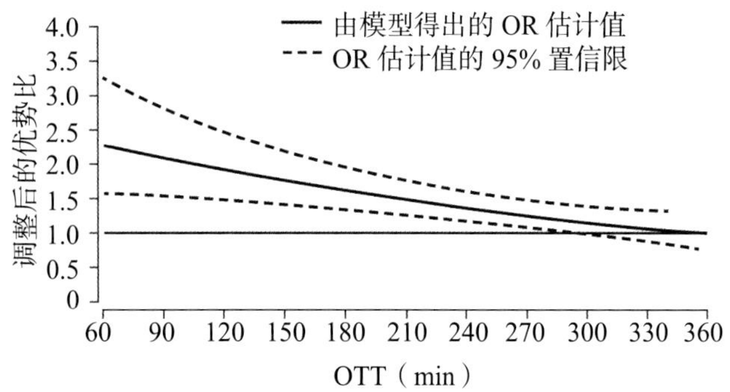


▲ **图 8-1 估计静脉注射 t-PA 治疗的患者在 3 个月时与对照组相比在开始治疗时间（OTT）方面的有利结局的优势比**

OTT. 发病到治疗开始；OR. 优势比（经 Hacke 等许可转载 [7]）

**表 8-2 静脉溶栓治疗的纳入和排除标准 [1-3]**

| 分　类 | 主要项目 |
|---|---|
| 纳入标准 * | 年龄≥ 18 岁（3h 时间窗） |
| | 严重或轻微但致残的脑卒中 |
| | 血压可以降低到 185/110mmHg |
| | 血糖＞ 50mg/dl（如果纠正低血糖后局灶性功能缺损持续存在，可考虑治疗） |
| 排除标准 * | 无增强头部 CT 显示广泛低密度影提示早期梗死或出血 |
| | 近 3 个月有缺血性卒中史 |
| | 近 3 个月有严重头部外伤史 |
| | 近 3 个月有颅内或脊柱手术史 |
| | 颅内出血史 |
| | 有蛛网膜下腔出血的症状和体征 |
| | 消化道恶性肿瘤或近 21 天有消化道出血 |
| | 凝血异常：血小板＜ $100 \times 10^9$/L，INR ＞ 1.7；aPTT ＞ 40s；PT ＞ 15s |
| | 24h 内接受过低分子肝素治疗 |
| | 48h 内接受过直接凝血酶抑制剂或直接Xa 因子抑制剂治疗，除非 aPTT、INR、凝血酶时间、蛇蛇毒凝血时间或适当的直接Xa 因子活性正常 |
| | 感染性心内膜炎 |
| | 主动脉夹层 |
| | 颅内肿瘤 |

CT. 计算机断层扫描；INR. 国际标准化比值；aPTT. 活化部分凝血酶时间；PT. 凝血酶原时间

*. 建议在 3～4.5h 时间窗内使用以下额外排除标准：①年龄＞ 80 岁；②糖尿病和既往卒中史；③美国国立卫生研究院卒中量表（NIHSS）＞ 25；④使用口服抗凝药，无论其 INR 或其他实验室检查如何；⑤ CT 提示缺血损伤区域＞ 1/3 的大脑中动脉供血区

的安全性 [16-20]。对该药物的进一步研究将决定其是否能进入急性脑卒中的临床实践。瑞替普酶和阿昔单抗，分别是溶栓和抗血小板的替代药物，目前正在研究中。

根据 NINDS 试验使用的方案，IV tPA 治疗后的前 24h 的管理建议，包括收缩压维持在 180mmHg 以下，舒张压维持在 105mmHg 以下，避免使用抗血小板药物和抗凝药，以及有出血风险的干预措施（框 8-1 和框 8-2）。

**框 8-1　tPA 治疗后管理方案 [1, 3]**

- 密切监测，如果出现严重头痛、急性高血压、恶心、呕吐或神经体征恶化，如果仍在运行，停止静脉注射 tPA，并紧急行头部 CT
- 24h 内尽量避免使用鼻胃管、导尿管和动脉导管
- 将血压保持在 SBP 180mmHg 和 DBP 105mmHg 以下（框 8-2）
- 在治疗 24h 后，开始抗血小板或抗凝治疗前，进行头部 CT 或磁共振成像随访

IV. 静脉注射；CT. 计算机断层扫描；SBP. 收缩压；DBP. 舒张压；MRI. 磁共振成像

**框 8-2　IV tPA 治疗前后高血压管理推荐意见 [1, 3]**

治疗前：若 SBP ＞ 185mmHg，或 DBP ＞ 110mmHg
- 拉贝洛尔 10～20mg IV（推注 1～2min），可重复 1 次
- 尼卡地平 5mg/h，每 5～15 分钟可增加 2.5mg/h；最大速率 15mg/h
- 氯维地平 1～2mg/h，每 2～5 分钟可速率增加 1 倍；最大速率 21mg/h
- 其他药物：肼屈嗪、依拉普利等

治疗后：若 SBP ＞ 180mmHg，或 DBP ＞ 105mmHg
- 拉贝洛尔 10mg IV，随后以 2～8mg/min 输注
- 尼卡地平、氯维地平，或其他药物，如上所述
- 对于 DBP ＞ 140mmHg 者，可考虑硝普钠

SBP. 收缩压；DBP. 舒张压

由于 IV tPA 引起的全身纤溶程度因人而异 [21]。由于纤溶状态是短暂的，除非患者出现临床上显著的出血转化，否则无须干预。因此不推荐检测国际标准化比值（international normalized ratio，INR）、活化部分凝血活酶时间（activated partial thromboplastin time，aPTT）和纤维蛋白原，除非是为了满足临床需要。如果患者在 24h 后病情稳定，无明显出血，则应根据临床情况进行抗栓或抗凝治疗，以及慢性降压治疗。

ECASS 研究为静脉溶栓后出血转化提供了一个分型方法，从无占位效应的散在点状出血到占位效应明显的血肿 [5]。这种命名法已得到广泛使用（框 8-3）。在接受 IV tPA 治疗的患者中，有 3%～6% 会出现临床上的显著出血 [4-6, 8, 9, 11-15, 22]。治疗前应仔细

检查体格，以记录患者神经功能，包括美国国立卫生研究院卒中量表（National Institutes of Health Stroke Scale，NIHSS），并在 24h 内定期检查（框 8-1）。体格检查中发现任何恶化（即如 NIHSS 评分增高），都应立即停止注射 tPA，并紧急行非增强头颅计算机断层扫描（CT），以排除脑出血。tPA 的血清半衰期很短（＜ 5min），但 tPA 与血栓结合时，则可发挥其生物学效应长达数小时，因此建议 24h 内避免使用抗血小板药物和抗凝药。tPA 相关性出血的风险与血浆纤维蛋白原的耗竭相关[21]。

| 框 8-3　出血转化的分型[5] |
|---|
| • 出血性脑梗死<br>HI1——沿梗死灶边缘小点状出血<br>HI2——梗死灶内融合的点状出血<br>• 脑实质出血<br>PH1——血肿＜梗死面积的 30%，并有轻微占位效应的出血<br>PH2——血肿＞梗死面积的 30%，并有明显占位效应的出血 |

症状性出血患者应进行 STAT 实验室检测，包括纤维蛋白原、全血细胞计数（complete blood count，CBC）（包括血小板）、INR 和 aPTT，并应使用冷沉淀或纤维蛋白原浓缩物（RiaSTAP[T]）治疗，直到纤维蛋白原恢复正常。INR 升高应采用凝血酶原复合浓缩物（prothrombin complex concentrate，PCC）或新鲜冰冻血浆（fresh frozen plasma，FFP）治疗，血小板减少应使用输注血小板治疗。在严重或不受控制的出血情况下，可使用抑制纤溶酶原转化为纤溶酶的药物（ε- 氨基己酸或氨甲环酸）以止血。一旦出血停止，应优先处理患者，以避免进一步出血并减轻占位效应。在某些病例中，可以在纠正可测量的凝血障碍后行神经外科减压术，但理想情况下，手术应至少延后 24h 进行。框 8-4 总结了美国心脏协会（AHA）/ 美国卒中协会（American Stroke Association，ASA）tPA 治疗相关出血的指南。

## 四、血管内血栓切除术治疗急性缺血性卒中

尽管静脉溶栓是治疗急性缺血性卒中的一个突破，但许多患者，尤其是近端大动脉闭塞［如颈内动脉（internal carotid artery，ICA）、中脑动脉（middle cerebral artery，MCA）干（$M_1$）、基底动脉］的患者，却无法从中受益。

| 框 8-4　IV tPA 治疗相关症状性出血的方案[3] |
|---|
| • 停止输注 tPA<br>• 完善 STAT CBC、PT（INR）、aPTT、纤维蛋白原、血型、交叉配血<br>• 紧急行非增强头颅 CT 检查<br>• 在 10～30min 内输注 10U 冷沉淀（包括Ⅷ因子）；如果纤维蛋白原＜ 200mg/dl，则重复应用<br>• 在 10min 内输注氨甲环酸 1000mg，或在 1h 内给予 ε- 氨基己酸 4～5g，随后 1g，q4h～q8h 给药，直至出血得到控制<br>• 请神经外科会诊<br>• 支持 BP、ICP、CPP、MAP，控制体温和血糖 |

CBC. 全血细胞计数；PT. 凝血酶原时间；INR. 国际标准化比值；aPTT. 活化部分凝血活酶时间；CT. 计算机断层扫描；IV. 静脉注射；BP. 血压；ICP. 颅内压；CPP. 脑灌注压；MAP. 平均动脉压

因此，动脉内 tPA 治疗的目的是改善脑血流（CBF）状态，并将血栓复发和出血性转化的风险降到最低。在接受溶栓治疗但仍有大面积脑梗死的患者中，治疗目标包括将脑水肿和占位效应降到最低。急性脑栓塞 Prolyse 溶栓（Prolyse in Acute Cerebral Thromboembolism，PROACT）试验显示，在 $M_1$ 闭塞患者中，血管内给予溶栓药物（尿激酶原）可带来临床获益[23]。然而，在 PROACT Ⅱ 试验中研究程序不包括机械碎栓，而且，随着技术的进步，包括用金属丝、抓捕器和吸引装置对血栓进行破坏和抽吸，动脉溶栓从未在大规模试验中被重复验证。随着取栓技术的进步，早期脑卒中治疗的一个目标仍然是确定适应证，不仅仅是根据从起病开始的时间，而是更直接地根据影像学中梗死核心区和处于高风险的缺血半暗带所定义的脑状态来判断。无论是否辅助动脉内溶栓，大卒中患者都可以从血管内血栓提取中受益。但令人失望的是，试图验证该假说的首批大型临床研究均得出阴性结果。2013 年 3 月 7 日《新英格兰医学杂志》（*The New England Journal of Medicine*）发表了 3 项研究，但均未能证明其疗效[24-26]。从 2015 年发表的成功的血管内血栓切除试验来看，这些失败可能有很多原因，包括缺乏目标闭塞病变的血管造影证据导致许多没有闭塞性病变的患者入选，许多中心选择性入选患者，以及缺乏可靠的支架回收装置（直到 2013 年试验的入选将要结束时才被证明是最有效的）。随后的试验解决了设计和技术的这些缺点，在 2015 年初和 2016 年初发表的 7 项试验均显示血管内取栓具有巨大而一致的临床益处（图 8-2）[27-33]。特别是，这些研究确定了在症状出现约 6h 内，应用支架回收装置进行血管内取栓术治疗前循环近端血管闭塞（ICA、$M_1$、$M_2$）的患

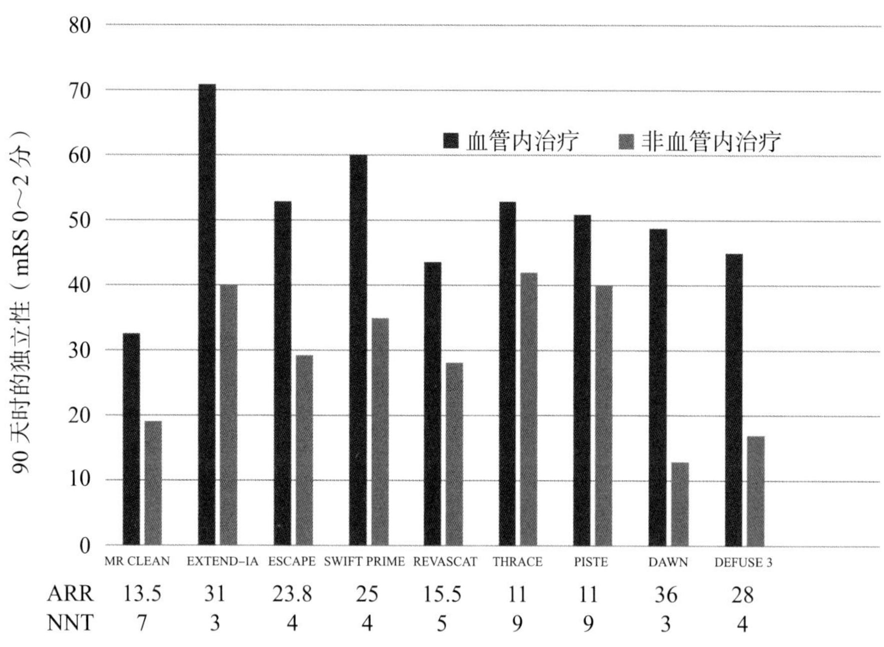


◀ **图 8-2 急性缺血性卒中血管内取栓术后 90 天的独立性**

MRS 改良的 Rankin 分级，ARR 绝对风险降低，NNT 数量需要治疗才能获得额外的好结果

者有明显获益。AHA/ASA 更新了其缺血性卒中治疗指南，纳入这一新证据（框 8-5）[3]。

**框 8-5 急性缺血性卒中血管内取栓术治疗指南** [3]

如果出现以下情况，患者应使用支架回收装置进行机械性血栓切除术

- 强推荐（Ⅰ，A）*
  - 卒中前 mRS 0～1 分
  - 责任闭塞血管为颈内动脉或大脑中动脉干（$M_1$）
  - 年龄≥ 18 岁
  - NIHSS 评分≥ 6 分
  - ASPECTS ≥ 6 分
  - 可以在发病 6h 内启动治疗
- 不确定的推荐
  - $M_2$ 和 $M_3$ 闭塞（Ⅱb，B-R）
  - ACA、VA、BA 以及 PCA 闭塞（Ⅱb，C-EO）
  - 卒中前 mRS ＞ 1 分（Ⅱb，B-R）
  - ASPECTS ＜ 6（Ⅱb，B-R）
  - NIHSS ＜ 6（Ⅱb，B-R）
- 16～24h 时间窗
  - 在 6～16h 内发病，且符合 DAWN 和 DEFUSE 3 研究入选标准的前循环 LVO（Ⅰ，A）
  - 在 6～24h 内发病，且符合 DAWN 研究入选标准的前循环 LVO（Ⅱa，B-R）

MCA. 大脑中动脉；$M_1$、$M_2$、$M_3$. MCA 第 1、2、3 分支；ACA. 大脑前动脉；VA. 椎动脉；BA. 基底动脉；PCA. 大脑后动脉；NIHSS. 美国国立卫生研究院卒中量表；ASPECTS.Alberta 卒中项目早期 CT 评分；mRS. 改良 Rankin 评分；LVO. 大血管闭塞

*. Ⅰ、Ⅱa 和Ⅱb 指建议的强度：分别为强、中等和弱；A、BR、C-EO 是指证据水平：A= 高质量（超过 1 个随机对照试验）；B-R（随机）= 中等质量（1 个随机对照试验）；C-EO = 专家意见缺乏有力的证据

2015 年的研究留下了几个悬而未决的问题。这些研究不包括远端 MCA、大脑前动脉（ACA）或后循环闭塞的患者。大多数医生和指南都认为，将这些结果外推到的经选择的包括 $M_2$ 段、ACA、基底动脉、椎动脉和大脑后动脉（posterior cerebral arteries，PCA）近端闭塞的患者是最合理的，并且血栓切除术可能会扩展到一些治疗前有残疾、治疗前有大面积梗死、轻度但致残性的卒中患者（框 8-5）[3]。2018 年，发表了两项研究，通过成像和显著组织风险证据，将小梗死核心患者的治疗机会延长至 16～24h，无论是大临床缺陷与小核心不匹配，还是灌注成像缺陷与小核心不匹配 [34, 35]（图 8-2）。修订后的 2018 年 AHA/ASA 急性缺血性卒中管理指南纳入了这些新数据（框 8-5）。从业者当然也会将这些适应证扩展到一些不严格属于研究人群的患者。

对静脉溶栓或血管内血栓切除术后患者的精心管理，对于维持成功再通的获益，以及识别和治疗梗死与治疗相关的并发症至关重要。几乎所有的患者在接受这些治疗后都会出现某种程度的脑梗死，部分患者无法实现再通。患者可能出现或大或小的梗死灶，这取决于血管闭塞的部位、再通前闭塞的持续时间以及侧支血管的状况。根据血管闭塞的部位、再通前的闭塞时间和侧支血管的状态。早期需要关注的是如何维持血管通畅，并尽量减少出血转化的风险。对于接受 IV tPA 的血栓切除术后患者，我们通常遵循溶栓后处理指南进行管理（框 8-1 和框 8-2）。对于那些没有接受 IV tPA 的患者，我们通常会立即开始使用抗血小板药物，以降低手术相关的内皮损伤和血栓残留

部位局部再闭塞的风险。我们允许收缩压适度升高至 160～180mmHg，以促进灌注的同时限制再灌注出血的风险。在治疗后的 24h 应通过一系列神经系统检查对患者进行密切监测。病情恶化者应紧急行头部 CT 检查，寻找出血或梗死扩大。血栓切除术后的其他潜在并发症包括再通动脉再闭塞、动脉夹层和腹股沟部位并发症（腹股沟血肿、股动脉夹层、假性动脉瘤形成）。

急性卒中行血管造影后，常可见一些不透射线的对比剂渗入治疗血管的供血区。这种渗出在非增强 CT 上形成高密度区域，可能难以与急性出血区分，或者这种渗出可能与出血混合。亨氏单位（Hounsfield unit，HU）测量不能可靠地阐明高密度病灶的原因，因为与血液一致的低密度值（＜ 90HU）可能是由于对比剂没有在组织中密集分布，而高密度值（＞ 90HU）确实表示存在对比剂，但不能排除对比剂与血液混合的可能性。磁敏感或梯度回波磁共振成像（MRI）序列可能可以做出区分，但该检查即使只有少量血液也会出现大量伪影，这在临床实践中会出现解释上的问题。这种外渗似乎并不意味着出血风险的增加，尽管它与先前的出血和梗死相关[36, 37]。然而，并非所有血栓切除术的术后对比增强的区域都注定会进展为梗死（图 8-3）。如果术后 CT 上发现高密度影而没有严重的占位效应，6～12h 内再次进行 CT 检查通常可以明确病因。腹股沟穿刺部位应检查是否有出血迹象，触诊是否有假性动脉瘤，并应记录远端脉搏和毛细血管充盈情况。假性动脉瘤可在穿刺部位附近发

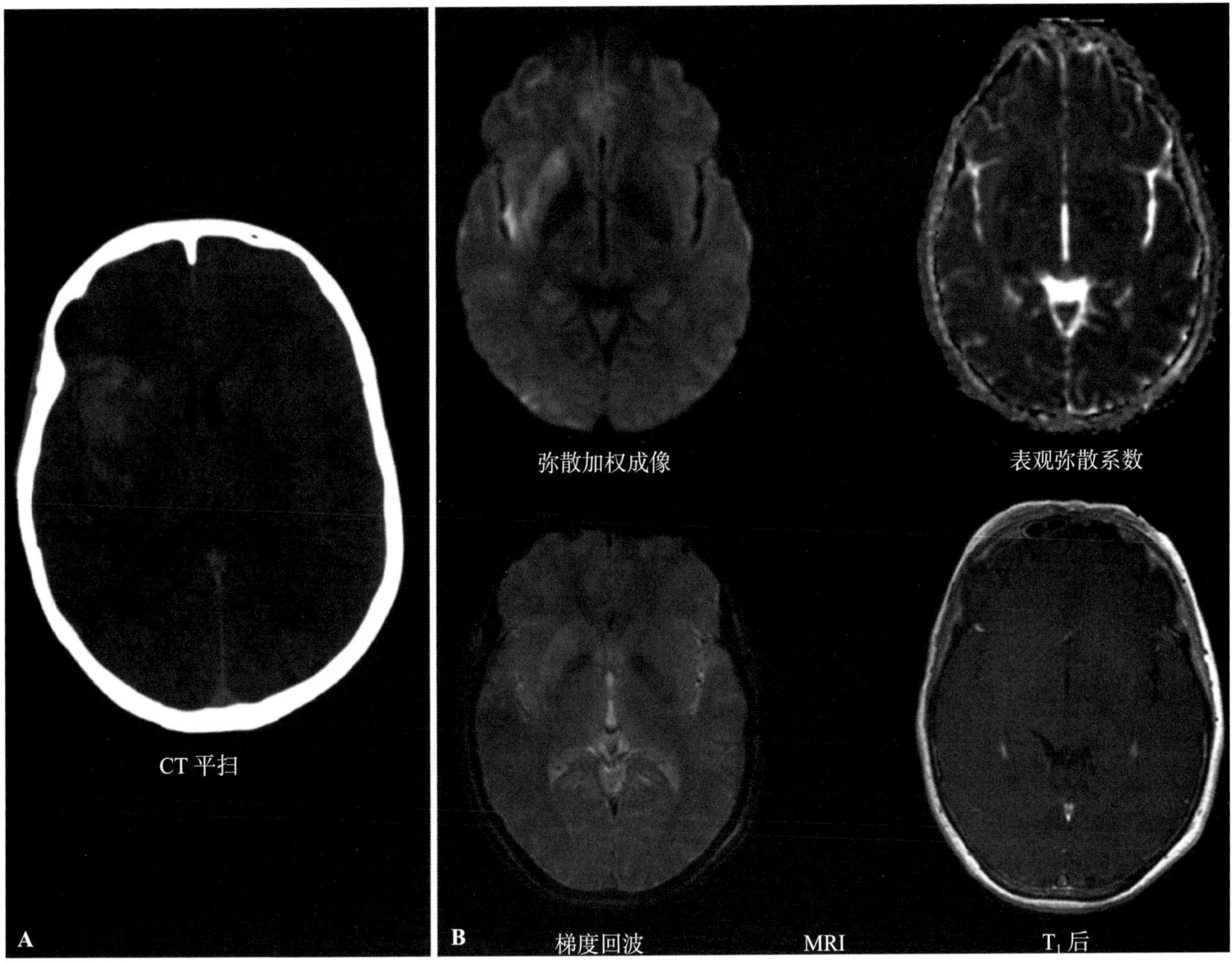


**▲ 图 8-3　一名 58 岁的女性表现为左半身偏瘫和忽视，被发现患有右侧 $M_1$ 闭塞，在她最后一次被发现没有症状后 14h 接受了血管内血栓切除术治疗**

使用两次支架回收装置后实现了 TICI 2b 再灌注。A. 再通后约 1h 完成的非增强头部 CT 显示右侧额叶、颞叶和岛叶皮质出现强化。B. 3½h 后进行的 MRI 显示，在 DWI 和 ADC 序列上，右侧壳核有急性梗死的证据，但在皮质强化区域没有梗死。GRE 序列显示没有出血的证据。钆注射后的 $T_1$ 序列显示在相同区域没有增强。她几乎完全恢复了功能，出院时只有轻微的左侧面部无力和轻微的左侧旋前肌偏移。TICI. 脑梗死溶栓量表

现搏动性肿块，也可由超声证实。如果发现相应情况，应咨询血管外科医生进行动脉修复。

## 五、脑和小脑梗死后水肿及肿胀

部分患者在大面积（通常是大脑中动脉）梗死后的数小时或数日内会出现恶性水肿。脑梗死引起的细胞毒性水肿和由此引起的脑肿胀是缺血性脑卒中早期死亡的主要原因，而且有增加存活者脑卒中体积的风险。这种水肿是由于坏死细胞溶解和缺血性损伤区域血脑屏障的破坏造成的，尽管有些患者会出现严重水肿而另一些却不出现，其中原因尚不清楚。在神经元、星形胶质细胞和毛细血管中，非选择性阳离子通道 NCCa-ATP 通道被脑卒中和创伤引起的三磷酸腺苷（adenosine triphosphate，ATP）耗竭而打开，并促进细胞毒性水肿的发展。该通道由磺酰脲类受体 1（sulfonylurea receptor 1，SUR1）调节，提供了一个可能的治疗靶点[38]。

目前水肿的治疗依赖于高渗药物和手术减压。甘露醇和（或）高渗盐水可用于减轻水肿。我们更倾向使用 23% 的生理盐水来快速达到血管内和颅内间隙之间的高渗透梯度，以达到最佳效果。由于受损的血脑屏障不能有效地阻止钠的通过，缓慢输注 3% 生理盐水并不能有效地达到足够的梯度。而且，即使存在完整的血脑屏障，阻止甘露醇和钠透过血脑屏障也是有时间限制的。目前正在进行临床试验，以测试 SUR1 抑制剂格列本脲治疗大面积脑梗死后脑水肿的效果[39, 40]。

脑水肿造成的永久性损害，是由于密闭的颅腔内的脑肿胀引起颅内压升高，导致脑灌注受损，脑组织疝。这些继发损害最有效的对策是去骨瓣减压术。一些研究已经令人信服地表明，早期半侧去骨瓣减压术降低了 60 岁或以下患者的死亡率并改善了预后[41–44]。在老年患者中，半侧去骨瓣减压术可降低死亡率，但对幸存者的功能恢复无益处[45]。

因为大多数在半侧去骨瓣减压术后幸存的患者会出现严重的神经功能缺损，并且如果将手术推迟到出现严重的肿胀和脑疝之后将失去早期手术的获益。因此，照顾此类患者的人员应制订方案，以适当考虑和应用这项拯救生命的手术非常重要。其目的是确定临床特征，以便在最初的 24～48h 内预测恶性水肿，并在决定采取行动之前与患者的照料者开诚布公地交谈，这样他们能在考虑到预期神经功能缺损和残疾的情况下，就生存愿望作出明智的决定。为此，STATE 标准（Score，Time，Age，Territory，Expectations；得分，时间，年龄，区域，期望）（尽管不是决定性的）提供了一定的指导，同时考虑了表现的神经功能障碍程度（NIHSS），包括意识水平、CT 或 MRI 的梗死面积、患者的年龄、卒中起病的时间，并且非常重要的是，患者的医疗保健代理人的期望[46]（表 8–3）。

在大面积小脑卒中的情况下，封闭空间内梗死相关细胞毒性水肿的问题最为紧迫。颅后窝为肿胀提供的空间比幕上小。小脑卒中后肿胀可阻塞第四脑室和导水管，导致急性脑积水，并可导致血管系统和脑干实质的压力迅速增加和受压，最终导致脑干继发性梗死。这种水肿的进展通常会导致不可逆的昏迷和死亡。所有急性小脑梗死的患者都必须考虑到这种危及生命的并发症的可能性。梗死面积越大，就越有可能发展成具有威胁性的肿胀。由于小脑后下动脉（posterior inferior cerebellar arteries，PICA）供血于小脑半球的大部分，因此这些区域的梗死最为不详。有证据表明，小脑梗死累及 1/4～1/3 的小脑体积，同时格拉斯哥昏迷（Glasgow Coma Scale，GCS）评分 ≥ 9，且术前 GCS 无恶化的患者可受益于枕下去骨瓣减压术（SDC），可获得更好的功能预后，并降低死亡率[47–50]。所有中 / 大面积急性小脑梗死的患者都应密切监测这些并发症，以便在需要时和在临床症状恶化之前迅速采取纠正措施。在小脑梗死后的最初几天，需要在 NCCU 对其进行监测，并让神经外科医师参与到可能需要的外科减压手术中。所有此类患者均应接受中心静脉置管。早期使用含 23% 盐水和（或）甘露醇的高渗疗法可能会阻止病情进展，并使部分患者避免手术。患者

**表 8–3　大脑中动脉卒中患者恶性水肿行去骨瓣减压术的 STATE 标准[46]**

| 项　目 | 标准内容 |
|---|---|
| 得分 | NIHSS 1a 项得分 ≥ 1 分，NIHSS ≥ 15 分 |
| 时间 | 发病 45h 内 |
| 年龄 | 18—60 岁 |
| 区域 | MRI：DWI 梗死体积 ＞ 145cm$^3$；CT：梗死面积 ≥ 50%MCA 区域 |
| 期望 | 知晓手术可以提高存活率，但患者仍可能会有严重的残疾 |

MCA. 大脑中动脉；NIHSS. 美国国立卫生研究院卒中量表；MRI. 磁共振成像；DWI. 弥散加权成像；CT. 计算机断层扫描

通常会在就诊时完全清醒，然后随着水肿的进展以及阻塞性脑积水或脑干受压的发展而迅速恶化。这种恶化的第一个临床症状是上视障碍和意识水平下降。对于梗死大于 1/4 小脑体积的患者，或早期第四脑室受压的患者，在其临床恶化之前，应进行 SDC，加或不加侧脑室外引流（EVD）。如果对小脑梗死患者进行不含 SDC 的 EVD 治疗，持续的密切监测是至关重要的，因为许多这样的患者会因为直接脑干压迫或幕下脑组织疝入经 EVD 减压的幕上区域，而导致病情进展，这种情况将需要紧急的 SDC。手术后，患者根据需要进行高渗治疗，直到肿胀消退，导管和 EVD 才可以安全移除。

## 六、症状性颈和颅内动脉狭窄或闭塞

患有严重血管狭窄或闭塞的患者，无论是颅内动脉还是颈内动脉或颈总动脉，都可能出现急性缺血性症状，这些症状被证明是可逆的，要么是自发的，要么是通过增加血压而增加 CBF。

正常的脑循环有平行的通道，如果其近端有闭塞或狭窄，可以提供侧支循环的直接通路。当眼动脉起点以下的颈动脉阻塞或狭窄时，这些通路包括以下三种：①眼动脉，它可以反向提供从颈外动脉到远端 ICA 的血流；②后交通动脉，它可以提供从 PCA 到远端 ICA 的血流；③前交通动脉，可提供来自对侧颈动脉和 ACA 的交叉血流。反之，如果基底动脉血流受阻，开放的后交通动脉可向基底动脉远端及其分支供应前循环的血流。当这些近端通道发育不良或因疾病阻塞，或当血流阻塞在这些侧支连接的远端时，侧支血流可能由邻近开放血管的软脑膜支提供。例如，大脑中动脉主干闭塞后，开放的大脑前动脉和大脑后动脉的软脑膜支可以提供足够的流量，深入到大脑中动脉的远端分支。这种侧支循环预防急性脑梗死的有效性取决于天然侧支动脉的大小和其中的 CBF。CBF 取决于血流动力学方程：CBF=CPP/CVR=MAP−CVP/CVR，其中 CPP 为脑灌注压，MAP 为平均动脉压，CVP 为脑静脉压，CVR 为脑血管阻力（虽然 CVP 不是直接测量的，但当 ICP 正常时，应与 ICP 几乎相同）。正如这个关系所示，CBF 与 MAP 直接相关。因此，通过增加 MAP，我们可以增加来自侧支血管的血流，使其能够到达有梗死风险的半暗带组织。

除了这些固有的侧支血管外，长期的缺血也会诱导新的血管生长。这一过程对于长期存在的狭窄最为重要，例如在烟雾综合征中。然而，一些新的血管形成可以在缺血发作的几天内开始[51, 52]。

虽然没有对照研究显示诱发性高血压在大量人群中的益处，但临床观察证实了它在许多情况下的安全性和有效性[53, 54]。以患者作为自身对照，较高的 MAP 可以缓解神经功能缺损，而当 MAP 较低时这些缺损重新出现。当这种关系在一个有合适血管病变的患者中是可重复的，那么通过诱发高血压增加侧支循环的效果是令人信服的。这种侧支循环可以通过各种形式的血流和灌注成像来显示。例如，经颅多普勒超声（transcranial Doppler，TCD）可以显示颈内动脉闭塞时颈外动脉 / 眼侧支循环中眼动脉血流方向的变化，或前交通动脉开放出现交叉灌流时闭塞颈内动脉同侧 ACA $A_1$ 段血流方向的变化。此外，血管反应性 TCD 研究可以通过在高碳酸血症中血管进一步扩张能力的丧失，来显示在潜在应激组织中血管代偿性舒张的程度。单光子发射计算机断层扫描（single photon emission computed tomography，SPECT）同样可以显示已经扩张到最大口径的血管中，乙酰唑胺（一种血管舒张性刺激物）无法进一步增加血流。CT 和 MR 灌注成像也可以用来显示延迟和低血流区域的范围。所有这些检查都可以用来显示可能依赖于血压的侧支循环和血流增加。

为了利用急性缺血性卒中时潜在的侧支循环，我们暂停使用抗高血压药物（除了在冠状动脉疾病患者和房颤患者中使用的 β 受体拮抗药外）使收缩压（和平均血压）在卒中急性期升高。通常情况下，血压会自发地急剧上升，并在卒中发作后数日内保持高水平，然后才开始向基线下降。除非发生高血压并发症（心力衰竭、冠状动脉缺血、高血压性脑病、急性肾衰竭或主动脉夹层），或 IV tPA 后治疗方案要求收缩压＜ 180mmHg，否则我们允许这种自发血压升高不接受治疗。急性缺血性卒中管理指南通常不建议治疗血压，除非血压上升到（200～220）/（110～120）mmHg，因为通常认为更高的血压不会更有效地改善侧支循环，同时要注意血压过高的情况[1]。

当患者出现狭窄或闭塞，并且功能缺损大于可证实梗死的体积和位置预期的功能缺损时，我们将进行诱发性高血压的试验。我们将床头放平；如果允许，给予静脉输注以优化容积、血压和灌注；然后使用去氧肾上腺素（或去甲肾上腺素），分阶段将血压推高至最高不高于收缩压 200mmHg 或 MAP 130mmHg，以观察血压升高时功能是否恢复。如果在诱发性高血压维持一段时间后功能未恢复，我们认为试验失败，并允许血压自动调节。然而，如果诱导性高血压成功地改善了功能，那么我们将在密切观察下允许血压下降。如果症状再次出现，那么我们将认为这是一次成功的试验，我们将血压保持在维持最大功能所需的最低水平。

在最好的情况下，这种诱发性高血压的终点将是自发的再通，这将使患者能够耐受正常的血压。然而，当不能通过溶栓药物或血管内血栓切除术实现急性再通时，早期再通并不常见。一般来说，诱发性高血压病患者会在数日内适应血管阻塞，从而在功能不恶化的情况下撤除升压药物。在长时间的诱导性高血压后，再次允许血压自动调节时，若神经功能缺损再次出现，我们可以考虑外科血运重建。尽管我们确实推荐，在没有令人满意的替代方案时，针对高度选择的病例进行血运重建手术，但文献并没有在对照试验中显示这种手术的益处。所以，在讨论我们的方法之前，让我们回顾一下主要的试验。

症状性动脉粥样硬化性疾病的外科旁路手术已经在两个大型临床试验中进行了研究。1985 年，颅外－颅内（Extracranial-to-Intracranial，EC-IC）搭桥研究未能显示 EC-IC 搭桥的益处[55]。在这项研究发表后，这种手术就很少开展了。然而，在改进技术后，2011 年完成了一项更新的试验，即颈动脉闭塞手术研究（Carotid Occlusion Surgery Study，COSS）[56]。这项试验也未能显示出 EC-IC 旁路的获益，他们反对以试验设计中的方式去应用该项技术。血管内血管成形术和支架置入术也在两个临床试验中进行了研究。在支架置入和积极药物治疗预防颅内动脉狭窄卒中复发（Stenting and Aggressive Medical Management for Preventing Recurrent Stroke in Intracranial Stenosis，SAMMPRIS）试验中，对支架置入治疗症状性颅内动脉狭窄进行了研究。由于支架治疗组的结局较差，该试验被提前终止[57]。事实上，根据初步研究，内科治疗组的患者情况比预期的要好。第二个类似的试验，Vitesse 颅内支架治疗缺血性卒中的研究（Vitesse Intracranial Stent Study for Ischemic Stroke Therapy，VISSIT），也发现支架治疗组的结局较差[58]。

根据这些结果，我们还建议对试验中的患者进行最佳的药物治疗。然而，在所有这些试验中，入选的受试者主要包括那些未使用升压药诱发高血压的稳定的门诊患者。也就是说，那些已经证明自己拥有足够的侧支循环的患者可以实现这一结果。剩下的一小部分患者处于卒中或短暂性脑缺血发作的早期阶段，他们不可能在不恶化的情况下脱离诱发性高血压。对于这部分患者，我们认为在具备适当的神经血管外科专业知识的情况下，良好的经验可以证明外科血运重建术是合理的。这通常是通过将颞浅动脉接合到大脑中动脉的 $M_2$（岛叶段）或 $M_3$（岛盖段）分支上来完成的。虽然没有经过验证，但也可以根据手术需要，选择将血管接合到 PCA 近端或使用静脉移植物。通过这种高度选择性的方案，我们对不稳定的颅内和颈部动脉闭塞患者进行了外科血运重建术，取得了良好的效果。我们不建议使用支架治疗颅内动脉狭窄，而是按照 SAMMPRIS 试验结局相对较好的药物治疗组结果所提示的那样，采用双重抗血小板治疗和强化危险因素管理来治疗这类患者。

## 七、其他重症监护问题

任何急性脑卒中或因血流动力学不稳定而有急性脑卒中高风险的患者，在这段不稳定时期都需要在 NCCU 进行密切监测。急性腔隙性脑卒中综合征的患者最初可能不稳定，有时会出现症状剧烈波动，可在突然出现的严重症状（如偏瘫和构音障碍）以及功能突然恢复间波动。对于这种小血管卒中，目前还没有疗效确定的治疗方法。然而，在缺乏有效治疗的情况下，我们建议优化血压和放平床头，然后进行诱发性高血压试验，当这些措施失败时采用肝素治疗，而不是仅仅使用抗血小板药物，任由这种“腔隙不稳”复发并最终进展。未经验证的经验表明，这些措施可能终止某些患者的症状波动。在情况稳定之后，我们转向有效的长期二级预防治疗。

感染性心内膜炎患者通常不需要 NCCU 护理；然而，当患者出现神经系统并发症（包括出血性梗死、蛛网膜下腔出血、反复心脏栓塞）、心脏并发症（如瓣膜失代偿、心力衰竭或传导阻滞）或全身并发症（如脓毒症）时，建议在神经科或心脏重症监护病房进行监测。由于神经并发症通常是心内膜炎的最初和最关键的早期症状。为了治疗这类患者，神经重症医生必须准备好咨询心脏内科、心脏外科和感染科同事。

# 第 9 章 神经重症监护病房中蛛网膜下腔出血的治疗

# Treatment of Subarachnoid Hemorrhage in the Neurocritical Care Unit

Christopher M.Jackson Justin M.Caplan Judy Huang Rafael J.Tamargo 著

梁奇明 王芙蓉 译

徐跃峤 校

## 一、流行病学和危险因素

动脉瘤性蛛网膜下腔出血（aSAH）全世界每年的发病率约为 9/10 万，并因地区而异 [1]，从中国（北京）的 2/10 万到芬兰和日本的 22/10 万 [2]。美国的年发病率为 7/10 万～10/10 万，每年影响多达 3 万美国人 [3, 4]。然而，这些估计值可能是保守的，因为基于这些估计值，非创伤性 SAH 占医院出院率的百分比高于预期 [5]，而且大约 12% 的蛛网膜下腔出血病例在入院前死亡 [6]。

aSAH 不可改变的危险因素包括性别、种族 / 民族、社会经济地位、年龄和遗传易感性。aSAH 在女性中更为常见 [5, 7, 8]，总体风险是男性的 1.24 倍 [9]。与男性相比，一些女性亚群的患病风险可能更大。一项针对得克萨斯州东南部拉美裔人群的前瞻性研究发现，在年龄调整后，女性患 aSAH 的风险是男性的 1.74 倍 [10]。在日本女性中，女性被证明在未生育（OR=3.24）或月经初潮早期（OR=4.23）的情况下会有更大的患病风险 [11]。从 50 岁开始，年龄放大了性别风险差异，此后这种差异增加 [1]。此外，可改变的危险因素，如吸烟，对女性的影响可能比男性更大 [12, 13]。

aSAH 在儿童人群中并不常见 [14]，最常出现在 50—60 岁，此后发生率略有下降 [2]。较低的社会经济地位也与较高的 aSAH 风险相关，这一发现已在不同地理人群中独立报道 [15–17]。由于黑人和拉美裔与白人相比，aSAH 的发病率更高，因此风险按种族和族裔进一步分层。

有 aSAH 家族史的个体与有相似大小的动脉瘤但无家族史的个体相比，动脉瘤破裂的发生率更高 [18]。常染色体显性遗传综合征，如多囊性肾病变和Ⅳ型 Ehlers-Danlos，证明了脑动脉瘤的遗传性，但只占 aSAH 患者的少数。没有明确遗传综合征的个体，如果有一个以上的一级至三级亲属患有颅内动脉瘤，患颅内动脉瘤的风险为 8%，这些动脉瘤更有可能在年轻时破裂 [19]。除了结合珠蛋白（Hp）2–2（见下文），动脉瘤形成和破裂的遗传基础还没有最终确定；然而，最近的全基因组关联研究发现至少有 6 个单核苷酸多态性与 aSAH 风险相关，证实这些临床模式具有遗传基础 [20, 21]。

可改变的危险因素包括高血压、吸烟、酗酒、拟交感神经药物和体重指数（BMI）。慢性高血压一直与 aSAH 风险增加有关。HUNT 研究前瞻性地跟踪了挪威 74 997 名参与者，报道了 SBP130～140mmHg 和＞170mmHg 的危险比（HR）分别为 2.3 和 3.3 [22]。除了血流动力学应激外，慢性高血压还被认为是血管压迫所致的缺血性血管壁损伤 [23]，暂时性高血压发作也可导致动脉瘤破裂。Vlak 等的一项研究，确定了动脉瘤破裂的 8 项触发因素，包括体育锻炼、喝咖啡、愤怒、擤鼻涕和性交 [24]。作者假设这些活动的共同机制是血压的急性升高。

吸烟通过多种机制提高了动脉瘤形成和破裂的风险，包括诱发高血压、血管壁炎症、蛋白酶活性增加和血液黏度增加 [23]。在 HUNT 研究中，既往吸烟史与 SAH 风险增加相关（HR=2.7），当前吸烟状况使 HR 增至 6.1 [25]。吸烟也协同增加了其他危险因素（包括女性、种族、高血压和家族病史）带来的危险 [26, 27]。吸烟持续时间和强度与患 aSAH 的风险增加有关；然而，戒烟并不能显著降低这种风险，其程度超过了减少累积暴露量所预测的效果[28]。有趣的是，瑞典的一项研究表明，无烟烟草并不会增加 aSAH 的风险，这表明烟碱暴露不太可能是与吸烟相关的 aSAH 风险的原因[29]。

低 BMI 与 aSAH 风险增加相关，超重 BMI 具有独立于 HDL、胆固醇或甘油三酯水平的保护作用[30]。可卡因的使用与年龄较小的动脉瘤破裂有关[31]。大量饮酒也增加了动脉瘤破裂的风险。最近一项包括 6411 例颅内动脉瘤的回顾性研究发现，目前饮酒（OR=1.36）和目前每日饮酒量（OR=1.23）与动脉瘤破裂有关。然而，与吸烟不同，既往饮酒或饮酒频率与动脉瘤破裂风险的增加无关[32]。

最近的数据证实，Hp2–2 基因型极易导致 aSAH 后的血管痉挛，并导致更糟糕的结果[33]。人类有两个 Hp 等位基因（Hp1 和 Hp2），产生了三种 Hp 基因型（Hp1–1、Hp2–2 和 Hp2–1）。Hp2–2 基因型削弱了游离血红蛋白的结合能力，易于导致一些疾病的恶化，包括糖尿病、镰状细胞病和心血管疾病[34]。在 aSAH 中，Hp2–2 驱动骨髓细胞介导的促炎症表型[35, 36]。在一项具有里程碑意义的研究中，Leclerc 及其同事报道，Hp2–2 表型与中度（$P$=0.014）和严重（$P$=0.008）血管痉挛的高风险，以及出院后一年死亡率增加（$P$=0.079）和功能状态降低的趋势有显著关联（$P$=0.055）[37]。随着越来越多的证据表明，Hp2–2 表型与动脉瘤较大、患者和 aSAH 的临床前模型中更严重的血管痉挛有关，这种联系已被广泛接受[36, 38–40]。目前进行中研究正在探索 Hp2–2 表型的潜在促炎症机制，以努力确定分子靶点，从而减轻这些患者的血管痉挛和迟发性脑缺血（delayed cerebral ischemia，DCI）。

## 二、分诊和入院（最初 12h）

aSAH 的最初表现形式多样，从非特异性头痛到昏迷或死亡。10%～15% 的患者发生猝死，急性脑损伤和（或）心肺并发症引起的昏迷很常见[41]。意识丧失（loss of consciousness，LOC）是约 40% 患者的症状，与较高的临床和影像学严重程度评分相关[42]。即使是暂时性 LOC 也是一个负面的预后指标，可能与严重的早期脑损伤有关，因为还没有发现 LOC 与再出血风险或延迟性脑缺血之间的关联[42, 43]。

在能够提供病史的患者中，头痛是最常见的症状，出现在 95% 以上的 aSAH 患者中[44]。大约 80% 的患者都有“生命中最严重的头痛”或“霹雳性头痛”的经典描述；然而，严重、突发性的头痛或“生命中最严重的头痛”的特异性较低[45]。10% 的患者报道轻度前哨性头痛，通常出现在就诊前 2～8 周[46]。在约 20% 的患者中，更严重的头痛先于诱发性事件而被诊断为 aSAH。动脉瘤破裂前的警告性泄漏与总体的不良结果相关。因此，对于无既往病史的新发头痛患者，或有头痛病史但表现为非典型头痛症状的患者，应高度警惕[47]。

不幸的是，aSAH 的误诊很常见。Kowalski 和他的同事对 1996—2001 年在一个三级医疗中心的患者进行了跟踪调查，结果发现误诊率为 12%[48]。偏头痛和紧张性头痛是最常见的错误诊断。其中 39% 的患者出现神经系统并发症，21% 发生再出血。在初次就诊时精神状态正常的患者中，误诊与 3 个月时生活质量评分较低有关，12 个月时死亡或严重残疾的风险增加。虽然只有 1% 的主诉为头痛的患者被诊断为 aSAH，但是误诊的后果是可怕的[49]。因此，对于出现严重、突发性头痛且无类似发作史的患者，应进行非增强头部计算机断层扫描（CT）。aSAH 常见的其他症状有恶心 / 呕吐（77%）、颈项僵硬（25%）、固定或暂时性神经功能缺损（10%）和癫痫（6%）[50–52]。这些症状可单独出现或合并出现。当头痛伴有颈项僵硬、局灶性神经功能缺损或癫痫发作时，应始终引发 aSAH 检查。

非增强头部 CT 是首选的诊断方法，在动脉瘤破裂后的最初 5 天内，其敏感性接近 100%[53]。5 天后，头颅 CT 的敏感性急剧下降，需要在适当的临床背景下进一步地研究。腰椎穿刺用于评估红细胞计数或脑脊液黄变的敏感性和特异性相对较低，但对于根据病史和临床表现及头颅 CT 阴性而判断为高 aSAH 概率的患者，腰椎穿刺可能有诊断作用[54]。磁共振成像（MRI）已被证明在头颅 CT 阴性的患者中检测 aSAH 的效用，在某些情况下可作为腰椎穿刺的辅助手段或替代。然而，考虑到资源利用以及在危重患者中进行 MRI 的挑战性，在大多数中心 aSAH 患者中常规使用 MRI 是不切实际的[46]。有 CT 和（或）腰椎穿刺证据的患者接下来要进行血管成像。脑血管造影术是脑动脉瘤成像的金标准，因为这种成像方式提供了有关动脉瘤形态、与重要血管的空间关系和侧支循环的详细信息。当无法立即进行血管造影时，计算机断层血管造影（CTA）是有用的诊断手段。由于磁共振血管造影（MRA）的高假阳性率（60%）[55]，我们通常不在

aSAH 患者中使用 MRA 作为诊断方法。

早期将 aSAH 患者从低容量中心转移到高容量中心可以改善患者预后并降低整体医疗成本[56, 57]。因此，美国卒中协会（ASA）/ 美国心脏协会（AHA）指南建议，从每年入院＜ 10 例 aSAH 的医院尽早转移到高容量中心（每年＞ 35 例 aSAH）。此外，这些中心应该有经验丰富的脑血管神经外科医生及血管内专家和神经重症监护服务[46]。在转院前或期间动脉瘤再破裂是一种潜在的毁灭性事件，在某些系列中有 13% 的患者报道了这种情况[58]。一些作者报道，再出血的最高风险是在出现症状后 6h 内[59]。这些发现强调了迅速转移到能够提供明确治疗的中心的必要性。

一旦患者的病情稳定下来，治疗的重点就转移到急性脑积水的处理和早期干预，以减少动脉瘤破裂的风险。重要的是，分诊医生应熟悉急性脑积水的诊断以及尽量减少早期动脉瘤再出血风险的措施，因为这些危及生命的情况可能需要紧急干预，然后才能从急诊科转移到神经重症病房（NCCU）或其他单位。

### （一）脑积水

aSAH 后脑积水可由交通性脑积水、梗阻性脑积水或混合生理机制引起，可以急性发生，或延迟发生。梗阻性脑积水通常是由于脑室内出血或皮层内血肿破入脑室系统导致脑脊液梗阻。交通性脑积水源于蛛网膜颗粒水平的脑脊液吸收受损。此外，一些证据表明，全身炎症反应可能会增加延迟性脑积水的风险[60, 61]，然而，这一观察结果背后的机制尚未阐明。

由于定义脑积水的参数不一致，缺乏标准客观的实施分流术的阈值，脑积水和分流依赖性脑积水的发生率在文献中差异很大。15%～87% 的 aSAH 患者发生急性脑积水，9%～64% 的患者发生慢性脑积水，2%～36% 的患者需要永久性脑脊液分流[62–65]。如果不能识别急性脑积水，并紧急进行脑室外引流（EVD）或腰椎引流，可能导致不可逆的神经损伤和死亡。相反，对 aSAH 分级较差的患者，及时放置 EVD 可改善神经系统预后[66]。未经治疗的慢性脑积水会严重阻碍患者的神经系统恢复，并可能导致永久性神经系统损伤或死亡。因此至关重要的是，护理团队的所有成员从出院到入院都要熟悉脑积水的诊断和治疗。

对于 aSAH 患者的 EVD 撤管的最佳方法还没有达成共识。2001 年 12 月—2002 年 12 月进行的一项纳入 81 名患者的单前瞻性随机试验[67]中，41 例患者被随机分为快速撤管组，定义为在 24h 内关闭 EVD；40 例患者被随机分为逐渐撤管组，撤管时间为 96h，每日依次升高 EVD 系统的高度，随后关闭 EVD 24h。研究人员报道，两组之间的分流器置入率没有显著差异，但是逐渐撤管组的重症监护室和住院时间更长。然而，其他研究支持监测脑脊液引流量的策略，以确定永久性脑脊液分流的必要性[65, 68]。我们的实践结合了这种策略，因为我们逐渐增加引流高度和执行系列夹管试验。夹管试验失败但脑脊液引流量有下降趋势的患者将进行随后的夹管试验。我们只对持续高脑脊液引流的患者进行分流。虽然这可能会增加住院时间，但我们发现这种策略在降低分流放置率方面是有效的。我们的做法与最近的一项多机构调查一致，该调查发现，大多数机构使用的是基于脑脊液引流量逐步撤除 EVD 的策略。还需要更多的随机试验提供证据，以调和目前流行的逐渐撤管临床实践和迄今为止唯一的随机试验证据之间的矛盾。

理论上，在未处置动脉瘤的情况下，积极的脑脊液引流可以通过增加动脉瘤壁的跨壁压力梯度来促使动脉瘤再破裂。基于这种担忧，临床常见做法是对未处置动脉瘤的患者保持较高的引流高度，而一旦动脉瘤被处置则降低引流高度以促进脑脊液引流[69]。然而，现有证据表明，这种理论上的风险在实践中可能很小或根本不存在。Hellingman 等回顾性分析了 34 例接受 EVD 引流的患者，其中 34 例为未治疗的脑积水患者，34 例为无脑积水的对照组，两组之间的再出血率没有差异[70]。在对 304 例连续性 aSAH 患者的回顾性研究中，McIver 等报道了接受 EVD 的患者的再出血率为 4.4%，而没有 EVD 的患者的再出血率为 5.4%[71]。小规模回顾性研究表明，腰椎引流术同样不会增加动脉瘤再破裂的风险，在某些情况下，它可能是 EVD 置入术的可行替代方案[72–74]。值得注意的是，阻塞性脑积水、实质性血肿、明显的脑室内出血，或者对高度怀疑颅内压升高的患者应放置 EVD 而不是腰池引流，因为颅内室和腰池之间的诱导压力梯度会导致脑疝。

有人建议在手术时进行终板造瘘术，以降低 aSAH 后分流依赖性脑积水的发生率。一项纳入 95 名患者的非随机前瞻性研究得出的结论是，终板造瘘可降低分流依赖性脑积水的发生率[75]。然而，这种技术的实用性仍然是一个持续争论的话题。对包括 1973 例患者在内的 11 项非随机研究的 Meta 分析表明，终板造瘘人群中有 10% 的患者需要脑室腹腔分流术，而无终板造瘘人群中有 14%（$P$=0.089）[76]。基于这些数据，目前的 ASA/AHA 指南不建议常规进行终板造瘘 [46]。根据我们的经验，终板造瘘术可将分流依赖性脑积水的发生率降低 80% [77]。其他作者报道，终板造瘘术联合 Liliequist' 膜开窗可降低分流依赖率 [78]。需要一个随机对照试验来确定终板造瘘术的有效性。这样的试验还必须包括严格、客观的 EVD 撤除和分流放置的指标。根据现有的证据，我们通常在手术可行时进行终板造瘘术。

### （二）预防动脉瘤再出血的措施

动脉瘤破裂后数小时内最直接的风险是动脉瘤再出血和急性脑积水。有几个因素与动脉瘤再出血的风险增加有关，包括治疗时间延长、LOC、前哨头痛、动脉瘤尺寸大和神经状态差 [58, 79]。Starke 和他的同事对 2011 年以来的文献进行了回顾，发现尽管早期的研究估计再出血的风险在最初的 24h 内大约为 4%，在接下来的 14 天内每日为 1%～2%，但这些研究往往未能捕捉到非常早期的再出血 [80]。随后的一系列旨在捕捉早期再出血的研究估计，在最初 24h 内再出血的风险在 9%～17% [81]。关于动脉瘤手术时机的国际合作研究，是一个涉及 3521 名患者的前瞻性观察性研究，报道了 6% 计划在前 3 天手术的患者再次出血，22% 计划在 15～32 天手术的患者再次出血。再出血明显与不良结果相关，包括发病率增加和恢复功能独立的机会减少 [79]。因此，通过血管内栓塞或手术夹闭来迅速固定动脉瘤已被广泛接受为标准的治疗方法。这反映在 ASA 指南中，该指南建议大多数患者尽早固定动脉瘤（Ⅰ类，B 级证据）[46]。关于显微外科夹闭术和弹簧圈栓塞术的适应证的详细讨论超出了本章的范围。然而，护理 aSAH 患者的中心应该有经验丰富的神经外科医生和神经介入专家。我们的做法是在动脉瘤出现后 24h 内采用适当的方法确保动脉瘤的安全。

抗纤维蛋白溶解药治疗和血压控制作为降低动脉瘤再出血风险的医疗干预措施被广泛研究。来自随机试验的数据降低了使用抗纤溶剂预防再出血的热情，这些数据表明，延迟性缺血性并发症发生率的增加超过了潜在的益处 [82]。然而，这些试验是在广泛强调及时保护动脉瘤的时代之前进行的，而且在这些研究中，抗纤溶药物是在血管痉挛期间使用的。2002 年发表的一项随机对照试验，254 名患者随机分入试验组，每 6 小时服用 1g 氨甲环酸（tranexamic acid，TXA），直到动脉瘤闭塞，但不超过 72h；251 名患者随机分入对照组，未接受 TXA 治疗 [83]。这项试验发现，TXA 组有 6 例患者出现早期再出血，而对照组有 27 例。此外，作者没有发现 TXA 组血管痉挛或延迟性脑缺血的风险增加。Starke 和他的同事们制订了一个最长 72h 的氨基己酸（epsilon-aminocaproic acid，EACA）治疗方案，发现 EACA 组再出血明显减少（2.7% vs. 11.4%），而缺血性并发症没有增加 [84]。研究报告的作者确实报道了在 2010 年深静脉血栓增加了 8 倍，尽管在 EACA 组中没有出现肺栓塞。TXA 和 EACA 都没有被 FDA 批准用于预防动脉瘤再出血。尽管如此，ASA/AHA 和神经危重病护理协会的多学科共识会议指导方针都指出，当动脉瘤的治疗出现不可避免的延迟时，给予抗纤溶药治疗 72h 或更少是合理的 [46, 85]。

在动脉瘤被安全处置之前控制高血压是一种常见的做法，但使用有关这种方法获益的数据很少，而且还没有确定的血压指导方针。病前高血压与预后差、再出血率高的相关性较弱 [86]，并且在再出血时可以观察到急性高血压。但是这些研究无法解决高血压与动脉瘤破裂之间的时间关系 [82]。ASA/AHA 指南建议用可用滴定方式控制血压，并鼓励实现血压目标，但要平衡脑灌注降低与再出血的风险（Ⅰ级，证据级别 B）。对于基线血压正常或轻度高血压的患者，根据 ASA/AHA 指南（Ⅱa 级，证据等级 C），将收缩压设定为＜ 160mmHg 是合理的。

血管内弹簧圈栓塞或显微外科夹闭动脉瘤是被证实可防止动脉瘤再出血的有效措施。1996—1998 年，共有 9 个中心对 1001 例动脉瘤患者进行弹簧圈栓塞或手术夹闭治疗，随访至 2005 年，评估治疗后的再出血脑内的动脉瘤 [87]。19 名患者在治疗后复发。动脉瘤闭塞程度与再出血风险显著相关：完全闭塞 1.1%，91%～99% 闭塞 2.9%，70%～90% 闭塞 5.9%，＜ 70% 闭塞 17.6%。弹簧圈栓塞组和手术夹闭组之间无显著性差异。在这项研究中，再出血与 58% 的死亡有关。这些数据说明了前期确定性动脉瘤闭塞的好处，并强调了早期转移到具有显微外科和血管内治疗专长的中心的必要性。

### （三）分诊环境下的药物治疗总结

- 如果动脉瘤的固定存在不可避免的延迟，则采用静脉注射 TXA（每 6 小时 1g）或 EACA（4g

负荷剂量，随后 1g/h）最长 72h 的抗纤溶栓治疗是合理的，但不能替代早期转移和最终治疗。

- 应使用短效、可滴定的抗高血压药物（如静脉注射尼卡地平）对血压进行密切调节。统一的血压目标尚未建立，但应平衡脑灌注与再出血风险。对于血压正常或基线轻度高血压的患者来说，收缩压目标＜ 160mmhg 是合理的。

## 三、NCCU 治疗（第 1～14 天）

转移到三级中心的患者应在专门的 NCCU 收治，并应尽快进行完整的神经系统检查，包括常见 aSAH 严重程度评分：Hunt-Hess 分级、世界神经外科学会联合会（WFNS）量表和修正的 Fisher 量表（表 9–1）。转移过程中应尽量减少镇静，如果认为镇静对患者的安全是必要的，最终入院检查应在镇静剂已经使用完毕，患者已经从镇静剂的影响中恢复过来之后进行。此后镇静应保持在绝对最低水平，以便最大限度地提高临床检查的敏感性。

一旦患者病情稳定，脑积水就可以得到治疗，动脉瘤也安全了，重点就转移到监测和干预上来，这样可以优化患者的功能恢复。减轻血管痉挛 / 迟发性脑缺血（DCI）、癫痫发作和全身并发症的影响优先在 aSAH 后的几天和几周内进行。以下各节将讨论这些措施。在急性期到亚急性期的治疗过程中，aSAH 患者的一般医疗护理在本章中没有详细介绍，但包括止吐药物、镇痛药、预防胃肠溃疡的质子泵抑制药、皮下注射肝素和间歇性气压加压装置，以降低深静脉血栓的风险。

### （一）癫痫发作

关于 aSAH 患者癫痫发作频率以及癫痫发作的长期后果存在争议。文献中报道的癫痫发作率为 2%～26%，在使用不太严格的癫痫发作定义标准的以前的病例系列中，发病率较高 [46, 88–90]。对 547 例 aSAH 患者的回顾性研究表明，累计发作率为 15.2%，其中 7.9% 在症状出现时发作，6.2% 在围术期发作，3.1% 发展为晚期癫痫 [91]。不同亚组 aSAH 患者癫痫发作的风险也不同。局灶性脑损伤患者，包括广泛出血、硬膜下血肿和脑梗死 [91, 92]，以及高血压患者 [93]，更容易发生癫痫发作。治疗方式也会影响患者的癫痫发作风险。国际蛛网膜下腔动脉瘤试验（International Subarachnoid Aneurysm Trial，ISAT）的长期随访显示，

**表 9–1　动脉瘤性蛛网膜下腔出血分级的常用量表及预后预测**

| 分　级 | 标　准 | 结　局 |
|---|---|---|
| **Hunt–Hess 分级** | | **生存率** |
| 1 | 无症状或轻微头痛 / 颈部僵硬 | 70% |
| 2 | 中度至重度头痛 / 颈部僵硬，无局灶性缺损 | 60% |
| 3 | 嗜睡、轻微或无神经功能缺损 | 50% |
| 4 | 昏迷、偏瘫（中度到重度），可能早期去大脑强直，自主神经功能障碍 | 20% |
| 5 | 深昏迷、去大脑强直、濒死 | 10% |
| **世界神经外科学会联合会（WFNS）量表** | | **生存率** |
| 1 | GCS 15 分，无局灶性神经功能缺损症状及体征 | 70% |
| 2 | GCS 13～14 分，无局灶性神经功能缺损症状及体征 | 60% |
| 3 | GCS 13～14 分，伴局灶性神经功能缺损症状及体征 | 50% |
| 4 | GCS 7～12 分，伴或不伴局灶性缺陷 | 20% |
| 5 | GCS ＜ 7 分（3～6 分 *），伴或不伴局灶性缺陷 | 10% |
| **改良 Fisher 分级** | | **症状性血管痉挛风险** |
| 0 | 无 SAH 或 IVH（未见出血或仅脑室内出血或实质内出血） | 0% |
| 1 | SAH ＜ 1mm 厚，不伴有 IVH（仅见基底池出血 *） | 24% |
| 2 | SAH ＜ 1mm 厚，伴有 IVH（仅见周边脑池或侧裂池出血 *） | 33% |
| 3 | SAH ＞ 1mm 厚，不伴有 IVH（广泛蛛网膜下腔出血伴脑实质出血 *） | 33% |
| 4 | SAH ＞ 1mm 厚，伴有 IVH（基底池和周边脑池 / 侧裂池较厚积血 *） | 40% |

*. 译者注：根据原著，译者所做适当补充。GCS. 昏迷指数；SAH. 蛛网膜下腔出血；IVH. 脑室出血

接受显微外科夹闭的患者癫痫发作的发生率（13.6%）高于血管内弹簧圈栓塞术（8.3%）[94]，这与开颅手术患者的癫痫发作率一致。这种癫痫发作风险的差异在 aSAH 患者中可能特别相关 [95]，反映了神经功能完整的 aSAH 患者癫痫发作的基线发生率相对较低。

一项针对 84 名 aSAH 患者的短疗程（3 天）与延

长（直至出院）左乙拉西坦治疗的单中心随机对照试验发现，延长治疗组的癫痫发作率（2%）与短疗程组（9%）相比有降低趋势[96]；然而，由于入组缓慢，研究提前停止，长期服用左旋乙拉西坦改善癫痫发作控制的趋势没有统计学意义。另外，还没有随机对照试验来指导这个患者群体的癫痫管理和预防。一项对353名患者的倾向匹配评分分析发现，抗癫痫药物（AED）并不能显著降低临床或非惊厥癫痫发作的风险[97]。2013年发表的一篇Cochrane综述认为，支持或反对使用AED进行aSAH癫痫一级或二级预防的现有证据不足，迫切需要精心设计的随机试验[98]。急性aSAH期癫痫发作的长期后果也不清楚。一些作者报道早期癫痫发作与长期癫痫无关[91, 99]，而其他作者则认为非惊厥性癫痫持续状态是预后不良的独立预测因子[100, 101]。

癫痫预防的潜在益处必须与抗癫痫药物对aSAH患者的风险状况进行权衡。在包含547名患者的回顾性系列研究中，23.4%的患者报告了与常规AED给药相关的不良事件[91]。一方面，一项回顾性研究发现，预防性苯妥英钠的使用是3个月时认知功能恶化的独立预测因子[102]。然而，这些结果应谨慎解释，因为在这些研究中，扩展的AED预防措施不成比例地应用于具有其他公认的不良预后因素的患者，包括血管痉挛、脑梗死和发热[103]。另一方面，Human及其同事的试验发现，与长期癫痫预防相比，短时间服用左乙拉西坦与更好的功能结果（改良Rankin评分0～2分）相关[96]。尽管前面提到了这项研究的局限性，但这项发现确实支持这样一种观点，即最小化癫痫发作风险较低的aSAH患者对AED的暴露有一定益处。

平衡无惊厥性癫痫持续状态与不良预后相关的证据，但长期的癫痫预防并没有被证明是有益的，并且可能与更糟糕的结果相关，我们选择了个体化的方法。所有aSAH患者最初都要服用预防性左乙拉西坦（每12小时500～1000mg）。治疗的持续时间根据患者的神经系统状况和局部损伤的影像学和（或）临床证据来确定。对没有癫痫活动迹象且发生癫痫的风险较低的患者，左旋乙拉西坦在最初几天内停用。相反，临床检查有变化或检查结果持续不佳的患者常规进行脑电图（EEG），并积极治疗电图和（或）临床发作，必要时包括额外的抗癫痫药物。

### （二）血管痉挛和迟发性脑缺血

动脉瘤破裂后3～14天，67%的aSAH患者的血管造影可检测到脑动脉狭窄（血管痉挛），通常在7～10天达到峰值，21天后自动消失[104]。有影像学血管痉挛的aSAH患者中有20%经历了临床意义上的脑缺血[105]。血管痉挛和DCI的区别很重要，因为血管痉挛的程度与所有患者的DCI严重程度相关，但不能可靠地预测。这种变异性部分是由于患者的内在特征，包括侧支循环、微血管的完整性、血管反应性和自我调节。血管痉挛的不可改变的危险因素包括年龄小、神经功能不良、蛛网膜下腔和（或）脑室内出血以及吸烟史[106, 107]。其他过程，包括炎症、微血管血栓形成、皮质扩散性缺血和血脑屏障破坏，都是潜在的可改变的[108–110]。对于临床团队来说，血管痉挛、DCI和由此导致的脑梗死是aSAH患者致残和致死的主要原因。因此，在血管痉挛期间进行密切监测和积极干预是明智的。

详细的神经系统检查是DCI最敏感的筛查试验[111]。DCI最常见的表现为头痛、颈部僵硬、神志不清或嗜睡，伴有或不伴有局灶性神经功能缺损。经颅多普勒超声（TCD）是临床检查的辅助手段。然而，由于aSAH患者局部和全身血流动力学改变，TCD数据在检测血管痉挛方面的作用有限，预测DCI的准确性更低。Lindegaard比值试图通过将颅内循环速度标准化为颅外循环的平均速度来校正充血[112]。大脑中动脉与颈外动脉的比为3∶1，与影像学上的血管痉挛大体相关[113]。TCD对检测颅内其他血管痉挛的敏感性不高，因此提出了不同的标准，包括后循环阈值较低[112]。一项对441例aSAH患者1877次TCD检查的回顾性研究发现，近40%的DCI患者TCD速度从未超过120cm/s[114]，这是大脑中动脉血管痉挛的TCD阈值。尽管有这些局限性，一项Meta分析得出结论，频繁的TCD仍然是血管痉挛的一种有价值的筛查工具[115]。我们认为，鉴于缺乏替代性的频繁筛查方法，只要在适当的临床背景下对数据进行解释，TCD仍然是一种有用的血管痉挛筛查方法。

排除了其他病因，包括急性出血、脑性盐耗、感染/发热和脑积水，且临床检查有变化的患者，可推定为血管痉挛。如果临床情况和TCD值强烈支持血管痉挛的诊断，我们的做法是直接进行导管血管造影，因为这是发现血管痉挛最敏感的检查方法，并且可以立即进行治疗。对于血管痉挛诊断不明确的患者，无创性影像可能是有用的。CTA已被证明与脑血管造影密切相关，可检测近端循环血管痉挛[116–118]。然而，

CTA 和脑血管造影不能提供脑缺血的直接数据。CT 灌注（CTP）提供了此类信息，并且越来越多地用于 aSAH 患者 [119]。一项将 CTA/CTP 与血管造影进行比较的回顾性研究发现，平均通过时间（MTT）阈值为 6.4 秒时，预测血管造影血管痉挛的准确率为 93%，而局部脑血流减少是患者进行血管内治疗最敏感的预测因子 [120]。虽然 CTA/CTP 优于 TCD，但受制于对比剂使用和辐射暴露，CTA/CTP 不能用于频繁筛查。

治疗血管痉挛 /DCI 的历史基石是 3H 疗法，经典的治疗方法包括高血压、血液稀释和高血容量 [121–123]。然而，这些干预措施可能与严重并发症相关，包括肺水肿、低钠血症和心功能不全。因此，最近的研究评估了每一个组成部分的相对贡献，以最大限度地提高效益和减少风险。一项对 45 名患者的回顾性研究发现，达到 80～120mmHg 的脑灌注压的中度高血压增加了 90% 的脑组织氧合，并伴有 8% 的并发症。相反，高血容量对脑组织氧合的影响很小，与单纯高血压相比，高血容量和高血压的结合并不能改善氧合，但并发症发生率为 50% [124]。一项针对 82 名患者的高血容量与正常血容量的随机试验发现，这两组之间症状性血管痉挛的发生率没有差异 [125]。Dankbaar 及其同事对文献进行了系统综述分析，评估了 3H 疗法的每个组成部分的证据，得出结论为，只有高血压对脑血流量有明显的影响 [126]。ASA/AHA 指南建议诱导高血压（Ⅰ级，B 级证据），同时维持正常血容量和正常循环血容量（Ⅰ级，B 级证据）。我们常规使用经肺热稀释系统（Pulse Contour Cardiac Output，PiCCO）监测 aSAH 患者的血流动力学参数，并将平均动脉压设定在基线以上 20%。如果最初的目标不能达到临床效果，我们将目标血压再提高 10%，最高不超过收缩压 220mmHg，舒张压 120mmHg。

Allen 及其同事于 1983 年发表的一项多机构、双盲、安慰剂对照、随机试验研究结果发现，动脉瘤破裂后 21 天内服用尼莫地平可显著降低持续性缺血性神经功能缺损 [127]。在这项试验中，1/56 的尼莫地平治疗的患者和 8/60 的安慰剂治疗的患者出现了与脑缺血有关的持续性神经功能缺损。2007 年的 Cochrane 综述了 16 项钙拮抗药试验的数据，发现不良结果的相对风险为 0.67（95%CI 0.55～0.81）[128]。作者得出结论，口服尼莫地平可降低 aSAH 患者发生 DCI 的风险，而静脉注射尼莫地平或其他钙拮抗药的证据尚不明确。我们的做法是每 4 小时口服尼莫地平 60mg，持续 21 天。如果患者的血压目标不能在这个方案下维持，我们实行每 2 小时 30mg 治疗方案。

硫酸镁作为一种神经保护剂，已被研究用于预防 aSAH 患者的血管痉挛和 DCI。此外，有证据表明硫酸镁可能会增加 aSAH 患者的脑血流量 [129]。静脉注射硫酸镁治疗动脉瘤性蛛网膜下腔出血（Intravenous Magnesium Sulfate for Aneurysmal Subarachnoid Hemorrhage，IMASH）试验共纳入 327 名患者，其中 169 名患者静脉注射硫酸镁，而 158 名患者随机接受安慰剂治疗，结果发现，根据扩展的格拉斯哥预后量表，两组患者在 6 个月时的良好结局没有差异 [130]。镁治疗动脉瘤性蛛网膜下腔出血（Magnesium for Aneurysmal Subarachnoid Hemorrhage，MASH-2）试验是一项多机构、随机、安慰剂对照试验，在症状出现后 4 天内开始静脉注射硫酸镁 [131]。共纳入 1204 名患者，其中 606 名患者被分配到镁治疗组。镁治疗组有 158 名患者（26.2%）在 3 个月时预后不佳（改良 Rankin 评分 4～5 分），而安慰剂组为 151 例（25.3%）。随后的研究评估了早期服用硫酸镁是否有益。然而，一项关于在最初 24h 内服用镁的 Meta 分析同样得出没有任何益处的结论 [132]。根据目前的临床证据，我们不会安排 aSAH 患者使用硫酸镁。

米力农经静脉、动脉或鞘内给药治疗难治性血管痉挛最近引起了人们的关注。Arakawa 等首次报道，米力农在 7 例 aSAH 患者中可靠地产生血管舒张作用 [133]。2008 年，Fraticelli 及其同事报道了他们对 22 例血管痉挛患者在动脉内注射米力农后进行静脉输注的经验 [134]。作者报道动脉内注射米力农使动脉直径增加 53%（$P < 0.0001$）。随后对患有药物难治性血管痉挛的 aSAH 患者的研究也同样报道了动脉内注射米力农后血管直径显著增加 [135, 136]。米力农在这方面的作用机制尚不完全清楚。一些作者提出，米力农除了具有离子性和血管扩张作用外，还通过抗炎机制发挥作用 [137]。作者还提出了一些抗炎症作用的机制。需要随机试验来评估米力农治疗血管痉挛和 DCI 的疗效。目前，Ⅲ级证据表明，对于其他治疗方法无效的血管痉挛患者，考虑动脉内注射米力农和随后的静脉注射米力农是合理的。

到目前为止，炎症已被证实是血管痉挛和 DCI 的诱因 [38, 138–140]。内皮素受体拮抗药和他汀类药物已被提出，可通过靶向潜在的炎症过程来减轻血管痉挛和 DCI。内皮素是一种由活化白细胞产生的强有力的血管收缩药，已从 aSAH 患者的脑脊液中分离出来 [141]。克拉生坦克服蛛网膜下腔出血后发生的神经缺血和梗死（Clazosentan to Overcome Neurologic Ischemia and Infarction Occurring after Subarachnoid Hemorrhage，CONSCIOUS-1）试验是一项随机、安慰剂对照、双盲 2b 期临床试验，发现克拉生坦以剂量依赖的方式减轻血管造影血管痉挛 [142]。CONSCIOUS-2 试验是一项双盲、安慰剂对照的 3 期研究，终点为接受手术夹闭的患者的全因死亡率、脑梗死、DCI 和血管痉挛 /DCI 引起的神经功能缺损 [143]。这项试验和随后的 CONSCIOUS-3 试验 [144] 都未能证明克拉生坦能降低死亡率或改善神经功能预后。

辛伐他汀治疗动脉瘤性蛛网膜下腔出血（Simvastatin in Aneurysmal Subarachnoid Hemorrhage，STASH）试验是一项多中心随机 3 期试验，共纳入 803 例症状出现 96h 内的 aSAH 患者 [145]。患者随机分为每日 40mg 辛伐他汀组（391 例）或安慰剂组（412 例）。主要结果是 6 个月时的改良 Rankin 评分，所有患者均纳入意向治疗分析。辛伐他汀组有 271 名患者的预后良好（改良的 Rankin 评分 0～2 分），而安慰剂组有 289 名患者，因此得出的结论为，aSAH 患者没有从辛伐他汀治疗中获益。最近的一项试验比较了 54 名随机服用长效他汀类药物（匹伐他汀每日 4mg）的 aSAH 患者和随机服用安慰剂的 54 名患者，发现匹伐他汀组血管造影血管狭窄有统计学意义的改善，但 DCI 或临床结果无差异 [146]。

使用了正常血容量、诱发性高血压和口服尼莫地平治疗仍有临床症状的血管痉挛患者，可考虑动脉内抗痉挛药物治疗或者血管成形术和（或）机械成形术。几种血管舒张药物已被用于选择性解痉，并且有有限的证据支持一种药物的有效性和安全性优于另一种药物。在美国，最常用的血管扩张药是维拉帕米，而尼莫地平在世界范围内更常用 [147]。Hoh 和他的同事回顾了机械血管成形术的文献，并报道了 62% 的病例的临床改善，主要并发症发生率为 5%，血管破裂率为 1.1% [148]。考虑到这种手术的风险，它通常仅用于顽固性血管痉挛的动脉内解痉失败的患者。

### （三）心肌病

心脏功能不全在 aSAH 患者中很常见，是继神经系统损害后的第二大死亡原因 [149]。神经源性应激性心肌病（neurogenic stress cardiomyopathy，NSC）发生在 aSAH 后的急性期，通常在数周内消失 [150]。NSC 表现为多区域性室壁运动异常、左心室射血分数降低、心肌酶升高和冠状动脉造影正常。Takotsubo 心肌病在临床上与 NSC 相似，但是由于心理压力而不是直接的神经损伤，在女性中更为常见 [149, 151]。在大多数 aSAH 患者中观察到心电图异常，4% 的患者出现临床上显著的心律失常，这些心律失常与死亡率和危重症增加的风险独立相关 [152]。临床上 aSAH 的严重程度是心肌病最重要的危险因素，因为一些作者已经报道了 Hunt-Hess 评分与心脏功能不全之间的正相关 [153–155]。aSAH 的严重程度还与血清脑钠尿肽水平升高 [156] 和早期心力衰竭（如后负荷不匹配）有关 [157]。

aSAH 中 NSC 的机制尚不完全清楚，治疗仍然主要是支持性的。然而，越来越多的证据表明儿茶酚胺可能是 NSC 的重要介质 [158, 159]。Neil-Dwyer 等的一项研究随机将 90 名 aSAH 患者随机分为 80mg 普萘洛尔组和安慰剂组，并报道普萘洛尔组在死后检查时心肌坏死减少 [160]。最近，Liang 及其同事回顾性地研究了在 aSAH 患者中使用 β 受体拮抗药的效果，发现 β 受体拮抗药降低了 NSC 的发生率 [161]。然而，由于担心这些药物可能导致低血压，从而加重血管痉挛 /DCI，β 受体拮抗药治疗 aSAH 患者的热情已经减退 [162]。重要的是，即使是短暂的心脏功能不全也会阻碍其他神经保护疗法的实施，特别是调节液体 / 钠平衡和血压升高。在 NSC 和难治性血管痉挛的极端情况下，主动脉内球囊泵已成功用于血流动力学支持 [163, 164]。

### （四）体液平衡与低钠血症

在 aSAH 患者中，体液平衡和钠水平紊乱是经常发生的，并且与更差的预后相关 [165, 166]。此外，容积状态的标准计算通常会误报 aSAH 患者的循环血容量。Hoff 等在动脉瘤破裂后的前 10 天，将 102 名 aSAH 患者随机分为干预组（54 名患者）和对照组（48 名患者）的基于血容量测量的液体管理 [167]。作者报道了干预组（6.7%）和对照组（17.1%）相比，严重低血容量（＜ 50ml/kg）的发生率显著减少。随着 Swan-Ganz 导管在很大程度上被其他容量状态监测方法所取代，NCCU 中的容积测量变得更加安全和容易 [168]。我们优先使用 PiCCO 来管理 aSAH 患者的容积状态 [169, 170]。对 47 例患者的回顾性研究发现，全心舒张末期容积指数（global end-diastolic volume index，GEDI）是与 DCI 最一致的参数，血管痉挛组和无血管痉挛组的平均值分别为（783 ± 25）ml/min 和（870 ± 14）ml/min [171]。作者的结论是，GEDI 应维持在高于正常值或略高于正常值范围（680～800ml/min），这也是我们的做法。随后的一项随机试验证明，在血流动力学监测的基础上实施早期目标导向治疗（在最初的 24h 内）可降低高级别 aSAH 患者的 DCI 发生率 [172]。

aSAH 患者的低钠血症通常是由 CSW 或抗利尿激素分泌不当综合征（syndrome of inappropriate antidiuretic hormone secretion，SIADH）引起的。CSW 的病因是肾性钠丢失，表现为低血容量低钠血症，而 SIADH 的特点是自由水潴留导致正常血容量或高血容量性低钠血症。SIADH 通常采用液体限制治疗，然而这可能是有问题的，因为低血容量和低血压对 aSAH 患者有害。高渗盐水可以安全地用于纠正 aSAH 患者的低钠血症，同时保持容积状态和血压参数 [173]。CSW 在 aSAH 患者中比 SIADH 更常见，可以用皮质类固醇治疗。一项关于氢化可的松治疗 aSAH 低钠血症的随机安慰剂对照试验发现，治疗组比安慰剂组可维持钠目标的频率更高 [174]。在一项非随机、前瞻性研究 [177] 中，氟氢可的松也被证明可以改善 aSAH 患者的钠潴留 [175, 176] 和减少血管痉挛 [177]。

### （五）肺功能障碍

超过 20% 的 aSAH 患者出现肺功能不全、感染和肺水肿是最常见的病因 [178]。后一个过程被称为神经源性肺水肿（neurogenic pulmonary edema，NPE），是由于医源性液体给药和心脏功能不全的结合 [179]。aSAH 患者也易受其他与危重疾病相关的肺部疾病的影响，包括急性肺损伤、肺不张和急性呼吸窘迫综合征（ARDS）[180, 181]。值得注意的是，在对 305 例患者的回顾性研究中，Friedman 等报道了伴有肺部并发症的 aSAH 患者血管痉挛发生率较高 [178]。虽然不能从这项研究中推断出因果关系，但有理由推断肺功能不全阻碍了维持液体平衡和血压目标。这些发现支持了系统性并发症会严重影响这些患者的神经功能预后。

### （六）发热

大约 50% 的 aSAH 患者出现发热，与致残率和致死率的增加独立相关 [182–184]。回顾性研究 584 例连续性 aSAH 患者，其中 44.8% 的发热患者发现有感染源 [182]。此外，作者报道在多元分析中，发热天数与不良结果独立相关。及时检查是至关重要的，因为发热可能预示着可治疗的、潜在的过程，包括感染和血管痉挛 [185]。aSAH 患者发生中枢（非感染性）发热的危险因素包括出血程度大、脑室内出血和神经损伤严重程度增加 [186, 187]。我们的做法是对所有发热的 EVD 患者进行感染性检查，包括血液、痰液、尿液和脑脊液培养。对于没有 EVD 的患者，根据临床情况考虑腰椎穿刺。无论病因如何，我们首先用对乙酰氨基酚治疗发热患者，然后在必要时进行降温。ASA/AHA 指南建议积极控制发热，维持体温正常（Ⅱa 类，B 级证据）。

### （七）贫血

贫血在 aSAH 中很常见，并且与较差的预后相关 [188]。Giller 及其同事对 575 名患者进行了回顾性研究，结果显示 18% 的患者在某个时间点的红细胞压积值＜ 26%，57% 的患者记录到小于 30% 的值 [189]。虽然红细胞输注与危重病患者的预后较差相关，但 aSAH 患者脑缺血的首要风险将这些患者与一般危重患者区分开来，并需要额外考虑 [190]。早期的回顾性研究最初似乎支持 aSAH 患者红细胞输注的主要负面影响，然而没有观察到剂量依赖性反应，并且当考虑混杂变量时，这种关联不显著 [191]。Naidech 和他的同事对 44 名有血管痉挛高风险的 aSAH 患者进行了一项血红蛋白水平目标的随机试验 [192]。患者被随机分配到 10g/dl 或 11.5g/dl 的血红蛋白目标组。在 14 天、28 天和 3 个月分别记录美国国立卫生研究院卒中量表和改良 Rankin 量表值。高血红蛋白组接受了更多的输血，但两组预后相似。作者认为输血是安全可行的。

aSAH 患者的理想血红蛋白目标尚未确定，尽管动物研究表明，接近 30% 的红细胞压积是脑血流的最佳值 [193]。对 CONSCIOUS-1 研究中患者的二次分析强调了 aSAH 患者贫血的负面影响和输注红细胞的安全性，其血红蛋白目标为 10g/dl [194]。最近的一项研究表明，将血红蛋白目标维持在这一范围内对氧气供应有显著影响，因为将血红蛋白从平均 9.6g/dl 提高到 10.8g/dl 会增加大脑供氧，特别是对缺血区域的供氧 [195]。我们的做法是严格保持血红蛋白目标＞ 10g/dl，必要时输血。

### （八）NCCU 环境下的药物治疗总结

- 所有 aSAH 患者应每 4 小时口服尼莫地平 60mg。如果患者的血压不能在这种方案下维持，剂量可调整为每 2 小时 30mg。
- 选择性动脉内给予血管扩张药（如维拉帕米、尼卡地平或米力农），伴或不伴机械血管成形术，已被证明可以治疗难治性血管痉挛。静脉注射或鞘内注射米力农治疗难治性血管痉挛的效果正在研究，但目前证据不足以对这些治疗方案提出建议。

- 鉴于 aSAH 患者癫痫发作的频率，我们认为短期服用左乙拉西坦（500mg 至 1g，每 12 小时 1 次）是谨慎的。观察到临床和（或）非痉挛性癫痫发作的患者应根据需要积极使用额外的 AED 治疗
- 高渗盐水静脉滴注可安全地纠正低钠血症，维持容量状态。每日口服 0.1～0.4mg 氟氢可的松有助于纠正由 CSW 引起的低钠血症。
- 对乙酰氨基酚（每 4～6 小时 1 次，每日最多 4g）可作为一线退热药，以避免 NSAID 的抗血小板作用。

## 四、从 NCCU 转移并准备出院（第 14 天及以后）

我们的一般做法是在动脉瘤破裂后 14 天内对 NCCU 患者进行监测。届时，神经系统稳定的患者被转移到普通神经外科病房，停止每日 TCD，开始准备出院。在接受 aSAH 治疗后，患者的神经功能缺陷有很大程度的可变性，在恢复病前身体、社会和职业生活方面遇到的挑战更加多样化。即使没有残留的局灶性神经功能缺损的患者也经常遭受某种程度的认知功能障碍[196]。我们机构的所有 aSAH 患者除了接受物理治疗师和职业治疗师的评估外，还要接受彻底的神经心理学测试，以确定治疗需求和出院后的适当安置。然后，我们会与患者及其家属和社会工作者密切合作，以确定最有利于患者持续康复的出院环境。

# 第 10 章　急性脑出血的急救处理
# Emergency Management of Acute Intracerebral Hemorrhage

Andrea Morotti　Joshua N. Goldstein　著
许　峰　王芙蓉　译
徐跃峤　校

## 证据级别（levels of evidence，LOE）

- 级别 A：数据来源于多中心随机双盲研究或 Meta 分析
- 级别 B：数据来源于单中心随机双盲研究或非随机研究
- 级别 C：数据来源于专家意见或病例研究

## 一、概述

### （一）定义

脑出血是指急性自发性非创伤性脑实质内出血[1]。根据定义，"原发性" 脑出血是一种进行加重的、可导致血管破裂的脑小血管疾病的急性期表现，这些脑血管病常见于高血压动脉病或脑淀粉样血管病[2]。脑出血也可能继发于其他颅内病变，如血管畸形、肿瘤性病变和缺血性卒中的出血性转化。

### （二）流行病学和危险因素

脑出血占所有脑血管事件的 20%。在西方人口中，脑出血年发病率为 10/10 万～30/10 万[3]。高血压是脑出血最重要的可改变风险因素，年龄是主要的不可改变因素[4]。抗血栓药尤其是双重抗血小板治疗和抗凝治疗与脑出血密切相关，尤其是老年人，慢性小血管疾病[5-7]患者中，这种联系更明显。糖尿病，酒精摄入和目前吸烟也可能导致脑出血风险增加[3]。在遗传危险因素中，与脑出血联系最密切的是载脂蛋白 E（APOE）基因及其 ε2 和 ε4 等位基因[8]。

### （三）临床表现和病理生理机制

与缺血性脑卒中一样，典型的脑出血表现为局灶性神经功能障碍的急性发作[1, 9]。在大面积出血或幕下出血可导致意识下降、呕吐和头痛。与脑缺血相比，脑出血的症状和体征的特异性不强，因此脑出血的诊断一直需要神经影像学的支持。急性脑出血的脑损伤主要是由血肿的占位效应和血肿破入的脑室系统（脑室内出血）介导，导致由颅内压（ICP）增高引起的继发性临床恶化[10, 11]。脑出血是一种动态发展的疾病，高达 1/3 的患者在活动性出血伴有脑卒中发作后的数小时内出现二次血肿扩大[12, 13]。抗凝相关性脑出血患者血肿扩大可能性更高，在病程上更加滞后，可在发病后 48h 内发生[14]。血肿扩大是早期临床恶化和预后不良的主要决定因素，也是急性脑出血治疗的理想靶点。

## 二、院前处理

脑出血未明确诊断前，不能进行相关的特异性治疗。因此，对于怀疑脑出血的患者，院前处理主要集中于气道、呼吸和循环（ABC）的护理。多项研究表明在配备 CT 扫描仪的移动式卒中单元进行缺血性卒中的治疗是可行的，并且减少了从发病到治疗的时间[15]。因此，在不久的将来，在院前阶段就可启动脑出血的诊断和治疗[16]。

## 三、急诊室里的诊断性检查

### （一）临床评估

应测量和监测患者生命体征[17]。为了安全进行影像学，检查人员应评估患者是否需要插管。神经系统检查应该使用NHISS评分，格拉斯哥昏迷（GCS）量表等经过验证的工具来确定基线严重程度评分[17, 18]（证据级别B）。如果需要插管，通常首选快速顺序插管。而使用利多卡因、依托咪酯和芬太尼可以减轻插管引起的颅内压短暂升高[9]。

### （二）血液检查

所有脑出血患者均需进行全血细胞计数、电解质、葡萄糖、肝脏、肾脏功能测试和常规凝血功能检查[17, 18]。对于持续性直接口服抗凝药（direct oral anticoagulants，DOAC）治疗的患者，常规的凝血试验无法准确测量抗凝活性水平。需要进行特异的血液检测，并且其结果应考虑到肾功能及最后一次给药的时间。DOAC凝血试验总结在表10–1中[19–22]。

### （三）影像学

1. 非增强CT　非增强CT（non-contrast computed tomography，NCCT）是在急诊室诊断急性脑出血的金标准技术[23]（证据级别A）。NCCT可以通过ABC/2方法[24]快速估计脑出血体积，这是脑出血预后的最强预测因素。临床医生可以从基线NCCT得到的其他有用要素包括出血部位、脑室内出血范围、血肿的肿块效应，以及是否存在脑积水[17]。图10–1显示了经NCCT诊断的不同脑出血病例。此外，最近描述几个NCCT血肿扩大标志物，包括血肿内低密度、混合征、黑洞征、漩涡体征、血肿密度和形状，以及是否有液体分层[25]。这些放射学征象可能细化脑出血风险的分层，确定那些需要进一步密切神经系统监测的患者。图10–2提供了血肿内低密度的示例。

2. 计算机断层血管成像（CTA）　CTA是发现有无引起继发性颅内出血的血管异常最快速的无创检查方法[26]（证据级别B）。下列危险信号应引起对继发于颅内血管病变的脑出血的怀疑：脑叶出血、原发性脑室出血、年轻、女性、缺乏传统血管危险因素，特别是高血压病史[26–28]。快速检测血管畸形至关重要，因为这些病变反复出血的概率高，容易受到治疗的影

表10–1　直接口服抗凝药的凝血作用

| | 达比加群酯 | 利伐沙班 | 阿哌沙班 | 依度沙班 |
|---|---|---|---|---|
| aPTT | 只有在服用中度/高剂量药物时才会异常<br>只提供一个定性的指示 | 低灵敏度<br>可能矛盾的反应 | 低灵敏度<br>可能矛盾的反应 | 低灵敏度 |
| PT/INR | 高的个体差异<br>轻微影响（INR 0.9～1.2） | 仅对特定试剂提供定性指示 | 无影响 | 在较低的治疗药物水平上，线性、剂量依赖相关但低敏感性 |
| dTT | 在低药物浓度下已经延长<br>正常的dTT可以排除抗凝血酶活性<br>需要校准 | | | |
| ECT | 敏感的指标<br>没有广泛使用 | | | |
| 抗Xa因子活性 | | 敏感的指标<br>正常值排除抗凝血酶活性<br>不是广泛有效<br>需要校准 | 敏感的指标<br>正常值排除抗凝血酶活性<br>不是广泛有效<br>需要校准 | 敏感的指标<br>正常值排除抗凝血酶活性<br>不是广泛有效<br>需要校准 |
| 具体的测试系统 | Hemoclot®：达比加群酯校准的dTT | 利伐沙班校准的抗Xa因子活性 | 阿哌沙班校准的抗Xa因子活性 | 依度沙班校准的抗Xa因子活性 |
| 抗凝血的处理 | 停止药物<br>最后一剂量之后的3h内使用活性炭<br>血液透析 | 停止药物<br>最后一剂量之后的3h内使用活性炭 | 停止药物<br>最后一剂量之后的3h内使用活性炭 | 停止药物<br>最后一剂量之后的3h内使用活性炭 |

aPTT. 指示活化的部分凝血酶活时间；PT. 凝血酶原时间；INR. 国际标准化比值；dTT. 稀释凝血酶凝固时间；ECT. ecarin凝固时间

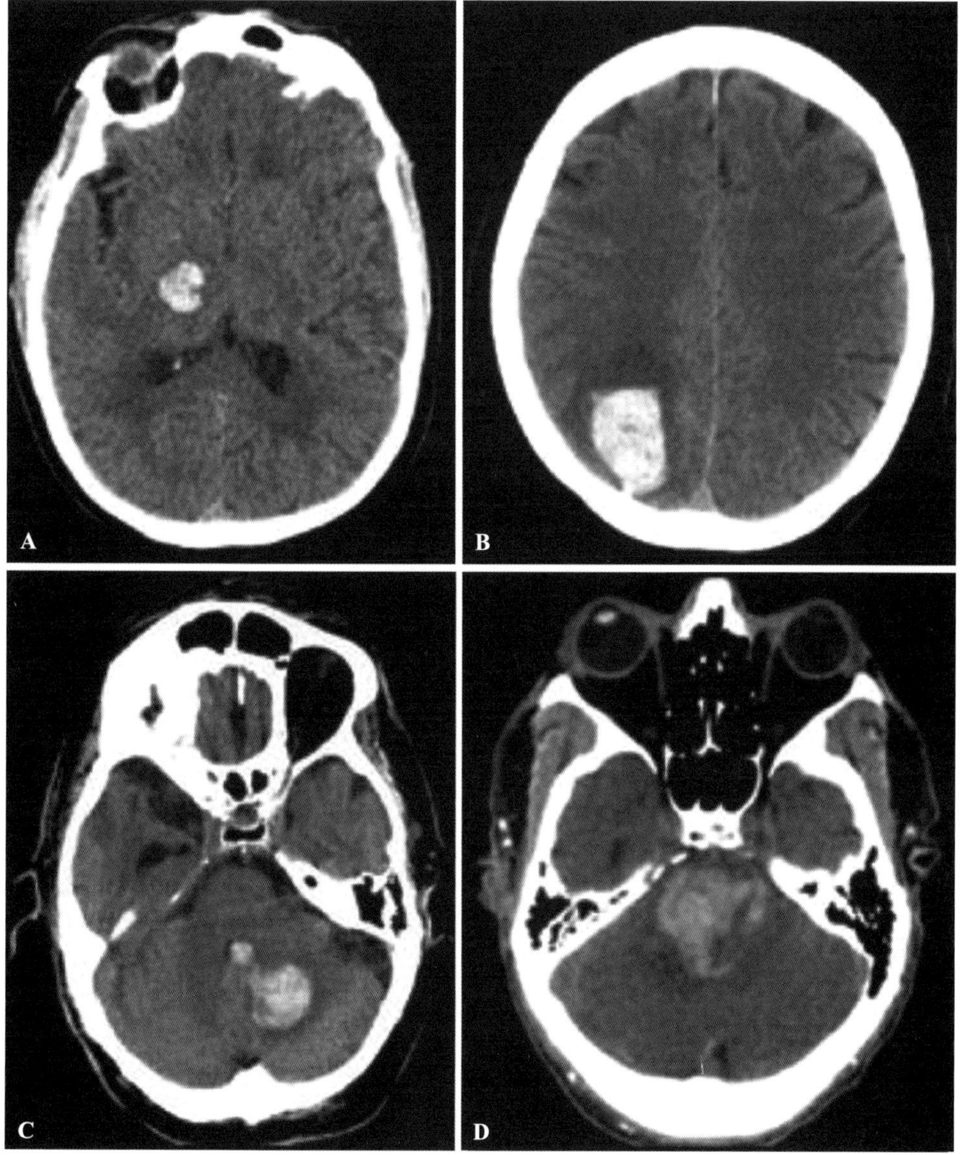

◀ **图 10-1　平扫 CT 脑出血**

A. 深部出血；B. 脑叶出血；C. 小脑出血；D. 脑干出血

响。在急诊情况下，CTA 是一个有用的工具而数字减影血管造影（digital subtraction angiography，DSA）对脑血管畸形的诊断准确性更高。对于高度怀疑颅内血管病变的但 CTA 阴性者的患者应行 DSA 检查[29]。CTA 还可以快速检测斑点征（碘对比剂在血肿腔内外渗）（证据级别 B）（图 10-3）。这个放射标志物是一个强有力的可靠的血肿扩大预测因子[30]。CTA 似乎对肾功能受损的脑出血患者是安全的[31]。与磁共振血管成像（magnetic resonance angiography，MRA）相比，CTA 的主要缺点是辐射暴露。

3. **磁共振成像**　对于检测缺血性卒中出血转化和颅内肿瘤性出血的患者，磁共振成像（MRI）优于 NCCT 和 CTA[29]。MRI 也是检测脑小血管疾病的放射征象的最佳技术，如白质疏松症、微出血和浅表铁质沉着[32]。MRA 是获取颅内高质量血管图像的一种选择，可以在 MRI 没有明显对比的情况下进行（证据级别 B）。MRI/A 的主要缺点是其在多中心都使用受限，而且持续时间长，不太适合病情不稳定的患者。

4. **数字减影血管造影**　虽然 CTA 是一种很好的筛查工具，但所有怀疑由血管畸形引起的颅内出血都应考虑进行 DSA 检查（证据级别 B）。与 CTA 和 MRA 相比，DSA 具有更高的灵敏度来识别这些血管病变，并可以对这些畸形进行动态描述和血管内治疗。这种成像方式与辐射暴露、高剂量的碘化对比剂使用和一定概率（0.4%～1.3%）的严重并发症有关[33]。它的使用经常受限，对高度怀疑有潜在的血管畸形的脑出血患者，应转移到具有全天候 DSA 检查能力并配置有神经外科及神经重症管理团队的医疗中心。

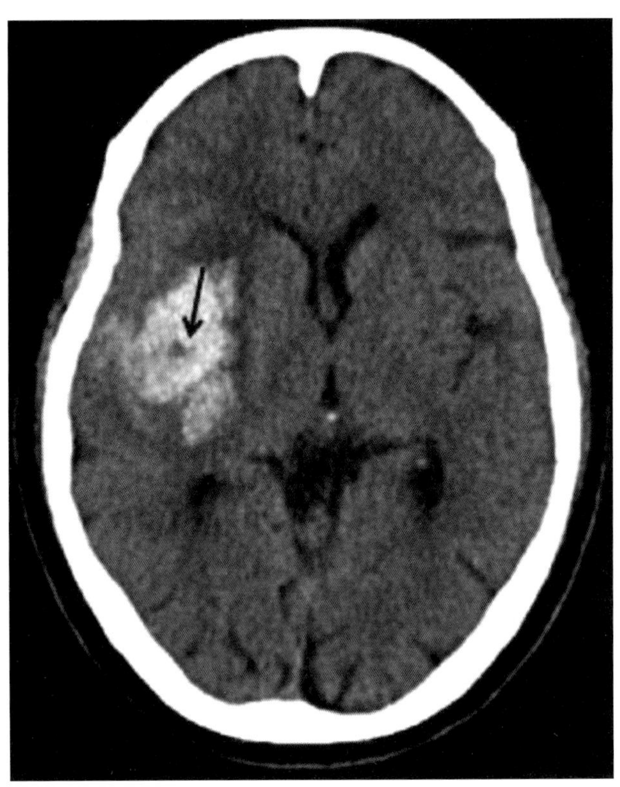

▲ 图 10-2 脑出血 CT 血肿内低密度征
CT 平扫提示血肿内低密度（箭）

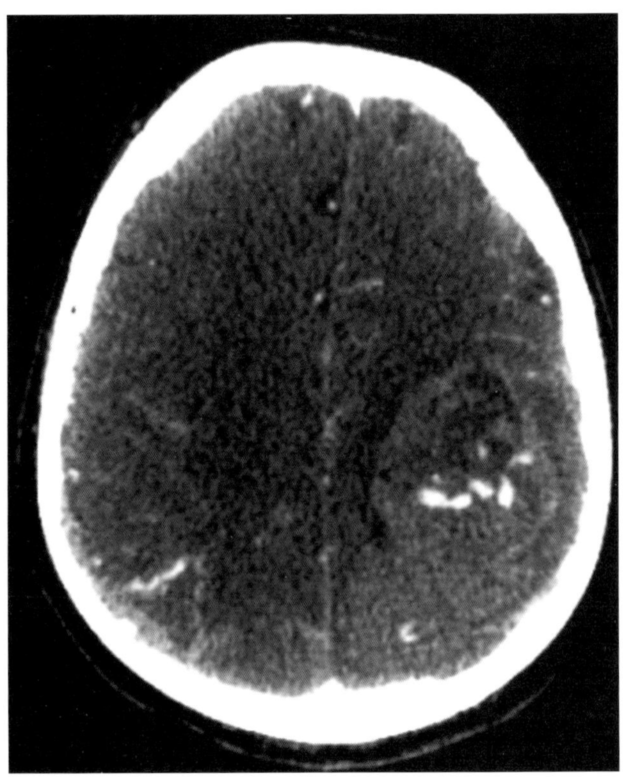

▲ 图 10-3 脑出血 CT 点征
CT 血管造影显示左侧大叶脑出血伴多处对比剂外渗（点状征）

## 四、治疗

### （一）血压

绝大多数脑出血患者急性期都会有高血压。前期的研究表明，收缩压升高与血肿扩大密切相关。因此，多个随机试验评估了强化降压对于减少血肿扩大可能性的意义[34, 35]。第一，急性脑出血患者的强化降压试验 2（Intensive Blood Pressure Reduction in Acute Cerebral Hemorrhage Trial 2，INTERACT2）随机将脑出血患者在发病后 7 天内分为强化组和标准对照组（收缩压＜140mmHg vs. 收缩压＜180mmHg）[36]。这项研究没有达到其主要终点，即严重残疾或死亡 90 天；但次级分析显示，强化降压可能增加功能结果良好的患者比例。第二，急性脑出血的降压治疗Ⅱ（ATACH-2）试验将患者在发病后 4.5h 内随机化分为强化与标准 SBP 治疗组（收缩压＜140mmHg vs. 收缩压＜180mmHg），在发病后 24h 内进行降压治疗。但是主要终点（残疾或在 3 个月时死亡）还是没有达到[37]，而且强化降压可能增加肾功能损伤的风险。在 ATACH-2 试验的两个次级分析中，强化降压并不能改善在 CTA 有斑点征或在 CT 平扫中有血肿扩大标志物的患者的预后，而理论上这些患者很有可能从预防血肿扩大的治疗中获益[38, 39]。总之，与标准降压组的患者相比，强化降压组将收缩压降到不低于 140mmHg 似乎很安全（证据级别 A），对于与临床试验相似的脑出血患者可能改善功能预后（证据级别 B）。应避免血压波动，因为它与不良预后有关[40, 41]。美国心脏协会 / 美国卒中协会（AHA/ASA）指南指出，对于入院收缩压为 150～220mmHg 的脑出血患者，收缩压降至 140mmHg 似乎是安全的，可能会改善患者的预后[18]。美国心脏病学会 / 卒中协会关于高血压的治疗指南表明，脑出血发病后 6h 内收缩压强化降低到 140mmHg 以下有潜在危害[42]。静脉注射（intravenous，IV）降压药应使用半衰期短的药物，而肼屈嗪和硝普钠都不应该是首选药物，因为它们可能导致颅内压升高[9]。

### （二）止血疗法

1. **血小板输注** 人们担心使用抗血小板药物的过程中发生的脑出血，可能预后更差，导致许多人采用血小板输注进行治疗[43, 44]。然而，一项评估脑出血患者在抗血小板治疗中血小板输注的随机对照试验发现，血小板输注会增加患者死亡或预后不良的风险[45]（证据级别 B）。因此，对于脑出血伴有严重血小板减少的患者，尽管触发血小板输注的最佳血小板计数阈值仍存在争议［（50～100）×$10^9$/L］[18]，血小板输注的治疗选项仍然应当保留（证据级别 C），神经重症监护协会（NCS）指南指出，服用抗血小板药物的脑出血患者需要手术干预时，可以考虑进行新鲜血小板输注[17]。然而，几乎没有证据支持对行血肿清除术和（或）脑室外引流的脑出血患者在术前常规进行血小板输注。

2. 维生素 K 拮抗药逆转凝血障碍性疾病　用维生素 K 拮抗药（vitamin K antagonists，VKA）抗凝可增加脑出血患者的再出血和预后不良的风险[6]。而逆转凝血障碍被认为可能降低血肿扩大的风险。对于所有 VKA 相关性脑出血，应停止使用 VKA 治疗，并静脉输注 10mg 的维生素 K（缓慢输注超过 10min，以最大限度地降低过敏反应的风险）和凝血因子复合物及新鲜冷冻血浆（fresh frozen plasma，FFP）或Ⅳ因子凝血酶原复合物浓缩物（prothrombin complex concentrate，PCC）[46]。对于很多病例来说，后者是优先选项，因为它能很快将国际化标准比值（international normalized ratio，INR）恢复正常化，而且与 FFP 相比，后者的输液容积较小[9, 46, 47]（证据级别 B），如果需要容积替换则可能优先考虑 FFP。最佳的 INR 目标值仍然存在争议，根据不同的国际指南[17, 18, 48]，阈值范围的波动范围为 1.3～1.5。

3. 逆转肝素源性的凝血障碍性疾病　目前可逆转肝素的最佳选择是硫酸鱼精蛋白（证据级别 C），虽然还不清楚这种干预是否能改善预后[46, 49]。在下面的药理学部分提供了更多鱼精蛋白的剂量和给药方式的详细信息。

4. 逆转口服抗凝药（DOAC）源性的凝血障碍性疾病　直接凝血酶抑制药达比加群酯是唯一的有特殊逆转剂的直接 DOAC（证据级别 C），这个逆转剂就是伊达赛珠单抗，它是可与达比加群酯高亲和性结合的单克隆抗体[19, 50, 51]。尽管没有证据表明 PCC 的使用可以减少 DOAC 相关出血的程度，但为了扭转其他 DOAC（阿皮沙班、依多沙班、利伐沙班），一些指南建议使用 PCC（剂量 25～50U/kg）[17, 18, 46]（证据级别 C）。为了尽量减少 DOAC 在胃肠道的吸收，可以考虑在计划末次给药后 2～3h 内使用活性炭[52]。在所有 DOAC 中，达比加群酯具有最低的蛋白质结合力，因此可以通过血液透析从血浆中清除，特别是在药物过量或急性肾衰竭的情况下[53]。

### （三）颅内压增高的管理

对于 GCS＜8 分、临床或影像学证实的经小脑幕疝和大面积脑室出血，推荐颅内压（ICP）监测[17]。建议的脑灌注压目标范围为 50～70mmHg。尽管最近的数据表明脑出血后常规头部抬高不能改善预后[56]，头抬高 30°、镇静、高渗疗法（证据级别 C）（用甘露醇或高渗盐水）是主要的 ICP 增高的医疗管理方法[54, 55]。当 ICP 不能通过药物治疗控制时，也可以考虑去骨瓣减压治疗。

### （四）手术

1. 脑室外引流（EVD）　对于有脑积水、昏迷和大量脑室出血的患者，应行 EVD 以连续引流脑脊液和脑室内血肿[57]（证据级别 B）。初步研究表明，脑室内给予溶栓药物可以加速血液清除和改善预后。然而，为了进一步阐明该问题，一项随机对照试验评价血肿溶解加速脑室内血肿清除Ⅲ（Clot Lysis Evaluation of Accelerated Resolution of Intraventricular Hemorrhage Ⅲ，CLEAR Ⅲ）的结果显示，接受 EVD 和局部血肿液化治疗的并不能改善患者预后[58]（证据级别 B）。对于抗凝相关脑出血的患者，EVD 之前应逆转患者的凝血功能障碍。

2. 外科血肿清除　两个大型随机对照试验评估了幕上脑出血的手术[59, 60]。主要这些试验的结果是，在改善患者的死亡率和功能预后方面，手术尚未被证实优于内科治疗。然而，在这些试验中，许多患者在神经功能恶化后，常从内科治疗组转运到外科手术组，这提示初始的外科治疗也许并不是更优的方法，但是对于神经功能恶化的患者，手术也许能改善预后。因此，对于临床病情的迅速恶化和即将脑疝的患者，幕上脑出血的手术治疗应被认为是拯救患者生命的措施（证据级别 C）[18]。对于药物治疗无效的颅内压升高患者，不清除血肿的单纯去骨瓣减压术也是一种有价值的选择，可能改善预后[61, 62]。支持小脑出血的手术治疗的证据要更多一些，特别是在伴有脑积水和临床或影像学证实明显占位效应导致脑干受压时的小脑出血更需要手术（证据级别 B），传统的幕上血肿清除联合去骨瓣减压术治疗的获益可能会被高概率的继发性损伤所抵消[63]。微创手术（minimally invasive surgery，MIS）技术正在开发中，该方法可以快速清除血肿，对健康脑组织的创伤轻微，并发症的发生率也较低[64-66]。这些有前景的技术目前正在研究中。

### （五）药理学

在脑出血急性期管理中，降压和逆转凝血功能障碍以限制血肿扩大是两大关键技术。应使用半衰期短的静脉注射药物如拉贝洛尔、乌拉地尔和尼卡地平来进行降压治疗。表 10–2 总结了药理特性、不良反应和给药方式。维生素 K 联合 PCC 或 FFP 治疗是逆转 VKA 相关性脑出血患者凝血障碍的主要方法。而鱼精蛋白可中和肝素的抗凝活性。达比加群酯是唯一一个有拮抗制剂（伊达赛珠单抗）的直接口服抗凝药，而 PCC 可能考虑用于因子 X 抑制药相关的脑出血急性期治疗。表 10–3 概述了逆转凝血功能障碍的药物。

## 五、并发症

### （一）发热和感染

发热和感染是脑出血发病的主要决定因素，也是患者死亡及临床恶化的常见原因 [10, 11, 67–69]。随机对照试验证实，定向降温和预防性抗生素治疗不能改善脑出血的预后 [70–72]。但是，在一项随机对照试验中，使用对乙酰氨基酚治疗发热的护理包等措施确实能改善预后 [73]（证据级别 B）。因此，尽管脑出血患者的最佳目标体温仍不清楚，但发热是明确需要治疗干预 [74]。一些因素如年龄、吞咽困难、脑卒中严重程

表 10–2　高血压治疗用药

| 药　物 | 剂量和给药途径 | 不良反应 / 缺点 |
|---|---|---|
| 乌拉地尔 | 12.5～25mg，静脉团注<br>5～40mg/h，静脉输注 | 低血压、恶心、呕吐、头痛、<br>头晕 |
| 拉贝洛尔 | 10～40mg，静脉团注；或 5～100mg/h，连续输注 | 支气管痉挛、心动过缓、心力衰竭、低血压 |
| 尼卡地平 | 静脉输注，从 2.5mg/h 开始，每 15～20 分钟增加 2.5mg/h，<br>最大输注速度为 15mg/h | 反弹性心动过速、呕吐、头痛、面色潮红、低血压<br>避免严重主动脉瓣狭窄 |

表 10–3　凝血障碍拮抗药 [18, 46, 88]

| 止血治疗 | | |
|---|---|---|
| 拮抗药物 | 剂量和给药途径 | 不良反应 / 缺点 |
| 维生素 K | IV 10mg，缓慢输注（至少 10min） | 过敏性反应 |
| 4 因子 PCC | VKA 相关的 ICH<br>INR 1.5～1.9 → 10U/kg（最大 1000U）<br>INR 2.0～3.9 → 25U/kg（最大 2500U）<br>INR 4.0～5.9 → 35U/kg（最大 3500U）<br>INR ＞ 6.0 → 50U/kg（最大 5000U）<br>（PCC IV 输注速率：最大 100U/min）<br>DOAC 相关的 ICH<br>25～50U/kg | 血栓<br>过敏反应风险小 |
| FFP | 15～20ml/kg 静脉输注 | 容积大，注射时间长<br>需要进行兼容性测试和解冻<br>过敏反应、感染、输血相关肺损伤 |
| 硫酸鱼精蛋白 | 未分级肝素<br>如果肝素输注仍在进行，则每 100 单位肝素 1mg（最大 50mg）<br>最后一次肝素治疗前 30min，每 100 单位肝素 0.5mg<br>最后一次肝素治疗前 2h，每 100 单位肝素 0.25mg<br>低分子量肝素<br>最后 8h 内 LMWH 每 100 单位给药 1mg（最多 50mg）<br>最后 8～12h LMWH 每 100 单位 0.5mg（最多 25mg）<br>最大输注速度 5mg/min | 低血压 |
| 伊达赛珠单抗 | 5g 分 2 次 IV 输注（2.5g＋2.5g），每次 5～10min | 皮疹，输液部位血肿，鼻出血 |

IV. 静脉注射；PCC. 凝血酶原复合物；VKA. 维生素 K 拮抗药；LMWH. 低分子量肝素；FFP. 新鲜冷冻等离子体

度、淋巴细胞减少和低蛋白血症等可帮助识别有感染相关并发症的高危患者[75, 76]。对于这些患者，更密切的监测和强化预防措施是有必要的。

### （二）癫痫发作

脑出血后癫痫发作很常见，尤其是大面积皮质脑出血、感染和其他医疗并发症的患者[77–79]。然而，预防性抗癫痫治疗并没有明显改善预后，甚至可能与不良的预后相关（证据级别 B）。因此，只有临床和（或）脑电图证据显示癫痫发作的患者才应接受抗癫痫治疗（证据级别 A）[17]。

### （三）血糖管理

高血糖和低血糖都是与 ICH 不良预后相关独立危险因素[80, 81]。目前没有证据支持静脉注射胰岛素来强化降血糖。AHA/ASA 和 NCS 指南建议避免低血糖和高血糖，但是血糖控制的明确阈值仍不清楚[17, 18]。支持正常血糖范围的最好数据来源于一个随机分组试验，该研究发现集束化治疗（包括常温、血糖正常和吞咽困难筛查）可改善预后（证据级别 B）[73]。因此，如果血糖高于 140mg/dl，我们建议在脑出血后 24～48h 内应用皮下胰岛素进行治疗。

### （四）深静脉血栓的预防

脑出血患者是深静脉血栓形成的高危人群，至少应采用间歇式气动压缩装置来进行预防性治疗（证据级别 A）[82]。在启动普通肝素或低分子量肝素（低分子肝素）来预防性治疗前，应在发病后 24～48h 进行头部 CT 平扫随访，以排除活动性出血。最早可考虑在脑出血 24～72h 后启动抗凝治疗（证据级别 B）[18]。

## 六、患者转运和出院目的地

对于临床表现提示为急性脑血管事件的所有患者，卒中小组（最好包括卒中神经科医生或其他接受过卒中领域专门培训的临床医生）应该被启动，一旦脑出血确诊，如果患者可能从外科手术中受益，所有患者需要神经外科医生会诊。

以下标准可用于为重症监护病房（ICU）入院选择合适的患者。

- 动态神经和生命体征监测。
- 需要有创监测的患者。
- 需要有创通气的患者。
- 器官衰竭患者。
- 血流动力学不稳定患者。
- GCS ＜ 8 分患者。
- 需要手术治疗的患者。

经过 ICU 层面的治疗管理后，如果患者满足以下所有条件，患者可以转入低级别管理模式（卒中单元或神经内科病房）。

- 生命体征稳定。
- 不再需要有创监测和通气。
- 具备安全的气道。
- 无重大医疗并发症。

与普通神经科病房相比，脑卒中单元或神经重症监护病房的脑出血管理与更优的功能预后和更低死亡率相关相关[83]。因此，所有脑出血患者都应该入住于配置有卒中单元或神经重症管理团队的病房。如果卒中单元 / 神经重症监护室的尚未配置，而且早期神经功能恶化的风险较低（幕上少量出血，无脑室出血或脑积水，无凝血功能障碍，气道和生命体征稳定），这样的患者可能适合于普通的神经内科病房。

## 七、预后

脑出血仍然是最致命的卒中类型，准确预测预后是脑出血管理的一个重要方面。脑血肿体积、幕下出血、年龄、入院 GCS 评分和脑室血肿是不良预后的最强预测因子[84]。现在已经有一些评分工具被开发来预测功能预后和死亡风险，但是这些工具的准确性是不稳定的，最近的研究表明临床医生判断力可能更有优势[85]。此外，治疗撤除是死亡的独立预测因素，因此建议所有脑出血患者至少应全程医疗支持 48h（证据级别 C）[86, 87]。

# 第 11 章　脑静脉系统血栓形成的管理
## Management of Cerebral Venous Thrombosis

Xiaomeng Xu　Magdy Selim　著
连立飞　王芙蓉　译
徐跃峤　校

## 一、定义与流行病学

### （一）定义

脑静脉血栓形成（cerebral venous thrombosis，CVT）是指静脉窦或颅内静脉的血栓形成。其中，最易受累的硬脑膜窦与静脉包括上矢状窦、横窦、直窦、皮层静脉、颈内静脉和深部引流静脉。

### （二）发病率

CVT 是一种少见但严重的卒中病因，尤其是在年轻人中。不同研究报道的发病率差异很大，传统观点认为其年发病率为 2/10 万～4/10 万；但近年的研究指出，影像技术的进步明显提高了检出率，其年发病率达 13/10 万～15/10 万 [1-3]。

### （三）年龄与性别

CVT 主要在青少年、中年人群发病，超过 90% 的患者年龄＜ 65 岁 [4]。女性患者更为常见，男女患者比例为 1 ∶ 3 [5, 6]，这种性别差异很可能是由于妊娠、口服避孕药和产后并发症等性别相关的危险因素导致的。可是尽管既往患有 CVT，但怀孕导致再次发生 CVT 的绝对风险较低。因此，既往 CVT 病史并非女性的妊娠禁忌 [7]。

### （四）危险因素

导致 CVT 的危险因素众多。口服避孕药、怀孕和产后并发症是女性的主要危险因素。另外，遗传和获得性高凝状态会增加患 CVT 的风险。表 11-1 列出了常见的危险因素。详细询问病史和全面体格检查通常能明确相关危险因素。

## 二、诊断

CVT 的诊断需满足以下条件：①基于临床症状与体征的临床诊断；②确诊 CVT 的脑影像检查；③明确 CVT 致病因素的其他实验室检测与影像检查。

### （一）CVT 的临床表现

CVT 的临床表现多样且缺乏特异性，这增加了早期诊断的难度。其临床表现可归因于两种机制：①脑静脉窦和脑血流受阻所致的颅内压（ICP）升高和脑水肿；②血栓形成与静脉性梗死的局部效应所致的局灶性脑损伤。与其他形式的脑卒中相比，CVT 发病缓慢但呈进行性加重趋势，症状甚至可能波及双侧。急性发作少见，其多发生在产妇和感染患者当中。

头痛是 CVT 最常见、最早的症状，90% 的患者可出现头痛，高达 25% 的患者可单纯表现为头痛 [8]。头痛通常在数天至数周内进行性加重，少数患者可出现剧烈样头痛。ICP 升高的其他症状和体征，如视乳头水肿和短暂视物模糊也可随后出现。约 40% 的患者会出现局灶或全身性癫痫发作，这通常是因静脉性脑梗死所致。约 5% 的患者可出现意识水平改变，这可能与癫痫发作后状态或 ICP 升高有关。此外，静脉性脑梗死可能出现受损区相关的局灶性神经功能缺损，其表现多样，其中偏瘫最常见。其余表现包括耳鸣、眩晕、颅神经麻痹和小脑功能障碍的体征和症状。累及基底节和丘脑的深部 CVT 可表现为昏迷、肌痉挛、木僵、意识下降等。

表 11-1 CVT 的危险因素

| 分 类 | 危险因素 |
|---|---|
| 感染性 | 头颈部感染<br>中枢神经系统感染<br>其他 |
| 非感染性 | |
| • 遗传性 | 蛋白 C 缺乏<br>蛋白 S 缺乏<br>凝血因子 V Leiden 基因突变<br>凝血酶原基因 G20210A 突变 |
| • 获得性 | |
| – 性别特异性 | 孕期及产褥期 [a]<br>口服避孕药 [a]<br>激素替代疗法 [a] |
| – 疾病相关 | |
| • 恶性肿瘤 | 癌症<br>骨髓增生性肿瘤 |
| • 自身免疫性疾病 | 系统性红斑狼疮<br>抗磷脂抗体综合征<br>Behçet 综合征<br>炎性肠病<br>结节病 |
| • 其他疾病 | 甲状腺疾病<br>肾病综合征<br>贫血<br>高同型半胱氨酸血症<br>脱水<br>中枢神经系统畸形 |
| 机械损伤 | 头部外伤<br>腰椎穿刺<br>神经外科手术<br>颈静脉插管 |
| 未发现的其他原因 | |

a. 女性人群

### （二）脑和静脉窦成像

影像学检查是确诊 CVT 的关键。

1. *计算机断层扫描* 平扫 CT 方便快捷，能够排除相似症状的其他神经系统疾病；因此，其成为首选影像学检查。然而，由于平扫 CT 显示的病变太轻微，以至于在大多数情况下无法诊断 CVT，因此 CT 结果阴性不能完全排除 CVT 的可能。实际上，25%～40% 的 CVT 患者的首次 CT 会被解读为“正常”[9, 10]。

CT 结果可包括感染性乙状窦血栓形成患者的乳突或中耳结构异常，静脉性脑梗死，以及脑水肿或高 ICP 所致的脑沟变浅或脑室缩小[11–13]。最直观的证据是直接在静脉或窦中看到血栓。在平扫 CT 中，血栓可以表现为皮质静脉或硬脑膜窦的均匀高密度阴影，有些类似蛛网膜下腔出血。由于上矢状窦的解剖结构特点，上矢状窦 CVT 可能会出现一个实心三角形，称为高密度 delta 征（图 11-1）。平扫 CT 的缺点之一是急性期血栓只能在发病最初的 7～14 天可见。此后，血栓变为等密度或低密度阴影而难以被发现[14]。

因此，在亚急性和慢性期，推荐增强 CT 扫描和 CTV。CT 增强扫描中的充盈缺损征和空三角征[11] 等同于平扫 CT 所示的高密度 delta 征[12]。

2. *磁共振成像* MRI 是诊断 CVT 的选择之一。与 CT 相比，MRI 对脑实质异常（如局灶性脑水肿和脑梗死）以及急性、亚急性和慢性期血栓更敏感[8]。急性期血栓在 $T_1$ 加权像上表现为等信号，在 $T_2$ 加权像上表现为低信号。第二周，血栓逐渐在 $T_1$ 和 $T_2$ 加权像上都变为高信号[8, 10]

CVT 在 MRI 上的直接标志是受损静脉（窦）内流空效应消失（图 11-2），这相当于平扫 CT 上的高密度 delta 征和增强 CT 上的充盈缺损[8]。然而，$T_1$ 和 $T_2$

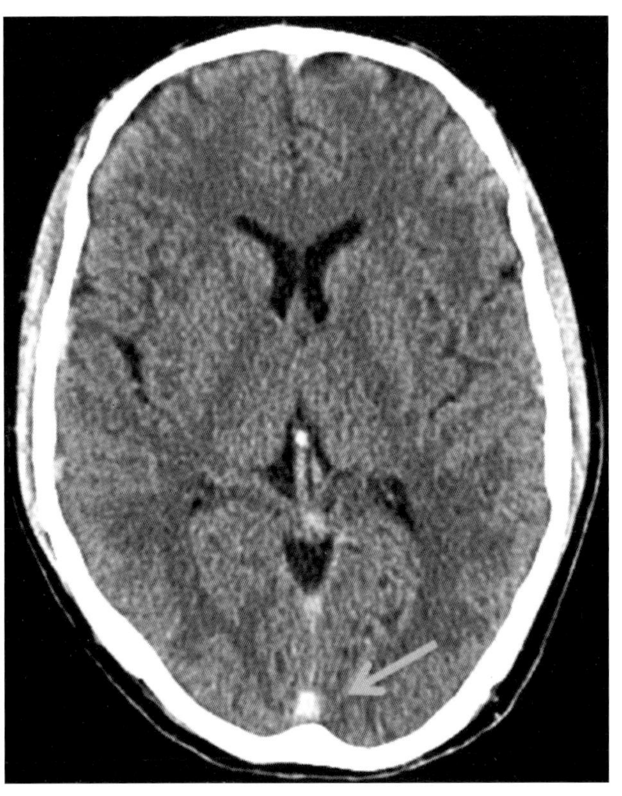

▲ **图 11-1 平扫 CT 上的实心 delta 征（箭），上矢状窦内的凝块导致其密度高于正常水平**

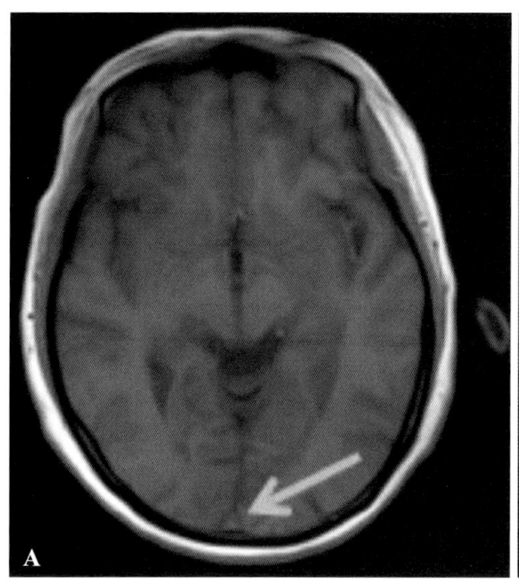
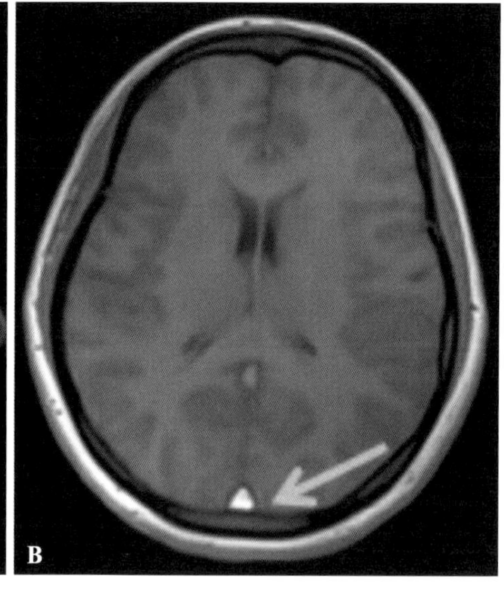

◀ **图 11-2　一名 36 岁头痛男性的磁共振 $T_1$ 加权成像**

A 和 B 分别为症状后 6 天和 12 天。上矢状窦血栓（箭）在急性期（A）出现等信号和慢性期（B）高信号

加权成像也有局限性，血液流动缓慢导致的假阳性并不少见。磁敏感加权 MRI 可直接显示病变静脉（窦）内血栓中的脱氧血红蛋白信号丢失或变暗的区域（图 11-3）。因此，增强 MRI 和 MRV 一直是可靠选择[8, 15]。

**3. 静脉成像**　大约 30% 的 CVT 患者的平扫 CT 或 MRI 可以完全正常。因此，在怀疑 CVT 时，强烈推荐行 CTV 或 MRV，即使平扫 CT 或 MRI 是阴性的[8, 16]。CTV 和 MRV 的诊断价值相当。但是，由于担心辐射和碘对比剂的影响，MRV 是应用最广泛的检查方式（图 11-4）。时间飞跃法（time of flight，TOF）是最常用的 MRV 成像技术（图 11-5a）。但是，TOF MRV 也有局限性，受层面内血流饱和效应影响，假阳性率较高。钆增强 MRV 受血流伪影影响较小，当其与三维磁化强度预备快速梯度回波（MP-RAGE）序列（图 11-5b）联合使用时优于 TOF MRV，尤其是在伴有解剖变异的复杂情况[8]。

由于无创 CTV、无创 MRV 敏感性和特异性的提高，有创数字减影血管造影（digital subtraction angiography，DSA）的使用明显减少，其在过去是诊断 CVT 的金标准。如今，DSA 的使用通常仅限于 MRV 或 CTV 仍难以明确诊断或模棱两可的情况，以便于明确 CTV 或 MRV 上检测到的异常是否为静脉窦发育不全或蛛网膜颗粒导致的充盈缺损[8]。

## （三）血液测试和其他影像学研究

使用 D- 二聚体代替影像学检查以排除低危患者发生 CVT 的做法，一向颇受争议。血清 D- 二聚体水平＞ 500μg/L 对诊断 CVT 的特异度、灵敏度、阳性预测值分别为 91%、97%、55%[17]。但是，引起 D- 二聚体升高的原因有很多，在亚急性或慢性 CVT、小静脉血栓及单纯头痛的患者中可能会出现假阴性[8]。

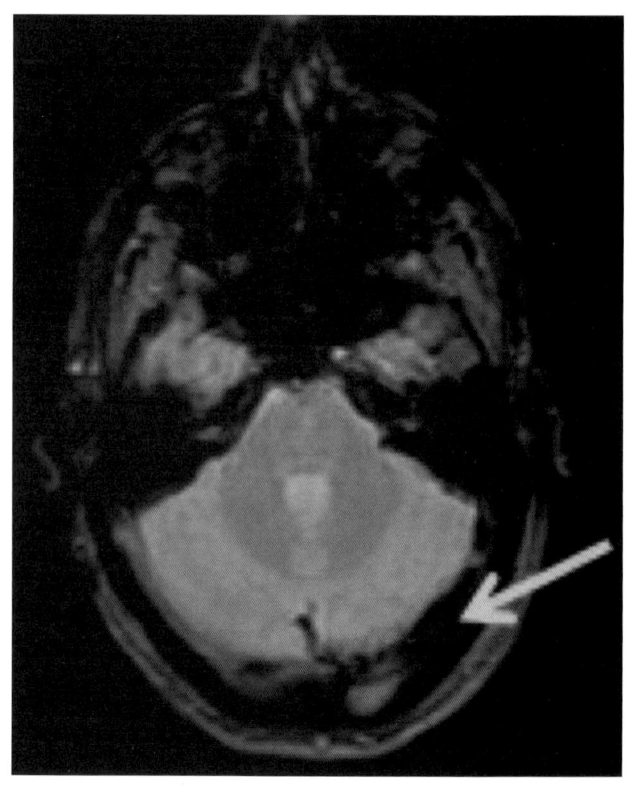

▲ **图 11-3　梯度回波 $T_2^*$ MRI 示左横窦内（箭）伪影，与横窦血栓表现一致**

实验室检查的作用在于明确 CVT 的病因（表 11-1），包括潜在感染、恶性肿瘤、血液和炎性疾病，以及各种高凝状态。初始检查应包括全血细胞计数、生化检测、血沉和凝血测试[8]。若引起 CVT 的原因经过仔细

的病史询问和初步检测后仍无法确定，应考虑遗传性疾病的可能，包括凝血因子 V Leiden 基因突变、凝血酶原基因突变、抗凝血酶Ⅲ缺乏，以及蛋白质 C 和 S 缺乏症等。理想情况下，应在开始抗凝治疗前进行检测，并在 4～6 周后复查，尤其是初始检查为阴性的患者。初步评估和遗传性因素检测未发现异常后，应启动隐匿性恶性肿瘤的筛查流程。

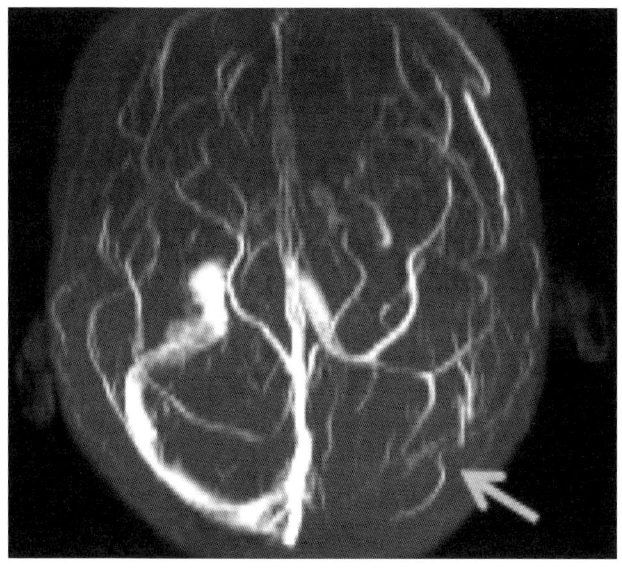

▲ 图 11-4　MRV 确诊的左侧横窦和乙状窦血栓形成（箭）

## 三、分类和预后

### （一）分类

由于病因和症状的多样，CVT 患者通常会求诊于不同医疗机构的多科专家。孤立性头痛或 ICP 增高所致的非局灶症状或体征的患者常首先就诊于家庭医生或内科医生，随后可能会转诊给神经科医生或当地急诊科。出现神经系统症状或体征的患者通常求诊于神经科医师或急诊医师。重症医学医师经常会遇到精神状态紊乱或处于昏迷状态、癫痫发作、大面积出血性梗死、高 ICP 和脑水肿的 CVT 患者。其他专科医生，如血液科、肿瘤科和神经外科医生，可能会参与 CVT 患者的具体评估和住院期间不同阶段的处理。

### （二）预后

大约 1/4 的患者在诊断 CVT 后几天内会出现病情加重。发病时伴有意识障碍的患者更可能出现病情恶化。早期死亡通常是由大面积出血性梗死或大量脑水肿引发的脑疝、肺栓塞或难治性癫痫持续状态造成的。死亡的危险因素包括意识障碍、深静脉系统血栓和颅后窝病变。一项观察性研究指出，在其 16 个月的中位随访期间，79% 的患者完全康复，8% 的患者死亡，

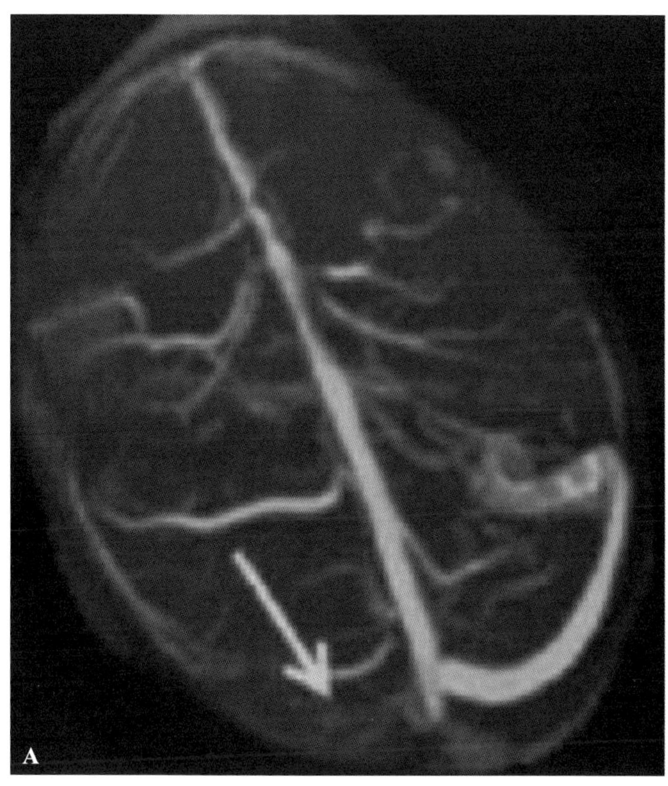


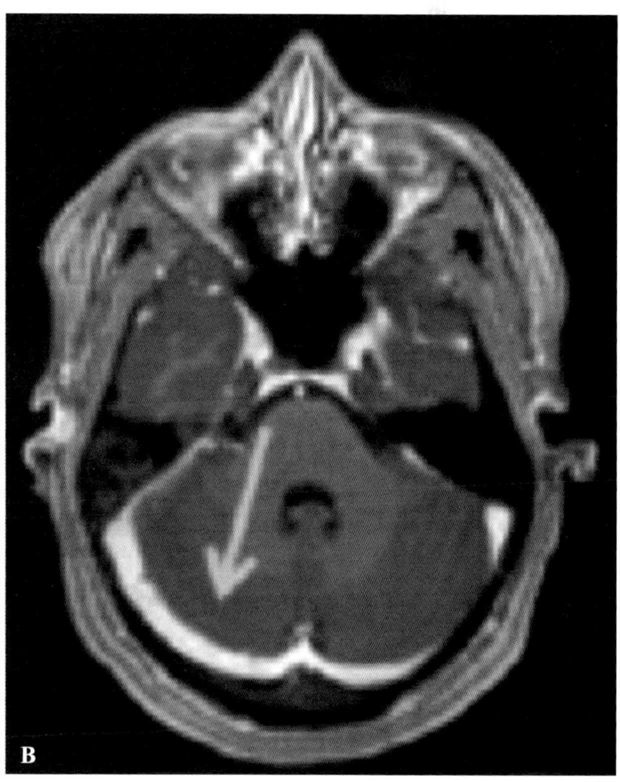


▲ 图 11-5　A. TOF-MRV 显示右侧横窦（箭）中无血流；B. 钆增强 MP-RAGE 显示横窦通畅（箭）

5% 的患者表现为严重的神经功能障碍（改良 Rankin 量表评分≥ 3）[18]。

风险分层评分的制订可用于告知患者的个人预后，并评估哪些人可能从积极治疗中受益最大。在模型一中，恶性肿瘤、昏迷或深静脉系统血栓形成设为 2 分；男性、意识水平下降或颅内出血为 1 分。≥ 3 分意味着具有更高的半年死亡率或残疾风险（C 统计量约为 85%）[19]。另一项研究开发了新的风险预测模型，纳入了另外两个变量：年龄＞ 37 岁和感染。在这个模型中，男性为 5 分，颅内出血为 6 分，意识障碍为 7 分，年龄＞ 37 岁为 7 分，格拉斯哥昏迷评分＜ 9 为 10 分，癌症为 11 分，深部 CVT 为 11 分，中枢神经系统感染为 12 分。模型得分＜ 14 提示良好结局（改良 Rankin 量表评分≤ 2），预测值为 0.96，而得分≥ 14 意味着不良结局，预测值是 0.39 [20]。

## 四、治疗

### （一）急性期处理

1. **抗凝治疗**　为预防 CVT 的发展、肺栓塞和深静脉血栓形成，急性期应及时抗凝治疗，即使存在出血风险。上述推荐是基于静脉用普通肝素（unfractionated heparin，UFH）和皮下注射低分子肝素（low-molecular-weight heparin，LMWH）的随机试验结果提出的。这两项研究共纳入 79 例 CVT 患者 [21, 22]，抗凝治疗显著降低了 CVT 患者的死亡率和不良预后概率（RR=0.46，95% CI 0.16～1.3），且未增加脑出血的风险 [23]。一项比较 UFH 与 LMWH 的随机试验表明，LMWH 与发病 3 个月时更好的临床预后相关 [24]。但是，如果需神经外科干预，急性期静脉应用 UFH 仍可能是更好的选择，这有助于快速纠正凝血异常。

2. **溶栓和机械取栓**　没有足够的证据推荐机械取栓伴或不伴窦内溶栓作为 CVT 的一线治疗。将溶栓或抗凝用于 CVT 的研究中（TO-ACT）未发现血管内治疗（endovascular treatment，EVT）能显著改善临床结局，且研究于近期被终止 [3]。此外，尽管 CVT 几个月后自发性再通率接近 85%，再通似乎与远期预后无关。因此，对预后不佳概率低的患者不宜常规应用 EVT；对强化抗凝治疗后神经系统症状仍持续恶化的患者，可考虑尝试 EVT [25, 26]。

### （二）症状管理

1. **高颅压**　约 40% 的 CVT 患者可单纯表现为高颅压 [27]。ICP 升高主要归因于脑脊液（CSF）回流障碍。上矢状窦和乙状窦血栓形成可能会阻塞蛛网膜颗粒，导致 CSF 吸收能力下降。此外，出血破入脑室和严重的脑水肿也可能引起阻塞性脑积水、导致 ICP 升高。高颅压可引起乳头水肿和视野受损。因此，有必要对视力进行严格监测。当观察到视觉异常时，应立即采取紧急治疗措施 [28]。

尽管 CVT 所致高颅压的最佳治疗方法尚无定论，可每天应用乙酰唑胺 500～1000mg，必要时行治疗性腰椎穿刺、系列腰椎穿刺或脑室腹腔分流 [29, 30]。顽固性颅内高压危及生命时，可以考虑行去骨瓣减压术 [31]。此类患者不推荐应用激素 [32]。

2. **癫痫发作**　癫痫发作可出现在约 40% 的 CVT 患者中，并且与不良预后相关 [33, 34]。尽管不建议预防性使用抗癫痫药，但首次发作后应尽早开始抗癫痫药治疗。

### （三）特殊情况的处理

肝素诱导的血小板减少症（heparin-induced thrombocytopenia，HIT）易导致 CVT [8]。HIT 是 UFH 的并发症，通常发生在应用 UFH 后 4～10 天。当正在接受 UFH 治疗的患者的血小板计数下降，尤其是下降超过基线 50% 时，必须怀疑 HIT [35]。确诊 HIT 需进行免疫分析，查找抗肝素或血小板因子 4（PF4）复合物的抗体和（或）行功能检查测定 PF4 或肝素抗体配合物的血小板活化能力 [35]。如果怀疑 HIT，则必须立即停用全部肝素产品，包括冲洗导管中应用的 UFH。不过，直接凝血酶抑制剂，如阿加曲班，可作为替代的抗凝药物使用 [35]。

在 HIT 患者中，华法林可能会引起微血栓形成。在这些患者中，国际标准化比值（INR）通常＞ 4.0。因此，应在血小板计数超过 $150 \times 10^9$/L 时再应用华法林 [36, 37]。若已经服用华法林，则应立即应用维生素 K [38]。

### （四）长期管理

1. **口服抗凝药**　为防止远期再次发生 CVT 或其他静脉血栓形成，建议长期口服抗凝药物。传统上，常推荐应用维生素 K 拮抗药（如华法林，INR 为 2.0～3.0）。新型口服抗凝药（novel oral anticoagulants，NOAC）为长期抗凝治疗提供了新的选择。两项共纳入 22 例急性期肝素治疗后接受 NOAC 的临床研究显示，NOAC 的疗效与华法林相似 [39, 40]。鉴于上述研究的性质和样本量，应用 NOAC 常规治疗 CVT 需要进一步研究，其在治疗 CVT 中的作用应谨慎考虑，尤其是作为急性期 UFH 或 LMWH 的替代方案时 [15]。

CVT 后应用抗凝药物的最佳持续时间尚不明确。美国心脏协会、美国脑卒中协会的指南建议：诱发性 CVT 且危险因素可逆（如药物治疗的不良反应）的患者行 3～6 个月的抗凝治疗；特发性 CVT 行 6～12 个月抗凝治疗；复发性 CVT 或患有不可逆高凝状态的患者，如凝血因子 V Leiden 基因纯合突变、凝血酶原基因突变、抗凝血酶Ⅲ或蛋白 C 或蛋白 S 缺乏，应终身抗凝治疗 [8]。图 11-6 总结了针对 CVT 疑似患者的管理流程图。

2. 怀孕　既往患 CVT 的女性在未来的孕期再次发生 CVT 的风险增加。CVT 复发风险在整个怀孕期间约为 1.2%，最常发生在孕中期和产后 4 周内。因此，在未来整个怀孕期间和至少产后 6 周推荐预防性应用 LMWH [7, 41, 42]。

## 五、药理学

### （一）肝素

1. 剂量　静脉团注 80U/kg（极量 5000U）+ 静脉输注 12U/(kg・h)（正常体型者极量 1200U/h，或病态肥胖者极量 1800U/h）。

2. 监控时间表

(1) 应在基线时、静推肝素后 6h 或调整静脉输注速度后及时监测 PTT，此后，应每天监测 PTT，PTT 的治疗目标为 50～70s。

(2) 应每天检查血小板计数以监测 HIT。

(3) 应隔日检查血红蛋白含量和血细胞比容以监测出血情况。

3. 注意事项

(1) 如有怀疑 HIT，应立即停用肝素。

(2) 怀孕期间应谨慎应用肝素，它增加了产妇出血的风险。因此，在怀孕和产后，LMWH 是首选。

### （二）LMWH（依诺肝素）

1. 剂量　1.5mg/(kg·h) 或 1mg/(kg·12h)，皮下注射。

2. 监控时间表

(1) 应每天检查血小板计数以监测血小板减少症的发生。

(2) 严重肾功能不全或有潜在出血风险的患者应监测抗Ⅹa 水平，评估依诺肝素的作用。

3. 注意事项

(1) 启用华法林时，应与依诺肝素联合使用。依诺肝素治疗应持续至少 5 天，直到华法林的治疗达标（INR 2.0～3.0）。

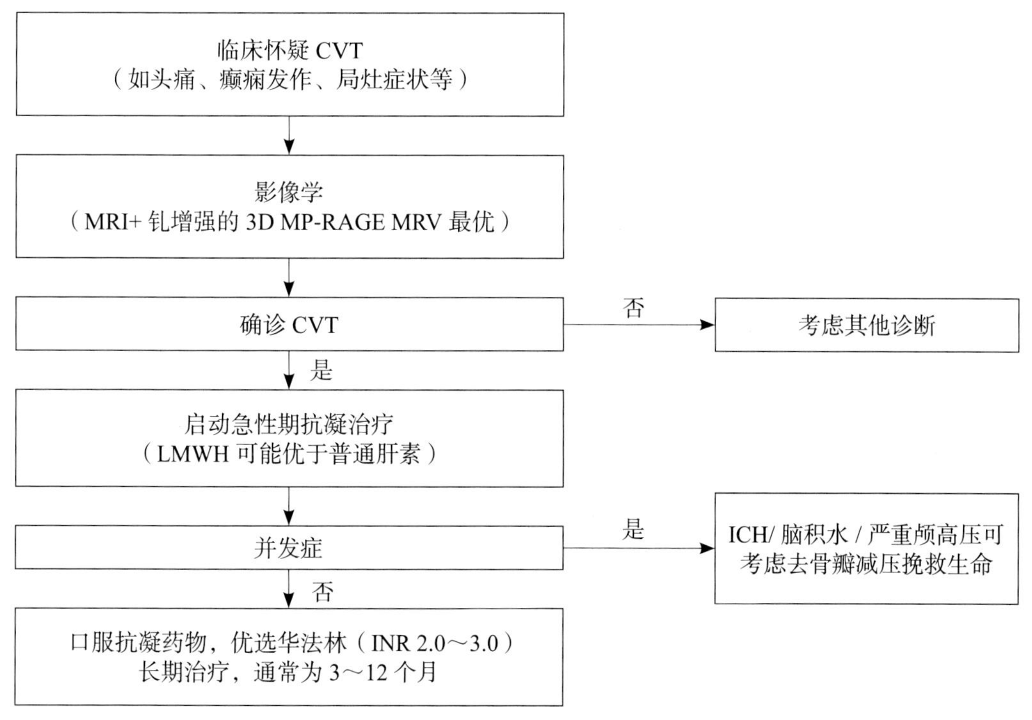


▲ 图 11-6　CVT 的管理流程

(2) 严重肾功能不全者（肌酐清除速度＜ 30ml/min），剂量为 1mg/（kg·d）。

(3) 依诺肝素不能肌肉注射。

(4) 腰穿或其他操作应在末次剂量至少 24h 后进行，且下次剂量应至少延迟 4h。肌酐清除率＜ 30ml/min 的患者中，上述操作应在最后一次给药后至少 48h 再进行。

### （三）华法林

**1. 剂量** 从 2～5mg/d 逐渐加量至治疗量，使 INR 维持在 2.0～3.0。

**2. 监控时间表** 每天应监测 INR 直至治疗稳定范围。随后应每 1～4 周监测 INR。

**3. 注意事项**

(1) 应定期监测 INR。

(2) 华法林很少会引起组织坏死。但一旦发生，应停用华法林并更换其他抗凝药物。

(3) 华法林具有致畸性，在怀孕期间禁用。如果服用华法林的益处明显大于孕妇面临的风险，是否应用应由患者判定。

(4) 既往患肾功能不全的患者可能会出现急性肾损伤。

(5) 华法林可能引起系统性动脉栓塞和胆固醇微栓塞。一旦发生上述情况，应立即停用华法林，并考虑改用其他抗凝药。

(6) 华法林不应该用作 HIT 患者的初始治疗，但在血小板计数恢复正常后可以使用。

# 第三篇 神经外科紧急情况

## Neurosurgical Emergencies


第 12 章 急性颅脑创伤的管理 …… 106

第 13 章 脊髓损伤患者的重症管理 …… 111

第 14 章 神经重症病房中肿瘤急诊的治疗 …… 121

第 15 章 常见神经外科急诊 …… 127

# 第 12 章　急性颅脑创伤的管理

## Management of Acute Traumatic Brain Injury

Sungho Lee　Aditya Vedantam　Claudia S. Robertson　Shankar Gopinath　著
包　赟　邱炳辉　译
李　敏　校

## 一、初步评估

急性创伤性脑损伤（TBI）在急诊室进行初步评估是创伤评估的一部分。损伤机制、生命体征、格拉斯哥昏迷评分（GCS）、瞳孔检查，以及任何院前干预措施都应在患者到达时由急救人员明确告知。对于 GCS ＜ 9 分或有气道梗阻或痉挛迹象的患者，应行气管插管。如果决定在急诊室对患者进行气管插管，在可行的情况下，应在实施麻醉之前对患者进行快速的神经系统评估，以获得神经基线状态。如果创伤在短期内会影响通气，如张力性气胸或大量血胸，应急诊处理。血流动力学不稳定的患者可经验性使用晶体液和血液制品。如果有明显的开放性损伤，应尝试暂时止血。

接下来进行神经系统评估，重点是确定患者的 GCS 评分，这是一个简单的意识水平评分系统[1]。根据 GCS 评分，TBI 可分为轻度（13～15 分）、中度（9～12 分）和重度（＜ 9 分）。任何可能影响神经系统状态的混杂因素都应加以注意，包括中毒、麻醉或低血糖。为了避免继发性脑损伤，避免脑缺氧和脑灌注不足是关键。如果患者血流动力学稳定，则应及时进行头颈部 CT 扫查，并在需要时进行其他部位成像。根据头颅 CT 结果，结合患者的神经系统状况，决定是否需要急诊手术。因此，进行头颅 CT 是进行后续决策的关键一步（参见“关键决策点”部分）。

## 二、急诊手术

当巨大的单侧占位合并中线移位、基底池消失，即将出现或已出现脑疝时，则需神经外科急诊干预（图 12–1）。颅脑创伤手术处理指南建议：当硬膜下血肿宽度＞ 1cm 或中线移位＞ 5mm，而且硬膜外血肿体积＞ 30ml 时，需进行血肿清除（Ⅲ级证据）[2, 3]。大的挫伤伴随着临床状态恶化和开放性凹陷性颅骨骨折也是急诊手术指征[4]。尽管如此，手术的决定要基于个体化患者的临床状态，不建议仅仅依靠影像学结果来决定。对于硬膜下和硬膜外血肿，通常采用开颅血肿清除术。对于有明显脑水肿的患者，应去除骨瓣并行硬脑膜减张缝合，以避免硬脑膜对脑组织的压缩作用。对于脑挫伤，可采用开颅切除占位病灶或行减压术。大的半球血肿或伴有占位效应的挫裂伤需要充分的额颞顶骨去骨瓣减压术，根据 BTF 指南，手术直径应大于 15cm（ⅡA 证据）[5]。

手术后，患者收住到神经重症 ICU 进行术后管理。通常在术中放置脑室外引流（EVD），根据分层的方法（后面会讨论）来管理颅内压（ICP）。如果接受了去骨瓣手术，皮瓣的张力是衡量 ICP 的一个重要指标。

## 三、TBI 在 NICU 中的管理

### （一）初步策略

一旦患者从手术室或急救室进入神经重症监护室（NCCU），重症监护的基本原则，如血压管理和机械通气策略要考虑预防继发性脑损伤（图 12–2）。颅脑创伤后神经重症管理最基本的目标之一是避免低血压和由此引起的脑灌注不足。在有完整的血管自身调节能力的患者中，低血压会导致代偿性血管扩张，增加脑血容量和 ICP。如果自身调节能力被破坏，低血压

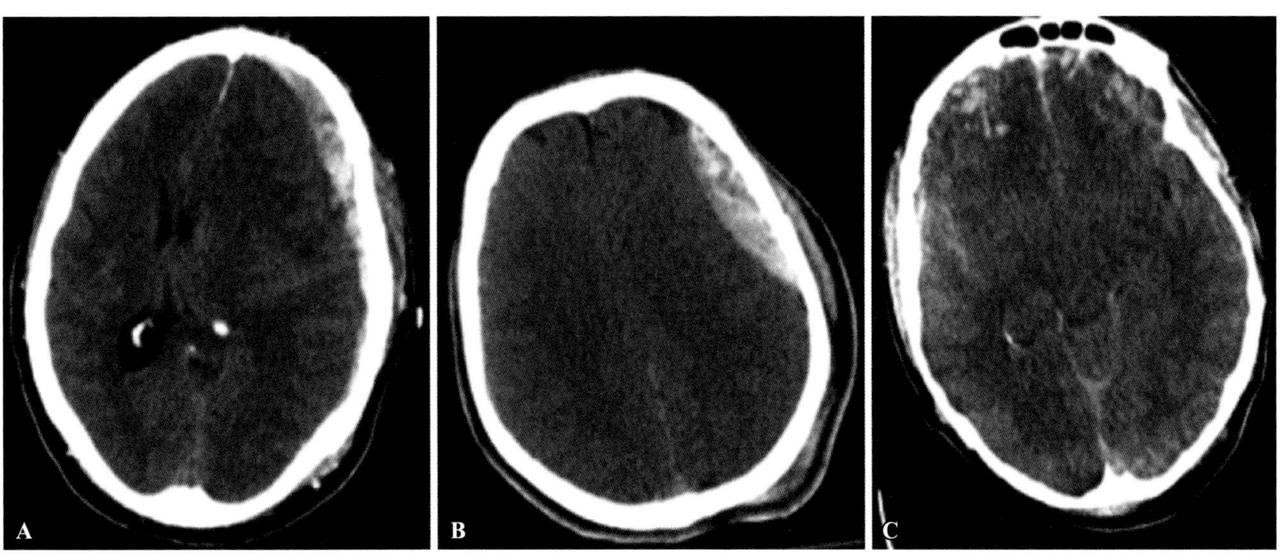


▲ 图 12-1 占位性病变需要手术干预的示例

包括急性左侧凸性硬膜下血肿，最大厚度 1.8cm，导致中线偏移 1.7cm（A）以及急性左侧硬膜外血肿超过 30ml（B），双侧额叶挫伤导致难治性颅内高压（C）

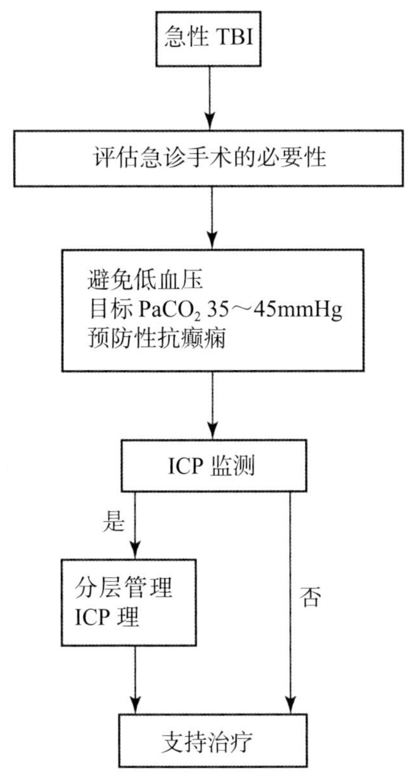


▲ 图 12-2 急性颅脑创伤处理流程图

就会导致组织缺血，这是引起继发性脑损伤最具破坏性的因素。因此，低血压是颅脑创伤并发症和死亡率的最强预测因素之一[6]。

因此，BTF 指南建议，TBI 患者需要比其他类型的危重症患者，维持更高的收缩压（SBP）阈值（Ⅲ级证据）[5]。推荐对于 50—69 岁的患者，SBP 阈值≥ 100mmHg；对于 15—49 岁和 70 岁以上的患者，SBP 阈值≥ 110mmHg。为了达到这些目标，建议进行有创动脉血压监测以提供准确的血压测量。此外，推荐入 ICU 后放置中心静脉导管，以便于输入大量的血液制品、进行液体复苏和输注血管活性药物。中心静脉压的监测可以帮助评估整体容量状态和指导液体复苏效果。

TBI 患者的机械通气策略旨在预防高碳酸血症，因为高碳酸血症会导致脑血管扩张和 ICP 增高。正常的动脉二氧化碳分压（$PaCO_2$）在 35～45mmHg，应通过滴定潮气量和呼吸频率来维持。长时间过度通气可导致脑血流量降低而加剧脑缺血。因此，应避免常规使用过度通气，而是将它作为降低 ICP 的临时手段，比如脑疝前期[7]。然而，对于并发急性肺损伤的 TBI 患者，$PaCO_2$ 的控制要权衡肺保护[8]。

气管插管的 TBI 患者需要进行精细镇痛镇静，因为躁动和疼痛会导致 ICP 升高。一项评价颅脑创伤患者不同的镇痛镇静药物临床有效性与安全性的随机对照临床试验结果表明，没有某一种药物会显著优于其他药物[9]。在我们的临床实践中，使用小剂量芬太尼输注和短效的镇静药物（丙泊酚或咪达唑仑），维持 RASS 镇静评分在 –2 分可以取得良好的临床效果。对于 ICP 持续升高的患者，可以考虑将神经肌肉阻滞药顺阿曲库铵与镇静药物联合使用。然而，应该每日评估镇静药物使用的必要性，至少每天中断镇静和镇痛药物以进行准确的神经系统检查。对于轻、中度颅脑创伤的非气管插管患者，应使用最低剂量的镇痛和镇静药物，从而提高神经系统检查结果的准确性。

除了精细化血压管理和机械通气外，还应及早考虑预防创伤后癫痫发作。临床发现 2.1%～16.9% 的 TBI 患者可在损伤后 7 天内出现癫痫发作[10]。亚临床癫痫发作的发生率更高，连续动态脑电图（cEEG）监测发现其发生率超过 30%[11]。临床研究表明，预防性抗癫痫药能够预防早期（受伤后 7 天内）癫痫发作，但不能预防晚期创伤后癫痫发作（受伤 7 天以后）[12]。因此，建议在受伤后 7 天内使用负荷剂量的预防性抗癫痫药物。但最终是否预防性使用抗癫痫药物，由临床医生综合考虑后决定。目前没有一种抗癫痫药物被证实显著优于其他药物。最常使用的是苯妥英钠或左乙拉西坦静脉注射，我们更倾向使用前者，因为临床试验结果显示苯妥英钠作用更加稳定，且成本低，易于监测血药浓度。如果患者有早期的创伤后癫痫发作，抗癫痫药物应该至少使用 7 天，出院后是否停药应由临床医院决定。对于 CT 检查或其他全身原因无法解释的神经功能恶化的患者，建议进行 48～72h 的 EEG[13]。

### （二）ICP 监测

在优化血压、滴定机械通气设定和镇静，以及开始癫痫预防后，下一步要考虑的是决定是否需要进行 ICP 监测（参见“关键决策点”部分）。以前版本的 BTF 指南推荐对于有严重创伤性脑损伤和头颅 CT 严重异常的患者进行 ICP 监测；对头颅 CT 正常但合并以下两个或两个以上情况的 TBI 患者进行 ICP 监测：年龄＞ 40 岁、单侧或双侧肢体肌力下降，或 SBP ＜ 90mmHg 的患者行 ICP 监测。然而，这些建议大多来源于观察性研究，在这些研究中，ICP 均进行了常规监测，并没有设立临床对照。事实上，最近的一项研究（BEST：TRIP）在随机将在资源受限环境中的 TBI 患者分配到有创 ICP 监测组和单独的影像学或临床检查组中，发现两组在 6 个月死亡率或临床结局上没有差异[14]。目前正在进行后续研究，开展无创监测为主的颅内压增高治疗。目前正在努力将这项研究的结果正式化，以指导在无创监测的情况下治疗颅内高压。尽管如此，颅内压监测仍然为治疗提供了宝贵的信息，大量文献认为使用颅内压监测能够降低短期死亡率（ⅡA 级证据）[5]。

ICP 监测连同有创血压监测，可计算出脑灌注压（CPP）= 平均动脉压（MAP）– ICP。CPP 是脑血流量（CBF）的主要决定因素，脑血流通过脑的自动调节功能，在 MAP 的一定范围内维持颅内未受伤的部位 CBF 的稳定。对于自身调节功能受损的 TBI 患者，密切监测 CPP 是必要的，这样可以避免 CPP 因 MAP 变化而发生剧烈变化。因此，BTF 建议 CPP 的维持目标应在 60～70mmHg，以提高生存率和促进有利的预后（ⅡB 证据）[5]。但是，应避免 CPP 过高(≥ 70mmHg)，较高的 CPP 与急性呼吸窘迫综合征（ARDS）风险增加有关[15]。因此，应通过液体复苏、使用血管活性药物、输血和中心静脉压监测来共同维持血压的稳定。

ICP 监测最常用的是脑室内或脑实质内探头。零点对准外耳道水平归零后连接到压力传感器，并提供 ICP 的实时监测。脑室内探头比脑内探头更有优势，因为它们可以进行治疗性的脑脊液（CSF）引流来降低 ICP，并提供更全面性的 ICP 评估。如果需要持续引流脑脊液，部分学者建议另外使用脑实质内探头，以便同时监测 ICP。基于最近的回顾性研究，目前的 BTF 指南更倾向于持续脑脊液引流而不是间歇引流（Ⅲ级证据），以及将 ICP 治疗阈值定为＞ 22mmHg（Ⅱ级证据）[5]。

### （三）ICP 管理

颅内压升高有多种原因，包括脑水肿、占位病变扩大、脑脊液动力学改变、脑静脉阻塞、应激、发热和高碳酸血症。因此，全身的评估和治疗对于稳定 ICP 是非常重要的。ACS TQIP 最佳实践提出 ICP 管理的三层方法，可以作为神经重症监护病房有效而实用的借鉴[16]。在临床实践中，颅内压的管理往往要根据患者的病情和影像学进行个体化管理，不同分层的颅内压降低措施可能同时使用。尽管如此，这些建议可以作为一个 ICP 管理指导框架，阶梯化使用。

第一步是对脑室或脑实质内探头的压力传感器进行调零，并观察 ICP 波形是否良好。需要注意的是，颅内压波形在去骨瓣减压术后可能会明显减弱。抬高床头 30°，松开绷紧的衣领或气管套管上的颈系带能改善颈静脉回流[17]。对于躁动的患者，需要滴定镇痛镇静。EVD 患者可以持续脑室脑脊液引流，直到 ICP 恢复到 20～25mmHg[16]。有时，血凝块或脑组织可能会阻塞外引流导管，需要及时在导管远端处进行冲管。同时，应经常进行神经系统评估，以比较 GCS 和瞳孔反应性与入院基线的变化情况（影像学和神经功能的变化）。如果担心脑挫裂伤或血肿扩大，应复查头颅 CT。如果采取了上述干预措施，但 ICP 仍持续升高，则可启动二级治疗方案。

高渗药物治疗是降低 ICP 二级治疗的主要方法（见“TBI 急性治疗的特殊药物”部分）。甘露醇（0.25～1mg/kg）间歇性静脉注射，需要监测血浆渗透压，以避免血浆渗透压超过 320mOsm/L 后仍然使用甘露醇。或者间歇性地给予高渗盐水，同时监测血钠，避免血钠＞160mEq/L。患者可临时应用过度通气方案，以维持 $PaCO_2$ 在 30～35mmHg [16]。也可以尝试使用神经肌肉阻滞药，如果能有效降低 ICP，持续输注神经肌肉阻滞药可以开始作为三级治疗的开端。再次复查头颅 CT 以评估疗效。如果这些干预措施没有改善 ICP，可能就需要启动三级措施。

三级治疗措施主要包括去骨瓣减压术或巴比妥昏迷 [16]。对于单侧巨大病变的患者行单侧额颞顶骨去骨瓣减压术，对于没有单侧病变的患者行双额去骨瓣减压术。对严重颅脑创伤患者行开颅减压术的研究将顽固性 ICP 升高的 TBI 患者进行随机化分组，对比在 72h 内行开颅减压及标准降颅压治疗，或仅接受标准降颅压治疗的患者。结果提示，尽管去骨瓣减压组患者的颅内压明显降低，并且在重症监护室的天数明显减少，但是他们的 6 个月预后更差 [18]。在后期的随机评估不可控的颅内高压患者的去骨瓣减压术的试验中发现，TBI 患者只有在用了所有一级和二级治疗方案后才会被随机分配到去骨瓣减压术组中。尽管去骨瓣减压术可以降低术后 6 个月的死亡率，但植物生存发生率和致残率高 [19]。因此，去骨瓣减压术是一种能降低死亡率的治疗手段，但患者的生活质量不一定会得到改善，而且手术的结果可能与手术时机和患者的选择有关（参见“关键决策点”一节）。另外，建议在开颅减压后继续进行 ICP 监测，以监测手术后同侧或对侧病灶的扩大。

巴比妥或丙泊酚深镇静疗法（人工昏迷）可以作为去骨瓣减压术的替代方法（见 TBI 急性治疗的特殊药物部分）。这两种药物都能降低脑代谢，但也会产生低血压，因此它们对低血压患者是相对禁忌证，在治疗过程中可能需要血管加压药 [20]。巴比妥治疗可能与 ARDS、感染和凝血功能障碍的风险增加有关，而长期使用丙泊酚可能与丙泊酚输注综合征有关。可通过持续脑电监测来达到暴发抑制，如果使用戊巴比妥，则应每日监测戊巴比妥水平。对巴比妥或丙泊酚治疗无反应的患者，应尽早考虑进行开颅减压手术。

### （四）TBI 后的重症护理

当患者接受 ICP 滴定治疗时，神经重症护理也不应忽视。特别应积极处理发热和感染。TBI 后的发热会导致继发性脑损伤和 ICP 增加，从而增加不良结局的风险 [21]。对乙酰氨基酚是一线退热药物，持续发热需要使用降温毯或血管内降温措施 [22]。应尽早送病原学检查，并开始经验性使用抗生素，直到生物学检验结果阳性。一方面，由于咽反射缺乏和胃内容物的误吸，呼吸道感染在颅脑创伤后非常普遍 [23]；另一方面，在大型临床试验中发现，诱导低温可能继发全身并发症（凝血障碍、感染和心律失常等），因此这种神经保护策略实际上恶化了 TBI 的预后 [24]。

早期肠内营养已被证明能提高重型颅脑创伤患者的存活率。BTF 指南建议患者在受伤后 5～7 天内达到基础热量目标（ⅡA 级证据）。颅脑创伤患者进入神经重症监护病房后应开始使用质子泵抑制剂。同时应避免使用低渗液或含葡萄糖的液体，因为其有加重脑水肿的风险，因而对于低钠血症患者，应及早考虑使用高渗盐水溶液。高血糖会导致受损脑组织乳酸酸中毒，恶化脑血流动力学，而低血糖则会加重继发性脑损伤。因此，应该制订一个胰岛素计算量表来维持患者血糖在 80～180mg/dl [25]。

深静脉血栓形成（deep vein thrombosis，DVT）也是颅脑创伤后一个重要的难题。一方面，几乎所有的 TBI 患者都有出血性病变（颅内血肿或挫伤），早期药物预防存在出血性损伤进展的风险 [26]。另一方面，使用低分子肝素或低剂量普通肝素进行药物预防可显著降低深静脉血栓及其相关并发症的风险 [27-29]。药物预防的时间需要根据患者的情况个体化决定。ACS TQIP 指南提倡使用 Berne-Norwood 标准，该标准将自发性出血进展的风险与药物预防分为三类 [16]。24h 内头颅 CT 检查结果稳定，不符合中危或高危标准，则可以开始药物预防。随着 24h 内头颅 CT 扫描提示病情的进展或符合任何中等风险标准的患者，药物预防应推迟到 72h 后。高危患者应考虑使用可回收的下腔静脉滤器，一旦可以进行安全的药物预防，应将其取出并序贯药物预防。

对于不能早期拔管的重型 TBI 患者，应该尽早考虑气管切开术。研究表明，早期气管切开术可缩短机械通气时间和住院时间 [30, 31]。ACS TQIP 指南建议所有不太可能迅速好转的 TBI 患者（高 ICP 和血流动力学不稳定）有可能需要长期的人工气道，因此建议在受伤后 8 天内行气管切开术 [16]。

## 四、总结

颅脑创伤后急救的主要目标是预防继发性损伤。为了达到这一目标，危重症护理的基本原则，如血压管理、机械通气、镇静、肠内营养和脓毒症的处理，必须根据 TBI 患者的特殊情况进行调整。ICP 管理应该以一种系统的、分层的方式进行。BTF 和 ACS TQIP 指南提供了一个实用的操作框架，但它们必须辅以临床判断和决策。

## 五、关键决策点

TBI 患者的早期救治需要一个多学科团队和不同的临床决策来确保最佳结果。在紧急情况下，损伤的演变和恢复是一个动态的过程，需要迅速改变治疗策略，有时需要紧急的手术干预。入院时，安全的气道、避免低血压和缺氧最为重要。下一个重要环节是进行 CT 扫描以确定是否需要急诊手术治疗。急诊手术清除占位可以缓解或预防脑疝，减轻神经损伤。对于实施 ICP 监测并发现难治性颅内高压的患者，临床医生必须及时决定是否进行去骨瓣减压术或人工昏迷疗法来进行降 ICP 治疗。在这里，干预的时机和患者的选择是优化临床结果的关键。必须考虑到人工昏迷疗法严重的全身不良反应，特别是低血压，只有心肺状态稳定的患者才能考虑人工昏迷疗法。在重型颅脑创伤患者的 ICU 管理中，气管切开的时机也是关键点。在外伤后的第 8 天，临床医生需要确定患者是否可以拔管以保持通畅的气道。总的来说，在 TBI 临床过程中有许多关键的决策点，需要根据病情判断和建立的指南来缓解继发性损伤并促进神经功能的恢复。

## 六、TBI 早期治疗的特殊药物

### （一）甘露醇

甘露醇可用于高渗治疗脑外伤后脑水肿，它是一种由肾脏排泄的糖醇。甘露醇能在血脑屏障上产生渗透梯度，并从间质间隙中去除水分 [32]。此外，甘露醇可增加血液容量，改善大脑微循环 [33]。用法为快速静脉滴注 0.25～1g/kg，每 6 小时 1 次。治疗期间应监测血浆渗透压和肾功能。虽然甘露醇是一种有效的高渗剂，但它可能有相当大的副作用。首先，甘露醇可以导致急性肾衰竭，特别是在既有肾脏疾病的患者中，且当血浆渗透压＞ 320mOSm/L 时对肾功能的损伤更大 [34]。此外，甘露醇可引起高钠血症、低钾血症、代谢性酸中毒和一过性低血压。

### （二）高渗盐水

高渗盐水（2%～23.4% 氯化钠）比血液具有更高的渗透压，并在血脑屏障上产生渗透压梯度。虽然它的作用类似于甘露醇，但高渗盐水不会产生利尿作用。30～60ml 高渗盐水（23.4%）可以在紧急情况下迅速降低颅内压。0.1～2ml/(kg · h) 的高渗盐水（2%～3%）来维持血钠 145～155mEq/L 的目标 [35]。使用高渗盐水相关的不良事件有高氯性酸中毒、低钾血症、充血性心力衰竭、心律失常和肺水肿。当患者接受高渗盐水治疗时需要监测血清钠，血清钠＞ 160mEq/L 是 TBI 后影响死亡率的独立影响因素 [36]。

### （三）巴比妥类药物

巴比妥类药物是用于治疗顽固性颅内高压的药物。巴比妥昏迷可以降低重型颅脑创伤后极高的颅内压 [37]。巴比妥还可降低脑代谢 [38]，并具有其他细胞效应，如清除自由基和抑制兴奋性毒性 [39]。戊巴比妥和硫喷妥钠是两种最常用的药剂。戊巴比妥的一种治疗方案是在 30min 以上静脉注射 10mg/kg 的剂量，然后 3 次 5mg/kg 的剂量，然后维持剂量为 1mg/(kg · h)[40]。每天监测戊巴比妥的水平，以达到 30～50μg/ml。硫喷妥钠的负荷剂量为 10～20mg/kg，然后是 3～5mg/(kg · h) 的维持量 [41]。在巴比妥类药物治疗期间需要 cEEG 以记录暴发抑制。与巴比妥治疗相关的一个不良反应是低血压，这些患者通常需要血管活性药物来维持 CPP [42]。此外，这些患者感染、凝血障碍、ARDS 和肠梗阻的风险更大。总体而言，重型颅脑创伤在决定使用巴比妥来降低患者 ICP 时，应该权衡控制 ICP 的获益和治疗带来潜在的全身并发症。

# 第 13 章 脊髓损伤患者的重症管理

# Critical Care Management for Patients with Spinal Cord Injury

Zachary Pennington　A. Karim Ahmed　Nicholas Theodore 著

包 赟 邱炳辉 译

李 敏 校

## 一、引言

脊髓损伤（spinal cord injury，SCI）是一种复杂的创伤类型，表现为脊髓实质发生不可逆性损伤，伴或不伴脊柱韧带的破坏。损伤通常是由创伤导致，如机动车事故、坠落、运动相关损伤或不同的暴力伤害等。脊髓损伤可发生在颅颈交界和脊髓圆锥之间的任何位置，但最常见的损伤发生于颈椎节段，此部位的损伤往往会造成最严重的后果。而且颈椎不同于胸椎，缺乏类似于胸腔为后者提供的保护和支撑，其活动度较大，因此特别容易受损。

创伤性 SCI 的处理需要多学科协作，首先是快速反应小组，他们必须在现场迅速评估患者的病情，并为安全转移到高水平的医疗机构做好准备。如果怀疑患者诊断为脊髓损伤，建议迅速将患者转运到专业治疗团队和具有相应治疗设施的机构[1]。住院期间的治疗包括对创伤后低血压的纠正和脊髓压迫的手术处理。其次，要注意预防静脉血栓栓塞、褥疮和感染。早期规范治疗出院后的患者仍要进行康复治疗，而对于某些损伤严重的 SCI 患者，往往需要终身住院护理，这些患者通常无法脱离呼吸机或伴有严重的脑外伤。在本章中，我们将简要的介绍 SCI 的早期管理，然后着重探讨复杂患者的危重症监测和管理。最后，我们对 SCI 患者的预后和转归进行简要的讨论。

## 二、脊髓损伤的流行病学和背景发病率

### （一）发病率

阿拉巴马大学伯明翰分校的国家脊髓损伤中心发布的最新报告估计，美国约有 288 000 人有不同形式的脊髓损伤，每年发生 17 700 例新增病例（表 13–1）[2]。通常情况下，患者多是 20 多岁的年轻人[3]。然而，自 20 世纪 70 年代以来，受伤的平均年龄稳步上升，目前为 43 岁[2–4]。同时，女性患者的比例也有所增加[5]。这两项统计数据的背后是 SCI 发病率的整体增长，而不是人口结构的简单变化[3, 6]。这一变化的主要原因是机动车事故发生率的增加[3, 7–9]。

### （二）病因

多种原因可导致 SCI，最常见的是车祸、跌倒、运动相关损伤、暴力和自我伤害（表 13–1）[2, 3, 10–12]。致伤原因因患者年龄和国家而异，跌倒在 45 岁以上的人群中最为常见，且随年龄增长而增加；车祸在 45 岁以下的人群中最为常见，并随着患者年龄的增长，所占的比例逐渐变小[13]。总体而言，年轻人群的受伤率较高，并且车祸成为美国 SCI 最常见的原因。

车祸导致脊髓损伤可能是由于在车辆碰撞过程中脊柱承受了相当大的冲击力，这比在其他常见致伤原因中的冲击力要大得多。在碰撞中颈椎最容易受伤，这是因为与胸椎和腰椎相比，颈椎相对不受约束，缺乏胸腔的支撑和胸腰椎强健的椎旁肌肉组织。因此，50% 以上的 SCI 患者在机动车碰撞后会发生颈椎损伤[14]，这有助于解释在 SCI 患者中四肢瘫痪发生率较高的原因[12, 15]。颈髓损伤通常伴有骨折和脊髓受压。因此，近一半（48.8%）的患者需要急诊手术干预，如脊髓减压、重建脊柱，或者两者同时进行[14]。

表 13-1 北美脊髓损伤的流行病学和病因学研究

| 研究 | 发病率 / 患病率 | 病因 | |
|---|---|---|---|
| Chen 等（2016）[5] | N/R | 车祸<br>跌倒<br>暴力<br>运动<br>医疗 / 手术<br>其他 | 42.4%<br>22.0%<br>17.3%<br>10.2%<br>2.7%<br>5.3% |
| Cripps 等（2011）[10]a | P=39/100 万<br>SCI 后第 1 年的死亡率 =7%<br>伤后 1～10 年的死亡率 =13% | 车祸<br>跌倒<br>暴力 / 自残<br>工作相关<br>运动 / 娱乐活动 | 47%<br>20%<br>15%<br>14%<br>11% |
| De Vivo 等（1980）[124] | P=906/100 万 | N/R | N/R |
| De Vivo（2012）[3] | I=40/（100 万·年）<br>P≈844/100 万 | 车祸<br>跌倒<br>暴力<br>运动<br>其他 | 48.3%<br>21.8%<br>12.0%<br>10.0%<br>7.9% |
| Ditunno 等（1994）[125] | I=38/（100 万·年）<br>P=760/100 万 | 车祸<br>跌倒<br>暴力<br>运动 | 45%<br>22%<br>16%<br>13% |
| Ergas 等（1985）[126] | I=47/（100 万·年）<br>P=1009/100 万 | N/R | N/R |
| Griffin 等（1985）[42] | I=54.8/(100 万·年）<br>P=473/100 万 | N/R | N/R |
| Harvey 等（1990）[127] | P=721/100 万 | N/R | N/R |
| Jackson 等（2004）[12] | I=40/（100 万·年）<br>P=854/100 万<br>四肢瘫 54%<br>截瘫 45.3% | 车祸<br>跌倒<br>暴力<br>运动<br>其他 | 45.6%<br>19.6%<br>17.8%<br>10.7%<br>6.3% |
| Kumar 等（2018）[11] | I=51.0/（100 万·年）<br>颈段 50.08%<br>胸段 24.06%<br>腰段 24.21% | 车祸<br>运动 | 41.6%<br>8.6% |
| Lasfargues 等（1995）[128] | I=35.6/（100 万·年）<br>P=787/100 万 | N/R | N/R |
| Lee 等（2014）[15]a | I=38.4/(100 万·年）<br>截瘫 47%<br>四肢瘫 53% | 车祸<br>跌倒<br>暴力 / 自残<br>运动 / 娱乐活动 | 47%<br>22%<br>16%<br>10% |
| National SCI Statistical Center（2018）[2] | I=54/（100 万·年）<br>P=884/100 万 | 车祸<br>跌倒<br>暴力<br>运动 / 娱乐活动 | 38.3%<br>31.6%<br>13.8%<br>8.2% |
| | | 医疗手术护理 | 4.6% |
| | | 其他 | 3.5% |
| Noonan 等（2012）[129] | I=68/（100 万·年）<br>P=2525/100 万 | N/R | N/R |
| Savic 等（2017）[4] | N/R | 车祸<br>跌倒<br>运动<br>打击伤<br>暴力<br>其他 | 46.1%<br>31.3%<br>12.3%<br>5.1%<br>3.7%<br>1.5% |

N/R. 未报道；P. 患病率；I. 发病率

a. 引自世界卫生组织统计数据

## 三、脊髓损伤的急诊处置

脊髓损伤的急性治疗可以分为现场处置、上级转运及住院治疗。在重症监护病房的最佳管理措施应包括呼吸和血流动力学监测[9]，以及适当的保守和（或）外科干预。本章所述的指南大部分来源于 2013 年美国神经外科医生协会和美国外科医生协会组成的联合委员会[1, 16–35]。证据和建议是基于北美脊柱骨科协会用于评估证据水平的修订版提出的[36]。对 2013 年指南的回顾表明，关于脊髓损伤管理主题的高质量医学研究过于局限，无法提供 I 或 Ⅱ 级推荐。因此，大多数建议实际上是基于Ⅲ级研究数据。表 13–2 列出了急性脊髓损伤患者相关的 I 级和 Ⅱ 级治疗推荐。尽管有时候无法提供足够的证据决定明确的手术时机，但“时间就是脊柱”（Time is spine）这句格言总能被想起[9, 37]。

### （一）现场管理

治疗急性脊髓损伤的第一步是安全快速地将他们转入具有更高医疗水平的机构，首先，判定患者情况是否足够稳定，可以从受伤的位置移动，如若不能，就要采取必要的措施稳定患者以便转运。现场处理不当导致了约 25% 的脊髓损伤，这说明了高质量的现场管理在脊髓损伤患者治疗中的重要性[38]。

**表 13–2　创伤性脊髓损伤治疗的Ⅰ级或Ⅱ级推荐[1, 16–35]**

<table>
<tr><th rowspan="2">主　题</th><th colspan="2">推　荐</th></tr>
<tr><th>Ⅰ级</th><th>Ⅱ级</th></tr>
<tr><td colspan="3">院前</td></tr>
<tr><td>院前的固定[16]</td><td>无</td><td>所有有颈椎损伤证据或疑似的患者都应进行颈部固定<br>现场分诊应由经验丰富的 EMS 人员进行<br>对于清醒的、反应力好、能回答姓名、位置和日期（AAO×3），且无颈部疼痛或压痛的神经功能完好的患者，不需颈椎固定</td></tr>
<tr><td>转运[1]</td><td>无</td><td>无</td></tr>
<tr><td colspan="3">住院初步管理</td></tr>
<tr><td>临床评估[19]</td><td>应用脊髓独立测量量表Ⅲ进行 SCI 患者的评估，治疗和随访<br>应使用国际脊髓损伤基本疼痛指数来评估 SCI 患者的疼痛</td><td>应使用 ASIA 损伤量表和运动测试对急性 SCI 患者进行神经系统检查</td></tr>
<tr><td>放射学评估[21]</td><td>• AAO×3，无症状时<br>无须行放射学检查<br>解除颈椎固定<br>• AAO×3，有症状时<br>行高质量的颈椎 CT 检查<br>如无法进行 CT 检查，则应行颈椎三维 X 线检查（前后、侧面、齿状面）<br>• 无法评估时<br>行高质量的颈椎 CT 检查<br>如无法进行 CT 检查，则应行颈椎三维 X 线检查（前后、侧面、齿状面）</td><td>无<br><br><br>无<br><br><br><br>如果 CT 正常，但临床高度怀疑 SCI，咨询在急性 SCI 治疗方面经验更丰富的临床医生</td></tr>
<tr><td>闭合复位骨折–半脱位[22]</td><td>无</td><td>无</td></tr>
<tr><td>心肺管理[23]</td><td>无</td><td>无</td></tr>
<tr><td>药物治疗[24]</td><td>不推荐急性 SCI 患者服用甲泼尼龙<br>不推荐服用 GM–1 神经节苷脂</td><td>无</td></tr>
<tr><td>DVT/VTE 预防[18]</td><td>SCI 患者 DVT/VTE 的预防<br>使用低分子肝素、旋转床或多模式干预<br>或者，使用肝素＋加压袜或电刺激器</td><td>不单用低分子肝素<br>不使用口服抗凝药<br>72h 内启动 VTE 的预防<br>对 DVT/VTE 的预防不少于 6 个月</td></tr>
<tr><td>营养[20]</td><td>无</td><td>使用间接量热法确定 SCI 患者的热量需求</td></tr>
<tr><td colspan="3">损伤管理</td></tr>
<tr><td>枕髁骨折[25]</td><td>无</td><td>行 CT 检查</td></tr>
<tr><td>寰枕脱位[26]</td><td>对疑似有 AO 脱位的儿童行 CT 检查以确定枕髁–C1 间距</td><td>无</td></tr>
<tr><td>寰椎骨折[28]</td><td>无</td><td>无</td></tr>
<tr><td>枢椎骨折[27]</td><td>无</td><td>≥ 50 岁的Ⅱ型齿状突骨折患者需要考虑手术治疗</td></tr>
<tr><td>同时合并寰枢锥骨折[29]</td><td>无</td><td>无</td></tr>
<tr><td>齿状突骨折[30]</td><td>无</td><td>无</td></tr>
<tr><td>下颈椎骨折[31, 32]</td><td>无</td><td>无</td></tr>
<tr><td>中央索综合征[33]</td><td>无</td><td>无</td></tr>
<tr><td>SCIWORA[35]</td><td>无</td><td>无</td></tr>
<tr><td>椎动脉损伤[17]</td><td>对于符合丹佛椎动脉损伤筛查标准的颈椎伤患者需进行 CT 血管造影</td><td>无</td></tr>
</table>

EMS. 紧急医疗服务；AAO×3. 意识状态、反应力、定向力；SCI. 脊髓损伤；ASIA. 美国脊柱损伤协会；CT. 计算机断层扫描；AP. 正位；DVT. 深静脉血栓；VTE. 静脉血栓栓塞；LMWH. 低分子肝素；AO. 寰枕；SCIWORA. 脊髓损伤无影像学异常

判断患者情况是否平稳的第一步是评估“ABC”，即检查气道通畅性，有无自主呼吸，以及脉搏能否触及[9]。这个简短的评估可以用来评估所有创伤患者。患者一旦脱离生命危险，就要迅速将患者转运到创伤中心。其次，还应简要评估患者意识状态、反应力，能否准确回答姓名、位置和日期（清醒程度、反应力和定向力评估三次，一般称为 AAO × 3）。对这些问题的反应对评估颅脑损伤患者尤为重要，因为颅脑损伤常常伴有脊髓损伤。对于意识清楚且定向力良好的患者，可以询问他们颈部是否存在轴性疼痛和受伤时周围的情况。如果患者神经系统完好，否认轴性颈痛、离心性损伤或其他脊柱损伤表现，可以在不固定颈椎的情况下转移到最近的创伤中心[16]。但对于这类患者（特别是那些涉及高速碰撞伤的患者），在创伤医院仍要评估相关损伤的可能性。对于自诉有轴性颈背痛或怀疑有脊髓损伤的患者，应使用适当的刚性颈椎矫形器固定并放置在转运架上，然后转移到最近的创伤中心进行神经和放射学评估[1, 39]。确切的治疗方案因医疗机构而异，但全脊柱固定是普遍推荐的，即使目前缺乏高质量的证据表明这种干预措施可以预防或减少长期神经损伤[40]。用于固定颈椎的颈圈类型似乎对患者的预后没有明显的影响；因此，建议现场急救人员使用他们所熟悉的颈圈。

### （二）转运

虽然只有低质量的证据支持 SCI 患者需要转运到更高医疗水平的机构治疗[1]，但是依然强烈建议准确判断转运时机。一旦脊髓损伤患者情况稳定足以转运时，应立即转移到上一级医疗中心。运输方式包括救护车、飞机和直升机，采用何种方式取决于是否能把患者最迅速地转运到有治疗急性脊髓损伤经验的医疗机构。也就是说，对于情况尚未稳定的患者，不能固执于要把患者转运到专门的脊髓治疗中心，而耽误了转运到上一级医疗机构的时机。

### （三）损伤的评估

一旦患者情况趋于平稳，则应立即开始评估脊髓损伤。脊髓损伤可根据椎体节段或脊髓损伤程度进行分类。由于出生后脊髓和脊柱生长速度的差异，两者在上颈椎基本处于同一水平，而随着节段往下，两者差距越来越大。在判断是否进行手术时，首要需明确损伤椎体的节段，因为它决定了脊柱的哪个区域可能需要减压、固定或成形。在明确损伤的严重程度时，神经水平往往比椎体水平更为重要。

### （四）神经功能评估

一般来说，越偏向头部的损伤越会导致越严重的功能障碍，长期生存率更低且更容易造成永久性残疾[3, 4, 41–49]。但是，临床医生在治疗 SCI 时必须进行标准的神经功能损伤评估，以预测患者的预后。目前，损伤评估的金标准是美国脊髓损伤协会（ASIA）损伤量表，所有的相关专业人员都应该熟悉它（表 13–3）[3, 4, 41–49]。该量表根据 $C_5$～$T_1$ 和 $L_2$～$S_1$ 肌节的运动能力（肌力程度根据熟悉的 0～5 肌力分级进行评分）、是否存在感觉障碍（基于 $C_2$～$S_{4/5}$ 支配节段皮肤的针刺和触觉判断）和直肠收缩能力，对 SCI 的严重程度进行分级。肌力完全正常、没有感觉障碍及直肠收缩正常的可评为 ASIA E 级；肌力 0 级、有明确的感觉障碍且无直肠收缩能力的评为 ASIA A 级[50]。另外，中等程度的损伤还包括 ASIA B 级（存在感觉和直肠收缩功能，但无运动功能）；ASIA C 级（受损神经平面以下的大部分肌肉肌力＜ 3 级、感觉功能完好、直肠收缩能力存在）；ASIA D 级（受损神经平面以下的大部分肌肉肌力＞ 3 级、感觉功能完好、直肠收缩能力存在）[51]。ASIA 脊髓损伤的神经学分类国际标准（ISNCSCI）详见：https://asia-spinalinjury.org/international-standards-neurological-classification-sciisncsci-worksheet/.

除了感觉运动障碍外，颈髓和高位胸髓的损伤可能会损伤自主神经系统，导致膈肌麻痹（膈神经水平或以上的损伤，$C_3$～$C_5$）和交感神经张力完全丧失（$T_1$～$L_2$ 节段下行传导能力丧失）[9]。交感神经功能受损与脊髓损伤患者的早期处置密切相关，因为它会产生脊髓性或神经源性休克，其特征是低血压、心动过缓、脉压增大和分布性休克。在这种状态下，交感神经的不可控输出可触发反射性脊髓交感刺激，进而引起血管收缩和间歇性高血压。反过来，损伤平面以上副交感神经输出量的增加导致恶性血管扩张和低血压，这种临床现象被称为自主性反射障碍，在 $T_7$ 以上的损伤中最为常见[52, 53]。之后，我们会对这一现象进行更深一步的探讨。

### （五）影像学评估

在评估患者的神经功能状态后，下一步的治疗措施是颈椎的影像学检查。在确诊或高度怀疑存在头部外伤时，应立即进行头部 CT 检查以排除颅内病损[54, 55]，同时伴随进行颈椎的影像学检查。在没有头

**表 13-3　美国脊椎损伤协会（ASIA）损伤量表和运动评分系统 [9]**

| ASIA 损伤评分 | |
|---|---|
| 等　级 | 描　述 |
| E | 正常，所有节段的感觉和运动功能完好 |
| D | 运动功能不全，受损神经平面以下的大部分关键肌肌力＞ 3 级（共 5 级） |
| C | 运动功能不全，肛门自主收缩功能存在或符合 ASIA B 级标准，保留部分运动功能，受损神经平面以下的大部分（≥ 50%）关键肌肌力＜ 3 级（共 5 级） |
| B | 感觉功能不全，受损神经平面以下存在感觉功能但无任何运动功能，神经损伤水平≥ 3 个节段，节段以下无运动功能 |
| A | 完全损伤，骶段 $S_4$～$S_5$ 无任何运动及感觉功能保留 |

| ASIA 运动评分系统 | | | | | |
|---|---|---|---|---|---|
| 肌　群 | | | | 肌力评分 | |
| 节　段 | | 肌　群 | 运　动 | 等　级 | 解　释 |
| 上肢 | $C_5$ | 肱二头肌 | 屈肘 | 5 | 完全正常 |
| | $C_6$ | 腕伸肌 | 伸腕 | 4 | 可对抗阻力，但不完全 |
| | $C_7$ | 肱三头肌 | 伸肘 | 3 | 可对抗重力，不能对抗阻力 |
| | $C_8$ | 中指屈肌 | 屈中指远节 | 2 | 可主动活动关节，不能对抗阻力 |
| | $T_1$ | 小指外展肌 | 外展小指 | 1 | 可触及肌肉收缩 |
| 下肢 | $L_2$ | 髂腰肌 | 屈髋 | 0 | 完全瘫痪 |
| | $L_3$ | 股四头肌 | 伸膝 | | |
| | $L_4$ | 胫前肌 | 背伸踝关节 | | |
| | $L_5$ | 踇长伸肌 | 背伸踇趾 | | |
| | $S_1$ | 腓肠肌 | 屈足趾 | | |

部外伤的征象时，是否行影像学检查取决于患者的神经功能状态。根据国家急诊 X 线成像应用研究小组提供的 I 级证据，清醒、未喝醉、无神经系统阳性症状、无离心性损伤的患者无须进行颈椎影像学检查或进行颈椎固定 [56]。清醒但有神经损伤迹象的患者应行高质量的 CT 扫描以明确诊断。如果没有条件进行高质量的 CT 检查，则应行颈椎的三维（即正位、侧位、齿状位）X 线片，并将患者转移到能够评估颅内损伤的机构。一些学者 [9] 还建议对胸椎和腰椎进行高质量的 CT 检查，因为颈椎损伤的患者可能同时伴有胸椎和（或）腰椎损伤，但其症状容易被颈椎损伤所致的神经功能障碍所掩盖 [8]。有持续性症状的患者亦可考虑行屈伸位动态 X 线片，以诊断潜在的椎体不稳定。

CT 和 X 线片评估软组织损伤（如椎间盘、脊椎韧带和神经结构损伤）的作用有限，因此，对于明确存在神经损伤的患者，也建议行急诊磁共振成像 [9, 57]。损伤相关的水肿和组织破坏都表现为 $T_2$ 高信号，因此短 $T_1$ 反转回复序列（short $T_1$ inversion recovery，STIR）能很好地评估软组织损伤，尤其是脊髓损伤 [14]。这种征象通常在损伤后 48h 内消失，这更加凸显了伤后及时进行 MRI 检查的重要性 [38]。此外，MRI 可以在牵引前识别受损椎管内可能存在的椎间盘碎片，因此也有人建议在牵引之前就进行 MRI 检查 [9]。

对于昏迷或体征与检查结果不一致患者的处理策略应该是假定其存在颈椎损伤，并采取相应措施排除这种损伤 [38]。因此，该类患者应接受脑与全脊髓的高质量 CT 扫描，以排除颅内病损和多发伤 [38]

### （六）分类系统

为了使颈椎损伤的影像学分类标准化，简化对这些患者的管理，目前有几种颈椎损伤的分类。解剖学上，可分为发生在寰枕交界处、寰枢椎交界处或下颈椎的损伤。

寰枕损伤包括颅底、寰椎（$C_1$）或枕颈交界韧带结构的创伤。颅底外伤可分为三类：Ⅰ类损伤包括枕髁粉碎性骨折；Ⅱ类损伤包括颅底骨折；Ⅲ类损伤包括鼻翼韧带撕脱骨折[38]。寰椎损伤同样分为三类：Ⅰ型损伤为椎弓根骨折，Ⅱ型损伤为椎体侧块骨折；Ⅲ型损伤即所谓的 Jefferson 骨折，寰枢椎周围 3 处或 3 处以上部位骨折。最后，枕颈韧带复合体的破坏可能会导致寰枕关节脱位，这是一种常见的致命并发症，约有 1% 的颈椎外伤患者会出现[58]。

枢椎骨折在老年患者中尤其常见[59]。在这些人群中，齿状突骨折引起的后果最为严重，约占枢椎损伤病例的 90%[59]。枢椎骨折按骨折程度分为三类：Ⅰ型骨折为尖部撕脱性骨折；Ⅱ型为侧块骨折或枢椎上关节突骨折；Ⅲ型骨折累及枢椎体[60]。在年轻人和中年人中，横过双侧关节间部的 Hangman 骨折也相对较为常见[59]。这些损伤比齿状突骨折更不稳定，并根据彼此分离的距离进行分级[61]。Ⅰ型骨折移位＜ 3mm；Ⅱ型骨折移位＞ 3mm，齿状突角度＞ 11°；Ⅲ型骨折合并双侧 $C_{2/3}$ 关节脱位。值得庆幸的是，绝大多数的枢椎骨折并不伴随神经损伤。

对于下颈椎损伤，最常见的评分系统是 AOSpine 分类小组开发的下颈椎损伤分类（subaxial cervical spine injury classification，SLIC）（表 13–4）[62]，该系统根据骨折形态和神经功能状态进行分组。也有类似的系统用于分类胸腰椎损伤，其中包含后韧带复合体的损伤（表 13–5）[63]。两种分类方式都已经被作者[64] 团体[65, 66] 所应用。最近，这些分类系统的更新版已经出版[64, 67–71]，尽管它们的实用性并不如原来的系统完善。

所有上述系统都是基于能在伤处观察到的创伤区域的骨损伤，这表明在评估创伤性脊髓损伤患者时需要进行高质量的 CT 检查。然而，如前所述，许多损伤可能仅仅局限于脊髓和软组织损伤，这只能在磁共振成像上识别。此外，有人认为永久性神经损伤的程度与脊髓损伤的程度有关，脑脊髓损伤中心（Brain and Spinal Cord Injury Center，BASIC）评分就利用磁共振成像中脊髓信号的变化对脊髓损伤进行分类[72]，这种从内部验证的方法根据 $T_2$ 信号高信号的强度和有无脊髓出血来对脊髓损伤进行分级。虽然它在稳定病情方面的指导能力有限，但它确实能准确地预测患者的神经系统恢复情况。

**表 13–4　下颈椎损伤分级系统（SLIC）处理策略**

| 特　征 | 分　数 |
|---|---|
| **骨折形态** | |
| 无 | 0 |
| 压缩 | 1 |
| 爆裂 | +1（2） |
| 屈曲型（如面高位、过伸） | 3 |
| 旋转 / 平移（如关节突脱位、不稳定泪滴征象或晚期屈曲 – 压迫损伤） | 4 |
| **神经功能** | |
| 完整 | 0 |
| 神经根损伤 | 1 |
| 完全脊髓损伤 | 2 |
| 不完全脊髓损伤 | 3 |
| 进行性压迫伴神经功能障碍 | +1 |
| 得　分 | 处理策略 |
| ＜ 4 | 非手术治疗 |
| 4 | 手术治疗 vs. 非手术治疗 |
| ≥ 5 | 手术治疗 |

经许可改编自 Vaccaro et al.，2007.[62]

### （七）急性脊髓损伤后的血流动力学、病理生理学及治疗干预

如前所述，急性脊髓损伤常伴有血流动力学不稳定，这是由于交感神经张力降低和自主神经反射障碍所致。因此，所有急性脊髓损伤患者应在重症监护室接受持续的血流动力学监测。治疗的关键是保持脊髓的充分灌注，目标收缩压≥ 100mmHg，平均动脉压 85～90mmHg[23]。目标氧饱和度≥ 90% 以防止脊髓缺血，因为缺氧已被认为与神经元凋亡有关，很可能不利于神经恢复[73]。因为没有足够的证据证实其有效性，这些治疗目标应维持 5～7 天。可通过联合使用晶体液和胶体液（有低血容量迹象的患者）和（或）血管活

**表 13-5 胸腰椎损伤严重程度评分（TLICS）及处理策略**

| 特 征 | 分 数 |
|---|---|
| **形态** | |
| 无异常 | 0 |
| 压缩性 | 1 |
| 爆裂性 | +1（2） |
| 平移、旋转 | 3 |
| 牵拉性 | 4 |
| **后韧带复合体的完整性** | |
| 完整 | 0 |
| 疑似 / 不确定的损伤 | 2 |
| 损伤 | 3 |
| **神经功能** | |
| • 完整 | 0 |
| • 神经根症状 | 2 |
| • 脊髓、脊髓圆锥 | |
| - 完全损伤 | 2 |
| - 不全性损伤 | 3 |
| • 马尾综合征 | 3 |
| **得 分** | **处理策略** |
| ＜4 | 非手术治疗 |
| 4 | 手术治疗 vs. 非手术治疗 |
| ≥5 | 手术治疗 |

经许可改编，引自 Vaccaro et al.，2005 [63]

性药物，如多巴胺 1～20μg/（kg・min）、多巴酚丁胺 5～15μg/（kg・min）、肾上腺素 1～10μg/min、去甲肾上腺素 1～20μg/min 或苯肾上腺 10～100μg/min，将平均动脉压维持在 85mmHg 以上 [57]。去甲肾上腺素加多巴胺是治疗 $T_7$ 段以上损伤的首选方案，因为它们同时具有正性频率和正性肌力的作用（例如需要通过胸心肺神经来补偿交感神经输出的损失），而纯血管收缩药，如去氧肾上腺素，则是 $T_7$ 段或其以下损伤的首选方案 [57]。

## （八）自主神经反射障碍

急性高血压常出现在 $T_6$ 以上的损伤，因为这种损伤会产生一种称为自主神经反射障碍的情况。外伤性脊髓损伤患者的自主神经反射障碍常常受到广泛关注，这些患者会表现出急性收缩压升高（20～30mmHg）并伴有心动过缓 [74]。在患有高位颈椎损伤（下行血管舒缩通路受损）的完全性四肢瘫痪的患者的慢性期最为常见，但也可见于急性期。治疗包括预防和控制高血压（目标收缩压≤ 150mmHg）[75]。

SCI 患者还应定期导尿，因为膀胱扩张和尿急是 SCI 后自主神经不稳定的最常见结果。在导尿失败的情况下，有证据支持采取干预措施以减少传出刺激，包括向膀胱逼尿肌注射肉毒杆菌毒素 [76–78]，膀胱内注射树脂胎毒素 [79, 80] 和（或）口服抗胆碱能药物 [81]。骶骨神经切断术也可用于难治性病例，然而这仅有低质量证据的支持 [82]。

自主神经反射障碍患者的血压控制可先采用非药物疗法，包括脱下紧身的衣物和将患者抬高到坐姿，每 5 分钟检查一次血压，直到血压回归正常。上述操作无效的患者，才考虑使用抗高血压药物。不过并无特效药物，此前研究建议有效的治疗方案包括硝苯地平（10mg，咬服，二级证据）、硝酸酯类（五级证据，无临床证据）、卡托普利（25mg，舌下含服，四级证据）、特拉唑嗪（四级证据）和哌唑嗪（0.5～1mg，一日 2～3 次，口服，1 级证据）。在症状消失后，应持续监测血压和心率至少 2h。

## （九）膈肌瘫痪和通气支持

高位颈椎损伤（$C_1$～$C_4$）患者常表现为膈神经传入受阻所致的呼吸功能不全（占所有病例的 36～83%），合并有头部外伤也可能导致呼吸功能不全 [83]。因此，所有怀疑有颈椎损伤的患者都应该评估是否进行呼吸支持和气管插管 [84]。呼吸管理旨在维持脊髓和外周组织的充分氧合 [85]。对于有自主呼吸的患者，应根据需要予以吸氧，并鼓励患者做深呼吸以避免肺不张（在这方面，刺激肺活量测定法是有效的）。还应适当地进行镇痛，以免患者因疼痛而不敢用力呼吸。

对于需要通气支持，即潮气量＜ 5ml/kg、$PaCO_2$ 升高或吸气压力≥ 14.5mmHg，尤其是预计需长时间呼吸机支持的患者，应考虑尽早机械通气和气管切开。这些患者的通气指标与针对颅脑外伤制订的通气指标相似，即 $PaCO_2$ 应保持在 26～30mmHg 的范围内 [83, 85, 86]。虽然有学者主张 0cm$H_2O$ 的 PEEP 以避免空气滞留，但临床证据不足。一般推荐给予 6～8ml/kg 的潮气量和 5～7cm$H_2O$ 的 PEEP。由于理论上有可能导致颅内压升高，所以在合并脑外伤的患者中，PEEP的设定应仔细评估。

脊髓损伤患者脱离呼吸机应采用渐进的方式，逐步增加脱机时间（吸氧浓度高于呼吸机基线10%，每小时断开5min）[83]。如果患者能持续脱离呼吸机支持大于48h，并且吸气压力< -15mmHg，则可以考虑脱机。如果患者机械通气超过72h，则应该考虑气管切开以建立通畅的气道。气管切开对患者来说也更加舒适，可以改善肺部廓清[57]。

SCI患者呼吸功能不全与呼吸道感染的风险增加有关[83]，这是SCI患者死亡的最常见原因[47]。尤其是那些损伤位于中胸段以上的患者，这些患者的大部分呼气肌已经失去了神经支配，而这些肌肉组织能够通过咳嗽有效清除气道内的分泌物[83]。自主神经功能不全的患者呼吸道分泌物增加，更加加大了感染的风险。对于这些患者，应定期通过体位或重力辅助引流和手动辅助咳嗽（即在患者试图咳嗽时进行胸部挤压）排出分泌物，摇晃或振动胸部也有助于分泌物的清除。对于颈椎不稳定或有胸椎外伤的患者，在脊柱外科医生治疗之前应避免手动辅助咳嗽，因为对胸壁施加机械力会导致进一步的损伤。

### （十）激素的使用

急性脊髓损伤可分为原发性损伤和继发性损伤[9]。原发性损伤阶段是指继发于脊髓和神经根的物理损伤，即伴有或不伴有持续性压迫的挫伤、横断和撕裂伤[9]。损伤通常发生在受伤时，是不可逆的。损伤的第二阶段发生在损伤后数小时到数天内，由氧化应激和炎症共同介导。外伤性脊髓损伤的药物治疗正是为了减轻或逆转第二阶段的损伤。

治疗急性脊髓损伤最常用的药物是大剂量静脉注射甲泼尼龙。甲泼尼龙是通过缓解脊髓肿胀和炎症而起作用的，脊髓肿胀和炎症是造成继发性损伤（通过产生自由基）和胶质瘢痕的两种主要原因。三项大型临床研究NASCIS试验[87–91]评估了静脉注射甲泼尼龙的临床疗效。除了NASCIS Ⅱ的二次分析显示运动评分略有改善外，接受甲泼尼龙治疗和接受安慰剂治疗的患者之间在神经恢复方面无显著差异[92]。

独立的第三方团队对这些结果的再分析，指出了数据分析中有几个不一致之处。对NASCIS Ⅱ作者所指出的运动改善提出了质疑，包括尽管记录了双侧的运动评分，但作者只统计了右侧的运动评分，并没有将伤后8h内接受甲泼尼龙治疗的患者与伤后8h以上接受治疗的患者区分开来[90, 91]。此外，根据ASIA功能损伤评定[90]的运动评分所统计出的差异缺乏临床意义，且甲泼尼龙显著增加了不良反应（特别是胃肠道出血和伤口感染）[93]。

基于这些原因，2013年美国神经外科医师协会和神经外科医师联合会关于对急性颈椎和脊髓损伤治疗的联合指南指出，因为不良事件的可能性远远超过改善预后的可能性，所以不推荐急性脊髓损伤患者常规使用甲泼尼龙。而AOSpine制订的指南与此矛盾，他们建议在伤后8h内给予大剂量甲泼尼龙［30mg/kg首剂量+5.4mg/(kg·h)×23h］，24h持续输注[94]。AOSpine小组通过3个随机对照试验和1个前瞻性试验[87, 92, 93, 95, 96]的Meta分析得出了这一建议。他们发现甲泼尼龙治疗组的患者预后更好，而并发症发生率没有增加。值得注意的是，专家组承认这是一个缺乏说服力的建议，因为在他们的Meta分析中没有包括NASCIS Ⅰ或NASCIS Ⅲ的结果。此外，作者也承认，虽然他们的数据在统计学上甲泼尼龙能显著改善运动功能，但仍不清楚这是否具有临床意义。

因此，基于大量证据，我们认为急性脊髓损伤患者使用甲泼尼龙对神经功能几乎没有任何益处。然而，近期有一项Meta分析表明，对于处于伤后8h内，并且相关并发症发生风险较低（例如，年轻患者无内科并发症）的患者，甲泼尼龙可能会有少量的临床益处[97]。而大多数研究团队一致认为，对于急性SCI损伤后超过8h的患者，给予甲泼尼龙是没有获益的。

目前其他药物干预的证据是有限的。抗生素米诺环素[98]已显示出一定的改善神经功能的能力，正在进行二期临床试验（NCT01828203）。利鲁唑（NCT01597518）的Ⅲ期临床试验也正在进行中。但到目前为止，这两项试验都没有明确的结果。

### （十一）牵引

在急性颈脊髓损伤患者中，牵引在治疗继发于骨折、脱位或两者联合引起的畸形时，是一种得到充分研究的有价值的辅助手段。除颅颈交界处的任何韧带损伤外，牵引一般可用于清醒的患者，最常用的方法是用Gardner-Wells牵引器或halo环。应该指出的是，理论上存在随着牵引力而病情恶化的风险。然而，在绝大多数情况下，它可以在脊髓减压的同时使脊柱立即复位[22]。

牵引前需对颈椎进行 CT 检查以排除颅颈交界处的损伤。注射非镇静止痛药（如吗啡、芬太尼）和肌肉松弛药（地西泮），然后患者处于仰卧位[99]。针位点用 70% 乙醇和碘伏擦洗，并用杆菌肽凝胶处理穿刺钉。进钉点应在外耳道处，如果是跳跃性脊髓损伤病例（为了屈曲矫正），进钉点在外耳道后 3cm 处。在使用 halo 环进行牵引时，前针应放置在眶缘上方 1cm 处，后针应放置在乳突上方。

在应用初步牵引后，间歇地使用透视和 X 线摄影来评估创伤的纠正和防止颅颈交界处过度撑开。如果患者无法耐受，且表现出神经功能的恶化，或影像学检查显示牵拉过度，则应停止牵引。如果患者神经功能完好并能耐受，可逐渐增加牵引力［增加 5～10 磅（1 磅≈0.45kg）］，每次增加后都应影像学检查评估效果。逐渐增加牵引力直到骨折复位（5～10 磅或颈椎水平）或直到患者无法忍受及出现神经功能恶化[100]。如果骨折复位，可以使用其他颈椎矫形器维持牵引。如果必要，牵引器也可直至用到手术时。尽管缺乏高质量的证据支持在急性颈椎损伤的情况下使用牵引，但最近的一项研究报告称，80%～90% 的病例使用 Gardner-Wells 牵引器或 halo 环可成功地降低脊柱畸形的发生率[57]。

### （十二）手术治疗

急性外伤性脊髓损伤的外科治疗包括神经减压术、畸形矫正和损伤区域的稳定。外伤后脊髓长时间受压可导致实质持续性的缺血，可能是压迫了脊髓血管系统。这一点得到了诸多初步研究[37, 101-103]和 Meta 分析[104-107]的证据支持。这些研究表明，伤后 24h 内接受手术减压的患者，神经功能预后可以得到显著改善。事实上，其中一些研究甚至建议在伤后 8h 内（或尽快）进行减压，以获得最佳疗效[107, 108]。除了改善神经功能外，Bourassa Moreau 等[109]以及 Carreon 和 Dimar[110]都证明早期减压（即伤后 24h 内）与较低的肺炎和尿路感染发生率有关。根据这些结果，大多数外科医生（≥ 80%）目前都建议对完全性或不完全性脊髓损伤患者进行快速减压（≤ 24h），另有 72.9% 的医生建议不完全性脊髓损伤的患者在 6h 内即要进行减压[111]。

除了手术减压外，一些证据表明硬膜成形术合并或不合并脑脊液引流都有助于神经功能的恢复，但证据仅限于动物研究[112]。在猪模型中，与单纯地调节平均动脉压相比，脑脊液引流所致的平均动脉压升高与显著改善脊髓灌注相关[112]。一种类似 Monro-Kellie 法则的脊髓流体动力学模型则表明，鞘内残余压力升高会导致脊髓灌注压下降，加重了缺氧和自由基导致的神经元损伤[113]。

对于合并脊柱不稳定或经过多节段减压可能导致脊柱不稳定的患者，建议同时进行脊柱内固定术。手术需考虑到多种因素，入路和固定水平的选择最终取决于手术医生。一般来说，所有的畸形都应该进行矫正和固定，在不稳定的节段上下至少一处（有时更多）需要进行固定。对于枕颈不稳（意味着得从颅骨固定到下颈椎）的患者，要联合使用枕骨钢板和侧块进行固定，儿童患者可使用可塑性钛棒。同样，对于孤立性下位颈椎损伤的患者，侧块内固定是最常用的方法。需要特别注意的是，对于表现出下位脊柱不稳定的患者，融合节段应延伸至颈胸椎连接处，以防止进展性颈胸椎畸形。对于孤立性寰枢椎不稳的患者，后路经关节融合或侧块螺钉技术是相当有效的[114, 115]。最后，前路齿状突螺钉固定对于Ⅱ型齿状突骨折且未合并后骨韧带复合体损伤的年轻患者可能有效。

### （十三）其他并发症

1. *褥疮*　SCI 患者有 10%～30% 的概率会出现褥疮，每年医疗费用高达 1.2 亿～1.3 亿美元[116]。溃疡最常见于臀部（31%）、大腿外侧（26%）和骶骨处（18%）[9]，每天皮肤清洁、检查和频繁翻身能够预防其发生。当溃疡形成时，应用无菌技术彻底清洁，必要时还需清除坏死组织。

2. *静脉血栓栓塞*　深静脉血栓形成和肺栓塞是脊髓损伤患者常见的并发症，约占 40%[39]。目前的建议是使用低分子量肝素（每天 1 次 40mg，皮下注射）预防静脉血栓栓塞，同时采取保守治疗，包括弹力袜和（或）气压泵。不建议将腔静脉滤网作为常规预防措施，仅适用于对于抗凝失败或不适合使用抗凝和机械装置的患者[18]。对于所有脊髓损伤患者，早期活动和康复有助于降低静脉血栓栓塞的风险。

3. *括约肌功能障碍*　大多数急性脊髓损伤患者会出现膀胱和肠道功能障碍。少数神经源性膀胱可通过间歇性 Valsalva 手法治疗，但大多数患者需要间歇性无菌导尿以排空膀胱。神经源性膀胱治疗失败会导致肾盂内尿液积聚，导致肾积水和慢性肾衰竭，这点对脊髓损伤患者的死亡率有显著影响[57]。

损伤后的肠道功能同样需要干预以促进排便，这可以通过饮食调整，必要时也可进行直肠刺激和服用刺激性泻药（如番泻叶、比沙酮、苦味酸钠）来达到目标。对于有永久性肠动力障碍的患者，建议行结肠造口术。然而，结肠造口的实施需要与患者深入沟通[39]。临床上另一个重要的胃肠道后遗症是急性应激性溃疡，也称为库欣溃疡。在急性期，患者应服用抗胃酸分泌药物进行预防，质子泵抑制剂（例如，奥美拉唑每天 20～40mg）是一线用药[57]。如果已经出现症状，则应放置鼻胃管以促进溃疡愈合，同时输血或积极补液复苏，以缓解低血容量状态（首选 1∶1∶1 的红细胞，新鲜冷冻血浆和血小板）。

**4. 感染** 脊髓损伤使脾脏和其他次级淋巴器官失去神经的支配。这被认为容易导致脊髓损伤患者免疫缺陷。免疫缺陷会增加患者发生严重感染的风险，尤其是那些呼吸功能不良的患者[52, 53]。

## 四、脊髓损伤患者的预后和结局

急性脊髓损伤患者的预后主要围绕存活率和神经功能恢复情况两个方面，即“生存的数量和质量”。后者是通过诊断损伤时的严重程度来预测的，ASIA D 级的患者中 97% 以上在术后 1 年内可以下床活动，相比之下，只有 8% 的 ASIA A 级患者可以做到[117]。另外，在多因素分析中已经证实其他因素，比如受伤时的年龄和伤后下肢的即时运动功能，对下床活动有积极的预测作用[3, 46, 50]。这些因素还与伤后的康复能力相关，这就引发了一个问题，即年龄更大、受伤更严重的患者通常是否难以恢复，或者较差的身体条件是否会阻碍康复进程。目前的证据不足以排除这两种可能性。然而，可以确定的是，较差的身体情况会大大增加间接治疗费用。根据 Gao 等的报告，脊髓损伤治疗的直接费用与损伤的严重程度直接相关。例如，据报道，在高位颈椎损伤的患者中，ASIA D 级患者的直接费用为 359 783 美元，而 ASIA A 级患者的直接费用为 1 102 403 美元[2, 118]。出院后的治疗费用差距同样巨大，给患者和家庭带来了巨大的经济负担[2, 119-122]。

脊髓损伤患者的预计寿命也低于非脊髓损伤患者。与功能缺陷和治疗费用一样，确切的生存率在很大程度上取决于受伤时的年龄和神经损伤的程度[2]。轻度损伤的年轻患者（如 ASIA D 级，20 岁）的预期寿命几乎与正常人无异（预期寿命 52.9 年 vs. 59.6 年），而有呼吸机依赖的老年（年龄＞ 60 岁）损伤患者其预期寿命大大缩短（3.7 年 vs. 23.2 年）[2]。长期存活率的最强预测因子可能是伤后至少存活 1 年，而不是损伤时的严重程度和年龄[3, 42]。伤后第一年死亡最常见的原因是并发症（如肺炎和其他呼吸道疾病），而不是神经损伤[47]。当然，神经损伤的严重程度无疑会导致死亡风险增大和住院时间延长[3, 4, 42, 44, 45, 48, 49]。因此，随着损伤严重程度的增加，死亡率几乎呈指数级增长。因此，在过去 30 年中，脊髓损伤总的死亡率的显著降低可能是因为重症监护的发展[123]。目前的研究旨在进一步提高 SCI 后的预期寿命和神经系统恢复，因为这仍有很大的改进空间。

## 五、总结

创伤性脊髓损伤在临床上越来越普遍，需要多模式的管理。治疗实施时必须加以权衡，并应根据患者受伤的情况个体化制订［包括手术减压和（或）内固定、心肺功能的管理和创伤后康复］治疗方案。目前仍有几个争议问题，最突出的问题莫过于在急性损伤阶段是否使用高剂量的甲泼尼龙。一些干预措施（如手术减压）得到普遍推荐，但仅有低质量的证据支持。在未来工作中，神经外科和重症监护医学的从业者有责任开展相关临床研究，评价这些干预措施的安全性与有效性，并建立高质量的循证医学证据。

# 第14章 神经重症病房中肿瘤急诊的治疗

## Treatment of Oncologic Emergencies in the Neurocritical Care Unit

Jeffrey s. Ehresman Chetan Bettegowda 著
包 赟 邱炳辉 译
李 敏 校

## 一、颅内压的管理

### （一）概述

转移瘤和原发性脑肿瘤都可导致急性的颅内压（ICP）增高。由于颅腔的固定容积为1400～1700ml，颅内肿瘤本身占位效应就很明显。这些肿瘤会导致严重的脑水肿，进一步加重ICP [1]。在正常的健康成年人中，颅腔容积的80%是脑实质，10%是脑脊液，10%是血液。Monro-Kellie学说认为，当其中一个成分发生改变或出现新的病变时，其余成分体积会发生改变，如果达到容积阈值，ICP则会增加 [2]。

成人的ICP通常≤15mmHg，ICP高于20mmHg以上则定义为颅内高压。虽然脑实质的体积相对固定，但是脑脊液能够进入脊髓蛛网膜下腔，并且通过脑血管收缩减少供血和增加静脉回流，从而调节颅内压力。如果不能得到代偿，那么ICP将会增高 [3]，从而导致脑灌注压（CPP）的下降，导致脑血流量（CBF）的下降，进而导致患者的脑组织缺血缺氧，最终很可能会使患者预后不良 [1]。

除了由于占位效应引起ICP增高外，脑肿瘤还会通过其他途径引起ICP增高。“假性进展”指的是患者在接受放化疗后，原有病灶增大或出现新的病灶，从而导致ICP增高，并导致血管源性水肿进一步增加ICP [4]。因为“假性进展”的肿瘤体积不会持续增大，所以可以通过动态监测影像学检查分辨肿瘤是否进展 [4]。此外，肿瘤占位效应导致的脑脊液流出道堵塞，将会导致梗阻性脑积水，而脑组织不能发生代偿性移位，这样也会导致ICP增高 [3]。“假性进展”和脑脊液流出道堵塞都会产生占位效应，从而导致类似的临床表现。

ICP升高超过代偿阈值的一个直接后果是脑疝。大脑镰下疝、颞叶钩回疝和小脑扁桃体下疝这三种最为常见 [5]。发生大脑镰下疝时，大脑镰下方的大脑前动脉受压；发生颞叶钩回疝时，中脑和同侧动眼神经受压；而发生小脑扁桃体疝时，小脑可通过枕骨大孔向下压迫脑干 [3]。每一种疝都有不同的临床表现，我们将在后面讨论。

### （二）临床表现

脑肿瘤患者ICP增高最常见的症状类似于非搏动性紧张型头痛。与紧张性头痛不同的是，肿瘤引起的头痛通常在患者弯腰时加重 [6]。头痛的严重程度各不相同，个别患者疼痛剧烈并将其描述为“我这辈子最严重的头痛”，普通的止痛药不能缓解 [7]。这种急性发作性头痛可能是由肿瘤出血或梗阻性脑积水引起的，如果观察患者的ICP压力曲线可观察到出现“高原波”现象。“高原波”的定义是ICP的急剧升高，通常超过40mmHg，持续5min以上 [8]。这些严重的头痛还可能伴有短暂的神经功能缺失，这可能会错误地被认为是直立性低血压，主要表现为患者突然站立时发生意识水平降低 [9]。此外，由于CBF灌注不足，持续30min的高原波可能会造成不可逆的脑组织损害 [10]。

头痛还可能会伴有其他症状，包括恶心、呕吐、视乳头水肿、外展神经麻痹和一过性神经功能障碍 [6]。无头痛病史或头痛程度突然加重应引起足够重视，但其实仅仅表现为头痛的患者出现脑瘤的概率不到1% [11, 12]。如前所述，这些症状多由突然站立或引起 ICP 升高的诱因引起（如咳嗽或打喷嚏）。症状严重时，患者甚至会产生意识障碍，通常表现为昏睡[13]。

ICP 升高最严重的表现是脑疝，这通常发生在 ICP 急性升高且脑容量代偿不足时，表现为库欣反应、潮式呼吸或急性意识障碍[14]。库欣反应指的是机体对 ICP 急性增加的反应，主要表现为高血压、心动过缓和呼吸异常[15]。潮式呼吸的特点是呼吸节律的明显波动，表现为深呼吸和浅慢呼吸直至呼吸暂停之间的周期循环[16]。当患者出现这两种临床表现及意识障碍时，需要立即引起注意[13]。

大脑镰下疝常压迫大脑前动脉，从而导致对侧下肢无力、偏瘫及潜在的排尿困难[4]。颞叶钩回疝会压迫动眼神经和中脑。因为副交感神经纤维位于动眼神经的外侧，动眼神经麻痹的患者可能会出现同侧“瞳孔散大”。如果脑疝继续加重，会导致病侧上睑下垂、眼球外斜。由于同侧大脑脚受压，甚至还会发生对侧偏瘫。此外，大脑后动脉也可能受挤压，这可能导致大脑枕叶缺血梗死[17]。小脑扁桃体下疝会导致灾难性的后果，当脑干受压时，会导致网状激活系统受损或桥脑出血，意识水平会受到极大损害，脑桥出血患者可能会失去除了向上凝视和眼睑运动之外所有的运动功能，如典型的闭锁综合征[18]。

### （三）医疗过程与管理

当患者出现上述临床表现时，应在第一时间采取紧急治疗措施，包括过度通气、类固醇和渗透疗法。首先，应该在镇静条件下进行气管插管，同时对患者进行过度通气。目的是将动脉血二氧化碳分压降低到 25～30mmHg，使脑血管收缩，降低 ICP，但这样同时会降低脑血流量。因此，过度通气的持续时间必须与缺血引起的脑组织损伤风险相平衡[19]。

当患者开始过度通气时，应该同时使用皮质类固醇激素和渗透疗法。首选的皮质类固醇激素是地塞米松，其可通过减轻血管源性水肿来降低 ICP。尤其是当 ICP 增高是由占位病变引起时，地塞米松尤为有效。根据指南推荐，对于急性 ICP 增高的患者，应该立即给予 10～20mg 地塞米松的静脉团注，维持剂量为每天 8～16mg（表 14–1）[20]。除非患者仍然有症状且需要延长类固醇使用的持续时间，否则要在 2 周内逐渐减少地塞米松的用量[21]。值得注意的是，在使用之前需仔细鉴别 CNS 淋巴瘤，因为激素可能溶解 B 淋巴细胞和干扰活检结果。这种情况下，在活检完成之前，使用渗透疗法时不应该同时使用皮质类固醇[12]。

渗透疗法常与地塞米松一起使用，可以采用 20%～25% 甘露醇或高渗（23.4%）盐水的方式[22, 23]。渗透疗法是通过增加血浆渗透压，在血脑屏障上形成一个渗透压力梯度，以减少或排除颅内组织间隙中的水分[13]。这种治疗有可能迅速降低 ICP，以避免或减轻脑疝形成。然而，应谨慎使用，因为在频繁给药后常出现反弹效应，这可能加剧 ICP 升高[23]。此外，渗透疗法只有在大脑形成足够的“渗透力”来逆转渗透压梯度并使液体通过血脑屏障回流时才会有效[24]。

给予这些治疗的时候，需要结合影像学来明确引起 ICP 增高的原因。紧急情况下，应进行平扫 CT 检查以排除出血。一旦排除患者存在出血的情况或者患者病情稳定，下一步就应该使用 MRI 检查来明确 ICP 增高的原因。其中，液体衰减型反转恢复（fluid-attenuated inversion recovery，FLAIR）图像可以通过抑制脑脊液信号来显示血管源性水肿和病变的占位效应，而颅内占位性病变磁共振检查的“金标准”是高分辨率 $T_1$ 增强扫描[12, 25]。

如果 ICP 增高是由占位性病变导致，并且降低 ICP 的内科治疗不能缓解症状，就需要通过神经外科手术干预[25]。手术分为完全切除或部分切除占位性病变，切除肿瘤的方式取决于肿瘤在颅内的位置[13]。此外，在占位病变引起梗阻性脑积水的情况下，可以行脑室外引流术引流脑脊液[25]。

## 二、垂体瘤卒中

### （一）概述

垂体瘤卒中（pituitary tumor apoplexy，PTA）是指垂体瘤出现自发性出血或梗死、坏死引起邻近结构受压，导致一系列相关临床表现的现象。垂体的血运包括垂体前叶和垂体后叶的垂体上、下动脉[26]。进展迅速的垂体腺瘤会破坏正常垂体的血液供应，从而导致垂体组织缺血坏死。此外，怀孕、围术期或手术后低血压、血管痉挛和头部创伤都可能导致 PTA[12, 27]。

PTA 的发生率相对较低，在垂体腺瘤患者中的发生率为 0.6%～7%[27–29]。发生 PTA 最为常见的病理类型是无功能垂体大腺瘤、泌乳素细胞瘤和分泌生长激素的垂体大腺瘤[30]。这些肿瘤可能会向鞍上区生长并压迫视交叉，甚至影响海绵窦部位的结构[27]，受影响的结构主要包括脑神经（Ⅲ、Ⅳ、$V_1$、$V_2$、Ⅵ）和颈内动脉[31]。

**表 14-1　NCCU 常用的药物**

| 症 状 | 药 品 | 剂 量 | 使用方法 | 主要不良反应 |
|---|---|---|---|---|
| ICP 升高 | 20% 甘露醇溶液 | 静脉团注，1g/kg；根据需要每 6～8 小时追加 0.25～0.5g/kg | 静脉注射 | ICP“反跳”<br>高血钠<br>肺水肿 |
| | 高渗生理盐水（23.4%） | 静脉团注 30ml | 静脉注射 | 脑桥中央髓鞘溶解症（罕见）<br>急性心力衰竭<br>肺水肿 |
| | 地塞米松（也用于瘤内出血） | 负荷量为 10～20mg，每天维持在 8～16mg，然后在 2 周内逐渐减少 | 口服或静脉注射 | 失眠<br>原发性震颤<br>胃肠道并发症<br>类固醇肌病<br>机会性感染 |
| 垂体瘤卒中 | 氢化可的松 | 静脉或肌内注射 100mg，然后每 6 小时肌内注射 50～100mg；<br>或静脉滴注 100～200mg，之后静脉输注 2～4mg/h | 静脉注射或肌内注射 | 恶心<br>头痛<br>头晕<br>机会性感染<br>高血糖（罕见） |
| 癫痫持续状态 | 劳拉西泮 | 4mg 固定剂量，如果不能终止癫痫活动，重复使用 | 静脉注射（如果没有静脉通路，则使用咪达唑仑肌内注射） | 嗜睡<br>认知障碍<br>呼吸压抑<br>低血压 |
| | 磷苯妥英 | 15～20mg/kg 苯妥英当量（PE），以 100mg PE/min 的速度输注 | 静脉注射（如果没有静脉通路，则肌内注射） | 低血压<br>心律失常<br>中枢神经系统不良反应<br>局部皮肤病反应 |
| | 丙戊酸 | 20～40mg/kg，以 5mg/（kg·min）的速度输注 | 静脉注射 | 恶心或呕吐<br>嗜睡<br>血小板减少<br>胰腺炎<br>肝毒性 |
| | 拉克酰胺 | 200～400mg，静脉团注 | 静脉注射 | 视觉变化<br>恶心或呕吐<br>共济失调 |
| | 左乙拉西坦 | 40～60mg/kg | 静脉注射 | 行为改变<br>嗜睡<br>头痛<br>Stevens-Johnsons 综合征（罕见） |
| | 苯巴比妥 | 20mg/kg，以 30～50mg/min 的速度静脉输注 | 静脉注射 | 心肺功能抑制<br>视觉变化<br>$CYP_{450}$ 诱导作用<br>自相矛盾的多动症（多见于儿童） |

### （二）临床表现

PTA 患者最常见的症状是剧烈头痛，据推测可能是由多种因素引起，包括三叉神经受累、硬脑膜牵拉和脑膜刺激。这种头痛通常发生在眼眶后部，而且很深，位置与以往头痛位置完全不同[27]。部分患者伴有恶心、呕吐，甚至会出现精神障碍[12]。

如前所述，因为 PTA 患者的颅神经可能会受损，所以会出现视觉障碍的症状。其中，动眼神经（第Ⅲ对脑神经）受损最为常见，约 50% 的患者伴有动眼神经受损，出现患侧上睑下垂和瞳孔散大的症状[32]。如果垂体瘤压迫了视交叉，患者也可能会出现双颞侧偏盲[31]。然而，临床实践发现，视力改变的概率可能比文献报道的要低，因为许多研究纳入了在磁共振成像广泛应用前就接受治疗的患者，他们通常诊断更迟，肿瘤更大[33, 34]。

由于PTA最常见于垂体大腺瘤，因此PTA患者常伴有内分泌症状。约80%的PTA患者会伴有垂体靶腺功能障碍的症状，其中，最常见的是肾上腺皮质功能障碍，约占70%。肾上腺皮质功能障碍患者可能会出现高血压和血钠降低的症状[32]。此外，PTA患者还可能伴有甲状腺功能障碍和性腺功能障碍。此外，病理类型为泌乳素瘤或垂体柄被压迫的其他类型垂体瘤患者，由于多巴胺信号通路被抑制，患者的泌乳素分泌可能增多[35]。虽然垂体瘤患者的垂体前叶常受影响从而出现功能障碍，但垂体后叶很少受到影响，只有约5%的患者会因垂体后叶功能障碍而出现尿崩症[34]。

### （三）医疗过程与管理

一般来说，当患者出现PTA的临床表现时，应该对患者进行头颅CT扫描以明确是否是瘤内出血。然而，最近的一项研究发现，只有42%的PTA发生出血[34]。MRI能够提高诊断的正确率，同时还可以评估周围结构受压的情况[34]。此外，相比CT来说，MRI可以在更好的发现亚急性和慢性PTA[27]。因此，除非患者有禁忌证，当出现PTA症状时，应紧急行头颅MRI检查。但是，无论是否做MRI检查，PTA患者都需要行头颅CT扫描[27]。当怀疑血管痉挛或动脉瘤是PTA的诱因时，可以行MRA以明确诊断[27]。此外，可以进行CT扫描以排除蛛网膜下腔出血（SAH）和脑膜炎，因为这些情况可能出现类似的症状[33]。

PTA的发病率和死亡率较高的最大原因是垂体损伤引起的急性肾上腺功能不全[33]。因此，应该静脉注射或肌内注射100mg氢化可的松，然后每6小时肌内注射氢化可的松50～100mg，以维持机体水电解质平衡。或者是静脉推注100～200mg氢化可的松后，每小时持续静脉滴注2～4mg[33]。出院后应继续口服氢化可的松，直到明确肾上腺功能稳定为止[27]。此外，还应急查血液中各种激素分泌情况，以评估是否需要补充其他缺乏的激素[33, 34]。

虽然早期减压是PTA的传统治疗方法，但越来越多的证据表明，保守治疗（包括单纯的药物治疗）也可以有类似的疗效[33, 36, 37]。当患者出现严重的眼部症状时，最常见的治疗方法是早期减压。当视力受损不断恶化并且通过药物治疗无法得到改善时，早期减压是目前常用的治疗方法[34]。对于无视觉症状或经药物治疗后症状减轻的患者，保守治疗可使症状完全消失。然而，治疗方案是因人而异的，所以这两种疗法并无优劣之分。因此，值得注意的是，只有当眼部症状不存在或症状严重程度减轻时，才可以选择单一的药物治疗方案[33, 34, 36, 37]。这种治疗模式与英国内分泌学会垂体卒中管理指南中的推荐是一致的[38]。

## 三、急性肿瘤出血

### （一）概述

有研究报道指出，原发性和转移性脑肿瘤内出血的发生率在1%～10%[39, 40]。绝大多数的患者出现瘤内出血之前已经被确诊为脑肿瘤，而只有4%的患者在出血后被确诊脑肿瘤[40]。

多形性胶质母细胞瘤（glioblastoma multiforme，GBM）和少突胶质细胞瘤是与颅内出血最相关的两种原发性脑肿瘤[41]。GBM是成人最常见且致死率极高的原发性肿瘤，因高侵袭性而闻名，虽然少突胶质细胞瘤侵袭性较低，但肿瘤内含有的网状毛细血管容易出血[42]。在转移性脑瘤中，黑色素瘤、肺癌、肾癌、绒毛膜癌和甲状腺乳头状癌的肿瘤内出血率最高[23, 43]。

### （二）临床表现

肿瘤内出血的临床表现与无脑肿瘤的颅内出血患者的临床表现十分相似[44]。偏瘫和头痛是肿瘤内出血两种最常见的症状，且都发生在近一半的患者身上[43]。其次较严重的是脑部疾病其他症状，如恶心、呕吐、癫痫和昏迷[43]。然而，脑肿瘤患者的颅内出血主要是实质内出血，而不是硬膜下或SAH[26]。

### （三）医疗过程与管理

当怀疑患者出血时，应立即进行MRI检查。当存在禁忌时，需要立即进行非增强CT扫描。这是由美国卒中协会的一级A级证据支持的[45]。当非典型部位出现脑出血、多发出血或在出血部位附近发现肿块增强时，通常怀疑为脑瘤出血[23]。在评估疑似脑出血患者（Ⅰ类，B级证据）时，必须给出严重程度的出血评分，如ICH评分[45]。该分级标准包括年龄、脑出血量、出血部位、是否存在脑室出血和格拉斯哥昏迷评分等变量。如果怀疑患者存在脑肿瘤，“CTA、CT静脉造影、增强CT、增强MRI、MRA、MRV和DSA可用于评估潜在的结构性病变，包括血管畸形和肿瘤”

（Ⅱa 类，B 级证据）[45]。MRI 还可以辨别其他出血的原因，如缺血性卒中伴出血、静脉窦血栓形成或淀粉样脑血管病[44]。

确诊患者为肿瘤内出血，应立即给予皮质类固醇来减轻血管源性水肿[23]。然而，糖皮质激素不应仅仅用于降低瘤内出血后的 ICP（Ⅲ类，B 级证据）[45]。应该考虑是否可以通过手术切除肿瘤[41, 43]。脑出血的国际外科试验（International Surgical Trial in Intracerebral Hemorrhage，STICH）发现，脑叶出血更建议行手术治疗，但是证据级别不高[46]。此外，如果有多个肿瘤或肿瘤不能切除，可以选择全脑放疗[44]。当肿瘤内出血过多并形成血肿时，可能需要手术清除血肿。然而，只有当血肿引起进展性症状或处于表面位置时才应该这样做，因为 STICH 和 STICH Ⅱ试验发现早期清除血肿并不能改善患者的预后[46, 47]。

虽然肿瘤内出血患者的短期预后与其他脑出血患者相似，但由于肿瘤的恶性进展，远期预后往往更差。Navi 等观察到肿瘤内出血患者的 1 年死亡率高达 78%，这可能是因为肿瘤内出血通常发生于晚期恶性肿瘤患者[43]。而且癌症相关凝血疾病引起的脑出血患者往往出血量更大且累及颅内多个部位，所以其预后较肿瘤内出血患者更差[43, 44]。

## 四、肿瘤患者的癫痫持续状态

### （一）概述

由于对邻近大脑皮质占位效应的存在，原发性和转移性脑肿瘤患者的癫痫发生率相对较高[12]。脑肿瘤患者的癫痫发作一般是局灶性癫痫发作，其中只有一部分会发展成全身性癫痫发作。胚胎发育不良性神经上皮肿瘤（dysembryoplastic neuroepithelial tumors，DNET）和神经节瘤患者的癫痫发生率最高，可达 80%～100%，而且这两种肿瘤最常见于儿童患者[48]。DNET 和神经节瘤常位于颞叶，而颞叶连同岛叶和皮层是常见的致痫区域，所以它们有很高的致痫风险[49]。值得注意的是，60%～85% 低级别胶质瘤会导致癫痫发作，相比之下，只有 30%～60% 胶质母细胞瘤会导致癫痫发作[50]，这可能是因为低级别胶质瘤患者的生存期要长得多[51]。脑转移瘤的致痫率比上述每个原发性脑肿瘤的致痫率都要低，只有 20%～35%[51, 52]。然而，黑色素瘤转移瘤的致痫率最高（67%），可能是由于它的出血性质[51]。

虽然脑肿瘤患者的癫痫发作通常是自限性的和短暂的，但那些进展为癫痫持续状态（status epilepticus，SE）的患者应该引起高度关注[12]。SE 定义为持续超过 5min 的连续癫痫发作，或连续发生多次癫痫发作而未恢复到正常水平[53]。SE 可能会导致患者在 30 天内死亡，15%～22% 的患有癫痫的脑肿瘤患者会进展为 SE[54, 55]。

除了由占位效应引起的癫痫发作外，有几种化疗药物可导致可逆性后部脑病综合征（PRES），导致患者癫痫发作。这些药物包括贝伐单抗、索拉非尼、环磷酰胺、*L*– 天冬酰胺酶、顺铂和吉西他滨等[56]。因此，在判断脑肿瘤患者癫痫发作的原因时，必须考虑 PRES。

### （二）临床表现

患者可出现不同类型的癫痫发作，包括单纯部分发作、复杂部分发作和继发性泛化的局灶性发作[23, 51]。患者在经历癫痫发作后也可能出现四肢的局灶性无力，称为癫痫发作后麻痹（Todd 麻痹）[57]。一些患者在无惊厥的情况下进展为 SE，也称为非惊厥性癫痫持续状态（NCSE）。NCSE 患者可能出现眼球运动异常、非特异性人格改变、肌阵挛或精神状态改变等症状[23, 57]。此外，SE 可能出现在整个肿瘤过程的不同时期。Cavaliere 等研究发现，在脑肿瘤患者中，29% 的患者 SE 出现在肿瘤出现时，23% 发生在肿瘤进展期间，23% 出现在肿瘤稳定期[54]。

### （三）医疗过程与管理

当脑肿瘤患者伴发 SE 时，应立即给予药物治疗，并确保呼吸道的通畅。首先，患者应静脉注射劳拉西泮（一种苯二氮䓬类药物）以终止 SE 发作，无法静脉注射时，可用肌内注射咪达唑仑代替[58]。如果 SE 未终止，应再静脉注射 4mg 劳拉西泮（或肌内注射咪达唑仑）[3, 59]。一旦确诊为 SE，应该立即进行心电和生命体征监测，并抽血检测葡萄糖、电解质以及抗癫痫药物（AED）的血药浓度。如果给予苯二氮䓬类药物后 SE 仍未终止，则应给予苯妥英钠（二线药物）15～20mg/kg。若苯妥英钠仍不能终止 SE，可考虑给予三线药物，如苯巴比妥、丙戊酸、拉克酰胺和左乙拉西坦等[3, 60]。此治疗方案是基于神经重症协会的 SE 指南提出的，无论 SE 的原因是否是脑瘤，都应该遵循以上方案[60]。虽然癫痫发作在低级别胶质瘤中更为常见，但高级别胶质瘤与 AED 难治性癫痫有关，一线苯二氮䓬类药物治疗失败率为 60%[55]。然而，当脑瘤患者的癫痫发作发展为 SE 时，一线苯二氮䓬类药物在这种与肿瘤相关的 SE 疗效方面，比一般人群中的 SE 疗效更佳 [55]。

在治疗肿瘤患者的 SE 时，需要了解 SE 的治疗药物和癌症的化疗药物之间的药物相互作用。例如，几种老一代的抗惊厥药（苯妥英钠、卡马西平、苯巴比妥）是肝细胞色素 $P_{450}$ 诱导剂，它们可以降低通过相同途径代谢的药物的水平，如地塞米松 [12]。新的 AED（左乙拉西坦、拉莫三嗪、拉克酰胺）带来的药物相互作用的风险较小，逐渐成为临床上常用的 AED [61, 62]。相反，肝细胞色素 $P_{450}$ 抑制药（丙戊酸）可以增加化疗药物（顺铂、依托泊苷）的水平，进而导致骨髓抑制 [63]。此外，需要说明的是，无证据表明上述 AED 的预防性使用可以降低新的癫痫发作的风险 [64]。

一旦 SE 被终止，应立即进行影像学检查以分析癫痫发作的原因。在紧急情况下可以行头颅 CT 扫描以明确出血部位或颅内占位性病变，但 MRI 可以更加详细地评估 SE 的原因，且可以更加准确地显示肿瘤组织的数量和大小，以及已知肿瘤的进展是否是导致 SE 的原因 [23]。因此，MRI 是最佳的选择。因为脑肿瘤患者的癫痫发作并不总是表现为抽搐，所以脑电图（EEG）成为 NCSE 时监测癫痫发作活动的有用工具 [65]。EEG 还可以让医生观察到患者的脑电波在癫痫发作后是否恢复正常，以排除 SE [7, 23, 49]。

最后，SE 被终止，如果确定致痫原因是脑肿瘤，应进行手术切除肿瘤。Chang 等分析了 332 例接受手术切除的低级别胶质瘤患者，发现 67% 的患者术后无癫痫发作，肿瘤全切除的患者其癫痫发作治疗效果最好 [66]。因此，外科手术切除肿瘤是治疗肿瘤相关癫痫发作的首选方法。

## 五、入院患者的流程

脑肿瘤患者入NCCU后，需立即稳定其生命体征。接下来应该进行全面的体格检查和实验室检查。患者应接受适当的监护，包括心电图、血压、氧饱和度、血液学检查、肝肾功能检查、血和尿液渗透压及体温等 [67]。如果可能的话，应进行详细的神经系统查体，评估精神状态、颅神经功能、感觉运动功能、反射功能和身体协调性。

正如前面所讨论的，应持续监测 ICP、CPP 和 CBF，并且应考虑是否有必要进行有创 ICP 监测，必要时进行脑脊液引流 [68]。基于Ⅱ类和Ⅲ类证据，美国神经生理监测协会的 C 类推荐，支持在 NCCU 的患者中常规使用 EEG 监测 [69]。除了这些监测技术，磁共振或 CT 扫描的选择应取决于症状的紧急程度和可能的病理类型。

NCCU 医生还需要评估患者疼痛的严重程度和镇静深度。疼痛严重程度可根据数字分数 0～10 进行评估，0 分代表无疼痛，10 分代表最剧烈的疼痛。然而，患者可能丧失了行为能力，无法做出判断。因此，必须对患者的面部表情等行为进行评估，并将其与已被监测的生理功能（心率、血压）结合起来 [67]。这些参数也可用于评估患者的镇静深度，以及多个评分系统，包括 Ramsay 评分、Riker 镇静 – 兴奋评分和双频指数量表等。这些评分，结合呼吸和心血管功能，在制订治疗计划时，可以指导所需镇痛药的类型和数量 [70]。

## 六、总结

本章概述了 ICP 增高、PTA、急性肿瘤出血和 SE 患者最常见的临床表现、医疗过程和管理流程。了解这些及其他未在本章讨论的紧急情况，将有助于为 NCCU 团队做出最有效的评估，诊断和治疗，以给予患者最好的照顾。虽然现有的 NCCU 指南提供了标准化监护管理、医疗护理方案，但还需要更多指南来指导每个 NCCU 团队为其患者提供最佳的监护及治疗方案。

# 第 15 章 常见神经外科急诊

## Neurosurgical Emergencies

Ryan P. Lee Kaisorn L. Chaichana Judy Huang Rafael J. Tamargo Justin M. Caplan 著
包 赟 邱炳辉 译
李 敏 校

### 一、自发性脑实质内和脑室内出血

#### （一）疾病表现和初步处理

自发性脑出血（ICH）或出血性卒中是一种紧急情况，部分病例需要神经外科干预。患者突发精神状态改变、意识障碍、收缩压升高和头痛要高度怀疑此病。可行头颅 CT 或磁共振并与缺血性卒中相鉴别[图 15-1；美国心脏协会（AHA）、美国卒中协会（ASA），Ⅰ类建议，A 级证据][1-4]。患者出现症状时通常需要神经外科团队紧急会诊，并与急诊科、卒中小组和重症救护小组一起进行评估并提出治疗建议。

应像在所有紧急情况下一样，对 ICH 患者进行气道、呼吸和循环评估和管理。由于需要对患者进行气道保护，通常需要气管插管。常规进行持续心肺监测，并严密控制血压。最近的一项随机对照试验（RCT）表明，收缩压降压目标范围为 140～180mmHg，并没有导致死亡率或致残率增加，以及肾脏并发症发生率的升高（ACC/AHA，Ⅲ类，A 级）[4-6]。这与先前基于 RCT 数据的指南相反，后者认为立即将血压降至 140mmHg 更加安全，并可能减缓血肿生长，改善功能结果[4, 7-10]。通常不建议使用预防性抗惊厥药（AHA/ASA，Ⅲ类，B 级），除非有临床发作（AHA/ASA，Ⅰ类，A 级）或精神状态改变伴脑电图发作证据（AHA/ASA，Ⅰ类，C 级）[4, 11-14]。

颅内压（ICP）增高的初始管理应包括抬高床头、高渗疗法、过度通气和镇静[4, 15]。应动态监测患者的临床状态，以评估 ICP 增高的迹象并对治疗进行调整。格拉斯哥昏迷评分（GCS）≤ 8 分、有小脑幕疝的临床证据，或明显的脑室内出血（IVH）、脑积水的患者，可考虑进行有创 ICP 监测（AHA/ASA，Ⅱb 类，C 级）[4]。监测的目标应该是维持脑灌注压（CPP）——MAP 和 ICP 的差值在 50～70mmHg 以上（取决于脑自身调节状态，AHA/ASA，Ⅱb 级，C 级），并将 ICP 维持在 20～22mmHg 以下[4, 16-18]。一般来说，这些指南是基于严重创伤性脑损伤（TBI）获得的数据，因为在自发性 ICH 中对 ICP 进行治疗的证据较少[19-21]。不应使用皮质类固醇（AHA/ASA，Ⅱb 级，B 级）[4, 22]。

#### （二）确定病因

ICH 可分为原发性（占病例的 80%～85%）或继发性（占 15%～20%）[4, 23, 24]。原发性 ICH 通常是由高血压（通常位于基底节）或脑血管淀粉样变性（通常位于脑叶）引起的。继发性 ICH 可发生于脑动脉瘤、血管畸形、凝血障碍和抗凝药物使用、肿瘤、血管炎、静脉血栓形成、拟交感神经药物或缺血性梗死的出血性转化。

对于大多数的 ICH 患者，建议在患者稳定后立即进行 CTA 或 MRA 检查（AHA/ASA，Ⅱb 级，B 级）[4, 25-28]。增强 CT 或 MRI、CTV 或 MRV，以及脑血管造影也可能有助于评估潜在的结构性病变（ASA/AHA，Ⅱb 级，B 级）[4, 29-32]。某些潜在的病因需要紧急处理，如脑动脉瘤、血管炎和静脉血栓形成。这些疾病都需要血压控制和 ICP 管理。了解 ICH 的病因将会影响手术决策。如存在动脉瘤并且外科手术可行，则可同时进行夹闭和清除血肿。相比之下，血管畸形通常在急性期通过药物治疗，一旦恢复则需要手术干预。如果情况紧急，

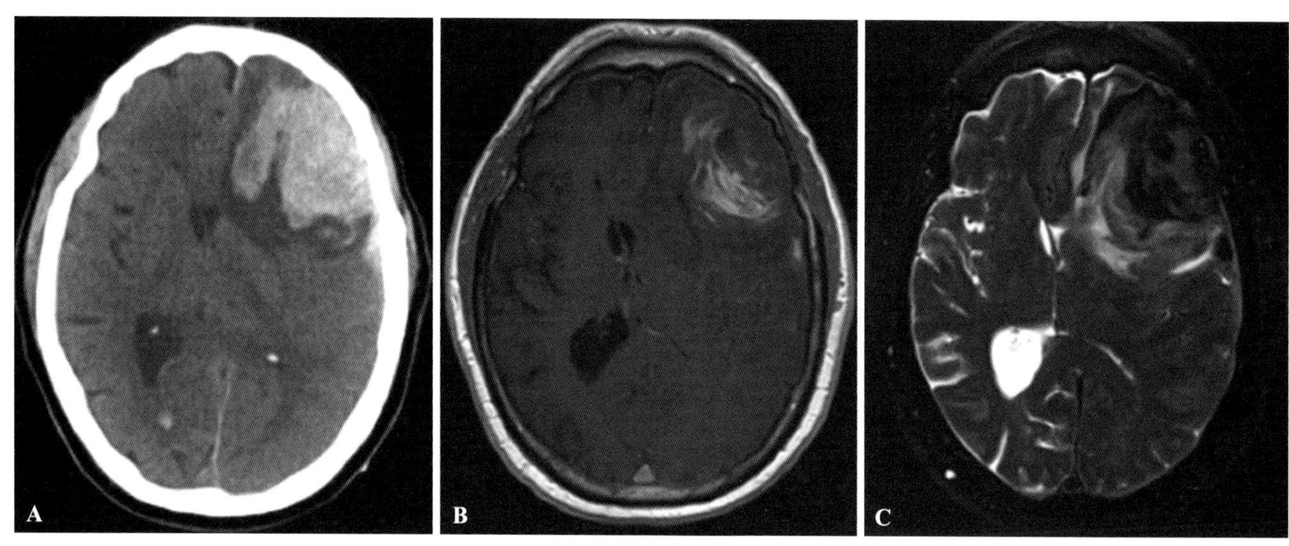


▲ 图 15-1 自发性 ICH

急性左侧额叶实质内大量出血伴周围水肿导致明显的血肿效应，左侧脑室消失和中线右侧移位。诊断可能是淀粉样血管病。A. 发病当日的头部 CT 平扫；B. Gd 增强头部 $T_1$ MRI；C. 出血后约 2 天的 $T_2$ MRI

不应因为检查耽误放置脑室外引流管（EVD）。

### （三）抗血小板和抗凝药物

最初的病史和检查应包括：评估血小板功能障碍、凝血障碍性疾病和近期使用抗血小板或抗凝药物的病史。初步评估时应急查血小板计数，国际标准化比值（international normalized ratio，INR）和部分凝血活酶时间（partial thromboplastin time，PTT）。如果已知或发现患者由于凝血因子缺乏而患有严重的血小板减少症或凝血病，则应采取适当的血小板或凝血因子替代疗法（AHA/ASA，Ⅰ类，C 级）[4]。

尽管应立即停用抗血小板药物，但如果患者不接受外科手术干预，则不建议有长期使用抗血小板药物史的患者在 ICH 后进行血小板输注［神经重症监护协会（NCS）、重症监护医学会（SCCM）的建议，低质量证据］，因为其有效性尚不确定（AHA/ASA，Ⅱb 级，C 级）[4, 33–44]。对于有阿司匹林或二磷酸腺苷（adenosine diphosphate，ADP）受体抑制药治疗史，且接受神经外科手术干预的患者，建议进行血小板输注（NCS/SCCM 有条件的建议，中等质量证据）[35, 44]。但是，该建议并未扩展到非甾体抗炎药（NSAID）或糖蛋白Ⅱb/Ⅲa（Gp Ⅱb/Ⅲa）抑制剂的使用（NCS/SCCM 推荐，非常低质量证据）[44, 45]。

除了抗血小板药物，所有种类的抗凝药物都应该立即停止使用（NCS/SCCM 良好实践声明）[44]。一般来说，有较好的证据表明在这种情况下可以纠正凝血障碍和逆转抗凝药的作用。服用维生素 K 拮抗药（如华法林）的患者应接受因子替代和维生素 K 治疗，以纠正其 INR（AHA/ASA，Ⅰ类，C 级）[4, 46, 47]。相比于新鲜冷冻血浆（fresh frozen plasma，FFP），应优先考虑凝血酶原复合浓缩液（PCC），因为它作用更快，并发症更少（AHA/ASA，Ⅱb 类，B 级）[4, 48–57]。对于在 ICH 时接受肝素输注的患者，应使用硫酸鱼精蛋白逆转（AHA/ASA，Ⅱb 类，C 级）[4, 58]。其他抗凝药应根据具体病情停用药物。不建议在 ICH 患者中使用活化Ⅶ因子（AHA/ASA，Ⅲ类，C 级）[4, 59–67]。当有神经外科手术指征时，血小板和凝血异常的快速逆转对于安全地进行神经外科手术至关重要。

### （四）脑积水和脑室外引流

据报道，IVH 占 ICH 的 36%～50%，并与预后较差有关[68–74]。脑室扩张常继发于 IVH，但通常合并实质出血[69, 75]。脑室扩张出现急性脑积水，也与预后不良有关[72–74]。IVH 和脑积水传统上行 EVD 治疗。但疗效证据有限[73, 76]。通常，对于在影像学和临床上有症状性脑积水表现的脑室流出道阻塞患者，本机构的做法是放置脑室引流管，特别是在意识水平下降的患者中应考虑使用（AHA/ASA，Ⅱa 类，B 级）[4]。通过引流管注射纤溶酶可能会加速血凝块溶解，但是其疗效和安全性尚不确定，内镜下 IVH 血肿清除的疗效也不确定（AHA/ASA Ⅱb 类，B 级）[4, 18, 77–91]。基于最新指南，CLEAR Ⅲ试验[92]将 500 名 IVH 患者被随机分成两组，分别使用阿替普酶或生理盐水（对照组）进行常规 EVD 冲洗。采用改良 Rankin 量表（modified Rankin scale，mRS）[ 0（无症状）～6（已死亡）] 进行评分，组间无显著差异。阿尔替普酶组的 180 天病死率更低（14% 阿尔替普酶组 vs. 29% 生理盐水组，*P*=0.006），但 mRS=5 的患者比例更高（17% 阿尔替普酶组 vs. 9% 生理盐水组，*P*=0.007）。两组的脑室炎和症状性出血的安全终点相似。在本机构，放置脑室导管通常不仅是为了给脑室内注射阿替普酶。

### （五）外科手术干预

几乎没有证据支持对幕上的 ICH 进行手术干预，手术在这种情况下的作用仍存在争议。手术的基本原理是降低 ICP，预防脑疝，减少占位效应。基于目前的证据，手术应该是一种挽救生命的措施，而且可能不会影响功能结局 [92–94]。

对于没有神经功能障碍加重的幕上出血，手术的有效性是不确定的（AHA/ASA，Ⅱb 类，A 级）[4, 93–96]。如果出现神经功能障碍加重，手术清除血肿可视为是一项挽救生命的措施（AHA/ASA，Ⅱb 类，C 级）[4]。如果患者处于昏迷状态，血肿较大并有明显的中线移位（midline shift，MLS），或有 ICP 升高难以处理，则应该行去骨瓣减压术，并根据实际情况并行血肿清除术，可以降低死亡率（AHA/ASA，Ⅱb 类，C 级）[4, 97–101]。脑出血外科治疗（Surgical Treatment of Intracerebral Hemorrhage，STICH）试验将 1033 名自发性 ICH 患者随机分为早期（＜ 24h）手术清除或内科治疗 [93]。在早期手术组中，26% 的患者在格拉斯哥预后量表上出现有利的主要终点，而在初期内科治疗组中这一比例为 24%（*P*=0.414）。亚组分析表明，对于离皮层表面 1cm 以内脑叶出血患者，早期外科手术是有益的。为了进一步探索这一亚组，STITCH Ⅱ 试验将 601 名浅表出血 10～100ml 的患者随机分为早期手术或初期药物治疗 [94]。两组不良结果发生率相似（手术治疗为 59%，内科治疗为 62%，*P*=0.367）。

离皮层表面 1cm 的中等大小的血肿是最好的手术治疗对象，而不是深部的血肿、已经严重到破坏性的血肿，或者太小而手术风险大于潜在益处的血肿 [93]。手术的最佳时机目前并不明确。过早（＜ 4h）手术可能有危害，因为再出血的风险更高，但过晚(＞ 21h）也会减少获益 [94, 102–105]。使用立体定向或内镜的新微创血肿清除技术已经显示出一定的益处（AHA/ASA，Ⅱb 类，C 级）[4, 99, 106–111]。最近，微创手术溶栓治疗脑出血 Ⅲ（Minimally Invasive Surgery with Thrombolysis in Intracerebral Hemorrhage Ⅲ，MISTIE Ⅲ）试验将 499 名脑出血＞ 30ml 的患者，随机分为接受微创干预或标准医疗治疗 [112]。1 年后，达到良好功能结果（mRS 0～3）的主要终点的患者比例在两组之间没有显著差异（45% vs. 41%，*P*=0.33）。

在考虑手术时，应尽早与患者及其家人做好沟通及解释，明确手术预期。在做出手术干预的决定时，必须清楚虽然这种治疗可以挽救患者的生命，但它可能不会改善神经功能。患者的长期预后可能包括需他人照顾和残疾。如果患者不能做出决定，必须告知家属根据患者之前表达的关于出血后生活质量目标的愿望作出决定。

当颅后窝脑出血时，手术作用更为明确。伴有神经功能障碍加重、脑干受压或脑室梗阻所致脑积水的小脑出血需要尽快清除血块（AHA/ASA，Ⅰ类，B 级）[4, 113–115]。不推荐初始治疗仅使用 EVD 而不手术清除血肿（AHA/ASA，Ⅲ类，C 级）[4, 115]。

如果决定对幕上或颅后窝出血进行手术，应首先考虑稳定患者基础生命体征，如呼吸、循环。ICP 的内科治疗应同时进行，任何血小板或凝血因子缺乏都应予以解决。同样，与神经功能障碍加重患者的手术相比，早期手术没有明显益处（AHA/ASA，Ⅱb 类，A 级）[4]；因此，内科治疗应优先考虑。

### （六）重症监护与管理

术后，患者应进行头颅 CT 平扫，并进入 ICU，由经过培训的护理人员每小时进行神经系统检查。任何体征的恶化都应由神经外科和神经重症监护小组进行评估，并及时行头部 CT 检查，以评估水肿、再出血、脑疝或其他需要加强内科或外科监测的可能。

选择非手术治疗的患者应该接受同样早期积极监测和护理。至少应到住院治疗的第 2 天，再决策是否遵守“不尝试复苏指令”(do not attempt resuscitation，DNAR)（AHA/ASA，Ⅱa 级，B 级)，除非在出血时已经有这样的指令 [116–120]。DNAR 地位应与“护理目标”区分开，因为后者可能不限制适当的医疗和外科干预，除非另有明确指示(AHA/ASA，Ⅲ类,C 级)[4, 8, 119, 121–124]。

根据血肿的大小、组织水肿和脑积水的程度、脑室引流、心肺功能和其他并存病，患者可能需要几天到几周的重症监护和治疗。除此之外，神经功能状况良好、影像学状况稳定超过 24h、无脑积水、无须使用高渗盐水的健康患者，可在住院第 2 天或第 3 天转出 ICU。另外，如果持续担心患者意识水平低下、影像学提示出血或水肿加重、脑积水加重或有明显的并发症，则应延长 ICU 住院时间。机械通气和高渗盐水治疗水肿的撤离通常是能否转出 ICU 的关键。非神经系统并发症，如肺栓塞和心肌梗死，也可能延长在 ICU 的住院时间。

## 二、非创伤性蛛网膜下腔出血

### （一）疾病表现和初步处理

非创伤性蛛网膜下腔出血（subarachnoid hemorrhage，SAH）最常见的病因（约 80%）是动脉瘤性 SAH [125]。动脉瘤性 SAH 的主要症状是典型的"生命中最严重的头痛"，临床上无法与偏头痛或紧张性头痛相区别，10%～43% 的患者出现前哨性头痛 [125–128]。

在确保气道、呼吸和循环稳定之后，患者应该接受紧急头部 CT 平扫明确诊断（图 15–2A）。对所有突发严重头痛的患者都应该保持高度怀疑，因为 SAH 是一种经常误诊的疾病( AHA/ASA，Ⅰ类,B 级 )[126, 129–133]。头颅 CT 平扫在出血后 3 天内的敏感度接近 100%，但对于 CT 未明确诊断且临床怀疑 SAH 的患者应进行腰椎穿刺（AHA/ASA，Ⅰ类，B 级）[126, 134, 135]。MRI 在 CT 阴性的情况下可能有用，但仍需腰椎穿刺（AHA/ASA，Ⅱb 类，C 级）[126, 136–138]。最初的临床和影像学评估和分级应使用有效的量表（AHA/ASA，Ⅰ类，B 级）[126]，并应紧急请神经外科医生会诊 [139, 140]。所有非创伤性 SAH 患者应首先进入 ICU。

诊断明确后，通常需要紧急行高质量的 CT 血管造影（CTA），这可以高度敏感的评估脑血管系统（图 15–2B）[141–143]。CTA 不能确定时，或治疗计划需要进一步明确解剖细节，建议进行数字减影血管造影（DSA）（AHA/ASA，Ⅱb，C 级）[126, 143–147]。即使高质量的 CTA 显示动脉瘤，通常仍会进行 DSA，以进一步确定病变特征和治疗计划 [147–153]。

临床管理应包括 ICU 内持续呼吸和循环监护。在

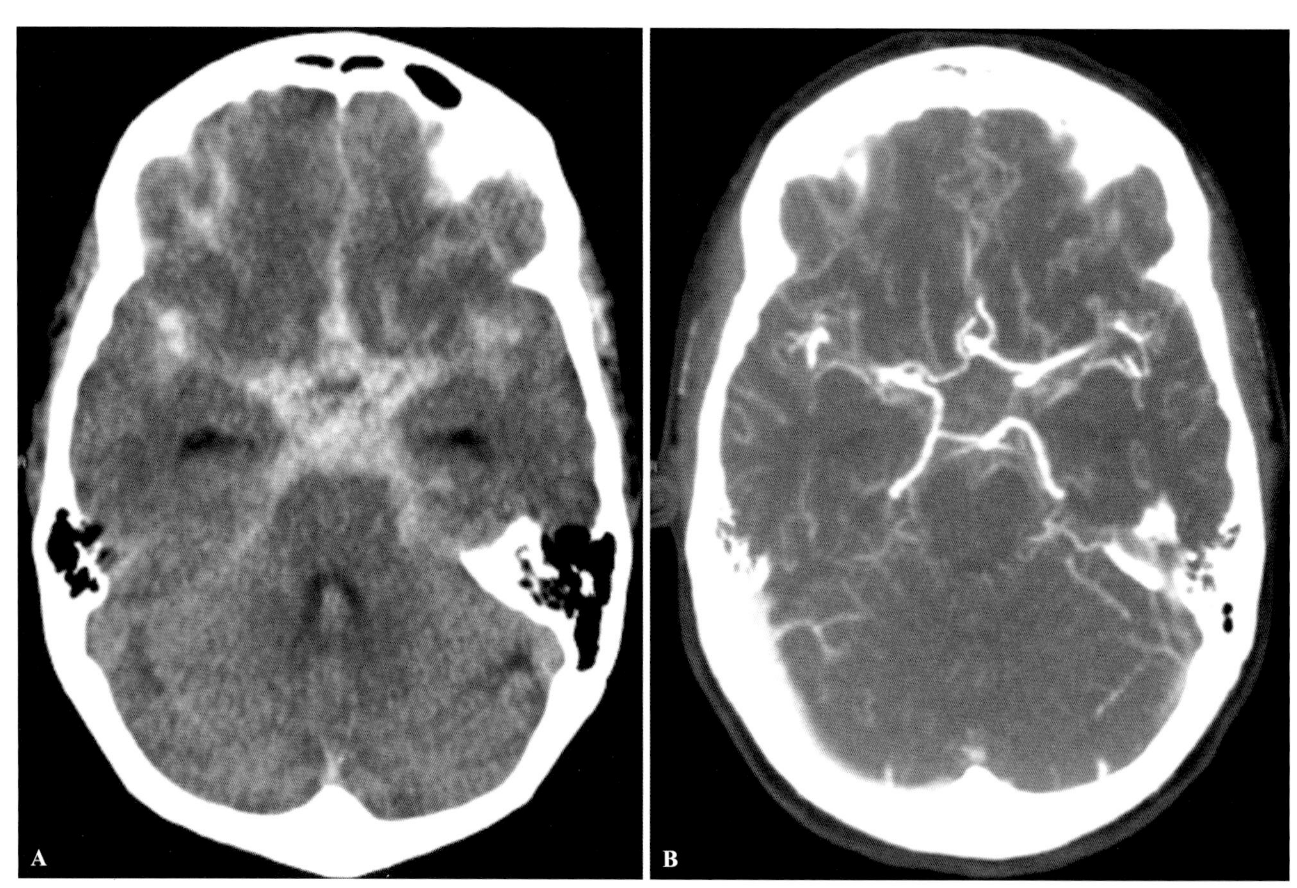


▲ 图 15–2 动脉瘤性 SAH

A. 轴位头颅 CT 平扫显示弥漫性 SAH 位于基底池、双侧大脑半球沟及大脑镰。第四脑室有 IVH 和由此产生的脑积水，在这里可以看到侧脑室颞角的增大；B. 同一患者头部的轴位 CT 血管造影显示前交通动脉有一个动脉瘤，可能是出血的来源

治疗动脉瘤之前，应使用可控制药量的药物稳定血压，并平衡缺血、高血压相关再出血的风险，维持 CPP（AHA/ASA，Ⅰ类，B 级）[126]。最佳收缩压上限尚不明确，但最新指南建议＜ 160mmHg（AHA/ASA，Ⅱa 类，C 级）[126, 154]。不再建议在血管造影时，为预防血管痉挛，而采取高血容量（AHA/ASA，Ⅲ类，B 级），相反，目标应该是维持正常容量和正常循环血量以预防迟发性脑缺血（DCI）（AHA/ASA，Ⅰ类，B 级）[126, 155]。所有动脉瘤 SAH 患者均应予以口服尼莫地平（AHA/ASA，Ⅰ级,A 级）[126]，疗程 21 天（NCS 的高质量证据，强烈推荐）[156, 157]。作者通常还会开始使用左乙拉西坦预防癫痫发作（AHA/ASA，Ⅱb 类，B 级）[126]，并在出现脑膜炎症状后给予地塞米松（每 6 小时 4mg）静脉注射 24h，帮助治疗脑膜炎。

### （二）急性脑积水

急性脑积水是 SAH 的常见并发症，既可以是脑室梗阻造成的扩张，也可以是蛛网膜颗粒处的脑脊液重吸收障碍引起的阻塞。在这种情况下，症状性脑积水应该通过脑室或腰大池外引流进行治疗（AHA/ASA，Ⅰ类，B 级）[126, 158–161]。对于存在脑室扩大和铸型、接近第三或第四脑室铸型的患者，或者进行性脑室扩大伴进行性神经功能下降的患者，作者通常选择 EVD。我们还考虑为全麻下较长时间接受血管内动脉瘤治疗，并对即将发生脑积水风险的患者放置脑室引流管。

### （三）动脉瘤或颅内病变的安全处置

动脉瘤应尽早（最好在 24h 内）通过手术或血管内介入方法进行处理，以减少二次出血的风险（AHA/ASA，Ⅰ类，B 级）[126]，并应尽可能完全夹闭或栓塞（AHA/ASA，Ⅰ类，B 级）[126, 154, 162–165]。考虑到较高的收缩压可能是再次出血的危险因素，完全栓塞或夹闭动脉瘤也使扩张性高血压出现时，让患者更安全（如果发生血管痉挛和 DCI 是有益的）。有证据表明，对于那些同时适合进行两种手术的患者，血管内弹簧圈栓塞比开颅夹闭更有优势（AHA/ASA，Ⅰ类，B 级）[126, 166]。尽管具体的动脉瘤治疗应由经验丰富的外科医生和介入专家根据具体情况确定（AHA/ASA，Ⅰ类，C 级）[126]。国际蛛网膜下腔动脉瘤（ISAT）试验随机选择了 2143 名破裂颅内动脉瘤患者进行神经外科夹闭或血管内弹簧圈治疗[166]。血管内治疗组的死亡率或致残率（23.5%）低于外科夹闭组（30.9%，$P$=0.0001）。随后，Barrow 破裂动脉瘤试验（Barrow Ruptured Aneurysm Trial，BRAT）将 472 名 SAH 患者随机分为血管内治疗组或手术夹闭组，并报道了血管内治疗组（23.2%）的不良结果发生率（mRS ＞ 2）低于手术组（33.7%，$P$=0.02）[167]。对于大脑中动脉（MCA）动脉瘤，特别是那些与大型（＞ 50ml）实质内血肿相关的动脉瘤，显微手术夹闭可能更加获益，因为手术时清除颞叶大型血肿可以改善肿块效应和水肿[168–172]。高龄患者（＞ 70 岁）、世界神经外科医生联合会（World Federation of Neurological Surgeons，WFNS）分级较差（Ⅳ / Ⅴ级）的患者和基底动脉瘤患者应积极考虑血管内治疗（AHA/ASA，Ⅱb 类，C 级）[126, 168, 173, 174]。

### （四）血管痉挛与迟发性脑缺血

SAH 患者在治疗动脉瘤和处理脑积水后，首要的神经学重点是预防和治疗血管痉挛和 DCI。这种现象的窗口期通常在出血后 4～21 天[175]。血管痉挛是血管造影时发现，而 DCI 是可能导致缺血性卒中的临床发现[176]。重要的是，受放射血管痉挛影响的大脑区域并不总是与缺血性症状区域相对应[176, 177]，对这一矛盾的认识是最近的实践指南不可或缺的一部分。

如前所述，建议维持正常血容量和正常循环血量以预防 DCI（AHA/ASA，Ⅰ类，B 级）[126, 155]。高危患者应在 ICU 内进行监护（NCS 低质量，强推荐）[178]。在作者所在机构，经颅多普勒（TCD）检查通常每天进行，以筛查血管痉挛（AHA/ASA，Ⅱa 类，B 级；NCS 中等质量，强推荐）[126, 178]。然而，我们通常不会仅仅根据 TCD 或血管痉挛的影像学证据进行治疗，而是更多地通过临床检查和进行性全脑或局灶性神经功能障碍表现判断，因为 TCD 已被证明不是诊断 DCI 的可靠依据[179–181]。如果出现这些症状，通常要进行 CTA 和 CTP 或 DSA 成像，以明确血管痉挛的位置，特别是对诱导高血压无反应的患者（AHA/ASA，Ⅱa 类，B 级；NCS 高质量，强推荐）[126, 178, 180, 182, 183]。如果有 DCI 的证据，除非基线血压升高或心脏状况不佳，否则应采用升压治疗（AHA/ASA，Ⅰ类，B 级；NCS 中等质量，强推荐）[126, 155, 178, 184]。如果对诱导高血压的反应不充分，我们通常进行紧急 DSA，并使用血管成形术和（或）动脉内血管扩张药治疗血管造影显示血管痉挛（AHA/ASA，Ⅱa 类，B 级；NCS 中等质量，强推荐）[126, 178, 185–187]。不是出血来源的破裂动脉瘤不应影响升压决定（NCS 中等质量，强推荐）。

### （五）重症监护与管理

所有的 SAH 患者最初都应该收入 ICU。其在最初的 24h 内再破裂的风险是 4%～14%，护理人员应该保持警惕 [162, 163]。考虑到血管痉挛或 DCI 的延迟发作，在动脉瘤治疗后，我们通常会在 ICU 中对患者进行至少 10～14 天的监测，即使临床分级良好的患者也是如此。临床分级为中到高的患者可能需要在 ICU 住更长的时间，通常予以机械通气支持、控制脑积水、ICP 监测，以及对意识水平低下、癫痫发作、低钠血症和 DCI 的治疗。内科共存病也可能使病程复杂化，心脏并发症在 SAH 中很常见。然而，延长 ICU 的时间会增加医院获得性感染的风险，导致额外的重症监护。

## 三、硬脑膜外血肿

### （一）临床表现和初步处理

硬脑膜外血肿（epidural hematomas，EDH）形成于硬脑膜和颅骨之间的潜在间隙。它们通常是由外伤引起，如交通事故、跌倒和袭击，75%～95% 的病例存在颅骨骨折（图 15–3）[188]。外伤引起的颅骨骨折会撕裂动脉（85% 病例）或硬脑膜窦（15% 病例）[189]。创伤后 EDH 通常与创伤性 SAH、出血性挫伤、弥漫性脑水肿和硬脑膜下血肿（subdural hematomas，SDH）并存 [189]。EDH 应该与 SDH 区分开来，因为处理可能会有很大的不同。EDH 不跨颅缝，因此在头部 CT 上更有可能呈梭形，而 SDH 可以跨颅缝，通常呈新月形 [190]。

根据创伤后的表现，通常对患者使用高级创伤生命支持（ATLS）方案进行评估和管理。头颅 CT 平扫即可确诊，神经外科应紧急会诊。可能的情况下，镇静或插管前进行基线神经系统检查是很重要的。临床检查或影像学上怀疑 ICP 升高者应积极进行药物治疗。有抗血小板药物使用史、抗凝药使用史和凝血障碍史，应行血小板计数和凝血因子的实验室评估，任何数量或质量上的功能障碍都应该紧急处理。

### （二）决策外科干预

开颅血肿清除术是治疗 EDH 的传统方法。通过开颅手术治疗，可以更彻底地清除血肿并可能识别和结扎出血的血管或血窦 [189]。2006 年，一个专家小组发表了一份指南，建议所有急性 EDH（体积＞ $30cm^3$）的成年患者，无论 GCS 如何，均进行手术清除 [189]。手术时机选择上，专家小组强烈建议急性 EDH 昏迷（GCS ＜ 9 分）伴瞳孔大小不等的患者尽快（在 90min 内）接受手术清除 [189, 191, 192]。

对 EDH 体积＜ $30cm^3$、厚度＜ 15mm、MLS ＜ 5mm 的患者，若 GCS ＞ 8 分且无严重的脑损伤，可考虑非手术治疗 [189, 193–196]。这些患者应在 ICU 中密切监测，每隔 4～6h 随访一次影像学检查，直至病情稳定。如果病情稳定，在首次影像学成像后至少 24h 应再次随访 [197, 198]。任何神经学检查的下降或间隔成像中血肿的增大都应考虑手术。值得注意的是，恶化和增大可能发生得很快，特别是出血的血管是动脉时。

非手术治疗决定也受到患者并存的疾病状态或并

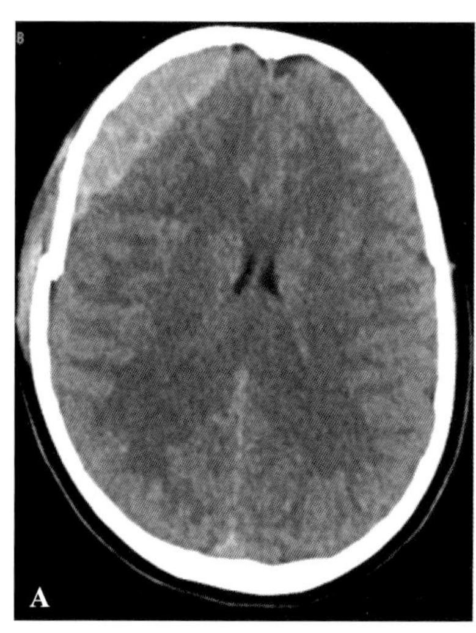

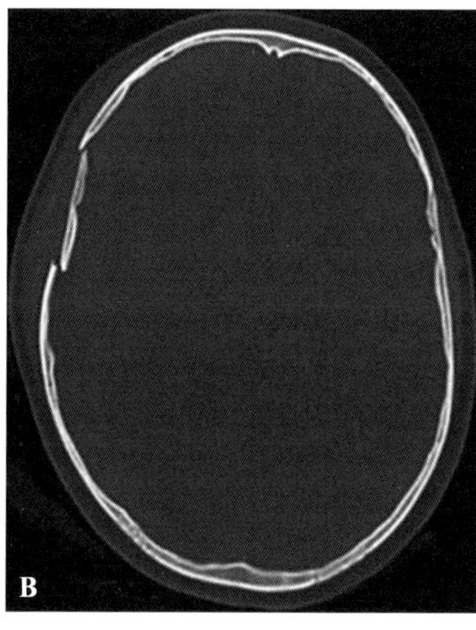

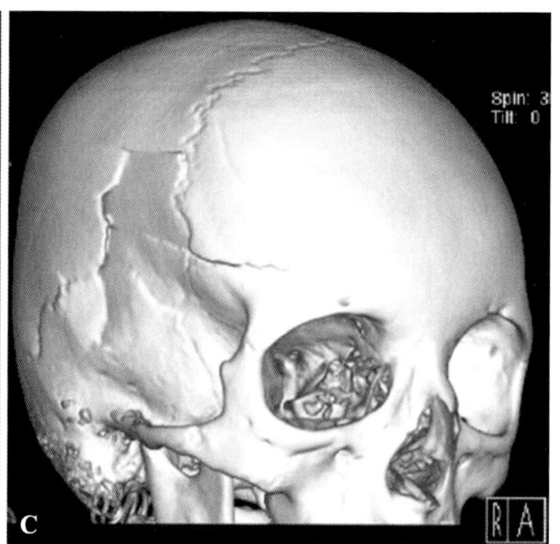


▲ 图 15–3　硬膜外血肿

A. 轴位头颅 CT 平扫显示右侧额部 EDH；B. 同一轴位头颅 CT 骨窗显示凹陷性颅骨骨折；C. 颅骨三维重建，显示 EDH 上的复杂骨折。在骨折下面发现了脑膜中动脉的一个撕裂的分支，可能是出血来源

发损伤的支持。如继发于肝功能衰竭的血小板功能障碍和凝血障碍的患者发生手术并发症的风险很高，外科团队可能更倾向于通过非手术方式处理这些病例。如果患者处于昏迷或镇静状态，可以放置 ICP 监测仪来帮助指导医疗管理，并确定是否需要手术干预。如果有明显的脑水肿或怀疑可能从 TBI 进展而来的水肿，可以进行去骨瓣减压术，而不是简单的开颅手术进行血肿清除。

### （三）颅后窝硬脑膜外血肿注意事项

在颅后窝，空间更有限，较小血肿也可能导致严重的后果。这个腔室内的 EDH 更有可能是由于静脉窦损伤所致。压迫邻近静脉窦或第四脑室可导致全脑水肿和急性梗阻性脑积水。该区域的肿块效应也可迅速引起脑干压迫和心肺功能损害。由于这些原因，颅后窝 EDH 通常更积极地手术治疗。

### （四）重症监护与管理

患者应在术后接受头颅 CT 平扫以评估血肿清除程度，然后返回 ICU。应每小时进行一次神经系统检查，以监测 TBI 是否有再出血以及并发弥漫性水肿的体征。除此之外，健康的孤立性 EDH 患者如果得到及时和充分的血肿清除，可以有相对较好的预后。在一项针对 107 名患者进行的前瞻性研究中，死亡率仅为 5%，89% 的患者恢复良好或仅有轻中度遗留缺陷[199]。在一项针对 139 名患者的回顾性研究中，死亡率为 9%，46% 恢复良好，31% 中度残疾[200]。高龄、合并其他疾病、其他创伤性损伤和其他神经损伤的患者可能需要更长的 ICU 住院时间。对于更严重的 TBI，即使在血肿清除后，患者也可能需要使用实质性传感器或脑室引流进行 ICP 监测及内科 ICP 管理，所有这些都可能延长 ICU 病程。

## 四、硬脑膜下血肿

### （一）临床表现和初步处理

SDH 是一种常见的神经外科疾病，其定义为硬脑膜和蛛网膜之间的空间发生出血。SDH 可以分为急性（＜ 14 天）或慢性（＞ 14 天），也可以是创伤性的或非创伤性的。特别是高龄和有使用抗血小板或抗凝药物史的患者，其刺激性创伤可能微不足道且未被发现。与 EDH 一样，创伤性 SDH 通常伴有其他的颅内损伤，包括出血性挫伤、创伤性 SAH 和颅骨骨折[201-204]。患者通常在外伤后立即出现明显的头部损伤症状，如果创伤较轻，他们可能在几天到几周后出现精神状态改变、头痛或进行性损伤引起的局灶性神经功能缺损[202-207]。诊断采用头颅 CT 平扫。

创伤后的初始处理应从 ATLS 方案开始。如果患者无法保持气道通畅或呼吸动力不足，则应该进行气管插管。当影像学或临床表现提示 ICP 增高或脑疝时，应采取积极的治疗措施，如抬高床头、过度通气、镇静和高渗治疗。然而，应该注意的是，许多降颅压的干预措施都有可能加重 SDH，因为减轻脑实质水肿的同时可能会使硬脑膜下间隙增大。本章的其他部分将详细讨论 TBI 的管理指南。创伤患者也应该对可能危及生命的颅外损伤进行适当的排查和处理

与所有颅内出血一样，治疗小组必须迅速判断患者是否有血小板功能障碍或凝血障碍的病史，或者是否正在服用抗血小板药物或抗凝药。这些都应立即纠正或逆转，以降低进一步出血的风险。如果抗血小板药物或抗凝药需要用于治疗其他疾病（如心房颤动、冠状动脉支架），则应仔细权衡其中利弊。

SDH 患者的年龄及其病因对于随后的处理策略可能很重要。急性 SDH 通常伴随有 TBI，TBI 的 CT 平扫表现为脑实质的高密度影[208]。如果 SDH 是亚临床状态或已经保守治疗，它将开始成熟演变。随着急性 SDH 的演变，它首先呈现与脑实质相同的等密度影（几天到几周），最终变为近似 CSF 的低密度影（几周到几个月）[208]。如果血肿持续存在的话，在血肿周围可能会形成包膜[209]。慢性 SDH 患者出现“急性 – 慢性”的 SDH 并不少见，即出现急性与慢性出血病灶混合或叠加（图 15–4）[210]。这可能是自发的，也可能是新的外伤造成的。CT 通常表现为在亚急性或慢性等密度或低密度影上有一个急性病灶的高密度影[211]。或者，不同时长的血液可以混合并表现为等密度影[211]。

由于 ICP 降低或脑萎缩，硬膜下病灶也可能逐渐扩大。这种情况的一个常见原因是脑室分流管或腰椎引流管引流过多的脑脊液。对这些患者的初步处理应该是停止引流，夹闭外引流管，永久性分流装置应调节阀门压力，以减少引流量。非调节性的分流装置则可能需要外科结扎或更换阀门。

### （二）手术适应证

2006 年发布的专家小组指南建议，血肿厚度＞ 10mm 或 MLS ＞ 5mm 的急性 SDH 患者需要进行手术，而无须考虑 GCS 评分[204, 212-217]。他们还强烈建议昏迷

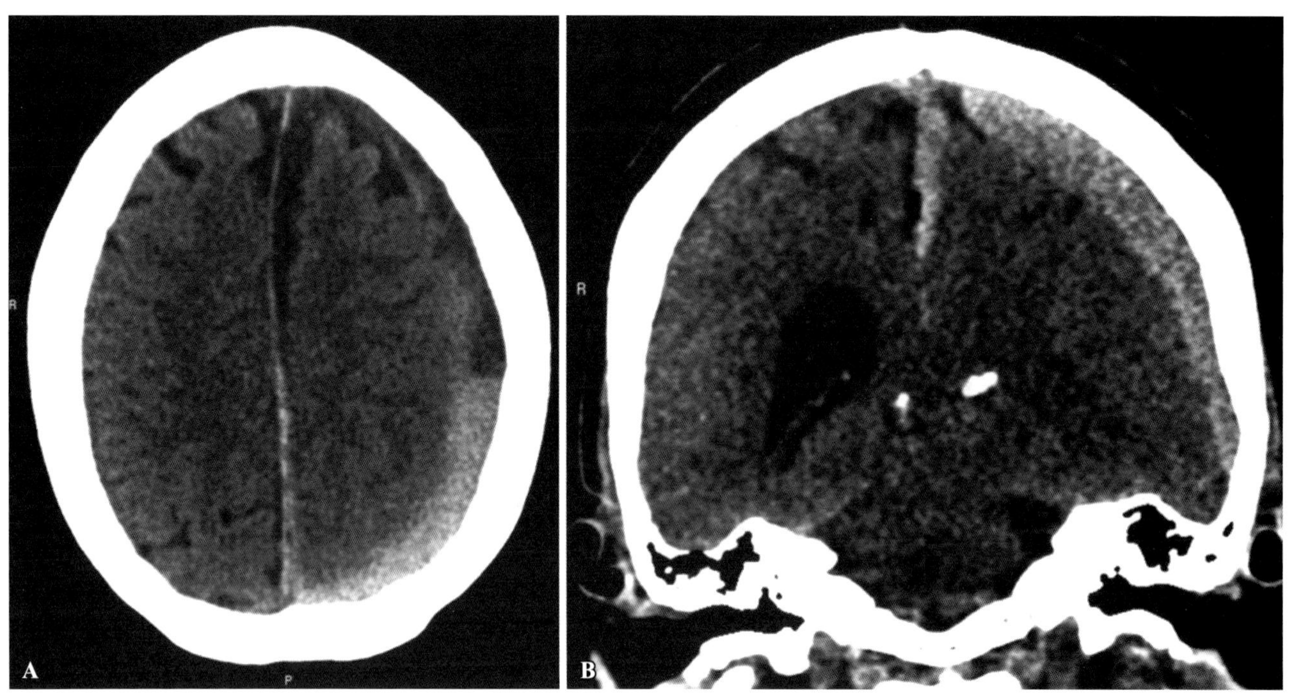


▲ 图 15-4 急慢性膜下血肿

A. 轴位头颅 CT 平扫显示左额顶叶膜下混合密度，表现为慢性并急性 SDH。高密度的急性出血在后方分层，液平将其与前面较低密度的慢性病灶分开。B. 同一患者的冠状面头颅 CT 平扫，可见硬膜下病灶的急性出血成分，并压迫下层的脑实质。在大脑半球间还可见一急性硬膜下出血

（GCS ＜ 9 分）、急性 SDH ＜ 10mm、MLS ＜ 5mm，且有下列情况之一：从受伤到入院 GCS 下降≥ 2；瞳孔不对称或散大固定；ICP ＞ 20mmHg 的患者[204, 212, 216]，尽快行手术治疗（在抗凝作用逆转后）[192, 212, 218–220]。

当然，教条性指导方针不能代替临床判断。例如，如果一个 GCS 评分接近正常的患者，出现 SDH 且厚度＞ 10mm，但只要神经系统检查没有异常或影像学检查没有血肿进行性增大的征象，我们可以推迟手术。急性 SDH 通常需要开颅清除，而慢性、已液化的 SDH 仅通过钻孔引流就可以有效清除。同时需注意术后再出血的可能性，所以应观察些时间（如稳定颅外损伤后，减少新型口服抗凝药发生的效应），可能会降低手术后再出血的风险。对于“急性 – 慢性”和渐进性慢性 SDH，在 GCS 水平较高或无局灶性神经缺损的情况下，手术的阈值通常较低，因为这些患者已经证明无法进行保守治疗。最近已有学者探讨脑膜中动脉栓塞作为 SDH 治疗方法的可能性，但还需要进一步的研究[221]。

### （三）重症监护与管理

未接受紧急手术的患者通常需要在放射检查和临床状况评估稳定后进入 ICU。应在首次影像学检查后 6h 左右再次进行头颅 CT 平扫。对于进行性出血的患者，应每隔 6h 进行一次 CT 检查，直到稳定为止[197]。应密切监测患者的神经和心肺功能。最初采用保守治疗的患者中，血肿增大和神经功能下降的发生率很高，必要时需要手术清除血肿[197, 215, 216]。即使 SDH 较小，重型 TBI 患者也可能出现难治性 ICP 升高，在这种情况下需同时行去骨瓣减压术和 SDH 清除术。术后患者也应住进 ICU。通常情况下，主要在慢性病灶中，硬膜下会放置引流管，以防止再次出现血肿[222–224]。慢性 SDH 患者和脑萎缩患者通常需在术后最初 12～24h 内保持平卧，这可促进大脑的再扩张，然后根据后续 CT 复查情况考虑是否抬高床头。存在严重脑外伤、内科并存病、呼吸衰竭、老年和精神状态持续异常的患者（尤其是老年患者），可能比孤立的急性 SDH 患者需要更长的 ICU 住院时间。通常，需要临床状况和影像学状况稳定 24～48h，才能从 ICU 转出。

## 五、重型颅脑创伤

### （一）临床表现和分类

TBI 是由于钝性创伤、加速及减速力或暴露在冲击波中而导致的结构性损伤和（或）脑功能生理性紊

乱[225]。创伤性损伤患者最常出现在跌倒、机动车事故、行人撞击和袭击之后。在上述任何一种情况下，或有任何外力致使头部损伤，导致神经功能障碍、精神错乱、健忘或意识改变的病史，都应怀疑脑外伤。应该根据 ATLS 法对患者进行筛选和管理，因为他们经常合并有更危及生命的颅外损伤。

所有疑似中重度 TBI 的患者都应行急诊头部 CT 平扫（图 15–5）。TBI 可在 CT 上表现为多种颅内病变，包括创伤性 SAH、EDH、SDH、出血性脑实质挫伤、脑室出血和颅骨骨折。除非有排除诊断的证据，TBI 的患者通常需要进行颈椎 CT 成像，所有疑似 TBI 的患者都应假定存在颈椎损伤，并提供适当的防护措施（如颈托）。

TBI 可分为轻度、中度或重度[225]。重型创伤性损伤需要以下至少一项才能确诊：①意识障碍＞ 24h；②创伤后昏迷＞ 7 天；③最初 24h 内最高 GCS ＜ 9 分[225]。影像学检查可能是正常或异常。

### （二）重症监护与管理

虽然 TBI 可能表现为符合急诊手术清除标准的颅内病变（如巨大 EDH 导致脑疝、巨大 SDH 导致显著的 MLS），但通常没有单独的病变可以严重到需要手术治疗的程度。在这些情况下，治疗应该结合神经系统检查和 ICP 监测。脑创伤基金会（Brain Trauma Foundation，BTF）建议，对所有复苏后 GCS ≤ 8 分的可抢救患者和 CT 扫描异常者（如出血、挫伤、水肿、脑疝、基底池受压）进行 ICP 监测[226]。对于 CT 扫描正常的重型 TBI 患者，如果入院时年龄＞ 40 岁，单侧或双侧运动障碍或收缩压＜ 90mmHg，也应进行 ICP 监测[226]。ICP 监测得到的信息应该用于指导治疗，以降低住院期间和伤后 2 周的死亡率（BTF，ⅡB 级证据）[226]。值得注意的是，ICP 监护仪放置标准仍然保留在 BTF 第 4 版指南中，但同时警告称它们不符合现行的证据标准[227–232]。我们通常按照如下标准放置 ICP 监测仪。一般情况下，对于任何严重的 TBI 患者，由于混杂变量（例如，呼吸机同步时的深度镇静，肢体损伤使运动检查模糊等）存在，其神经学检查通常不能可靠地进行。

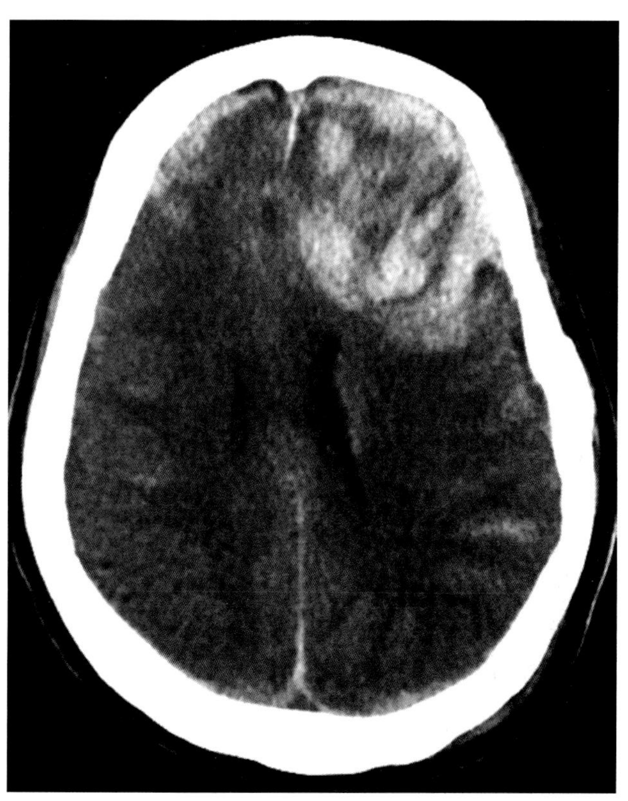

▲ **图 15–5 重型创伤性脑损伤**

头颅 CT 平扫显示头部受到撞击后，左侧额叶大量出血性实质挫伤。右侧额叶挫伤较小，双侧轴外出血，散发性皮质、蛛网膜下腔出血

对于无脑积水及风险的患者，我们通常放置脑实质探头，而不是脑室探头。一般来说，脑实质探头更容易放置，并且对患者的风险较小。但是，脑室探头还可以用于治疗性引流脑脊液。ICP 高于 22mmHg 应予以治疗，因为高于此阈值与死亡率增加密切相关（BTF，ⅡB 级）[226, 233]。在作出治疗决策时，应综合 ICP 值、临床检查和头部 CT 结果（BTF，Ⅲ级）[226, 234–236]。CPP 应维持在 60～70mmHg 以上（BTF，ⅡB 级）[226, 233, 237]。为了达到更高的 CPP 目标，应该与使用液体和升压药所导致的呼吸衰竭风险进行利弊权衡（BTF，Ⅲ级）[226, 238, 239]。一般来说，与升高 MAP 相比，应努力降低 ICP 以改善 CPP。建议使用 CPP 监测指南对重型 TBI 进行治疗，以降低 2 周死亡率（BTF，ⅡB 级）[226, 233, 237]。

### （三）手术适应证

外科手术可以用于各种情况的 TBI。本章其他部分详细讨论了轴外血肿、颅骨骨折和穿透性损伤的手术干预具体建议。出血性脑实质挫伤很常见，通常会显著增加 ICP 和占位效应，导致脑组织移位和脑疝[240–244]。药物治疗无效的 ICP 升高、病情进行性恶化或具有显著占位效应的大病灶可通过开颅手术清除[245]。GCS 6～8 分的患者，伴有额部或颞部挫伤且体积＞ $20cm^3$、MLS ＞ 5mm 和（或）脑池受压，也应进行手术治疗[245]。同时，还建议病灶体积> 50cm$^3$的患者接受手术治疗[245]。即使在开颅清除血肿后，这些患者中的大多数最终仍需行去骨瓣减压术[241, 243, 245, 246]。基于这个原因，去骨瓣减压术用得越来越频繁，而仅通过开颅手术积极清除挫伤则不太常见。尽管这种方法可以获得更好的预后[247]。

去骨瓣减压术可以有效地控制ICP，然而，这种手术的益处和适应证是有争议的[248–254]。传统上认为，额颞顶部去骨瓣术用于单侧大脑半球肿胀，双额去骨瓣减压术用于双侧大脑的弥漫性肿胀；然而，一侧去骨瓣减压术也常用于全脑弥漫性肿胀。一般来说，这些手术救命措施，可能不会影响患者功能结局。因此，减压手术应该很大程度取决于与家属讨论患者先前表达的对生活质量的期望值。手术的前提是家属必须充分理解一点：虽然手术可以挽救患者生命，但即使患者存活下来，仍会遗留严重的神经功能障碍[254]。神经外科和神经重症监护医生还应该充分考虑其他临床因素，如患者年龄、合并疾病和非神经外科创伤的程度，这些因素可能会使康复机会变得更加渺茫。

对于ICP > 20mmHg的无占位效应的重型TBI患者，BTF不建议采用双侧开颅手术来改善预后，尽管他们承认双侧开颅手术确实能有效地降低ICP，并减少了ICU的住院天数（ⅡA级）[226, 255]。针对外伤性颅内高压（RESCUEicp）去骨瓣减压术的试验，随机选择了408例TBI合并难治性颅内高压（ICP > 25mmHg）的患者，分别接受去骨瓣减压或持续性内科治疗[254]。手术组6个月死亡率（26.9%）低于内科组（48.9%，$P < 0.001$），但手术组的植物状态（8.5% vs. 2.1%）和重残率（37.3% vs. 22.4%）更高。两组患者的中度致残率和良好康复率相似。

如果血肿导致ICP升高、神经功能缺损或神经功能下降，则更容易决定是否行颅骨切除术。例如，在重型TBI中可以进行一侧去骨瓣减压术时清除硬膜下或硬膜外血肿，同时减轻引起ICP升高的全身性压力。如果进行一侧的骨瓣切除，则应该行大骨瓣（大于12cm × 15cm或直径> 15cm）减压，与小骨瓣减压相比，可以降低死亡率并改善神经系统的预后（BTF，ⅡA级）[226, 256, 257]。

### （四）创伤性蛛网膜下腔出血

创伤性SAH是最常见的神经外科会诊原因之一（通常很轻微，但有时需相当引起重视）。创伤性SAH通常不需要手术干预；然而，必须确保SAH是继发于创伤，而不是导致创伤的原因。如自发性SAH可导致意识丧失，并伴有颅内和颅外病变，使SAH看起来似乎是继发于创伤。与动脉瘤性SAH相比，创伤性SAH通常发生在凸面，而不是基底池和侧脑室。如果有疑问，应该进行血管成像以排除潜在的血管病变，因为创伤性和自发性SAH的治疗方式截然不同，如果不加以保护，动脉瘤性再出血的死亡率是非常高的。

### （五）重症监护与管理

重型TBI的患者应该住进ICU，可能需要几天到几周的重症监护。在解决“ABC”问题之后，最初的治疗应该侧重于ICH，这可能需要逆转抗凝或抗血小板药物的作用，并进行ICP的监测。影像学检查通常每隔6小时进行一次，直到病情稳定为止。出血性挫伤通常出现在损伤后，且在最初的几天有所进展。检查结果提示病情恶化时可能需要有创ICP监测，而难治性ICP增高可能需要手术减压。EDH或SDH导致的失代偿也可能需要手术治疗。当颅外损伤由其他专业的专家处理时，需要经常进行多学科沟通。当患者不再需要机械通气（尽管许多患者需行气管切开）、ICP正常、不再需要监测或干预、颅内出血稳定、其他合并疾病也趋于稳定时，患者通常就可以转出ICU。

## 六、颅骨骨折

### （一）临床表现和初步治疗

所有TBI患者都应怀疑存在颅骨骨折，特别是潜在的头皮撕裂伤。外伤患者首先应根据ATLS方案进行评估和稳定。面部和颅底骨折的患者行气管插管时必须非常小心，以免不慎插入颅腔。面部大面积损伤可能需要紧急气管切开术或环甲膜切开术。头皮撕裂伤可导致大量失血，可能是失血性休克的原因之一，这在初步检查的“循环”阶段需要特别注意。应控制大量出血，但不应探查头皮撕裂伤。头部CT平扫是首选的影像学检查（图15–6）。

颅骨骨折分为线性骨折、凹陷性骨折或颅底骨折。发病率和死亡率最高的是凹陷性颅骨骨折、伴有脑脊液漏的颅底骨折和累及脑膜中动脉的骨折[258–261]。颞骨骨折由于与脑膜中动脉的密切关系及颞骨相对较薄，常导致轴外血肿。额骨骨折常伴有额叶挫伤和硬脑膜撕裂。覆盖在硬脑膜窦上的骨折也很容易发生出血性并发症。CT或MR动脉造影或静脉造影血管成像可

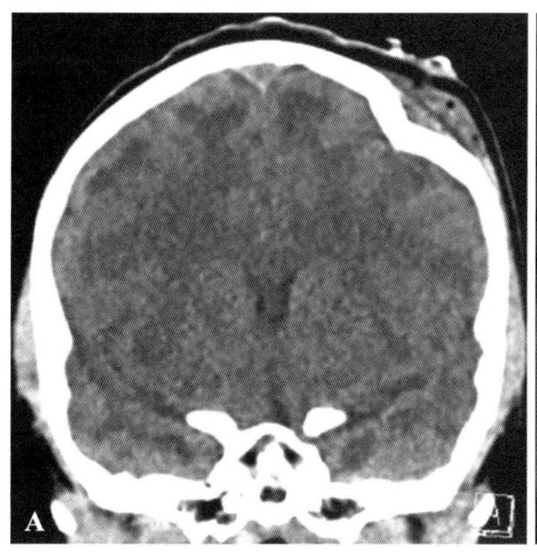

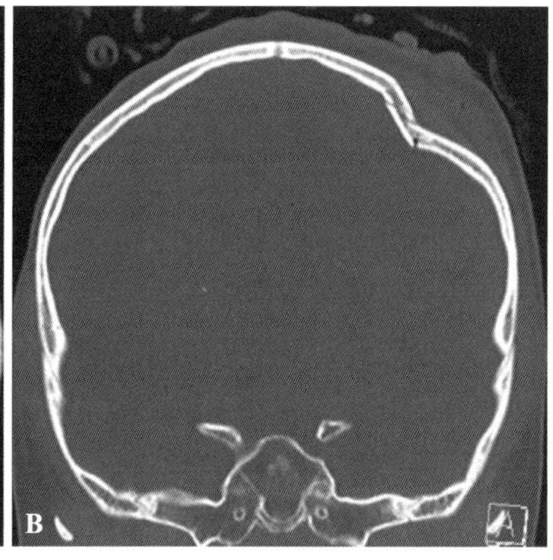

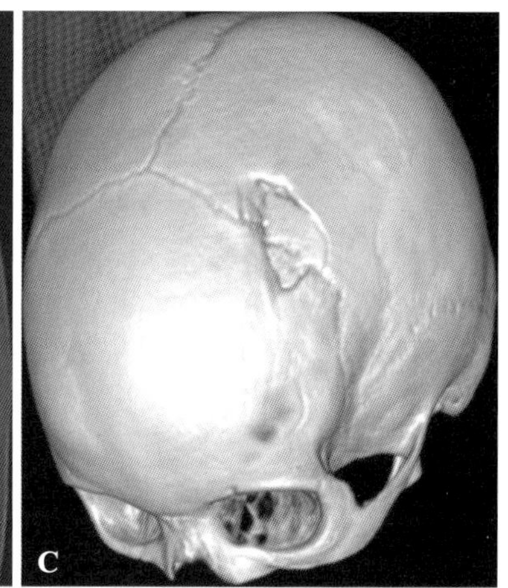


▲ 图 15-6 颅骨凹陷性骨折

A 和 B. 非对比冠状面头颅 CT 脑组织窗和骨窗，显示一名在车祸中受伤的儿童左额复杂、开放性、凹陷性颅骨骨折；C. 三维重建

能有利于确诊。

一般来说，没有骨移位的线性颅骨骨折除非损伤了脑膜中动脉或主要静脉窦，否则没有临床意义。如果没有潜在的出血或脑损伤，这些骨折不需要特别的干预。若无明显颅外损伤，在病房中应充分监护，并在急诊科观察 4～6h 后出院[262]。如果有潜在的出血，应紧急请神经外科会诊。

当颅骨的一个节段低于邻近节段的水平时，就会发生凹陷性颅骨骨折，可能损伤脑实质和血管结构。如果合并头皮撕裂伤，这些骨折属于开放性骨折。凹陷性骨折的患者有感染和癫痫发作的风险，因此经常需要预防性使用抗生素和抗癫痫药物[260, 261, 263-265]。如有需要，也应接种破伤风疫苗。

### （二）决策手术治疗

2006 年发布的指南建议对凹陷大于颅骨厚度的开放性骨折进行手术干预，以预防感染。为了防止感染，手术应该尽快进行。如果存在有占位效应的骨碎块或潜在的血肿，则应进行减压。目前没有临床或影像学证据显示硬膜穿透的凹陷性骨折、明显的颅内血肿、凹陷大于 1cm、额窦受累、外观畸形、伤口感染、气颅或伤口污染的凹陷性骨折可以非手术治疗[260, 266, 267]。如果情况不复杂，闭合性凹陷性颅骨骨折也可以无须手术治疗[266]。

如果颅骨骨折并发出血，必须详细询问病史，以确定患者是否服用了抗血小板药物或抗凝药。应进行血小板计数、INR 和 PTT 等实验室检测，任何数量和质量上的缺陷都应该解决。中度或重度 TBI 的颅骨骨折患者可能伴有 ICP 升高，应该按照本章其他部分的讨论进行处理。

颅底骨折有其独特的挑战性。脑脊液漏是常见的并发症，颅底骨折也有潜在出血和神经结构（包括脑实质和颅神经）受压的风险。无论有无脑脊液漏，颅底骨折预防性使用抗生素的证据目前还没有定论[268]。

### （三）重症监护与管理

所有凹陷性颅骨骨折的患者都应该一开始就住进 ICU。对于那些采用非手术治疗方式的患者，应动态进行影像学检查。血肿进行性增大或并发颅内损伤，最终可能都需要手术治疗。术后应将患者送入 ICU，并进行影像学复查。这些患者可能出现迟发性或进展性 ICH，也可能出现 ICP 增高，应遵循前面章节的 TBI 指南进行处理。涉及静脉窦的骨折，患者有静脉窦血栓形成的风险，必须对其密切监测，以及注意可能随之出现的脑水肿、脑积水和出血[269]。精神状态的改变，特别是在老年患者中是很常见的。应该监测患者是否可能出现癫痫发作，因为这些是高危患者。颅骨凹陷性骨折无合并其他颅内外明显损伤的患者，在 ICU 只需 1～2 天，并且通常需要在 24～36h 的影像学检查稳定和神经学检查稳定，才能转移到普通病房。严重 TBI 的患者需要数天到数周的重症监护。

## 七、颅脑穿通伤

### （一）临床表现和初步处理

颅脑穿通伤是一种特别严重的、致命的疾病。高达 2/3 的患者在到达医院之前死亡[270-273]。枪伤是导致穿通性头部外伤的最常见原因，其中大多数是继发于自杀企图和帮派暴力[270, 271, 273, 274]。在自杀未遂的患者中，穿透性头部创伤的确诊是非常容易的；然而，在涉及多个颅外部位的袭击案例中可能需要进行彻底的排查。刀、螺丝刀和箭也是常见的致穿透物。

初始接诊应遵循 ATLS 方案。当患者表现出缺乏气道保护反应和（或）呼吸困难时，通常需要气管插管和机械通气。面部外伤或颅底骨折时，应小心气管导管、胃管或任何插入鼻或口咽的东西不慎进入颅腔。对于面部的大面积创伤，可能需要紧急气管切开术以确保气道通畅。头皮撕裂伤可能导致大量出血，应该用皮钉、缝合线或 Raney 夹进行止血。撕裂伤可以用水冲洗，但不能探查。应该对穿透伤的进出口进行彻底的检查，必要时可剪发和冲洗。任何穿透的物体，如刀，都应留在原位置。应给予破伤风疫苗、预防性抗生素和抗癫痫药物。通常还需要积极的血流动力学复苏。从等渗盐水开始，如果再进展到需要时可使用血管加压剂，许多患者还需要输注血液制品。

最好在镇静之前进行重点的神经系统检查，以确定 GCS 评分和局灶性神经功能缺陷。这与头部成像和并发损伤的评估一样，对于确定后续处理步骤至关重要。一旦患者初步稳定，头部 CT 平扫是首选的影像学检查（图 15-7）。穿透伤可导致多种颅内病理改变，包括 EDH、SDH、SAH、实质内出血、脑室出血、出血性挫伤和静脉窦损伤。穿透性损伤也可能导致简单的（线性的）和复杂的（凹陷的、粉碎的）颅骨骨折。

如果 CT 提示有 ICP 增高的迹象，则需要在最初的复苏过程中采取积极的措施，包括过度通气、抬高床头、维持颈部静脉回流、输注高渗盐水和镇静。应谨慎使用甘露醇，因为它可能导致或加重低血压。

## （二）决策神经外科手术干预

所有穿透性 TBI 均应请神经外科会诊，然后必须制订基于急诊神经外科干预的多学科治疗方案。许多患者尽管进行了积极的复苏，还是会达到脑死亡或心死亡的标准。在这些情况下进一步的神经外科干预是无效的。如果患者不符合这些标准，且仍有低速穿透物滞留，则应将患者转运手术室进行直接取出、清创和封闭。如果穿透性创伤是由子弹或其他高速物体造成的，则很难做出判断。

一般说来，穿透性的飞弹（无论是整体还是碎片）都不一定需要清除。现在通常避免过度积极清创和追击进入脑实质的导弹碎片，否则可能造成更多的伤害而不是好处[275–277]。即使进行了积极的清创，也常常会留下碎片，不过它们导致脑脓肿的概率相对较低[278, 279]。相反，建议对坏死的脑组织和容易得到的碎片进行集中的、浅表的清创[280, 281]。与贯通伤相关的病变，通常也考虑手术治疗，如凹陷性颅骨骨折、EDH、SDH、实质内血肿、脑水肿、脑脊液漏通畅，以及对难治性 ICP 升高行去骨瓣减压术。这些病灶的手术治疗指征在穿透性脑损伤患者中相似。然而，可能会有更多的实质损伤，潜在影响总体预后，降低干预的好处。

脑脊液漏需要积极处理，在降低感染、发病率和

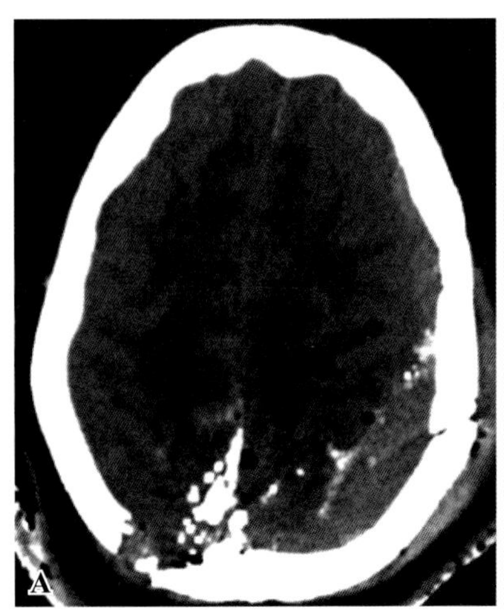

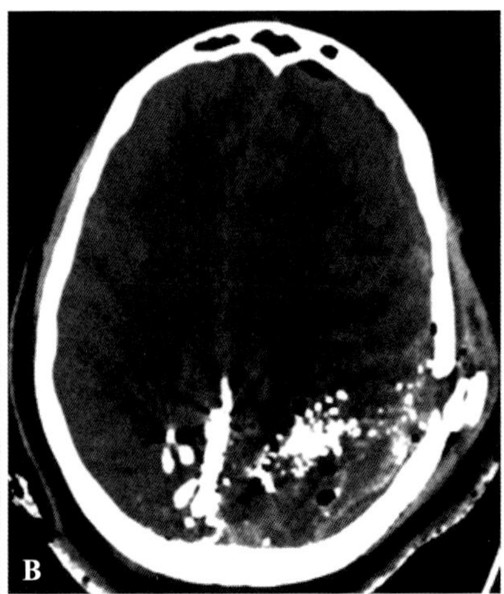

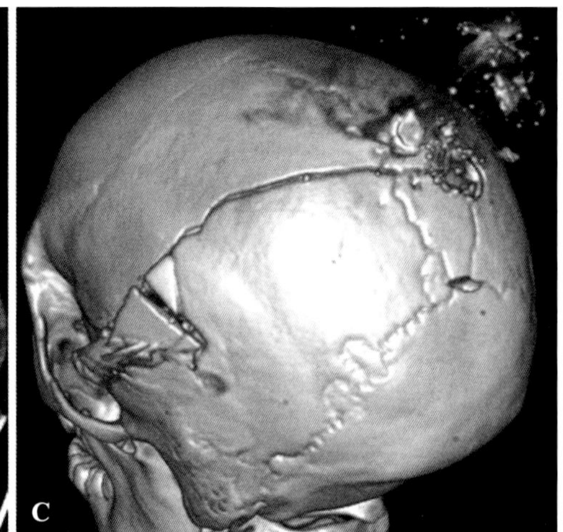


▲ **图 15-7　穿透性脑损伤**

头颅轴位 CT 平扫显示子弹轨迹。A. 经右顶上颅骨进入；B. 行进至左侧颞叶，弹道碎片明显沉积，沿弹道的脑实质破裂。两个部位都伴有粉碎性骨折，沿道有出血性挫伤，左侧脑凸面轴外出血，上矢状窦可能破裂。C. 同一患者的三维重建

死亡率方面，预防漏可能比清创更重要[278, 279]。这包括有针对性的清创、冲洗、硬脑膜修补（如果可能）和细致的头皮瓣缝合。如果气窦被破坏，应采取手术以防止渗漏和瘘管的形成[282, 283]。如果颅骨粉碎或很有可能出现明显的水肿，则通常在损伤部位进行去骨瓣减压术。

解决或修复血管损伤也可能需要神经外科干预。应根据穿透伤的部位或相关骨折的解剖位置，判断是否有主要血管结构的损伤。硬膜静脉窦、颈动脉和椎动脉损伤是特别危险的。穿透伤后的影像学检查应选择静脉造影及头颈部 CT 血管造影。对于静脉窦的损伤可能需要开放手术进行修复。某些情况下动脉损伤需要牺牲血管以安全取出穿透物[284]。

### （三）重症监护与管理

所有穿透性脑损伤患者都应该住进 ICU。随着临床病程的进展，患者可能需要持续的 ICP 监测和动态影像学检查。可以应用 TBI 监测和管理 ICP 的指南。ICP 监测应考虑用于那些复苏后神经学检查结果不佳，或由于镇静状态而无法进行检查的患者。ICP＞22mmHg 时应积极治疗以降低死亡率，CPP 应保持在 60～70mmHg（BTF，ⅡB 级）[226]。应定期频繁地行神经系统检查，动态复查 CT 和评估患者整体情况，根据结果重新评估手术干预的必要性。迟发性出血、进行性血肿、水肿加重、之前未发现的脑脊液漏和难治性颅内高压可能需要手术治疗。如果不能一次性修复，脑脊液漏可先行 EVD 或腰大池引流。

患者通常需要几天到几周的 ICU 治疗。患者应接受至少 7 天的预防性抗癫痫治疗，创伤后的早期和晚期，癫痫发病率都很高。中枢神经系统（CNS）感染很常见，应该预防性使用抗生素治疗。代表性的药物是头孢菌素，如头孢吡肟或头孢曲松，并与万古霉素联合[276, 282, 285–290]。许多患者需要机械通气，恢复意识很慢。通常，在不需进行性治疗的情况下，ICP 恢复正常、撤除气管插管和机械通气后，才从 ICU 转出。此类患者气管切开很常见。

## 八、急性脑积水

### （一）临床表现及病因

脑积水是脑脊液通路的一种病理性紊乱，伴或不伴有脑室增大。脑积水既可以是急性的，也可以是慢性的。可能是脑脊液循环系统受阻（非交通性脑积水）或脑脊液吸收障碍（交通性脑积水）所导致的。然而，通常这两种病理生理机制都有。本部分着重讨论急性脑积水，重点关注 ICP 增高及其后遗症，包括脑疝。

成人急性脑积水最常见于脑实质或脑室内出血、SAH、感染、现有脑室分流装置功能障碍和导致梗阻的占位性病变（如肿瘤、脓肿、淋巴瘤）[160, 291–293]。脑室出血时，当第三或第四脑室被血液填充阻塞时，应充分认识到急性脑积水的风险[294–297]。占位性病变可通过两种机制（病变本身的占位效应或其周围形成的水肿）阻塞第三脑室、中脑导水管或第四脑室，从而导致急性脑积水[298]。脑室内的占位性病变，如胶样囊肿，也可能导致急性梗阻[299–301]。ICH 患者的症状通常来自最初出血的脑实质损害，而那些肿瘤或感染性肿物的患者可能以急性梗阻性脑积水作为首发症状。

就疾病本身而言，急性脑积水最常见的临床表现是头痛和意识改变。在自发性 ICH 和占位性病变的病例中，也可能存在与病变位置相关的局灶性神经功能缺损。头颅 CT 平扫即可确诊（图 15–8）。应紧急联系神经外科会诊进行评估，如果意识水平低下，应维持患者的气道通畅。这些患者病情可能会迅速恶化，应密切监测。

### （二）脑脊液引流

急性脑积水的主要治疗方法是脑脊液引流[295, 298, 299, 302, 303]。失代偿患者在紧急情况下，通常在急诊科、ICU 或手术室放置 EVD。在放置脑室引流管之前，需要识别和纠正血小板功能障碍或凝血障碍。需询问家属或在病历中获取抗血小板药物或抗凝药的使用史及血小板计数、INR 和 PTT 的实验室检测结果。血小板＜$100 \times 10^9$/L，通常需要输注血小板进行补充；同理，最近有抗血小板用药史也可以通过输注血小板进行逆转，必须用适当的药物迅速逆转抗凝药的作用。

在进行急需的脑室穿刺术时，这个过程通常是限制手术速度的步骤。接受脑室引流的患者最好插管和镇静，这样在手术过程中就不会有任何活动。放置脑室引流管后，应注意开放压力，并进行头部 CT 平扫以确认导管位置和检查放置位置是否有相关的出血。理想情况下，导管末端应从侧脑室通过 Monro 孔，终止于第三脑室。如果导管放置得太深或处于错误的轨迹[304, 305]，则可能需要进行一些调整。少数病例会出现沿导管通道的脑实质出血，但通常临床意义不大[306]。如果出现这种情况，应在 6h 内进行影像学复

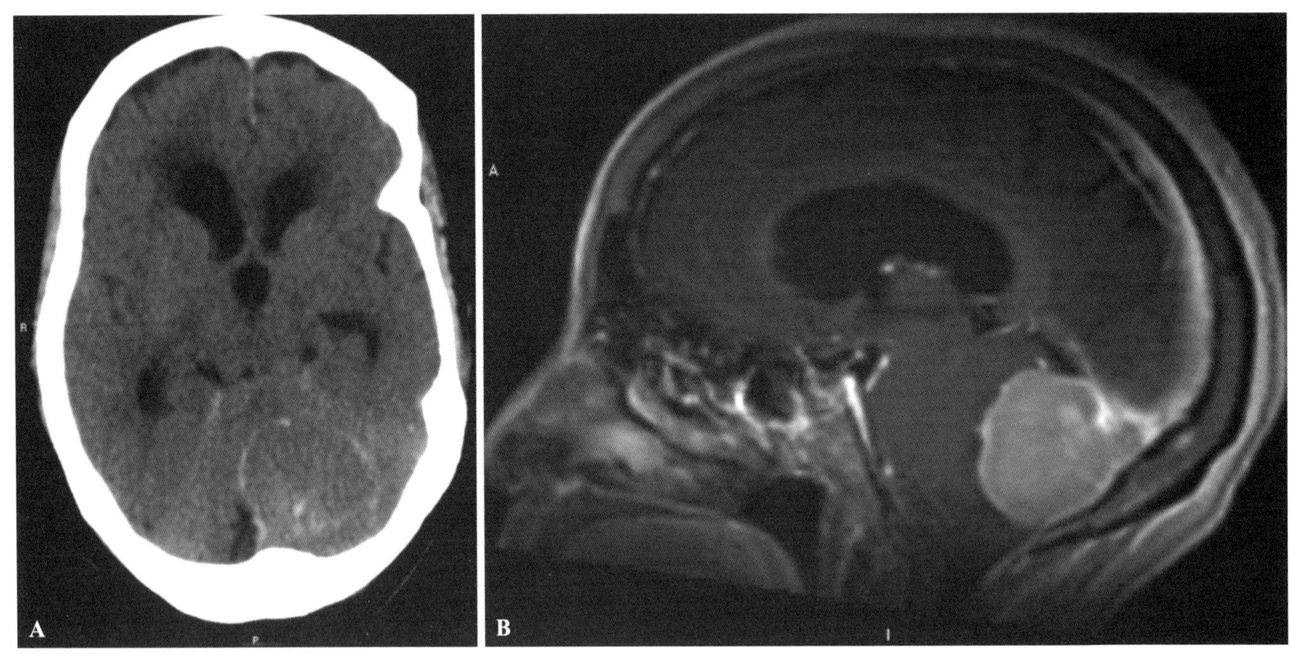

▲ 图 15-8 梗阻性脑积水

A. 头颅轴位 CT 平扫显示颅后窝内大而圆、边界清楚的等密度占位，导致第四脑室消失和脑室增大；B. 同一患者的矢状位 Gd 增强 MRI 显示轴外后窝病变均匀强化，对小脑和脑干造成明显的占位效应，并阻碍脑脊液通过第四脑室流出

查，以确保出血的稳定性。硬膜外和硬膜下出血也可能在放置脑室引流管时发生，根据血肿的大小、MLS 的程度、间隔影像随访的进展情况，可能需要进行手术清除。脑室造瘘管压力传感器应该同时进行传导和监测。最初的引流压力阈值通常设置为 10～20mmHg，然后进行影像学和临床检查。值得注意的是，过度引流也会导致 SDH 的形成。

神经重症治疗协会于 2016 年发布了 EVD 管理指南[307]。有几项建议值得注意，不常规收集脑脊液（条件性推荐，低质量证据），不常规改变导管位置（强烈推荐，中等质量证据），以及尽快拔管以降低感染风险（良好做法声明）[307]。

### （三）决策外科手术干预

永久性脑室分流术尽管不是通行的干预手段，但也是急性脑积水的一种干预选择。在发生出血或感染时，由于血液产物和（或）蛋白阻塞导管，永久性分流有很高的失败风险，也不建议在活动性感染的情况下放置导管。如果脑积水的病因是可逆的，例如即将切除的颅后窝肿瘤，可能不需要永久性分流，此时暂时性引流更为合适。脑室外引流管还可以同时监测 ICP，并可以调整引流阈值。由于这些原因，永久性脑室分流术通常只在慢性脑积水的情况下放置。

颅后窝病变因第四脑室阻塞，而很容易导致急性非交通性脑积水。如前所述，脑室内或脑室周围的占位性病变是最常见的罪魁祸首。在许多情况下，放置 EVD 是为了暂时缓解脑脊液循环的急性失代偿状态，直到通过外科治疗逆转梗阻，恢复正常的脑脊液循环。对于颅后窝缺血性卒中导致的梗阻性脑积水，建议行脑室外引流术，但仅作为去骨瓣减压术前的暂时性急救措施（AHA/ASA，Ⅰ级，C 级）[308]。如果病变不能通过手术切除，可能需要将暂时性引流过渡到永久性分流。小脑占位可以直接手术切除减压，这样可以缓解脑积水而不需要脑脊液分流。继发性轴内和（或）轴外出血导致颅后窝脑积水的患者也可以直接进行减压术，同时视情况清除血肿。对颅后窝病变积极进行手术干预背后的原因是脑干有很高的受压风险。另一种情况是，小脑缺血性卒中引起的水肿也可能导致梗阻性脑积水，急诊手术减压可以缓解脑脊液梗阻和解除脑干压迫。

### （四）脑脊液分流系统故障

急性脑积水也常见于慢性脑积水患者的脑脊液分流系统故障。急性加重的时间进程和严重程度取决于脑积水的病因和功能障碍的程度。先天性和非交通性脑积水的患者往往在分流失败的情况下，更快地出现失代偿。与分流装置流量减少的情况相比，完全阻塞也会导致症状更快出现。如果怀疑分流障碍，则应进行头部 CT 平扫，并与之前 CT 成像的脑室大小进行比较。如果患者的脑室较大并且有明显的症状，则需要紧急处理以解决分流故障。在这些患者中，手术探查和分流管改道或置换比放置新的 EVD 效果更好。如果脑室大小与之前的影像相同。当认为分流泵起作用时，可以通过分流泵穿刺或腰椎穿刺来确定 ICP。需注意的是，尽管 ICP 会升高，但并不是所有患者在分流失败后都会发生脑室增大。同样值得注意的是，许多交通性脑积水患者在分流手术多年后，可能会变成“分流依赖”。在这种情况下，尽管在分流前，最初只存在轻微或隐匿性的脑积水，但在分流失败时会迅速出现失代偿。这可能是因为分流取代了自然吸收剩余脑脊液的能力。

对于急性脑积水，当感染导致分流功能故障时，患者应该移除整个现有系统并放置新的 EVD（IDSA 强烈推荐，中等质量证据）[309]。拔除并放置新的分流管之前需接受 1～2 周的抗生素治疗，具体的治疗时长通常要与感染科共同商定。

### （五）重症监护与管理

所有需要 EVD 的患者都应住进 ICU 进行引流监测。这些患者需要接受重症监护直到脑积水的病因已得到解决，或者直到放置了永久性分流管。感染继发分流管功能障碍导致脑积水的患者，在使用新的 EVD 来代替之前的分流管之前，就一直需要 ICU 监护。通常，感染科建议在放置新的永久性分流管前 2 周使用抗生素。如果将分流系统外化而不是替换为 EVD，许多患者通常将不需要重症监护，除非同时有脓毒症、持续性的精神状态改变或合并严重的内科疾病。接受分流翻修手术的患者在没有感染的情况下，通常会放置新的永久性分流系统。除非有持续的精神状态改变或严重并存病，否则不需要 ICU 级别的护理。在没有感染的情况下，因分流泵功能障碍而接受分流翻修手术的患者，通常会放置新的永久性分流系统，并且不需要 ICU 的监护。除非患者的精神状态持续改变或合并有内科疾病。无论如何，需要对术后在 ICU 出现明显失代偿的患者至少进行 24h 的监测。

## 九、脑水肿和缺血性卒中

### （一）临床表现和病因

脑水肿经常使神经外科疾病变得更加复杂，并需要神经外科的紧急干预。局灶性水肿常伴发于肿瘤、出血和缺血。然而，弥漫性脑水肿也很常见，但有其独特的挑战和特点。当出现大的点灶或多灶性病变时，上述病理可导致弥漫性水肿。也可见于缺血性卒中、脑膜炎、脑炎、静脉窦血栓形成、肝性脑病等代谢紊乱和脑外伤（上文已有讨论）。

弥漫性脑水肿的症状表现为 ICP 增高，包括头痛、恶心、呕吐、神志不清、意识淡漠和外展神经麻痹，晚期会出现脑疝综合征和脑干受压。大脑半球水肿时 ICP 可能是正常的，但却会因为中线结构的移位而引起严重症状。如果怀疑这种情况，应急诊进行头颅 CT 平扫。CT 通常会显示弥漫性水肿的征象（如脑沟和脑回消失，灰白质分化丧失，以及脑实质相对低密度）或中线移位，并可能有脑疝的证据。然而，没有这些征象，影像学也不能排除颅内高压。

治疗应根据患者的初步诊断和临床检查，特别是意识水平改变和是否有局灶性神经功能缺损。颅内高压可以通过抬高床头以促进颈静脉回流、给予甘露醇和高渗盐水、过度通气得到暂时的缓解。也可以使用镇静剂，不过镇静可能会掩盖神经系统检查的阳性体征。瘤周的血管源性水肿可以通过输注地塞米松缓解，尽管这在超急性的情况下用处不大。

如果患者在恢复后仍处于昏迷状态（GCS ＜ 9 分）或需要镇静，则可能需要进行有创 ICP 监测以指导治疗。EVD 既可以准确监测 ICP，又可以对脑脊液进行治疗性引流。由于脑室较小，放置脑室探头可能很困难，而且出血风险可能比其他监测方式更高。基于这些原因，在没有脑积水的情况下，脑实质探头经常用于 ICP 监测。CPP（MAP-ICP）理想情况下应维持在 60～70mmHg 以上，并在正常 MAP 血管活性药物使用之前尝试降低已经升高的 ICP。

对于 TBI 和脑卒中以外的病变，进行 ICP 监测的证据有限。对于肝功能衰竭导致的脑水肿，有创性监测的主要问题是凝血功能障碍引起的出血[310-314]。ICP 监测在这些患者中的作用尚不清楚，可能弊大于利[310, 315-319]。其他代谢紊乱引起的水肿或血小板缺乏或功能障碍的患者，在放置 ICP 探头时发生出血，也可能比较棘手。临床医生应该仔细权衡放置 ICP 探头的利弊。细菌性脑膜炎[320-327]、脑炎[327-329]和静脉窦血栓形成[330]的 ICP 监测已有报道。

### （二）决策外科干预

对于脑肿瘤，如本章其他部分所讨论的那样，可以在切除肿瘤的同时进行去骨瓣减压以治疗导致ICP升高或脑组织移位的顽固性水肿。对于缺血性卒中和其他无肿块的弥漫性脑水肿，去骨瓣减压术通常作为一种挽救生命的措施。去骨瓣减压联合硬脑膜成形术在降低ICP方面是非常有效的。但在许多情况下，可能不会影响功能结局，或可能幸存的患者日常生活活动需要完全依赖他人照顾。

除缺血性卒中和创伤外，减压术治疗难治性脑水肿的研究较少。然而，对于脑膜炎导致的顽固性水肿[320–323, 325, 327, 331, 332]、疱疹病毒脑炎[327, 329, 332–343]、其他脑炎或脑膜炎[342, 344–347]、脑静脉血栓形成[348–362]、糖尿病酮症酸中毒[363–365]和急性弥散性脑脊髓膜炎[366–371]，均有大量病例报道和回顾性研究证实，减压治疗能取得良好的疗效。在肝功能衰竭引起的脑水肿中，外科干预很少起到作用。

### （三）幕上缺血性卒中

急性颈内动脉（ICA）和（或）大脑中动脉（MCA）闭塞引起的缺血性卒中可能导致危及生命的脑水肿。ICA或MCA近端闭塞的患者应被视为恶性脑水肿的高危人群（AHA/ASA，Ⅰ级，B级）[308]。年轻患者由于脑组织顺应性较低而风险更高[372–376]。CT平扫提示6h内明显的低密度影、MCA累及区域≥1/3和早期MLS是预测水肿的有用指标（AHA/ASA，Ⅰ级，B级）[308, 377–392]。磁共振弥散加权成像显示前6h内容积≥80ml（AHA/ASA，Ⅰ级，B级）也可预测快速暴发性病程[308, 385, 393, 394]。这些高危患者应该在ICU或脑卒中病房（AHA/ASA，Ⅰ级，C级）进行监测，并应请神经外科会诊指导治疗[308]。

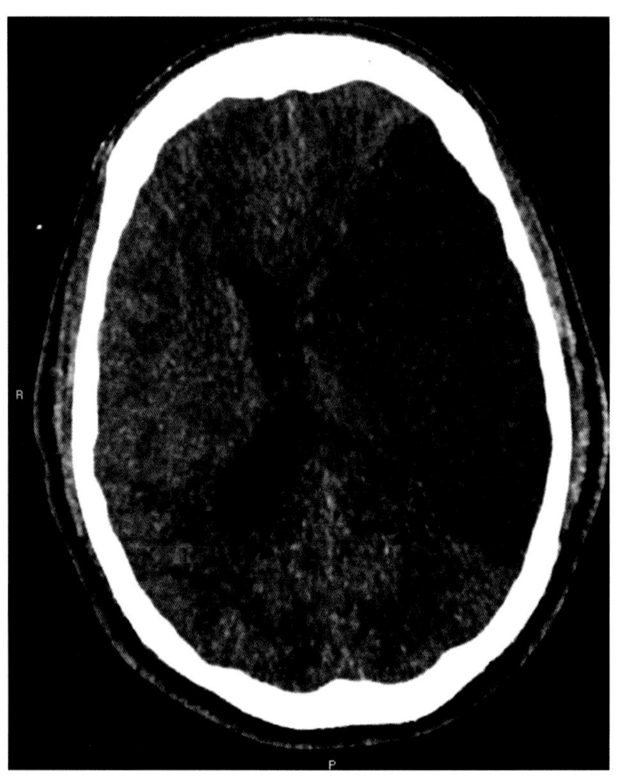


**▲图15-9 左侧大脑中动脉区缺血性梗死**

平扫轴位头颅CT显示左侧大脑中动脉区域大片低密度，符合缺血性卒中。继发性水肿引起占位效应，左侧侧脑室消失，中线移位。这位患者最终需要行去骨瓣减压术

水肿引起的神经功能恶化通常发生在缺血后72～96h[395]。应动态复查CT以监测梗死的大小、脑水肿的进展和占位效应（AHA/ASA，Ⅰ级，C级）[308]。与更为弥漫的双侧脑水肿相反，大面积缺血性卒中恶化时，其ICP可能是正常的[396, 397]，中线结构移位被认为是病情进展的原因。因此，常规ICP监测和EVD不适用于大脑半球缺血性卒中（AHA/ASA，Ⅲ级，C级）[308]。相反，临床医生应该监测神经学检查结果，特别是意识水平、瞳孔和肢体运动反应，以察觉恶化的迹象（AHA/ASA，Ⅰ级，C级）[308, 373, 383, 393, 398–403]。

病情恶化的患者应多次行头部CT平扫，以评估水肿的程度，并排除新的缺血或出血性转化。癫痫发作作为病情恶化的原因也应进行监测。渗透疗法是主要的治疗方式，可用甘露醇、高渗盐水或者两者兼用（AHA/ASA，Ⅱa级，C级）[308]。对于没有肾脏禁忌证或低血压的超急性患者，我们通常使用0.25～1.0g/kg甘露醇，或如果血钠低于150～155mEq/L，则使用23.4%生理盐水[339, 387, 404, 405]。如果患者在先前血钠范围较低的情况下下降（即如果在140～150mEq/L范围内血钠下降，则应将目标值增加到150～160mEq/L），则应将血钠维持到更高水平。高渗盐水（2%或3%）推注和输注相结合，可以维持较高的血钠。

由于进行性脑水肿导致意识水平下降的顽固性神经功能障碍，应考虑行去骨瓣减压术（AHA/ASA，Ⅱa级，A级）[308]。根据最新的指南推荐（AHA/ASA，Ⅰ级，B级），对60岁以下的患者，卒中后48h内进行去骨瓣减压及硬膜扩张是一种有效的挽救生命的干预方法[308, 406–410]。但对于年龄＞60岁的患者（AHA/ASA，Ⅱb级，C级）和卒中发病后＞48h的患者（AHA/ASA，Ⅰ级，B级）的疗效不太确定，但强烈建议考虑使用这种干预措施[308, 411]。

虽然这是一个挽救生命的措施，但患者很可能会严重瘫痪。减压对功能结局的疗效有限，幸存者很少

能在没有帮助的情况下进行日常生活活动[409]。出于这个原因，治疗团队应该告知家属，大面积脑梗死患者即使在减压后能够存活，但其中有一半的患者是严重残疾的；其中 1/3 的患者生活完全依赖于别人（AHA/ASA，Ⅱb 类，C 级）[308, 412]。然后应该根据患者先前表达的生活质量期望作出决定。医学上的合并疾病通常也会影响到这一决定。

### （四）小脑缺血性卒中

小脑缺血性卒中的临床表现和处理原则不同于 ICA/MCA 幕上缺血性卒中。它的临床表现可以是多种多样的，包括头晕、眩晕、恶心、呕吐、言语改变、步态改变、协调障碍和眼球运动异常。初始梗死体积比受累血管更为重要[413]。动态复查头颅 CT 用于监测水肿和占位效应（AHA/ASA，Ⅰ级，C 级）[308]。进展的关键影像学标志是第四脑室消失、基底池受压、脑干畸形、脑积水、小脑扁桃体疝和小脑幕裂孔上疝[413]。

与幕上缺血性卒中类似，意识障碍是水肿所导致神经功能减退的主要指标[413–415]。应监测患者的意识水平和新发的脑干体征（ASA/AHA，Ⅰ级,C 级）[308]。应采用最大限度的药物治疗，包括渗透疗法，以控制不断恶化的水肿。然而，与幕上病变不同的是，小脑卒中患者可能会因梗阻性脑积水而出现 ICP 升高。因此，规范化的 ICP 管理措施可能更为有效。如果发生脑积水，推荐脑室外引流，但不排除随后可能需要去骨瓣减压术（AHA/ASA，Ⅰ级，C 级）[308, 416]。

当考虑进行手术干预时，与患者家属交流也是至关重要的。治疗团队可能会与家庭成员讨论，去骨瓣减压术不仅可以挽救生命，而且可能可以得到良好预后（AHA/ASA，Ⅱb 级，C 级）[308, 417–419]。在两个大型的关于颅后窝减压后功能结果的回顾性研究中，35%～40% 的患者在＞ 1 年的随访中能够自主生活[417, 419]。脑干梗死是一个导致不良预后因素。年龄、内科并存病和患者先前表达的期望值应受到重视。尽管进行了最大限度的药物治疗，在神经功能恶化的情况下，征得家属同意后仍建议进行颅后窝减压（AHA/ASA，Ⅰ级，B 级）[308, 416–419]。

### （五）重症监护与管理

未经手术治疗的脑水肿患者需要重症监护，直到 ICP 恢复正常并对其基础疾病过程进行治疗。渗透疗法和其他降 ICP 措施可能维持几天到几周的时间。对于缺血性卒中患者，水肿高峰期出现在 3～5 天。因此，高危患者应该在 ICU 或专门的卒中病房接受监测，直到这段时间结束。他们还应该多次复查头颅平扫 CT，以证明水肿的消退或水肿的进展至少稳定。许多意识水平低下的患者需要气管插管和机械通气，在转出 ICU 之前必须脱机。即使有一些水肿进展，接受开颅手术的患者 ICP 通常能稳定正常。但仍需警惕包括出血在内的术后并发症发生。

## 十、颅内硬膜外脓肿和硬膜下积脓

CNS 感染可由一系列病原体造成，并以多种形式出现，颅内硬膜外脓肿和硬膜下积脓是两种经常需要紧急手术治疗的感染性疾病。硬膜外脓肿比较罕见，常继发于患有中耳炎或鼻窦炎的年轻患者[420]。而在成年人中，硬膜外脓肿则常继发于颅脑外伤或近期做过颅内及经鼻入颅手术的患者。硬膜外脓肿常表现为亚急性，患者会出现恶心、呕吐、发热和头痛等症状。此外，硬膜外脓肿患者还会伴有精神异常、癫痫发作，以及局灶性神经功能障碍等临床表现。可通过增强磁共振成像辅助诊断硬膜外脓肿[421]。确诊以后，应开始经验性使用抗生素，并请神经外科会诊。若患者病情稳定，手术可选择在 1～2 天后进行，通常认为使用抗生素会降低培养阳性率。抗生素推荐使用万古霉素、头孢曲松和甲硝唑这三种[422]。对硬膜外脓肿患者不推荐行腰椎穿刺术[423, 424]。大多病例需要手术治疗，通常行开颅手术以便充分的清创和引流[420]，同时去除感染的颅骨[423, 425]。因为硬膜外脓肿常继发于中耳炎或鼻窦炎，所以必要时应请耳鼻咽喉科会诊[424]。

相比于硬膜外脓肿，硬膜下脓肿则更为常见。虽然两者的病因和临床表现比较相似，但后者的症状往往更为严重[426, 427]。硬膜下脓肿最常继发于颅脑手术后，也可继发于鼻窦炎、乳突炎和先前存在的 SDH 和水囊瘤合并脑膜炎[426–430]。对于硬膜下脓肿患者，需要使用广谱抗生素且往往需要紧急手术干预[423, 428]。CT 或 MRI 可辅助诊断，常显示脑炎和血栓形成[421, 426]。禁忌腰椎穿刺术[431]。若硬膜下脓肿邻近脑组织出现明显的脑水肿，则可能在清除和减压的同时，需要行去骨瓣减压[429]。硬膜下积脓病情的紧急程度取决于患者神经功能障碍的程度，以及 ICP 增高、MLS 和脑组织移位的程度[423, 428]。若怀疑硬膜下积脓继发于鼻窦炎或乳突炎，应请耳鼻咽喉科会诊[424]。硬膜外脓肿和硬膜下积脓患者的围术期应该在重症监护病房进行监测。在转到普通病房之前，应从神经外科角度充分评估患者的病情，并确定患者病情已趋于稳定或伴发脓毒症的风险已降低。引流管可留置于术区，并应定期影像随访以筛查感染的持续性和复发。手术部位的引流管可能残留在手术腔内，可以进行间隔较近的随访成像，以筛查感染的持续性和再积累。患者可能需要多次清创引流才可将脓液彻底清除。常见的并发症是癫痫[429, 431]。

## 十一、垂体卒中

### （一）临床表现和初始影像学检查

垂体卒中是突发、有症状的垂体出血，通常为垂体腺瘤卒中。它可以表现为不同的症状，但典型的症状是严重的头痛、恶心、精神状态改变、视觉功能障碍和垂体功能低下[432–438]。垂体卒中应该与所有表现为急性剧烈头痛的疾病相鉴别。若是患者出现由于视神经受累引起的视野缺损或视力缺陷，以及动眼神经受累引起的复视等症状，则应进一步怀疑存在垂体卒中[439]。当促肾上腺皮质激素（adrenocorticotropic hormone，ACTH）缺乏时，会导致肾上腺功能不全和低血压，垂体功能减退进而危及患者生命。应稳定患者血流动力学，紧急行 CT、MRI 检查，确定诊断（内分泌学协会，Ⅲ级证据，B 级推荐）[440]。此外，还应请神经外科、内分泌科及眼科会诊，并将患者转到重症监护病房进行治疗。为了稳定垂体卒中患者的病情，应建立静脉通道、纠正电解质紊乱，以及对患者内分泌功能进行评估（内分泌学协会，Ⅲ级证据，B 级推荐）[440]。垂体卒中合并尿崩症罕见[441]。对于血流动力学不稳定、意识水平发生改变、视力下降或者视野严重受损的垂体卒中患者，应考虑经验性使用类固醇进行治疗（内分泌学协会，Ⅳ级证据，C 级推荐）[440]。视野检测应该尽早进行。

### （二）决策外科干预

对于所有出现神经功能障碍和垂体功能减退的垂体卒中患者，都应该考虑紧急神经外科手术干预。无论是在内镜下还是显微镜下，经蝶窦垂体腺瘤切除和血肿清除是首选手术方案[442–444]。尽管有文献支持保守治疗或择期手术，但是，许多学者认为早期手术会有更好的疗效[434, 437, 439, 440, 442, 444–451]。与保守治疗或择期手术相比，存在视力缺陷、GCS 评分较低及眼肌麻痹的患者更倾向于进行早期手术[452]。内分泌学会指南建议，有严重神经眼科症状的患者，如视力严重下降、严重持续或恶化、视野缺损或意识水平下降，应进行手术（Ⅲ级，B 级）[440]。然而，他们也指出，在没有视野缺陷或视力下降的情况下，单纯是Ⅲ、Ⅳ、Ⅵ颅神经，以及海绵窦受累而导致的眼部轻微症状，并不是紧急手术的指征（Ⅲ级，B 级）[434, 440, 449, 453]。总之，是否手术还应考虑患者和家属的意愿，如果不进行急诊手术，则要在患者出现症状后 7 天内进行外科干预（内分泌学协会，Ⅲ级，B 级）[434, 437, 440, 451, 454]。

### （三）重症监护与管理

垂体卒中患者手术后应送回 ICU，并接受与行择期垂体切除术患者相似的治疗。同时，应请内分泌科会诊协助治疗。如果症状还未出现，应给予氢化可的松预防。并定期检查患者血钠、尿比重和尿量，以监测患者尿崩症（Diabetes insipidus，DI）。根据协会标准，可能还需要使用升压素或去氨加压素。患者还应经常进行神经学检查，特别注意视野、视力和眼外运动。若患者鼻腔或咽喉部有清澈的液体流出，提示可能存在脑脊液漏，这可能需要进一步的手术。许多中心对所有术后的蝶窦手术患者使用预防性抗生素。一般情况下，术后 1～2 天要在 ICU 度过，内分泌并发症（如 DI）会延长这段时间，神经并发症或手术部位出血比较少见。

## 十二、脑肿瘤急诊

### （一）临床表现和发病情况

大多数脑肿瘤并不表现为神经外科急症。然而，脑肿瘤可能会因为 ICH 和脑积水导致 ICP 增高、脑疝及神经功能障碍等表现为神经外科急症。脑肿瘤患者临床症状表现不一，可表现为头痛、恶心呕吐、神志不清、意识水平下降、失语症和其他局灶性神经功能障碍等。病情较重者会出现脑疝甚至昏迷。患者一旦发生昏迷，应紧急行气管插管以保证气道的通畅。同时，应急诊行头颅 CT 平扫，并结合临床表现以明确诊断（图 15–10）。如果有足够的证据表明患者 ICP 增高，则应在患者等待神经外科手术期间予以积极的药物治疗。此外，还应该注意脑肿瘤患者也可能出现癫痫发作，患者在这种情况下的临床表现可能与影像学检查结果不相符。

### （二）肿瘤相关的脑出血

脑肿瘤尤其是脑转移瘤的患者，常表现为脑实质内出血[455–457]。根据出血的程度，肿瘤可能在影像学

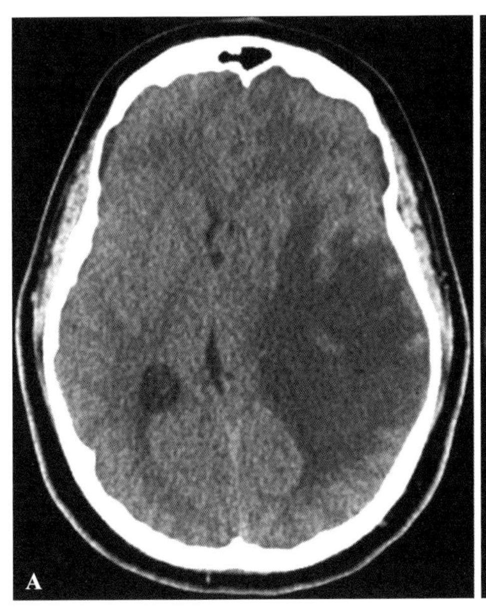
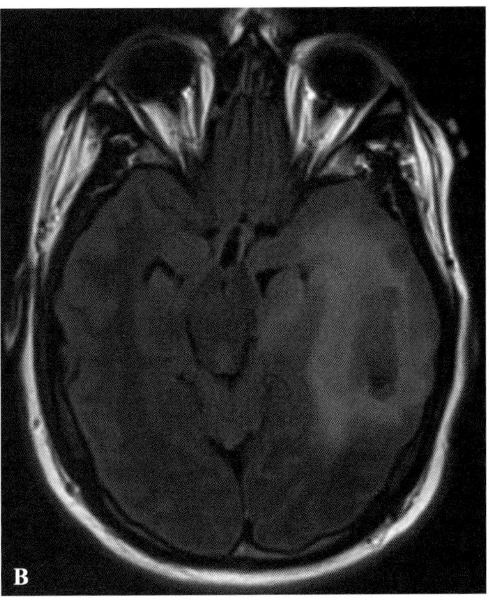

◀ **图 15-10　幕上脑肿瘤**

A. 头颅 CT 平扫显示左侧颞顶部大片低密度影，与肿瘤周围血管源性水肿有关，可引起占位效应和中线移位；B. 同一患者的 MRI FLAIR 像提示明显的水肿和占位效应，导致中脑区域和中脑或脑干受压。FLAIR. 液体衰减型反转恢复

上被忽略。因此，这些肿瘤的初始处理与任何实质内出血相同，这将在本章单独讨论。需要严格控制血压。血小板功能障碍应通过病史和实验室检查进行定性和定量研究。凝血功能障碍也应进行适当纠正。要积极地控制患者的 ICP。如果患者能够耐受，则应进行 CT 或 MR 血管造影术以评估潜在的血管病变[4]。CT 血管造影具有速度快的优点，我们的机构通常首先进行。然而，如果患者足够稳定，能够忍受更长时间的检查，同时行磁共振血管造影和增强 MRI。增强 MRI 是诊断和检查潜在肿瘤或病变的选择。

### （三）脑水肿和占位效应的处置

虽然脑肿瘤存在占位效应，但是肿瘤周围的脑组织水肿往往是导致患者出现一系列症状的原因。脑水肿的进展往往取决于潜在的病理机制，水肿的进展比肿瘤本身快得多，特别是在低钠血症的情况下。瘤周水肿不仅增强了肿瘤的占位效应，使患者的 ICP 进一步增高，同时还会导致受水肿影响的那部分脑实质功能障碍。当脑水肿患者出现症状时，可使用地塞米松进行治疗。通常情况下，先静脉注射地塞米松 10mg，然后再每 6 小时静脉注射 4～6mg。如果患者脑水肿较为严重或者是上述剂量不足，可酌情增大剂量，但每 6 小时最多可静脉注射地塞米松 10～20mg。虽然类固醇类激素一般不用于自发性 ICH，但是如果怀疑潜在脑肿瘤，可考虑使用类固醇类激素。

如果是脑水肿导致的 ICP 增高或 MLS，从而引起的急性失代偿，甘露醇和高渗盐水往往比类固醇类激素疗效更好。若患者存在低血压或肾衰竭，应谨慎使用甘露醇。袢利尿药可增强甘露醇的作用，但也会导致患者肾衰竭或低血压。此外，还可以根据患者的特定情况，使用不同的高渗盐水制剂。在超急性失代偿患者有脑疝时，用 23.4% 的氯化钠静脉推注。也可以增量给予 250ml 的 3% 盐水，或 500ml 的 2% 的盐水。如果患者伴有脑水肿的症状，则需要持续输注 2% 或 3% 的盐水，以将血钠浓度维持在较高水平（如 140～150mEq/L 或 145～155mEq/L）。值得注意的是，0.9% 的生理盐水含有 154mEq/L 的钠，对于有潜在肾功能不全的患者来说已然足够。对于急性脑疝患者，应联合使用上述所列的类固醇类激素、甘露醇和高渗盐水，并通过过度通气，以及其他措施来降低 ICP。

### （四）脑积水

脑肿瘤可造成脑室内梗阻和脑室外压迫，引起急性脑积水。脑室外压迫造成的梗阻通常发生在第三脑室、中脑导水管或第四脑室，可能是由于肿瘤本身或瘤周水肿所致。当脑脊液循环受阻时，很快就会发生失代偿，急性脑积水通常在头颅 CT 上表现为脑室增大，受压部位尤为明显，这种情况应立即使用皮质类固醇。水肿消退可能可以重新通畅脑脊液循环。然而，在意识水平低下的患者中，紧急脑室外引流是必要的，同时也有必要通过药物来管理 ICP。理想情况下，患者可以通过非手术治疗方法稳定下来，这样就不需要急诊手术，而且可以在术前准备更为充分、更有计划的基础上进行手术。

脑室内肿瘤也可能阻塞脑脊液循环，导致急性脑积水。这常见于第四脑室肿瘤和第三脑室或侧脑室的胶样囊肿。对于脑室内肿瘤，水肿对循环受阻的影响很小，因此皮质类固醇的效果可能较差。相反，EVD是治疗脑积水和稳定患者的首选干预手段，同时也应将进一步的检查和手术计划提上议程。

### （五）急诊手术的适应证

一般来说，如果可以的话，应避免对脑肿瘤进行急诊手术。降低ICP、皮质类固醇和脑室引流等治疗通常可以使患者稳定下来，甚至逆转神经功能障碍。理想情况下，应让患者拖延到完善增强磁共振检查和有经验的医生到场制订适当的手术计划。在肿瘤表现为脑实质大量出血的情况下，血肿很可能会掩盖肿瘤的存在，临床决策应根据本章单独讨论的ICH指南制订。对于幕上脑出血病变，在与家人或医疗决策者讨论后，对于神经功能恶化的患者，应考虑去骨瓣减压术伴或不伴血肿清除术（AHA/ASA，Ⅱb级，C级）作为挽救生命的措施[4]。一般情况下，皮质表面1cm以内的ICH病变是最容易通过手术清除的[94]。如果治疗小组有充分的证据相信有潜在的肿瘤，那么手术清除血肿可能会有更有力的论据，因为可以同时进行肿瘤的活检或切除。

与小脑出血相关的肿瘤也可能被出血掩盖，如果是这样的话，应该按照ICH指南进行治疗。AHA/ASA指南指出，对于伴有神经功能恶化、脑干受压或脑室梗阻导致的脑积水的小脑出血，应尽快进行血肿清除（AHA/ASA，Ⅰ级，B级）[4]。此外，不推荐仅进行脑室引流而不进行血肿清除的初始治疗（AHA/ASA，Ⅲ级，C级）[4]。

在肿瘤引起显著神经功能障碍或占位效应下降，而不伴有出血或脑积水的情况下，应尽量采用药物治疗。如果患者的神经功能持续恶化，包括意识水平进一步下降或出现新的局灶性神经功能缺损，则应考虑行减压术的同时加或不加肿瘤切除。

### （六）重症监护与管理

出现新的急性神经功能缺损、症状性脑积水、中线移位或即将发生脑疝的高风险患者应住进ICU进行初步监测、检查和处理。许多患者病情仅使用类固醇就会有显著的改善，这可以逆转或改善新的神经功能缺损和MLS。患者应该动态进行神经学和影像学检查，以评估占位效应或脑积水的进展情况。需要脑室引流的患者则需要重症监护，直到最终行分流手术或切除肿瘤。在永久性分流解决脑积水或切除改善占位效应后，患者通常只需要额外1～2天的ICU监测。出现大量脑出血的患者可能需要更长的ICU住院时间，部分原因是需要插管和机械通气。术者还应警惕术后出现术区出血的迹象。

## 十三、总结

神经外科急症的管理对医疗系统来说是一项持久的挑战。医疗团队必须迅速作出关键决策，并且需要多个团队之间进行精确而迅速的医疗协调。所有涉及的医务人员都需要掌握每个常见紧急情况的处理原则。一般来说，应首先稳定气道、呼吸和循环。在创伤情况下，应该遵循ATLS方案，怀疑神经损伤的同时也要排查和处理其他可能对生命威胁更大的颅外损伤。细致的神经学检查对于进一步治疗至关重要，如果可能，应该在镇静或使用麻醉药之前完成。在计划进一步手术干预的同时，应首先通过药物手段积极控制颅内压。对于神经外科急症的治疗来说，丰富的药理学知识和充分理解血小板或凝血级联功能障碍至关重要，因为它可能会影响治疗方案的选择。

手术抉择变得更加复杂和严峻，因为我们需要更多地关注预后转归，而不是简单地提高存活率。虽然许多神经外科干预可以逆转神经性损伤的进程，但最近的研究表明，我们的传统干预手段通常可以挽救生命，但实际上并不能改善预后。因此，应结合患者先前表达的关于灾难性疾病后生活质量的期望值和与家属的意愿，以指导手术决策。对于每一个患者，神经外科医生和其他医务人员应该熟悉并充分考虑目前学习了解到的影响预后的因素，以便评估谁从手术中获益最多，谁受益最少。最重要的是，需要进一步的研究来更好地识别可能从目前的神经外科干预措施中受益的患者亚组，并提出可能可以改善预后的新技术。

# 第四篇 神经系统急症的预防与处理

## Neurological Emergencies

第 16 章 神经重症病房中感染性脑膜炎和脑炎的治疗 ········· 148
第 17 章 神经重症病房中的自身免疫性脑炎 ········· 160
第 18 章 神经重症病房中神经肌肉疾病患者的管理 ········· 172

# 第 16 章　神经重症病房中感染性脑膜炎和脑炎的治疗

# Treatment of Infectious Meningitis and Encephalitis in the Neurocritical Care Unit

Christine E. Yeager　Lauren Koffman　Thomas P. Bleck　著

冯雪冰　徐跃峤　译

王芙蓉　校

## 一、概述

中枢神经系统（CNS）感染是医师在实践中经常遇到的问题。CNS 感染症状与其他 CNS 病变类似，可能出现视物模糊等非特异性表现，从而引起诊断困难。但 CNS 感染仍然必须快速诊断，因为与其他器官系统感染相比，CNS 感染通常具有更高的发病率和死亡率[1]。CNS 感染的治疗具有挑战性，因为药物必须能够穿过血脑屏障，并且可能需要不同的给药方案[2]。很大一部分的 CNS 感染没有可识别的病原微生物[3]，但是随着技术的发展，检测其中的微生物可能变得简便、快捷、精准。除原发感染外，许多病原体还会引起严重并发症（包括长期的神经系统后遗症），并且影响日常生活。在本章中，将呈现关于支持每项建议的证据水平的文献，尽管最新的美国传染病学会（Infectious Diseases Society of America，IDSA）指南采用了 GRADE 方法，并在推荐强度的基础上采用了证据水平，但一些较旧的指南采用了不同的方式，如表 16–1 所示。

## 二、脑膜炎

脑膜炎是大脑内膜的一种感染，可导致严重并发症的发病率和患者死亡率增加[4]。本节讨论细菌、病毒和真菌脑膜炎。在没有进行神经外科手术或脑脊液（CSF）漏的情况下，病原体通常会通过血液传播到 CNS 并突破血脑屏障[5]。宿主的免疫反应无法控制 CNS 内的感染，尤其是蛛网膜下腔内的感染，感染的炎症反应实际上是产生与脑膜炎相关的某些症状的原因[6]。

### （一）细菌

1. 背景　在发达国家，疫苗的使用改变了与脑膜炎有关的最常见病原体[1, 2]。如今，细菌性脑膜炎中最

**表 16–1　美国传染病学会先前使用的评分系统，用于对临床指南中的建议进行排名**

| 类　别 | | 定　义 |
|---|---|---|
| 推荐强度 | A | 支持使用建议的证据有力 |
| | B | 支持使用建议的证据适度 |
| | C | 支持使用建议的证据不足 |
| | D | 支持反对使用建议的证据适度 |
| | E | 支持反对使用建议的证据有力 |
| 证据水平 | Ⅰ | 来自 1 项以上适当随机对照试验的证据 |
| | Ⅱ | 来自 1 个以上精心设计但没有随机化的临床试验的证据；来自队列或病例对照分析研究（最好来自 1 个以上的中心）；来自多个时间序列；来自不受控制的实验的戏剧性结果 |
| | Ⅲ | 来自权威人士意见，基于临床经验、描述性研究或专家委员会的报告 |

常见的病原体是肺炎链球菌，尽管已通过引入 7 价肺炎链球菌结合疫苗降低了其发生率[1, 2, 4]。这是所有年龄段的主要病原体，但小于 1 月龄的婴儿除外，其中无乳链球菌（B 类链球菌）是细菌性脑膜炎中最常见的病原体[7]。脑膜炎奈瑟菌是成年人中第二常见的致病菌，其次是乙型链球菌、流感嗜血杆菌和单核细胞增生李斯特菌[1]。当存在潜在的非 CNS 病变（如中耳炎、鼻窦炎和心内膜炎）时，可能会发现其他病原体，如流感嗜血杆菌和金黄色葡萄球菌[4]。

在 20 世纪 90 年代，婴儿 Hib 结合疫苗问世后，流感嗜血杆菌脑膜炎的发病率显著降低[1]。2006—2007 年，美国细菌性脑膜炎的发病率为 1.38/10 万[1]。在英国和西欧，其年发病率是每 10 万人中 1～2 例[2]，在非洲撒哈拉地区（也被称为脑膜炎地带）等流行地区，其年发病率可能高达 1000/10 万[2]。细菌可以通过这几种途径进入脑膜，即通过菌血症的血行传播(脑膜炎奈瑟菌和肺炎链球菌)，从中耳炎或鼻窦炎直接扩散，以及通过神经外科手术种植传播[2]。

与医疗保健相关的脑膜炎最常见于神经外科患者，在这些病例中检测出的主要微生物是金黄色葡萄球菌[8, 9]。发生医疗保健相关的脑膜炎的危险因素包括脑室内置管引流（EVD），长时间的开颅手术，持续的 CSF 漏 / 引流，以及神经外科手术后表浅手术部位感染[9, 10]。经常采用的一种方法是在围术期使用预防性抗生素，特别是针对金黄色葡萄球菌的抗生素，但文献中很少支持此方法[8]。经神经外科手术治疗的脑膜炎患者的 CSF 参数与诊断为社区获得性脑膜炎的患者的 CSF 参数不同[11]。一般来说，除与脑膜炎有关的临床发现外，EVD 相关脑膜炎的治疗还基于 CSF 参数变化趋势[11]。

2. 诊断　经典的脑膜炎三联征是精神状态的改变、颈强直和发热，但是只有 50%～67% 的患者同时具有这三个的症状。几乎所有案例都至少有其中两个症状[2, 6]。当怀疑是细菌性脑膜炎时，必须进行血培养和腰椎穿刺。如果不能及时获取 CSF，则必须根据经验开始治疗。如果出现局灶性神经功能缺损，检查时出现颅内压升高或已知免疫缺陷的证据，则应在腰穿之前进行计算机断层扫描（CT）头部检查（B–Ⅱ级）[7]。诊断细菌性脑膜炎的金标准是 CSF 分析[2]。CSF 通常表现为以嗜中性粒细胞为主的胞吞作用，葡萄糖浓度低于血清葡萄糖的 2/3，蛋白质浓度升高[4, 7, 12]。一些患者的白细胞计数可能没有升高，如免疫抑制患者，这表明预后不良[2]。CSF 开放性压力可能很高，应始终与密闭性压力测量值一起进行评估。

革兰染色和 CSF 培养可在 60%～90% 的病例中鉴定出病原体及对抗生素的药敏结果[2, 4]。如果在腰穿之前开始经验性抗生素治疗，则通过革兰染色或培养鉴定病原体的可能性将降低 44%[2]。一项研究表明，在开始使用抗生素的 4h 内进行腰椎穿刺的患者中，有 73% 的患者 CSF 培养阳性；但是，如果在 4h 之后进行腰椎穿刺，则灵敏度会下降到 11% 以下[13]。这就需要考虑使用其他检测方法来识别病原体。乳胶凝集技术可以很快地检测出病原体细菌。但是，目前使用此方法的较少，不建议日常使用（D–Ⅱ级）。在 CSF 革兰阴性的患者（C–Ⅱ级）或预防性使用抗生素并且进行 CSF 培养呈革兰染色阴性的患者（B–Ⅲ级）中使用乳胶凝集有一些作用[7]。鲎试剂分析被开发为检测病原体的另一种潜在方法，特别是在怀疑有革兰阴性脑膜炎的患者中[14]，但是，这项检测在某些研究中显示出较低的敏感性，并且无法区分特定的革兰阴性菌[7]，不建议在脑膜炎患者中常规使用（D–Ⅱ级）[7]。病原体特异性聚合酶链反应（PCR）已显示出 87%～100% 的高灵敏度和 98%～100% 的特异性[1]。有证据表明，PCR 可以用于 CSF 革兰染色阴性且高度怀疑细菌性脑膜炎的患者（B–Ⅱ级）[7]。

一种同时检测多种病原体的新方法已经开发出，包括多重 PCR、16sPCR、基质辅助激光解吸电离飞行时间质谱（MALDI-TOF）和全基因组测序[2]。多重 PCR 使用常规 PCR，但包含多种病原体的引物和探针，可在同一时间检测多种病原体[3]。所有细菌均含有 16srRNA，因此，已显示 16sPCR 对细菌性脑膜炎的诊断具有敏感性和特异性（敏感性为 92%，特异性为 94%）[2]。鉴定微生物的另一种方法是 MALDI-TOF，它基本上利用生物体的蛋白质质量来鉴定病原体[2, 15]。该方法已被证明可以更快地鉴定出一种生物，但目前尚不包括在诊断细菌性脑膜炎的指南中[2, 15]。

其他可能有助于诊断脑膜炎的实验室检查包括 CSF 乳酸、C 反应蛋白和降钙素（Procalcitonin，PCT）。当乳酸＞ 4.2mmol/L 时，CSF 乳酸已被证明可区分细菌性和病毒性脑膜炎，并具有良好的敏感性和特异性[7]，但仅限于以前未使用抗生素治疗过的患者[16]。此外，CSF 乳酸不能提供有关生物识别的更多信息，不建议社区获得性细菌性脑膜炎患者使用（D–Ⅲ级）[7]。术后脑神经外科患者或患有 EVD 的患者，CSF 乳酸可能在诊断细菌性脑膜炎中起作用，因为即使没有感染，这些患者的 CSF 细胞计数也是异常的，这使得 CSF 分析变得困难。建议在这类患者中，如果 CSF 乳酸＞ 4.0mmol/L，应考虑使用经验性抗生素（B–Ⅱ级）[7]。但是，CSF 乳酸不是 CNS 细菌感染的可靠诊断标志物，需要综合患者情况考虑[17]。血清 C 反应蛋白浓度具有很强的阴性预测价值，可用于 CSF 参数与脑膜炎一致但革兰染色阴性的患者（B–Ⅱ级）[7]。在健康个体中发现的血清 PCT 水平低于可检测的水平，但在患有细菌感染的患者中，PCT 水平会显著增加[18]，血清 PCT 水平被证明是细菌性脑膜炎的有效生物诊断标志物[19]。但是，由于临床实验室缺乏现成的药品，因此目前不建议定期使用（C–Ⅱ级）[7]。

诊断脑膜炎一般不需要影像依据。但在特殊情况下，以下患者应在腰穿之前获取头部的计算机断层扫描（CT）：免疫功能低下、既往 CNS 疾病病史、新发癫痫发作、视乳头水肿、意识水平异常和（或）局灶性神经功能缺损的患者（B–Ⅱ级）[7]。在没有并发症的脑膜炎中，头颅 CT 通常是正常的，但是它可以帮助评估诱发因素，如鼻窦炎、中耳、乳突感染或骨折[20]。磁共振成像（MRI）在一半的病例中是正常的，但可能表现为脑膜信号增强、蛛网膜下腔信号增强(图 16–1）或液体衰减型反转恢复（FLAIR）变化提示潜在的脑膜病变[20]，但这些发现不太适用于细菌性脑膜炎的诊断。虽然影像学检查可能对诊断细菌性脑膜炎没有帮助，但可以用于评估神经系统后遗症，稍后将进行讨论。

**3. 管理** 脑膜炎是神经系统的急症，尽管没有足够的证据支持关于初始评估和经验治疗期间的时间窗的具体指南，但通常建议尽快开始治疗。万古霉素加第三代头孢菌素（A–Ⅲ级）是 2—50 岁患者的经验性脑膜炎治疗药物。对于 50 岁以上或被认为免疫功能低下的患者，应加用氨苄西林（A–Ⅲ级）[7]，具体可以根据病原体鉴定和药敏结果改变抗生素使用方案。

动物研究表明，抗生素诱导的细胞溶解可导致蛛网膜下腔炎症，会导致病情恶化[21]。一项大型的随机对照试验表明，接受地塞米松辅助治疗的患者，特别是患有肺炎球菌性脑膜炎的患者，其出现不良结局或死亡的患者百分比显著降低[21]。最初，文献显示接受地塞米松的患者会导致听力相关预后较差[21]；然而，一项 Meta 分析显示，与安慰剂组相比，地塞米松辅助组患者的听力更好[22]。

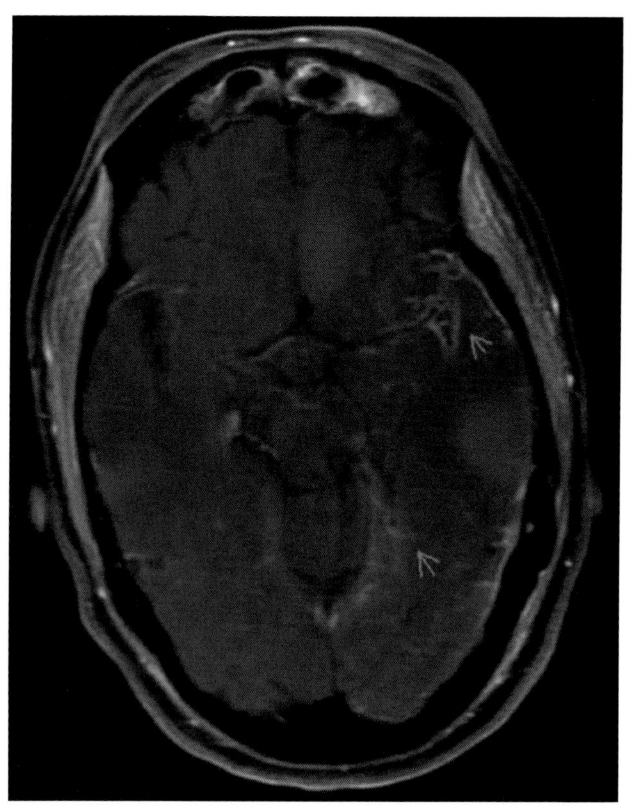

▲ **图 16-1　74 岁的男性疑似细菌性脑膜炎（箭）在 MRI $T_1$ 轴位对比图像上显示出脑膜信号增强。抗生素给药后未获得 CSF 分析，未发现病原体**

根据现有证据，建议在怀疑或证实患有肺炎球菌性脑膜炎的成年人中，地塞米松应以每 6 小时 1 次，每次 0.15mg/kg 的剂量开始服用 2～4 剂，首剂在第一次抗菌治疗前 10～20min 服用，或者与第一次抗菌治疗药物同时服用（A–Ⅰ级）[7]。在所有经验性脑膜炎的成年人中考虑使用经验性治疗，因为在开始抗生素治疗时并不能轻易确定病原体（B–Ⅲ级）[7]。已接受抗微生物治疗的成年患者不应给予地塞米松辅助治疗（A–Ⅰ级）[7]。最近的文献对在细菌性脑膜炎中使用辅助类固醇药物的建议提出了质疑，因为一项回顾性分析显示，接受辅助类固醇药物的患者出现迟发性脑缺血的发生率增加[23]，所以为了更好地评估这种联系，我们有必要进行进一步的研究。

细菌性脑膜炎的并发症得到广泛研究，包括动静脉栓塞（图 16–2）、脑水肿、脑积水、脑出血（图 16–3）、脑室炎（图 16–4）、血管病（图 16–5）、脓胸、癫痫发作、脑脓肿（图 16–6）[20, 24] 和海绵窦血栓形成（图 16–7）。

轻度短暂性脑积水是脑膜炎的常见并发症中最严重的[20]，但通常不需要永久性分流[24]。有一些患者可能需要进一步的干预措施，包括重复腰穿、后续的影像学检查或神经外科干预。成人和儿童人群中可能发生的肺炎球菌性脑膜炎的长期并发症是听力下降[2, 22]。

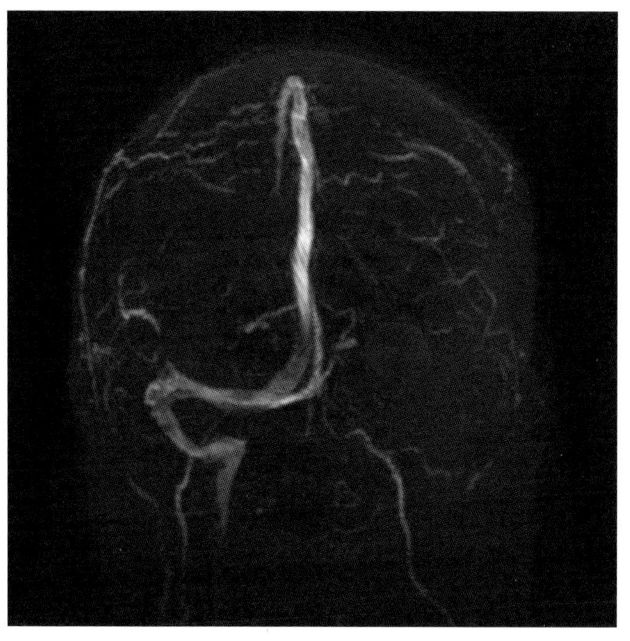

▲ 图 16-2 MR 静脉造影显示细菌性脑膜炎患者横窦血栓形成

### （二）病毒

1. 背景 脑膜炎最常见的病原体便是病毒，最常见的病原体包括肠道病毒[25]、疱疹病毒，以及在世界许多地方存在的虫媒病毒[3]。由于报道不足或缺乏认识，病毒性脑膜炎的发病率常常被低估，但是据估计年发病率为 0.26/10 万～17/10 万[3]。病毒性脑膜炎与细菌性脑膜炎相似，患者主诉头痛、颈强直和畏光[3]。最常见的是病毒通过血行传播到 CNS。而单纯疱疹、狂犬病和水痘带状疱疹（VZV）则以逆行方式[27]通过神经元扩散传播到 CNS[26]。

肠道病毒通常是通过粪 – 口途径传播的，少见情况会通过呼吸道飞沫这一途径传播[25]；肠道病毒包括艾柯病毒、柯萨奇病毒和脊髓灰质炎病毒[25]。尽管由于疫苗接种，脊髓灰质炎病毒在世界发达地区已基本根除[25]，这些病毒在世界各地都有发现。发病高峰期通常出现在夏季，通常处于穿薄衣物时期和有利于粪 – 口途径传播的温暖天气[3, 25]。肠道病毒脑膜炎的危险因素包括低龄、免疫缺陷和因社会经济地位较低而导致的卫生设施缺乏[25, 28]。除了典型的脑膜炎

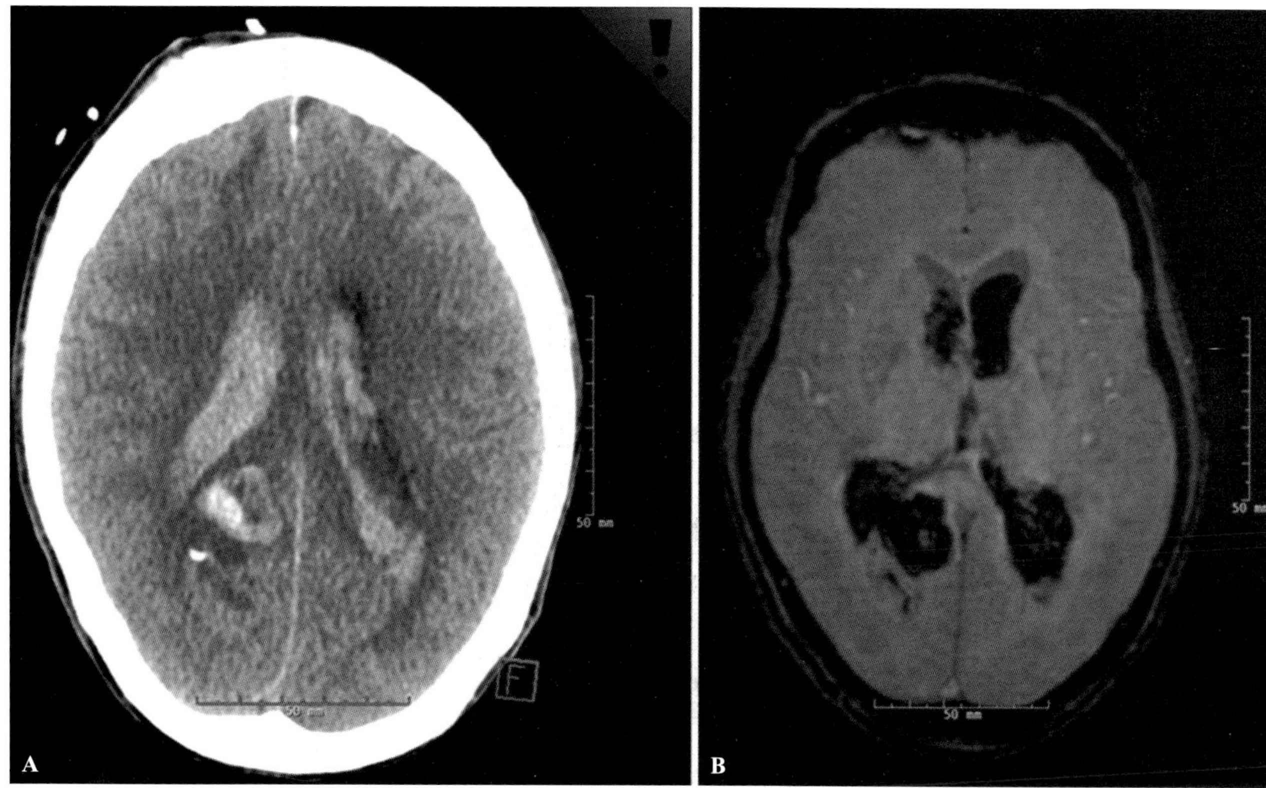


▲ 图 16-3 一名 58 岁的 HSV 脑炎患者

A. 无对比的头颅 CT 显示右顶壁旁矢状旁区域的高密度，除了脑室内出血以外，还代表脑内出血。B. 黑色区域与出血区域相对应的 MRI 磁化率加权图像

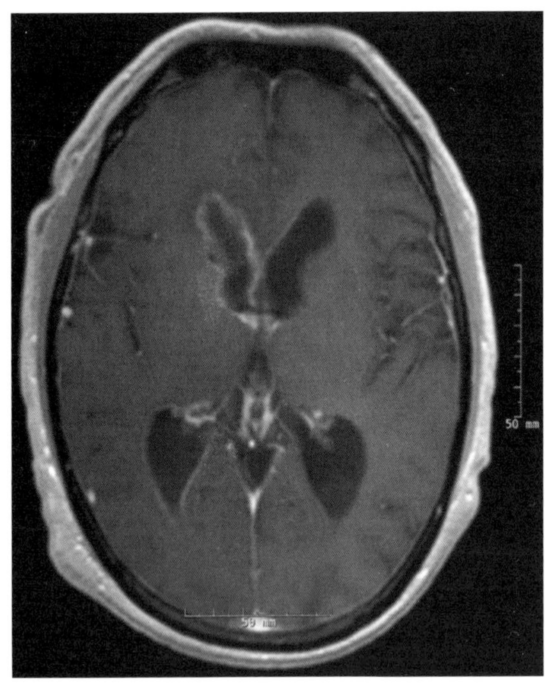


▲ 图 16-4 一名 72 岁的培养阴性但推测为细菌性脑膜炎的脑室炎患者轴位 MRI $T_1$ 图像

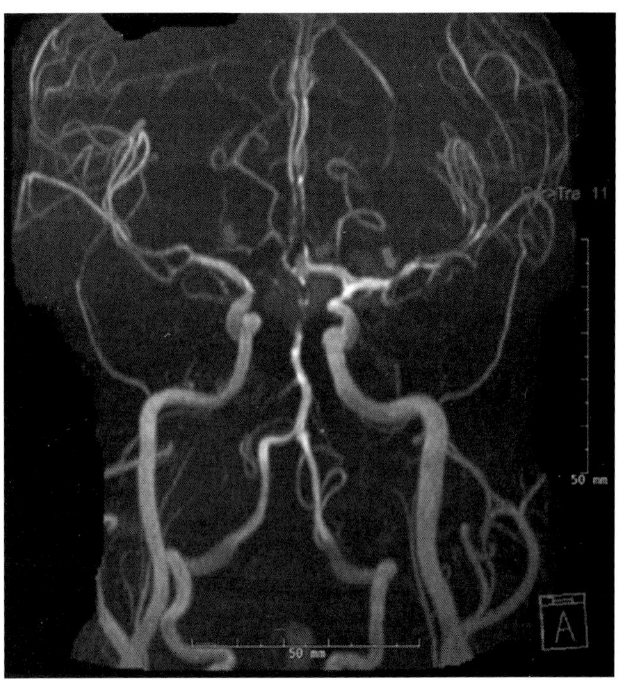


▲ 图 16-5 MR 血管造影显示一名 57 岁病毒性脑炎患者的双侧近端 $A_1$ 段（蓝箭）和左 MCA（绿箭）的中度至重度血管痉挛（此图彩色版本见书末）

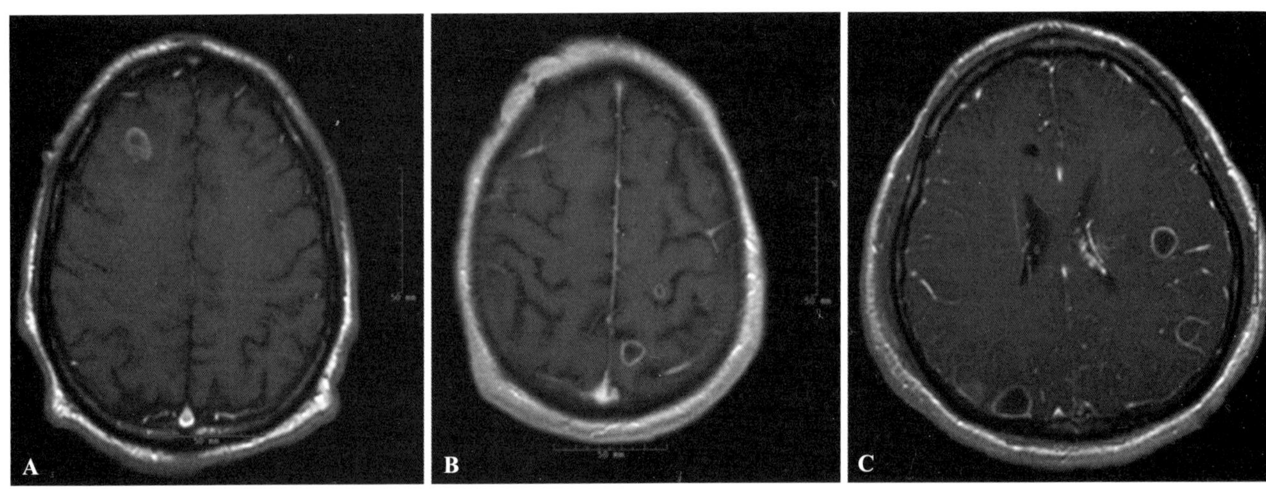


▲ 图 16-6 轴位 MRI $T_1$ 图像显示了 26 岁患者的脑脓肿并伴有环状增强病变的经典发现。中间链球菌 16sRNA 阳性

临床综合征外，柯萨奇脑膜炎还会出现手、足和口的皮疹[25]。

单纯疱疹病毒（HSV）是成人流行性病毒性脑膜炎的最常见原因[29]，最常见的是 2 型单纯疱疹病毒（HSV-2）和 VZV[3]。HSV-2 是通过性传播的，仍然是一种重要的病原体。尽管越来越重视物理防护和性教育，但 2003 年，超过 20% 的 12 岁以上美国人被发现感染了 HSV-2 病毒[30]。很少有患者会发展为复发性脑膜炎，也称为莫拉雷特脑膜炎，通常也归因于 HSV-2；已经有复发性脑膜炎的病例报告涉及 EB 病毒（HHV-4）和 HSV-1[29]。这种复发性脑膜炎很少，估计患病率为 2.2/10 万[31]。

虫媒病毒通常在特定区域发现，并通过蚊虫、苍蝇、蜱螨叮咬和虱卵传播给宿主[32]。发病高峰往往在蚊子最流行的夏季[33]。大多数虫媒病毒感染是亚临床感染，脑膜炎通常是通过西尼罗病毒、蜱传脑炎病毒和托斯卡纳病毒感染[3]。新近再现的寨卡病毒可导致脑膜脑炎，并且由于最近的暴发，它逐渐成为一个引

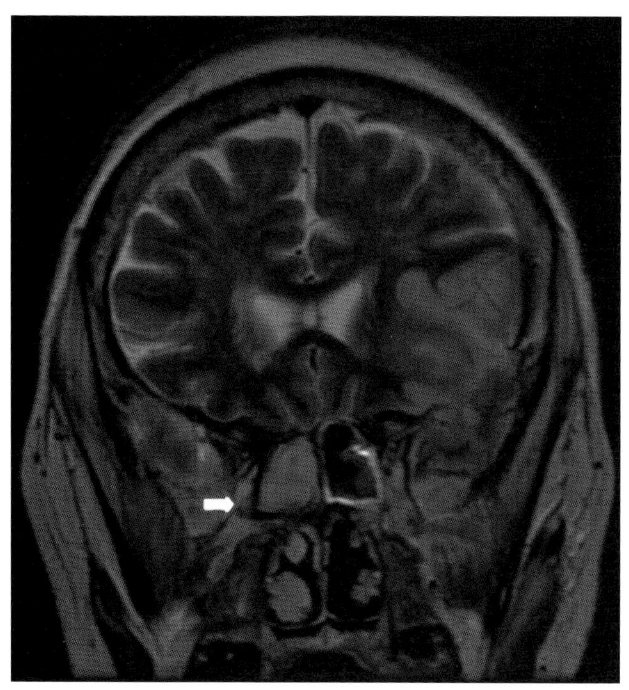

▲ 图 16-7 冠状位 MRI $T_2$ 图像显示患有细菌性脑膜炎的患者发生海绵窦血栓形成。注意海绵窦的高强度（箭）

起全球关注的问题[32]。虫媒病毒通常始于流感样疾病，后发展为恶心、呕吐和颈强直[32]。西尼罗病毒是美国最常见的虫媒病毒之一，虽然大多数感染是无症状的，但一小部分会出现发热和流感样症状，而神经侵袭性疾病占的比例更小[33]。在患有神经侵袭性疾病的患者中，感染可表现为脑膜炎、脑炎和（或）急性弛缓性麻痹[33]。流行性腮腺炎病毒是脑膜炎的另一个病因，近年来由于疫苗接种率下降，该病毒一直在增加[34]。美国疾病控制中心（Center for Disease Control，CDC）指出，仅美国的腮腺炎病例数就从 2015 年的 229 例增加到 2016 年的 6366 例，2017 年超过 5600 例[35]。众所周知，腮腺炎可引起单侧或双侧腮腺炎的急性发作，在初次接触病毒后 2～3 周发生；然而，并非所有患者都有这种症状，有些患者可能会出现呼吸系统症状、低热和头痛[34]。脑膜炎可在 5%～10% 患者中发生，但很少致命，通常是自限性的[36]。它是少数能引起明显低血糖的病毒性脑膜炎之一（与 HSV 和淋巴细胞性绒毛膜脑膜炎病毒一起）。

2. 诊断　与任何潜在的 CNS 感染一样，腰椎穿刺是至关重要的。CSF 分析通常显示正常至轻度升高的开放压力、淋巴细胞增多、中度升高的蛋白质和轻度降低的葡萄糖，尽管程度不同于细菌性脑膜炎[3]。病毒培养通常对病毒性脑膜炎的诊断没有帮助，因为它可能很耗时并且灵敏度非常低[37]。血清学研究可以被考虑用于某些病毒感染的诊断，但是它们通常也很耗时并且特异性有限[37]。EB 病毒（Epstein-Barr virus，EBV）是个例外，它是疱疹家族的一员，因为免疫球蛋白 M（IgM）的存在常提示急性感染。血清学研究是诊断虫媒病毒感染最有效的方法[37]。CSF 中针对特定虫媒病毒的 IgM 抗体的存在是神经侵袭性疾病的诊断依据，并且特异性免疫球蛋白 G（IgG）抗体在 2～3 周后出现的四倍变化也是诊断依据之一[37]。特别是对于西尼罗病毒，建议检查 CSF 抗体，因为聚合酶链反应只有 60% 的敏感性[38]。然而，对西尼罗病毒的 IgM 反应可持续长达 500 天，这可能导致一些诊断不确定性。虽然针对特定虫媒病毒的聚合酶链反应变得越来越普遍，但在大多数机构中仍不容易操作[37]。然而，诊断病毒性脑膜炎的金标准仍然是病毒特异性聚合酶链反应，这应该在鉴别病毒性脑膜炎和细菌性脑膜炎（B–Ⅱ级）时进行。如果执行得太早或病毒量非常低，这可能会导致阴性的错误结果[3]。多重聚合酶链反应也可以利用。与病毒性脑炎不同，没有针对病毒性脑膜炎的影像学发现，因此影像学发现对诊断并不重要。

3. 管理　对于大多数类型的病毒性脑膜炎，没有特定的治疗方法。在 20 世纪 90 年代，普可那利被认为是治疗肠道病毒脑膜炎的药物[3]，因为它可以停止 RNA 病毒复制和感染周期[39]。这是一种很有前景的药物，因为它的口服生物利用度超过 70%[39]，并达到较高的 CSF 浓度；然而，它在减少病毒性脑膜炎患者头痛持续时间上略有逊色[3]。一些专家支持在新生儿和无丙种免疫球蛋白血症患者中使用普可那利。阿昔洛韦对疱疹病毒有效，特别是疱疹性脑炎和生殖器疱疹；然而，因为没有随机对照试验或其他研究来帮助指导临床决策，支持其用于疱疹病毒性脑膜炎的证据仍然不足[3]。总而言之，病毒性脑膜炎的主要治疗方法是对症治疗和支持治疗。当临床上怀疑细菌性脑膜炎发生时，应根据经验开始给患者使用抗生素；当 CSF 革兰染色为阴性且培养物在 24～48h 内没有增生时，可以停止这些治疗。大多数病毒性脑膜炎患者恢复迅速，几乎没有后遗症，因此对于是否有必要开发特定的治疗方法仍存在一些争议。

### （三）真菌

1. 背景　真菌性脑膜炎并不常见，然而，它具有较高的发病率和死亡率。与病毒性和细菌性脑膜炎不同，真菌性脑膜炎表现为亚急性至慢性脑膜炎，症状持续2～4周[40]。真菌性脑膜炎通常表现为血行传播，继发于系统性感染，但外伤或手术也可导致播散[41, 42]。引起脑膜炎的常见真菌病原体包括隐球菌属、球孢子菌属和组织胞浆菌属[41]。当宿主免疫受损或血脑屏障破裂时，应考虑其他机会性真菌病原体[42]。真菌病原体通常是特定地区特有的；然而，有航空旅行史的患者，必须考虑其他的病原体。获得完整的危险因素信息非常重要，包括旅行史、动物暴露史和职业暴露史。比如隐球菌常常与鸟类粪便之间存在联系，组织胞浆菌病可以在因进行洞穴探险而暴露于蝙蝠粪便的患者中看到[40]。

隐球菌脑膜炎是全世界成人脑膜炎最常见的原因之一，特别是在人类免疫缺陷病毒（human immunodeficiency virus，HIV）流行的地区[43]。HIV是隐球菌脑膜炎的主要危险因素，79%的病例与之有关[41]。然而，隐球菌性脑膜炎也可能出现在其他形式的免疫抑制中，如移植患者、患有造血系统恶性肿瘤、自身免疫性疾病、遗传性免疫缺陷综合征、皮质类固醇使用、结节病和与年龄相关的免疫低下的患者[44, 45]。它也可能发生在没有明确免疫抑制的患者中，占所有隐球菌脑膜炎病例的13%～18%[46]。没有免疫抑制的患者可能难以诊断，其表现可能是惰性的，缺乏典型特征，如发热或脑膜刺激征[44]。超过50%的隐球菌脑膜炎患者会出现与脑积水相关的颅内高压[40]。

随着时间的推移，球孢子菌脑膜炎的发病率一直在上升，在美国西南部也可以看到。播散性球孢子菌病发生在接触粉尘后，33%～50%的播散性疾病患者发展为脑膜炎[41]。任何有球孢子菌病病史的患者，如果出现脑膜炎症状，必须进行CSF分析。球孢子菌脑膜炎是一种威胁生命的疾病，不治疗死亡率接近100%[47, 48]。这种疾病还有严重的并发症，可能危及生命，包括脑积水、CNS血管炎、脑缺血、血管痉挛和出血[47]。

组织胞浆菌是一种在俄亥俄和密西西比河流域流行的双态真菌，任何人暴露于被鸟类或蝙蝠粪便污染的土壤后都可能会感染并导致脑膜炎[44, 49]。组织胞浆菌病是通过吸入孢子而感染的，通常表现为肺部症状，但它可以通过血液传播到CNS[50]。在播散性组织胞浆菌病患者中，有5%～10%会发展成CNS疾病[44]；然而，孤立的CNS感染也有发现[51]。

曲霉菌是另一种能引起脑膜炎的真菌病原体。曲霉菌有侵袭组织和脉管系统的倾向，这种风险随着免疫抑制水平的提高而增加，尤其是在中性粒细胞减少症、血液恶性肿瘤、晚期艾滋病、移植受体和需要皮质类固醇的患者中[44]。毛霉菌病（由毛霉菌引起的疾病）是另一种血管侵袭性的真菌，它与曲霉菌感染相同的患者群体，但对伏立康唑无反应，伏立康唑通常用于治疗曲霉菌[44]。除了免疫抑制外，毛霉菌也能感染无法控制的糖尿病患者[44]。鉴别曲霉菌时应始终考虑毛霉菌。毛霉菌的典型临床表现是出现鼻部症状，累及鼻窦，较少出现脑膜炎[44]。

2. 诊断　真菌性脑膜炎的CSF评估应包括开放压力、细胞计数差异、葡萄糖和蛋白质浓度、革兰染色、印度墨水和真菌培养[42]。也可以进行特定的血清学测试。由于颅内压升高可能是隐球菌脑膜炎的不良预后信号，因此获得开放压力很重要[42, 44]。CSF参数通常显示血糖过低和蛋白质浓度升高。CSF细胞性质有时可能是提示相应病原体的一个指标；例如，多形核细胞增多可提示曲霉病或芽孢菌病，而嗜酸性粒细胞增多可指示球孢子菌病[42]。CSF细胞增多与否取决于患者的免疫状态，因为免疫抑制的患者可能无法产生可疑的免疫反应[42, 44]。

CSF培养是诊断隐球菌性脑膜炎的金标准，但耗时长，且当真菌数量较低时敏感性降低[52]。墨汁染色仍然是诊断隐球菌的常用工具；然而，它也只有86%的敏感性，当真菌数量较低时，这种敏感性也会降低[52]。CSF血清学研究隐球菌抗原检测应始终与CSF培养结合进行，因为这些检测可在最终培养结果报告之前做出诊断，培养结果可能为假阴性[42]。

球孢子脑膜炎的诊断是基于阳性血清学检测（IgM或IgG）或CSF培养[47, 48]。球孢子菌种的阳性CSF培养是具有诊断性的，但敏感性较低，约为25%[53]。球虫性脑膜炎中发现的CSF细胞增多通常为两位数至数百，通常以淋巴细胞为主[53]。

与隐球菌相似，CSF培养是诊断组织胞浆菌性脑膜炎的金标准，但它不是一种敏感的试验，常常产生假阴性结果[54]。假阴性结果可能仅次于分离少量酵母生物的困难程度，因此至少需要10ml CSF用于培养以提高灵敏度[51]。辅助检测可以通过CSF、尿液或血清中的抗原检测来进行，但尽管抗原滴度检查可能对诊断有帮助，但与其他双态真菌存在明显的交叉反应[40]。

真菌性脑膜炎的影像学表现与病原体本身的并发

症有关。计算机断层扫描可用作初始筛查工具，并可显示脑积水（图 16-8）或出血的发现；然而，磁共振成像是首选的方式，因为它对脑实质的评估效果更好[55]。除了脑膜炎的典型表现外，磁共振成像还可以显示真菌性脑膜炎的血管并发症，包括血管炎、真菌性动脉瘤形成、脑出血和缺血性梗死[55]。除软脑膜强化外，曲霉菌还可有许多异常影像学表现，包括单发肿块病变（肺曲霉球）、海绵窦血栓形成和多发性脓肿[40]。

**3. 管理**　对于隐球菌性脑膜炎，主要的治疗方法是两性霉素 B 和氟胞嘧啶[56]。HIV 阳性患者的治疗分为诱导、巩固和维持三个阶段。两性霉素的推荐剂量为 0.7～1mg/(kg・h)，静脉注射（IV）氟胞嘧啶 100mg/(kg・h)，每日分 4 次口服，持续至少 2 周，以完成诱导阶段，然后口服氟康唑 400mg/d，持续至少 8 周（A-Ⅰ水平）[57, 58]。脂质体两性霉素 B 可以替代肾功能不全的患者或有肾功能损害风险的患者，剂量为 3～4mg/(kg・h) 静脉注射。可以根据可用性和耐受性考虑二次诱导和巩固方案。两性霉素 B 或脂质体两性霉素 B 可单独考虑使用 4～6 周（A-Ⅱ级）[57]。另一个可以考虑的方案是两性霉素 B 0.7mg/(kg・h) 静脉注射加氟康唑 800mg/d 口服 2 周，然后氟康唑 800mg/d 口服至少 8 周（B-Ⅰ级）[56, 57]。氟康唑加氟胞嘧啶、单独使用氟康唑或单独使用伊曲康唑的证据支持力度小得多，一般来说，不鼓励使用这些方案[57]。维持或抑制治疗建议使用氟康唑 200mg/d（A-Ⅰ级），但伊曲康唑 200mg/d 可考虑口服，每日 2 次，并持续监测药物水平（C-Ⅰ级）[57]。对于器官移植受者，可以考虑采用类似的治疗方案，但是由于他们通常更容易发生肾功能不全，因此建议使用两性霉素 B 脂质体。典型的维持或抑制方案是 6～12 个月内每日 200～400mg 氟康唑，而不是无限期地用于 HIV 感染患者（B-Ⅱ级）[57]。对于无免疫抑制的患者，推荐的治疗方案为两性霉素 B 0.7～1.0mg/(kg・h) 静脉注射加氟胞嘧啶 100mg/(kg・h) 口服，根据神经系统并发症分为四个剂量，持续 4～6 周。使用氟康唑 400mg，每日口服，持续 8 周，即可完成巩固（B-Ⅱ级）[57]。然后用氟康唑 200mg 每日口服，维持 6～12 个月（B-Ⅲ级）[57]。在过去，鞘内或脑室注射两性霉素 B 用于难治性疾病，并且仅在抢救性治疗中使用[58]；然而，目前不鼓励使用它（C-Ⅲ级）[57]。疾病的持续和复发需要重新评估减少免疫抑制的措施（抗逆转录病毒疗法、减少免疫抑制药等）。如果这些措施得到优化，诱导治疗可以考虑重新开始使用（B-Ⅲ级）[57]。

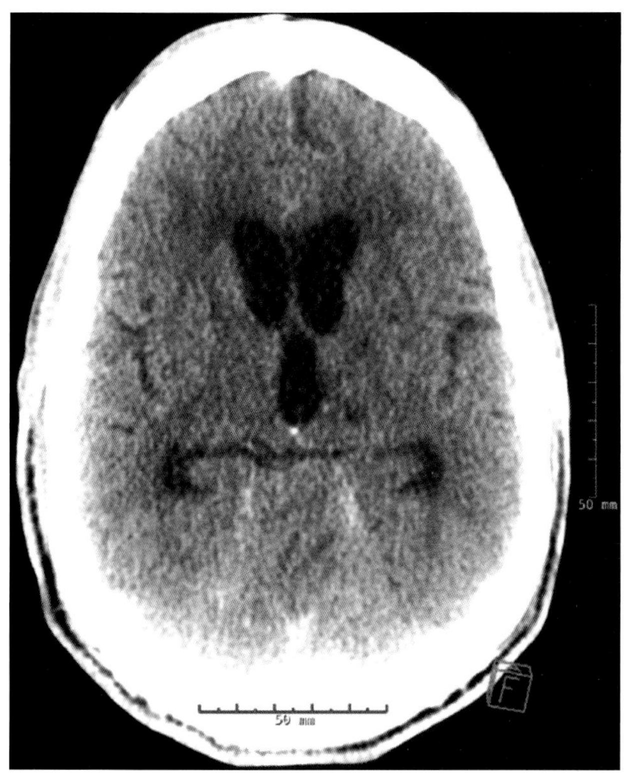

▲ **图 16-8　无对比的头颅 CT 显示隐球菌脑膜脑炎导致脑积水**

隐球菌脑膜炎通常因颅内压升高而变得复杂[44]。应测定腰椎穿刺的基线开放压力，如果开放压力大于 25cm$H_2O$，建议进行 CSF 引流，以将开放压力降低 50% 或至＜20cm$H_2O$ 的正常压力（B-Ⅱ级）[57]。有症状的持续颅内压升高应每日重复进行腰椎穿刺治疗，如果需要继续治疗，可考虑进行临时腰穿引流或脑室引流术（B-Ⅲ级）[44, 57]。用甘露醇（A-Ⅲ级）和乙酰唑胺治疗颅内压升高已被证明无效，并会恶化结果（A-Ⅱ级）[44, 57]。

隐球菌脑膜炎的一个重要考虑因素是可能发生的反常免疫反应，导致免疫重建炎性综合征（immune reconstitution inflammatory syndrome，IRIS）。对于隐球菌脑膜炎的孤立性颅内压升高，一般不鼓励使用皮质类固醇[44, 57]；然而，对于与 IRIS 相关的颅内压增高，可以考虑使用 0.5～1.0mg/(kg・h) 的泼尼松或更高剂量的地塞米松（B-Ⅲ级）[57]。

对于球孢子菌脑膜炎，虽然许多抗真菌药物是有效的，但治疗通常使用氟康唑或伊曲康唑[48]治疗。氟康唑已被证明是有效的，口服剂量为每日 400mg；然而，许多临床医生倾向于使用每日 800～1200mg（强有力的建议，适度的证据）[47, 53]。伊曲康唑通常每日服用 400～600mg [48]。对于难治患者，可以使用伏立康唑或泊沙康唑进行补救治疗 [47, 48]。由于复发率高和神经系统后遗症存在，应无限期持续使用康唑类药物（强烈推荐，中度证据）[47, 53]。可能发生的晚期并发症是脊髓蛛网膜炎，最好用鞘内两性霉素治疗。由于穿过血脑屏障的部分生物利用度低，静脉注射两性霉素 B 通常不用于球孢子菌脑膜炎，但在过去，鞘内注射两性霉素 B 是主要的治疗方法 [47, 48, 53]。脑积水可在病程早期发生，初始治疗应为重复腰椎穿刺的药物治疗（强烈推荐，证据不足）[53]。这些患者中的许多人的脑积水无法得到解决，因此建议进行早期磁共振成像和咨询神经外科，以安置永久性分流装置（强有力的建议，适度的证据）[53]。

组织胞浆型 CNS 疾病的建议治疗方法是在 4～6 周内每日给予脂质体两性霉素 B5mg/kg，总计 175mg/kg，然后给予伊曲康唑 200mg，每日 2～3 次，持续至少 1 年（B–Ⅲ级）[59]。通过重复腰椎穿刺和 CSF 分析监测组织胞浆菌抗原水平、白细胞计数和抗体滴度有助于确定治疗持续时间 [50]。氟康唑被认为是伊曲康唑的替代品，因为它可以达到较高的 CSF 水平；然而，动物研究表明它不如伊曲康唑有效 [50]。奥里康唑或泊沙康唑已被建议作为补救用药；然而，目前很少有证据支持其使用 [51]。在免疫抑制的情况下，终身抑制治疗可能是必要的 [50, 51]。

侵袭性 CNS 曲霉病的主要治疗方法是伏立康唑（A–Ⅱ级）[44]。标准治疗为每 12 小时 6mg/kg 静脉注射，持续 1 天（或两次剂量），然后每 12 小时 4mg/kg 静脉注射（A–Ⅰ）[60]。口服疗法也可以考虑，剂量通常为每日 4mg/kg 或每 12 小时 200mg（B–Ⅲ级）[60]。治疗的持续时间没有明确定义，对于免疫活性患者和免疫抑制患者，建议至少治疗 6～12 周 [60]。卡泊芬净经常与伏立康唑联合使用；然而，没有足够的数据支持这一点 [60]。如果患者对伏立康唑不耐受，可考虑使用其他药物，包括伊曲康唑（剂量未定义）、泊沙康唑 200mg，每日 4 次，或两性霉素脂质体制剂，每日 3～5mg/kg 静脉注射（B–Ⅲ级）[60]。

如前所述，虽然毛霉菌通常与曲霉菌有相同的表现，但它对伏立康唑没有反应。毛霉菌病的治疗基于三步方法：除了抗真菌治疗和纠正免疫抑制外，通常还需要积极的清创术（A–Ⅱ级）[44, 61]。当处理涉及毛霉菌的 CNS 时，抗真菌剂的选择是两性霉素 B 脂质体（B–Ⅱ级）[44, 61, 62]。CNS 受累的剂量建议为至少 6～8 周每日至少 5mg/kg [61]。泊沙康唑可用于对两性霉素 B 难治的病例或不能耐受的病例（B–Ⅱ级）[44, 61]。泊沙康唑的推荐剂量为 400mg，每日两次，同时监测血清药物水平 [61]。

## 三、脑炎

脑炎是一种急性发热性疾病，包括许多神经体征或症状，包括抽搐、谵妄、意识混乱、昏迷、失语症、偏瘫、反射不对称、不自主运动、共济失调、肌阵挛性抽搐、眼球震颤、眼球麻痹和面部虚弱 [63]。它也被定义为具有临床神经功能障碍的脑部炎症 [38]。

必须区分感染性脑炎和感染后 / 免疫后脑炎，因为治疗和预后差异很大 [26]。在大多数感染性脑炎病例中，病原体无法识别；然而，大多数已确定的感染性脑炎病例通常是病毒性的 [4]。在美国，病毒性脑炎最常见的原因是 HSV [64]，西尼罗病毒和肠道病毒 [27]。正如病毒性脑膜炎一节所述，病毒通常通过血行播散或神经元扩散（从神经末梢逆行）侵入 CNS。

当诊断疑似脑炎患者时，完整的病史对于确定危险因素、近期疾病或疫苗接种（关于感染后脑炎）以及指向特定诊断的临床线索非常重要 [38]。流行病学线索也有助于指出特定的病原体 [38, 65]。体检也能检测出可能有助于诊断的线索。皮疹表现可能有助于诊断，例如那些与水痘相关或常患有皮肤病的人可关注 VZV。此外，柯萨奇病毒引起的皮疹可累及手、足和口 [65]。神经系统缺陷也可以指向不同的病原体 [65]。最终，获得的诊断将根据临床怀疑而有所不同。

CSF 分析是疑似脑炎患者的主要诊断手段。一般建议对特定病原体进行血清学研究，并对获得的所有 CSF 标本进行核酸扩增试验，如聚合酶链反应，以帮助确定某种病原体（A–Ⅲ级）[38]。具体而言，应在疑似脑炎患者的 CSF 样本上进行 HSV 聚合酶链反应检测（A–Ⅲ级）[38]。但通常不推荐病毒培养。无论疑似病原体是什么，在获得进一步结果之前，所有疑似脑炎患者都应开始使用阿昔洛韦（A–Ⅲ级）[38]。

需进行血清研究来帮助确定脑炎的病因。除 CSF 外的体液标本（血液、粪便、痰液、鼻咽）的培养物可获得一些支持证据（B–Ⅲ级）；然而，阳性结果并不一定表明脑炎的病原体，因为其可能与先前发生的感染有关 [37, 38]。如果可能的话，一般推荐脑组织活检和组织病理学标本（A–Ⅲ级）。血清血清学试验（A–Ⅲ级）和血清聚合酶链反应研究也被考虑使用（B–Ⅲ级）。

### （一）单纯疱疹病毒

在发达国家，单纯疱疹病毒（HSV）脑炎是病毒性脑炎最重要的原因之一，因为它的发生率高、死亡率高、长期发病率高，并且具有治疗潜力[66]。尽管年轻健康的成年人 HSV–1 血清阳性率很高，但是每年 HSV 脑炎的发病率仅为每百万人中 2.3 例[67]。HSV 脑炎的临床表现包括低热、精神状态改变、行为怪异，有时出现表达性失语[68]；然而，这些并不是 HSV 所特有的，也可以在其他病因中看到[27]，这使得仅根据临床表现进行诊断变得困难。在 HSV 脑炎中常见的另一种临床表现是癫痫，40% 的病例出现癫痫发作[27, 68]。外周血研究并不是特别有用；例如，可以看到白细胞增多或正常白细胞计数[68]。CSF 研究、磁共振成像和脑电图为诊断提供了更好的依据[68]。最常见的情况是，CSF 细胞增多和 CSF 蛋白浓度升高，但在 5% 的情况下这些参数是正常的[69, 70]。一般通过 HSV PCR 作为诊断标准，其灵敏度为 96.5%～98.3%，特异性为 100%[71, 72]。如果在感染的前 1～3 天或治疗开始后获得假阴性 PCR 结果，应考虑重复取样[68]。

脑电图可以显示颞叶的侧化周期性放电，但这一发现只有 60% 的敏感性和 80% 的特异性[68]。在 HSV 脑炎中，磁共振成像比 CT 成像清晰[73]。在大多数 HSV 脑炎病例中，磁共振成像显示异常，最典型的表现是 FLAIR/$T_2$ 异常，表明颞叶（图 16–9）出现炎症性水肿，其次是岛叶、额叶、丘脑和顶叶[27, 70]。以前认为出血常见于 HSV–1 脑炎；然而，研究表明，出血可能更常见于 HSV–2 CNS 感染[27]。磁共振成像上发现的异常通常会增强对比度，偶尔会显示限制性扩散[70]。

治疗 HSV 脑炎的主要药物是阿昔洛韦；建议剂量为每 8 小时 10mg/kg 静脉注射，持续 14～21 天（一级）[38, 65]。对于已存在肾功能损害的患者，应减少剂量。没有证据支持辅助使用伐昔洛韦[74]。皮质类固醇被认为是辅助治疗，但尚未得到证据支持，并且不常用于 HSV 脑炎患者[65, 75]。阿昔洛韦的起始时间是预后的预测因子[73]。无论何时考虑任何类型的脑炎，阿昔洛韦都应该开始使用，并且在排除 CSF HSV 脑炎后停止。HSV 脑炎可能出现的其他问题包括癫痫发作

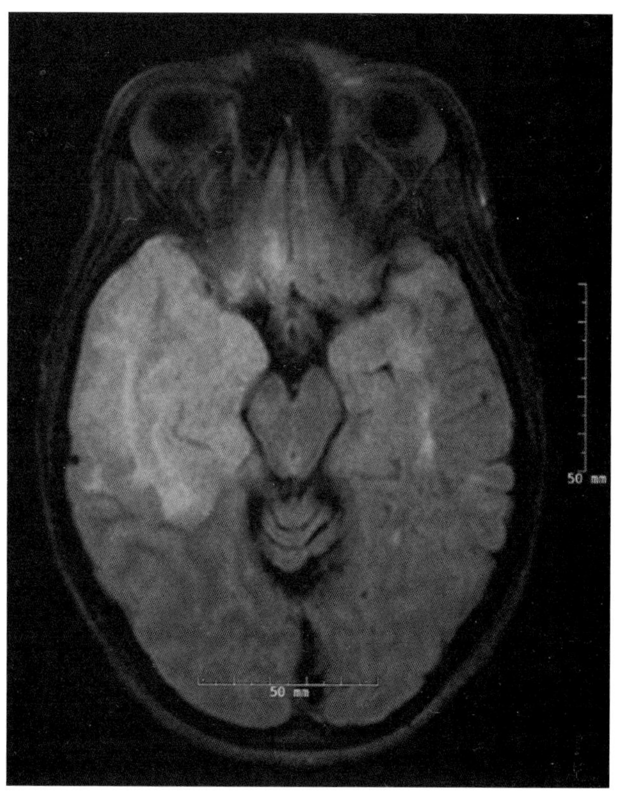


▲ **图 16–9　轴位磁共振 FLAIR 图像显示一例 HSV 脑炎患者右侧颞叶高信号**

FLAIR. 液体衰减型反转恢复

（最常见的相关并发症）、颅内压升高和需要插管的呼吸衰竭[70]。

### （二）其他脑炎

脑炎可由非病毒病因引起，如细菌、真菌、炎症 / 自身免疫过程，甚至原生动物。就病毒病因而言，可以考虑 HSV-1 病毒以外的疱疹病毒。除了阿昔洛韦治疗 HSV-1，没有有力的证据表明其他抗病毒治疗干预有效。表 16–2 显示了其他疱疹病毒的推荐治疗方法以及支持其使用的证据水平[38]。

对于不同的病毒病理，可以考虑使用其他特定的抗病毒药物。利巴韦林可用于治疗麻疹病毒（C–Ⅲ级）或尼帕病毒（C–Ⅲ级）[65]。正如在上述关于病毒性脑膜炎的章节中所提到的，普可那利被认为是治疗肠道病毒的一种很有前景的药物，尽管可以考虑用于肠道病毒脑炎（C–Ⅲ级）患者，但是由于缺乏有力的证据，可以考虑奥司他韦（C–Ⅲ级）[38]。如果患者患有 HIV 病毒，强烈建议给予高效抗逆转录病毒疗法（A–Ⅱ级）[38]；然而，患者患机会性感染和发生 IRIS 的风险增加[76]。

自身免疫性脑炎不在本章范围内，但只要诊断为

**表 16–2　疱疹病毒脑炎的推荐治疗方法**

| 疱疹病毒类型 | 推荐治疗方法 | 证据水平 | 注　释 |
|---|---|---|---|
| 单纯疱疹病毒 | 阿昔洛韦 | A–Ⅰ | 肾功能正常的患者每 8 小时静脉注射 10mg/kg，持续 14～21 天 |
| 水痘 – 带状疱疹病毒 | 阿昔洛韦 | B–Ⅲ | 10～14 天，每 8 小时静脉注射 10～15mg/kg |
| | 更昔洛韦（皮质类固醇） | C–Ⅲ | 每 12 小时 5mg/kg 可被认为是一种替代方法［如果有血管炎成分，这是使用类固醇的有力证据（B–Ⅱ）］[65] |
| EB 病毒 | 皮质类固醇 | C–Ⅲ | 不推荐阿昔洛韦；类固醇只有在权衡风险和利益之后推荐 |
| 巨细胞病毒 | 更昔洛韦 + 膦甲酸 | B–Ⅲ | 每 12 小时静脉注射 5mg/kg，连续 3 周，外加每 8h 注射 60mg/kg 膦甲酸钠或每 12 小时注射 90mg/kg 膦甲酸钠 |
| | | | 不建议使用西多福韦 |
| 人类疱疹病毒 6 型 | 更昔洛韦 + 膦甲酸 | C–Ⅲ（B–Ⅲ *） | 治疗方案未被定义为有限证据 |
| | | | * 免疫抑制患者 |
| 疱疹病毒 | 伐昔洛韦 | B–Ⅲ | 连续 14 天，每 8 小时口服 1g |
| | 更昔洛韦 | B–Ⅲ | 至少 14 天，每 12 小时静脉注射 5mg/kg |
| | 阿昔洛韦 | C–Ⅲ | 连续 14 天，每 8 小时静脉注射 12.5～15mg/kg |

脑炎，就应予以考虑此病。

## 四、转入神经重症监护室

几种 CNS 感染可能有严重的并发症，需要进入神经重症监护病房。气道、呼吸和循环是所有患者最重要的初始评估项目。对于患有神经系统感染的患者，昏迷导致无法保护气道，进行气管插管时需要重症监护病房（ICU）级别的护理。根据患者的病理情况仔细选择合适的诱导剂十分重要，例如琥珀酰胆碱已被证明可增加脑肿瘤患者的颅内压，尽管这可能并不适用于所有的 CNS 肿瘤 [77]。

如前所述，脑积水可能需要频繁的腰椎穿刺，通过 EVD 或腰椎引流进行 CSF 分流，以及（或者）密切监测颅内压的潜在升高。颅内压升高是感染性脑膜炎的不良预后标志，尽管有人建议在脑膜炎中使用颅内压监测器，但支持这一点的证据仍然有限 [78]。在细菌性脑膜炎中很少需要放置永久性引流管，但在真菌性脑膜炎中常见。

癫痫常见于 CNS 感染，尤其是 HSV 脑炎。长期脑电图监测可能需要入住重症监护室 [27]。癫痫持续状态患者在接受麻醉药治疗时可能需要进入重症监护室进行机械通气和脑电图监测 [27]。抗惊厥药并不是常规的预防用药，但是应该有一个治疗阈值来预防脑电图癫痫发作。感染（通常是细菌或真菌）会导致血管病变。多达 1/5 的细菌性脑膜炎患者会出现脑血管并发症，包括缺血性脑卒中 [79]。与真菌感染（曲霉病和毛霉菌病）相关的脑卒中综合征很少见，但由于这些病原体具有血管侵袭性，也可能发生 [44]。如果怀疑有副感染性血管病变，可以进行经颅多普勒超声或计算机断层血管造影来评估血管痉挛情况 [80]。如果出现血管痉挛，脑血管造影和钙通道阻滞药治疗通常有效。每日进行经颅多普勒超声有助于监测血管痉挛的进展。这类患者应该进行密切的神经监测，因为进行性血管痉挛和随后梗死的风险增加。

细菌性和真菌性 CNS 感染均可导致脑脓肿，虽然这些脓肿可用抗微生物疗法治疗，但可能需要神经外科介入以排除病变并获得培养样本和革兰染色结果。在适当的临床背景下，还应考虑评估是否有感染性心内膜炎，因为它可导致脓肿、栓塞性梗死和真菌性动脉瘤。

## 五、药理学

抗菌疗法的推荐剂量和潜在不良反应见表 16–3。

表 16–3 传染性脑膜炎和脑炎的药理学

| 炎症类型及其病原体 | | | 药 名 | 剂 量 | 持续时间 | 给药途径 | 不良反应 / 毒性 |
|---|---|---|---|---|---|---|---|
| 传染性脑膜炎 | 细菌性脑膜炎[a] | | 万古霉素 | 每 8～12 小时 30～45mg/kg | 10～14 天（肺炎球菌） | 静脉注射 | 肾毒性、耳毒性、血栓性静脉炎、中性粒细胞减少症、低血压 / 潮红（罕见） |
| | | | 头孢曲松钠 | 每 12 小时 2g | 7 天（脑膜炎球菌，耐氨苄西林流感嗜血杆菌） | 静脉注射 | 超敏反应、INR 升高（罕见）、溶血性贫血、胰腺炎 |
| | | | 氨苄西林 | 每 4 小时 2g | 21 天（李斯特菌） | 静脉注射 | 过敏、皮疹、舌和口腔疼痛 |
| | 病毒性脑膜炎 | | 阿昔洛韦 | 每 8 小时 10mg/kg | 10～14 天 | 静脉注射 | 肾衰竭、躁动、谵妄、震颤、幻觉 |
| | 真菌性脑膜炎 | 隐球菌 | 两性霉素 B（诱导） | 0.7～1mg/(kg · d) | 2 周 | 静脉注射 | 恶心、呕吐、寒战、发热、僵硬、肾损伤、血小板减少 |
| | | | 脂质体两性霉素 B（诱导） | 3～4mg/(kg · d) | 2 周 | 静脉注射 | 过敏反应、输液反应、恶心、寒战、电解质异常 |
| | | | 氟胞嘧啶（诱导） | 100mg/(kg · d)（分为 4 剂） | 2 周 | 口服 | 心脏毒性、精神错乱 / 谵妄、共济失调、瘙痒、腹痛 |
| | | | 氟康唑（巩固） | 400mg/d | 8 周 | 口服 | QTc 延长、头晕 / 癫痫发作、肝毒性、超敏反应、皮疹 |
| | | | 氟康唑（维持） | 200mg/d | 不确定 | 口服 | |
| | | 球孢子菌属 | 氟康唑 | 首次 800～1200mg，之后 400mg/d | 不确定 | 口服 | |
| | | | 伊曲康唑 | 400mg～600mg/d | 不确定 | 口服 | CNS 抑郁症、心力衰竭、听力丧失、肝毒性、超敏反应、神经病 |
| | | 组织胞浆菌属 | 脂质体两性霉素 B | 5mg/(kg · d) | 超过 4～6 周，达到 175mg/kg 总治疗剂量 | 口服 | |
| | | | 伊曲康唑（采用脂质体两性霉素 B 治疗） | 每次 200mg，每日 2～3 次 | 至少 1 年 | 口服 | |
| | | 曲霉属真菌 | 伏立康唑 | 6mg/kg，每日 2 次，每次 2 剂，后续改为 4mg/kg | 6～12 周 | 静脉注射 | 恶心、呕吐、头痛、腹泻、视觉障碍 |
| | | | 伏立康唑 | 4mg/(kg · d) 或每 12 小时 200mg | 6～12 周 | 口服 | |
| | | 毛霉菌目 | 脂质体两性霉素 B | 5mg/(kg · d) | 6～8 周 | 口服 | |
| | | | 泊沙康唑 | 400mg，每日 2 次 | 6～8 周 | 口服 | 高血压、外周水肿、心动过速、皮疹、头痛、腹泻 |
| 脑炎 | 病毒性脑炎 | 单纯疱疹病毒 | 阿昔洛韦 | 每 8 小时 10mg/kg | 14～21 天 | 静脉注射 | 神经毒性（意识混乱、震颤、幻觉）、肾衰竭 |

a. 细菌性脑膜炎的治疗可以根据确定的病原体和易感性缩小范围[7]。CNS. 中枢神经系统；INR. 国际标准化比值

# 第 17 章　神经重症病房中的自身免疫性脑炎

## Autoimmune Encephalitis in the Intensive Care Unit

Luisa A. Diaz-Arias　Carlos A. Pardo　John C. Probasco　著
李静伟　徐跃峤　译
王芙蓉　校

## 一、介绍

自身免疫性脑炎是由于自身免疫反应直接作用于大脑而导致的一类快速进展性脑病，具有较高的致残风险，该类患者通常需要入住 ICU。该病的评估和治疗，不仅需要关注疾病本身存在的炎症反应，也要留意治疗过程中所存在的药物和神经系统并发症。在这一章中，我们将对自身免疫性脑炎的流行病学、临床表现、诊断、治疗选择及并发症进行讨论，重点关注重症医师所遇到的管理和分类问题。

## 二、定义

脑炎的定义是大脑炎症所引起的神经功能障碍，通常累及大脑皮质或深层灰质。历史上，感染性脑炎曾是最常见的类型，然而自身免疫性脑炎近年来越来越被人们所关注和描述 [1, 2]。

自身免疫性脑炎不仅包括由原发性自身免疫反应所引起的综合征，也包括副肿瘤免疫综合征。与其他的副肿瘤综合征类似，系统免疫反应作用于大脑中与肿瘤抗原结构类似的多肽可导致副肿瘤自身免疫性脑炎 [3, 4]。副肿瘤性自身免疫性脑炎可发生在诊断肿瘤或转移癌后，也可以发生在发现肿瘤或肿瘤复发之前的几年 [3]。

从最早对副肿瘤性自体免疫性脑炎有报道以来的 20 年里，自体免疫性脑炎在无肿瘤患者中陆续被发现和报道。这些原发性自身免疫性脑炎综合征是典型的针对细胞表面蛋白（如神经递质受体）产生免疫反应的结果 [5]。因此，本章将副肿瘤性和非副肿瘤性自身免疫性脑炎一起讨论。

## 三、流行病学

自身免疫性脑炎可见于各个年龄段的人群，但最常影响年轻人群。脑炎的年发病率高达 12.6/10 万 [1, 6, 7]，其中 20%～30% 可能存在自身免疫疾病 [6, 7]。最近一项研究发现，自身免疫性脑炎的发病率为 13.7/10 万，与感染性脑炎的发病率相当 [2]。如果考虑到多达 50% 的脑炎患者病因不明 [6, 7]，以及目前各种自身免疫性脑炎相关的临床诊断标准的局限性或不敏感性，这一数据仍可能被低估 [5]。有趣的是，为治疗肿瘤而引入的新的免疫激活疗法正在影响自身免疫性脑炎的发病率 [8]。虽然一些脑炎综合征的临床特点会提示存在自身免疫性脑炎的可能性，但其临床表现往往并不典型。例如，新发顽固性癫痫持续状态（可能并不伴有认知或行为改变）最初仅表现为普通癫痫；然而，其中有超过 1/3 的病例被发现是由于自身免疫性脑炎导致的 [9]。近几十年以来，随着自身抗体检测方法的改进、检测技术的进步、临床诊断共识的发展和应用，以及对新型自身抗体相关性脑炎的认识，自身免疫性脑炎的发病率预计仍将继续上升 [1, 2]。

自身免疫性脑炎患者通常需要在 ICU 治疗 [10, 11]。一项单中心回顾性研究显示，符合自身免疫性脑炎临床诊断标准的患者中，55% 的患者被收治到了神经重症监护病房 [10]。入院前症状持续时间较长和贫血（可能是全身炎症的标志的患者具有更高的入住 ICU 的风险 [12]）、癫痫发作（包括癫痫持续状态）、亚急性认知能力下降和呼吸衰竭都是最常见的转入神经重症病房的指征 [10–13]。近 70% 的自身免疫性脑炎患者在最初住院期间需要进行重症监护[14]，44% 的患者在 ICU 住院时间大于 4 天。自身免疫性脑炎患者合并多种神经系统和内科相关并发症风险高，在 ICU 期间的死亡率可高达 40%[11, 13]。

## 四、临床表现

自身免疫性脑炎的发病和进展通常都非常快速。最近，为早期识别自身免疫性脑炎患者，并尽早开始免疫抑制治疗，人们制订出了较统一的临床诊断标准[5]。其中之一是亚急性进展性脑病，通常持续数日至数周（与之相比，神经退化性疾病通常会持续数个月或数年）。此外，脑病发生之前可能会有一些前驱症状，如头痛和非特异性呼吸或胃肠道疾病等[15–17]。

典型的亚急性临床表现包括记忆的渐进性缺失、精神状态的改变［即意识水平的改变、嗜睡和（或）性格的改变］和（或）精神症状等持续时间少于 3 个月[5]。这些症状可能同时伴有其他神经系统症状或中枢神经系统受累表现[5]。一些症状和表现可能会为特定的自身免疫性脑炎综合征的诊断提供线索，如面臂肌张力障碍型癫痫、神经性肌强直和口面部异动症伴新发精神疾病，分别与抗富含亮氨酸胶质瘤失活蛋白–1（anti-leucine-rich glioma-inactivated 1，Anti-LGI1）抗体、抗接触蛋白相关蛋白 –2（anti-contactin-associated protein 2，Anti-CASPR2）抗体、抗 N– 甲基 –D– 天门冬氨酸受体（anti-N-methyl-D-aspartate receptor，Anti-NMDAR）抗体相关（表 17–1）[18–20]。

作为最常见的自身免疫性脑炎，抗 NMDAR 脑炎和抗 LGI1 脑炎的临床表现值得特别注意（表 17–2 和表 17–3）。这里详细描述了各种综合征及各种综合征的特异性抗体的信息。抗 NMDAR 脑炎的临床表现以发热和（或）头痛样等病毒性疾病样的前驱症状为特征，并在之后的数日至数周发生人格改变（如躁动、偏执）、短期记忆丧失和异常运动[如挥舞症、紧张症、舞蹈症、运动障碍和（或）肌张力障碍］等[21]。之后，患者可发展为全身或部分发作性癫痫和癫痫持续状态、意识水平降低、中枢性过度换气和自主神经功能异常。患者人群多数为 20—30 岁的青年女性。然而，该病仍可见于从儿童至老年的各个年龄段，在 10—20 岁的患者中男性更为常见[20]。在所有年龄组中，行为改变是最常见的首发症状，而癫痫的发生最为普遍[20]。这可能是抗 NMDAR 脑炎最初经常被误诊为精神疾病的原因[22, 23]。运动障碍最常见于 12 岁以下的患者，而在较大年龄的患者中则较少发生[20]。只有 38% 的患者在初诊时发现存在恶性肿瘤，其中最常见的是卵巢畸胎瘤（94%），但是也存在其他种类恶性肿瘤的报道，如卵巢外畸胎瘤、肺癌和乳腺癌等[20]。

抗电压门控钾通道（Anti-VGKC）复合物抗体血清阳性患者中 40% 为抗 LGI1 脑炎患者。在其余患者中，10% 的患者具有抗 CASPR2 抗体，50% 的患者抗 LGI1 和抗 CASPR 抗体均为血清阴性。抗 LGI1 抗体阴性、抗 CASPR 抗体阴性和抗 VGKC 抗体阳性的患者群在临床表现、肿瘤相关性和免疫抑制等方面存在很大差异，这可能提示这类人群对某些未知的 VGKC 相关蛋白的免疫应答存在不同，这也就限制了抗 VGKC 抗体作为一类特异性自身免疫性神经炎症标志物的应用[24]。

抗 LGI1 脑炎患者通常在 60—80 岁时发生边缘叶脑炎。抗 LGI1 脑炎的特征是短期记忆丧失、癫痫和精神症状，并伴有颞叶内侧炎症、颞叶癫痫或功能障碍、鞘内炎症等。磁共振成像（MRI）或脑脊液（CSF）分析显示有很大一部分患者（13%）并无脑部炎症的证据[25]。在抗 LGI1 脑炎患者中，短期记忆丧失和边缘叶脑炎症状出现前的几周至几个月即可出现面臂肌张力障碍型癫痫（faciobrachial dystonic seizures，FBDS）。这些免疫治疗（而非抗癫痫治疗）所致的反应性癫痫发作非常短暂（数秒）和频繁（平均每日 50 次），通常表现为单侧或双侧手臂及同侧面部的抽搐，而腿部的抽搐则发生相对较少[18, 26]。28% 的 FBDS 患者发作前存在情绪激动、听觉或视觉刺激等诱因[26]。在表现为 FBDS 的抗 LGI1 脑炎患者中，早期使用免疫治疗可改善患者在认知功能、致残率和癫痫控制方面的预后[18, 19]。正如在一些患者中观察到的，患者体内的抗体会直接与细胞表面的蛋白发生作用，抗 LGI1 抗体并没有发现与特定的肿瘤存在强相关性，也仅有 7% 的患者存在恶性肿瘤[26]。

对疑似自身免疫性脑炎患者的诊断评估不仅是为了早期确诊并评估并发症从进行早期的干预治疗，也是为了确保排除其他亚急性进行性脑炎，特别是排除其他原因导致的感染性脑炎。在评估疑似自身免疫性脑炎患者时，必须注意自身免疫性脑炎的诊断需要结合临床表现和辅助检查，而不仅仅是依靠自身免疫抗体的检测。

**表 17-1　自身免疫性脑炎的自身抗体**

| 脑炎类型 | 抗　体 | 抗原分类 | 综合征和相关的神经学表现 | 肿瘤发生率 | 主要肿瘤类型 | 对免疫治疗的反应 |
|---|---|---|---|---|---|---|
| 边缘性脑炎 | AMPA 受体[68] | 突触受体 | 边缘叶脑炎、癫痫、眼球震颤 | 65% | 胸腺瘤、小细胞肺癌 | 所有患者（$N$=21）经适当免疫治疗和肿瘤治疗后 71% 的患者出现部分（$N$=10）或良好反应（$N$=5） |
| | 双载蛋白[69] | 细胞内抗原 | 边缘性脑炎、僵人综合征、流行性脑炎、亚急性小脑变性、骨髓病、亚急性感觉神经元病变、周围神经病变 | 79% | 小细胞肺癌、乳腺癌、胸腺瘤 | 在抗双载蛋白血清阳性的各种综合征患者中，使用各种一线治疗的有效率分别为糖皮质激素组 80%（$N$=5）、IVIG 组 50%（$N$=4）、血浆置换组 0 例（$N$=4）。经肿瘤治疗后 60% 的患者得到改善（$N$=20） |
| | CASPR2（接触蛋白相关蛋白 -2）[19] | 细胞表面 | 边缘叶脑炎、Morvan 综合征、神经性肌强直 | 20%～50% | 胸腺瘤 | 多种一线免疫治疗组合使用后，52% 部分恢复，39% 完全恢复（$N$=23） |
| | CV2/CRMP5（坍塌反应调节蛋白 5）[70-72] | 细胞内抗原 | 边缘脑炎、多发性脑炎、舞蹈病、亚急性小脑变性、颅神经病、葡萄膜炎、视神经炎、视网膜病、脊髓病、亚急性感觉神经病、自主神经病变、周围神经病变 | 87% | 小细胞肺癌、胸腺瘤、子宫肉瘤、前列腺小细胞癌 | 仅限于各种综合征（主要是运动障碍）的病例系列。对免疫治疗的反有效率为 13%～50%，主要是静脉注射甲泼尼龙。治疗的重点是肿瘤治疗 |
| | $GABA_B$ 受体[73] | 突触受体 | 边缘叶脑炎、癫痫、小脑共济失调 | 50% | 小细胞肺癌 | 单独免疫治疗 33% 完全有效，40% 部分有效；免疫治疗联合肿瘤治疗 13% 完全有效，13% 部分有效（$N$=15） |
| | GAD 65（谷氨酸脱羧酶 65）[74] | 细胞内抗原 | 边缘叶脑炎、僵人综合征、小脑共济失调、自身免疫性癫痫、脑干和多发性脑炎、脊髓病、大神经纤维性周围神经病、自主神经病变 | 15% | 小细胞或非小细胞肺癌、胸腺瘤或胸腺癌、睾丸精原细胞瘤、甲状腺瘤、乳腺癌、胃肠道肿瘤、肾癌、淋巴瘤、骨髓瘤 | 在 GAD65 自身免疫的所有神经表型中，约 50% 的患者通过免疫治疗可以得到改善 |
| | Hu（ANNA1）[75] | 细胞内抗原 | 边缘脑炎、脑干脑炎、多发性脑炎、亚急性小脑变性、脊髓炎、感觉神经病变、自主神经病变、周围神经病变 | 84% | 小细胞或非小细胞肺癌、前列腺癌、胃肠道肿瘤 | 肿瘤治疗单独或联合免疫治疗患者中，38% 得到临床症状的改善或稳定（$N$=80）；单独免疫治疗的患者中，21% 得到临床症状的改善或稳定（$N$=34） |
| | LGI1（富亮氨酸胶质瘤失活蛋白 1）[25] | 细胞表面 | 边缘脑炎、面臂肌张力障碍型癫痫、睡眠异常 | 5%～10% | 胸腺瘤 | 50% 的患者在一线免疫治疗后得到改善，71% 的患者 24 个月后结果良好（$N$=48） |
| | Ma1 或 Ma2[76] | 细胞内抗原 | 边缘脑炎、脑干脑炎、下丘脑脑炎、中脑脑炎、亚急性小脑变性 | ＞95% | Ma1：各种肺癌；Ma2：睾丸癌、精原细胞瘤 | 在各种免疫治疗方案下，36% 改善，46% 稳定（$N$=24） |

（续表）

| 脑炎类型 | 抗　体 | 抗原分类 | 综合征和相关的神经学表现 | 肿瘤发生率 | 主要肿瘤类型 | 对免疫治疗的反应 |
|---|---|---|---|---|---|---|
| 其他脑炎 | MOG（髓鞘少突胶质细胞糖蛋白）[77,78] | 细胞表面 | 急性播散性脑脊髓炎（ADEM）、视神经脊髓炎、视神经炎、脊髓炎 | 0% | 无 | 表现各不相同，脑干脑炎和脑炎最少见（总共 14%）。MOG 抗体可能在感染后疾病（如 ADEM）中短暂存在。根据视神经炎患者和脊髓炎患者（$N$=62）的数据，完全恢复的比例为 35%～52%，部分有效率为 40%～65% |
| | NMDA 受体[20] | 突触受体 | 抗 NMDA 受体脑炎伴焦虑、精神病、癫痫、锥体外系疾病、肺换气不足、中枢自主神经功能障碍 | 因年龄和性别而异；所有人群中为 38% | 卵巢畸胎瘤 | 在接受一线免疫治疗或畸胎瘤切除术的患者中，50% 在 4 周后好转。在 4 周后没有好转的患者中，接受二线治疗的 67% 在 24 个月后正常或轻微残疾（$N$=472）。 |
| | 多巴胺 2 受体[79] | 突触受体 | 基底节区脑炎、舞蹈病 | 0% | 无或未知 | 小的病例系列中，7 例患者接受免疫治疗，糖皮质激素或糖皮质激素联合 IVIG，5 例临床改善。提示静脉注射甲泼尼龙 +IVIG 可能会有更好的效果 |
| | 水通道蛋白 4[80] | 细胞表面 | 脑炎、神经骨髓炎视镜（NMO）、视神经炎、骨髓炎 | 0% | 无 | 少数情况下，NMO 患者可能出现脑炎或脑炎综合征。总体而言，NMO 患者对免疫治疗反应良好。接受一线免疫治疗（单纯注射甲泼尼龙或在糖皮质激素作用有限时进行血浆置换）的患者，53% 的患者可无运动障碍（$N$=15） |
| | DPPX（二肽基肽酶样蛋白 6）[81] | 细胞表面 | 脑炎、精神症状、腹泻、震颤、眼球震颤、过度惊骇症、共济失调、伴强直及肌阵挛的进行性脑脊髓炎（PERM） | ＜10% | 淋巴瘤 | 免疫治疗后，44% 完全或近完全康复，33% 轻度残疾（$N$=9） |
| | $GABA_A$ 受体[31] | 突触受体 | 脑炎、癫痫、小脑共济失调 | ＜5% | 胸腺瘤 | 免疫和肿瘤治疗后，28% 临床症状完全恢复，72% 部分恢复（$N$=21） |
| | mGluR5[82] | 突触受体 | 脑炎 | 55% | 霍奇金淋巴瘤、小细胞肺癌 | 免疫治疗（4 例）、免疫治疗和肿瘤治疗（4 例）、单独肿瘤治疗（2 例）和未治疗（1 例）患者中，完全恢复者占 55%，部分恢复者占 45% |

**表 17-2　抗 NMDAR 脑炎病例系列**

| 抗 NMDAR 脑炎研究 | 病例数 | 年龄（岁）（-/+） | ICU 住院率（%） | 精神症状（%） | 认知障碍（%） | 癫痫（%） | 癫痫持续状态（%） | 顽固性癫痫持续状态（%） | 运动障碍（%） | 自主神经功能障碍（%） | 气管插管 / 肺换气不足（%） | 死亡率（%） |
|---|---|---|---|---|---|---|---|---|---|---|---|---|
| Titulaer 等，Late-onset encephalitis，多中心多国研究，西班牙，2013 年[83] | 31 | 52（45—84） | 27（87） | 31（100） | 26（84） | 4（13） | – | – | 21（68） | 13（42） | 10（32） | 5（16） |
| Titulaer 等，Treatment and prognosis for long-term outcomes，多中心多国研究，西班牙，2013 年[20] | 577 | 21（0.33—85） | 435（77） | 238（65）[a] | 288（85）[a] | 230（68）[a] | – | – | 241（71）[a] | 166（49）[a] | 139（41）[a] | 7（5）[a] |
| Chi 等，Risk factors for mortality in encephalitis，单中心单国家研究，中国，2017 年[58] | 96 | 24.5（9—71） | 13（14） | 87（90.6） | 15（16） | 77（80） | 29（30） | 13（14） | – | 6（6） | 13（14） | 11（12） |
| de Montmollin 等，Adults with encephalitis in UCI，多中心多国研究，法国，2017 年[30] | 76 | 24（20—31） | 133（72） | – | 31（41） | 30（39） | 34（45） | 28（37） | – | 2（3） | 59（78） | 7（4） |
| Wang 等，Encephalitis in pediatric Population，单中心单国家研究，中国，2017 年[65] | 51 | 8（0.33—14） | 7（14） | 30（55） | 26（51） | 34（67） | 14（27） | – | – | 12（24） | 7（23） | 0 |
| Gable 等，Encephalitis in pediatric population. Multicenter single nation study，多中心单国家研究，美国，2017 年[29] | 24 | 10.5（2—18） | 10（54） | 16（66） | – | 16（66） | – | – | 19（79） | 13（54） | 8（33） | 1（4） |
| de Bruijn 等，Neuropsychological outcome in pediatric population，多中心单国家研究，荷兰，2018 年[84] | 28 | 14（1—17） | 13（46） | 27（96） | 26（93） | 24（86） | – | – | 24（86） | 15（24） | 4（14） | – |
| Ho 等，Encephalitis in pediatric population. 多中心单国家研究，中国，2018 年[85] | 15 | 12（1—17） | 10（67） | 14（93） | 14（93） | – | – | 12（80） | 5（33） | 2（13.3） | – |  |
| Granata 等，Movement disorders in Pediatric encephalitis，单一中心单国家研究，意大利，2018 年[86] | 18 | 12.4（12—17.5） | 1（6） | 5（28） | 16（89） | 17（94） | – | – | 18（100） | 7（41.1） | – | 1（6） |
| Zhang 等，Late-onset encephalitis，单研究单国家研究，中国，2018 年[87] | 18 | 51.5（45—78） | 1（6） | 73（60） | 5（4） | 2（11） | 1（6） | 1（6） | 6（33） | 6（33） | 3（17） | 1（6） |
| Mueller 等，Genetic predisposition in encephalitis，多中心多国研究，德国，2018 年[88] | 96 | 30.3（17—44） | 44（42） | 88（92） | – | 70（73） | – | – | 43（45） | 37（39） | – | – |

a. 仅包含成人数据。ICU. 重症监护室；NMDAR. N- 甲基 -D- 天门冬氨酸受体

表 17-3　抗 LGI1 脑炎病例系列

| 抗 LGI1 脑炎研究 | 病例数 | 年龄（岁）（-/+） | ICU（%） | 精神症状（%） | 认知障碍（%） | 癫痫（%） | 癫痫持续状态（%） | 自主神经功能障碍（%） | 死亡率（%） |
|---|---|---|---|---|---|---|---|---|---|
| Finke 等，Cognitive deficits and structural hippocampal damage in encephalitis，多中心单国家研究，德国，2017 年 [89] | 30 | 65.7（12.3） | – | 11（37） | 30（100） | 28（93） | – | – | 1（3） |
| Gao 等，Clinical characterization of autoimmune LGI1 antibody limbic encephalitis，单中心单国家研究，中国，2016 年 [90] | 10 | 51.5（27—75） | – | 2（20） | 9（90） | 10（100） | 1（10） | – | 2（20） |
| Celicanin 等，Autoimmune encephalitis associated with LGI1 ab，丹麦，2017 年 [91] | 16 | 62（29—84） | – | 5（31） | 10（63） | 6（38） | – | 4（25） | 1（6.2） |
| Irani 等，Faciobrachial dystonic seizures precede limbic encephalitis. Multicenter multination study，多中心多国家研究，英国，2011 年 [26] | 29 | 64（36—83） | 1（3） | – | 19（66） | 26（77） | – | 5（19） | – |
| Mueller 等，Genetic predisposition in encephalitis，多中心多国家研究，德国，2018 年 [88] | 54 | 62.7（51—74） | 4（7） | 31（57） | – | 41（76） | – | 6（12） | – |

ICU. 重症监护室；LGI1. 富含亮氨酸胶质瘤失活蛋白 -1

## 五、诊断评估

对可疑的自身免疫性脑炎的辅助检查应包括自身抗体检测和一些常用的化验检查，如脑脊液检查、脑电图和脑部 MRI。接下来，我们将分别对上述三种检查进行介绍，同时将探讨脑氟代脱氧葡萄糖正电子发射断层扫描（FDG-PET）在诊断该病中的作用。此外，该部分还包括对副肿瘤性自体免疫性脑炎所伴随的恶性肿瘤的评估。

### （一）抗体检测

一些自身抗体已被报道与自身免疫性脑炎相关（表 17-1），每一种抗体都可以作为自身免疫性反应或直接致病能力的标志 [4, 27]。对于怀疑存在自身免疫性脑炎的患者，不仅要检测血清中是否存在自身免疫性抗体，还要对其脑脊液进行检测 [5]。之所以提出这一建议，是因为在某些（但并非所有）自身免疫性脑炎综合征（如抗 NMDAR 脑炎）中，脑脊液中抗体的检出率会比血清中更敏感 [5, 20, 25]。脑脊液抗体的检测具有更高的特异性，因为在血清中常常可以检测到多种抗体，而只有同时在其脑脊液中检测到的抗体才更能反映在脑组织内存在的免疫反应 [5]。因此，脑脊液抗体检测的假阳性率和假阴性率均低于单纯的血清抗体检测 [5]。

### （二）脑脊液检测

除了抗体检测，脑脊液检测在疑似自身免疫性脑炎患者的早期治疗中也发挥重要作用，既可以确定这种诊断的可能性，也可以用来进行鉴别诊断。最新的临床诊断标准中将中度的以淋巴细胞为主的脑脊液细胞数增多（每毫升 5 个白细胞）纳入；然而，这一标准的判定与检测的时机密切相关。在病程后期，脑脊液中除了蛋白水平的升高外，可以没有其他的异常。虽然脑脊液中的免疫球蛋白 G 指数和鞘内寡克隆带升高至血清水平不能用来诊断自身免疫性脑炎，但是可以用来支持中枢神经系统发生了自身免疫反应的判断。然而，值得注意的是，与自身免疫性脑炎相比，脑脊液中的葡萄糖水平的降低（相对于血清）更可能提示存在感染性病因。

### （三）脑电图（Electroencephalography，EEG）

诊断标准包括脑电图的改变，如颞叶的慢波（双侧或单侧），从局灶性到广泛性的各种形式的癫痫发作、难治性的抽搐性和非抽搐性的癫痫持续状态等 [5, 9, 28]。但是，脑电图本身诊断自身免疫性脑病的敏感性不稳定，其中以慢波和不规则脑电波最为常见 [5]。一些罕见的脑电图表现已被报道与特定的脑炎相关（如高波幅 δ 波与抗 NMDAR 脑炎相关）；然而，这种现象更多的是个例而非一成不变 [29]。

### （四）MRI

虽然脑 MRI 是评估脑炎的重要检查，但约 75% 的自身免疫性脑炎的 MRI 可无明显异常改变。临床诊断标准主要为颞叶内侧的 $T_2$/FLAIR（液体衰减反转恢复）像上信号的增强，或者灰质、白质内 $T_2$/FLAIR 像上多灶性的信号增强或者两者均有，这些高信号改变提示可能存在脱髓鞘或炎症（图 17–1）[5]。通常，最常见的受累区域包括额叶皮层、基底节区、丘脑、颞叶、小脑和岛叶[29, 30]。在不同患者人群中，MRI 对这些异常的敏感性各不相同：在符合疑似或确诊自身免疫性脑炎诊断标准的患者人群中的敏感度为 93%，在抗 NMDAR 脑炎患者人群中的敏感度为 93% 和在表现为 FBDS 的抗 LGI1 脑炎患者人群中的敏感度为 10%～20%[2, 18, 20]。此外，正如最近在抗 $GABA_A$ 受体相关脑炎中所报道的一样，上述异常信号的改变可能是轻度的、短暂的，也可能只有较小程度的增强，甚至可能是不同期出现的（有些出现，有些消失）[31]。近期对自体免疫性脑炎（尤其是边缘叶脑炎）的研究发现，其 MRI 常常表现为颞叶内侧硬化[18, 31, 32]。此外，一些特定的自身免疫性脑炎（如 Ma-Ta 抗体相关性脑炎）会选择性累及间脑或脑干等部位[4]。

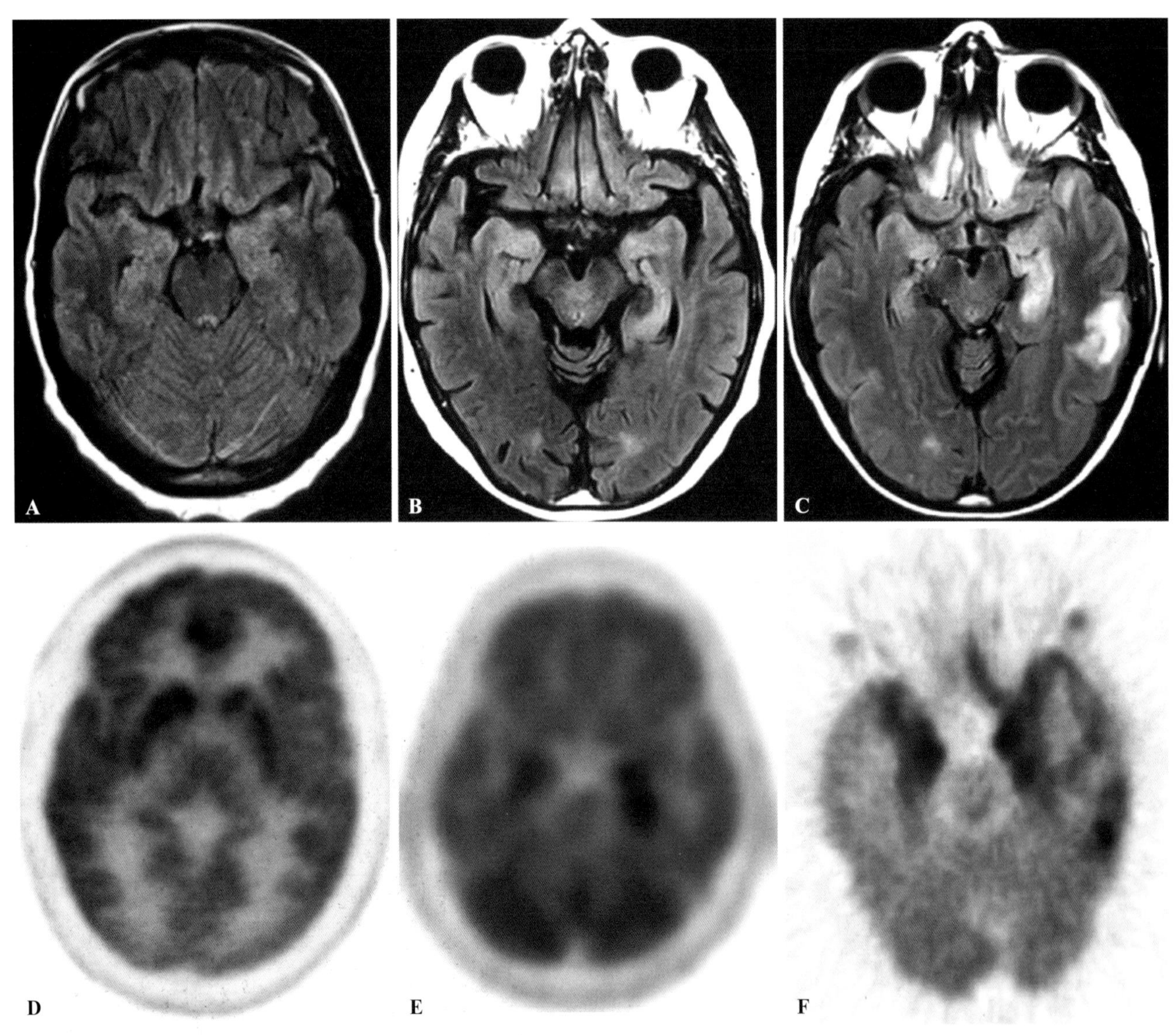


▲ 图 17–1　自身免疫性脑炎的脑 MRI 和 FDG-PET 表现

A 至 C. 脑 MRI。A. 抗 NMDAR 脑炎患者急性期海马区 $T_2$/FLAIR 信号明显升高；B. 抗 LGI1 脑炎患者急性期双侧颞叶内侧 $T_2$/FLAIR 信号升高；C. 抗 GAD65 脑炎患者存在多灶性 $T_2$/FLAIR 信号升高，累及左侧海马，颞叶灰质及皮层下白质。D 至 F. 脑 FDG-PET/CT。D. 抗 NMDAR 脑炎患者皮质代谢明显降低；E. 同一抗 LGI1 脑炎患者双侧海马区代谢升高；F. 同一抗 GAD65 脑炎患者双侧颞叶内侧代谢升高

### （五）FDG-PET

尽管在早期的报道中（如关于抗 NMDAR 脑炎的报道），脑 FDG-PET 成像已作为诊断和监测自身免疫性脑炎的可能手段，但是这一作用最近才引起了越来越多的关注 [33-35]。FDG-PET 上颞叶内侧的高代谢是边缘叶脑炎的临床诊断标准之一，但并不是其他自身免疫性脑炎的诊断标准 [5]。一系列的病例报道显示，1 例抗 NMDAR 脑炎存在从枕叶向额叶逐渐升高的代谢信号改变，1 例抗 –LGI1 脑炎存在基底节区和颞叶内侧的高代谢信号改变，这些异常的信号会随着患者功能状态的改善而逐渐恢复至正常，这也提示 FDG-PET 可以扩展应用于评估和监测自身免疫性脑炎的病情变化 [26, 35]。脑 FDG-PET 的临床价值会在未来得到逐步明确，但是研究人员和临床医生也应意识到一些亚急性认知功能障碍的神经变性疾病也可表现为 FDG-PET 上的代谢异常，如大脑后部萎缩和路易体痴呆均可表现为枕叶代谢的降低 [36]。另有研究发现，糖皮质激素和抗癫痫药等一些在自身免疫性脑炎急性期常用的治疗药物也会改变大脑皮层的代谢水平 [37, 38]。

### （六）脑组织活检

脑组织活检通常不用于诊断自身免疫性脑炎。神经病理学通常表现为淋巴细胞浸润或小胶质细胞活化等非特异性和非诊断性的改变。另有研究发现，脑组织活检仅有助于 8% 的自身免疫性脑炎患者的诊断 [39]。然而，正如上所述的抗体检测却可以进行特异性的诊断，并且是一项无创性的检查手段。

### （七）隐匿性恶性肿瘤的评估

由于自身免疫性脑炎被认为是一种典型的副肿瘤综合征，临床评估怀疑该病的患者需要对可能存在的恶性肿瘤进行评估 [40]。一些肿瘤产生的多肽与神经系统中的多肽结构类似，因而会导致免疫交叉反应和副肿瘤综合征的发生。需要注意的是，免疫系统针对肿瘤的细胞毒性和抗体介导的免疫反应不仅对肿瘤发生作用，也会对神经系统造成损伤。80% 的病例在诊断肿瘤之前就已存在神经系统的表现 [41]。

副肿瘤症状通常发生在肿瘤发生的早期阶段，因此肿瘤有可能难以发现。如果发现了肿瘤，通常通过对其相关抗体的检测可以对肿瘤的进行随访监测。有研究表明，患者应在 4 年内定期进行诊断性影像学检查，以确定是否有存在隐匿性恶性肿瘤。而在 4 年之后，再发现肿瘤的可能性会明显降低 [42]。

### （八）鉴别诊断注意事项

以上讨论的重点是各项检查对自身免疫性脑炎的诊断价值。与此同时，应同时考虑到其他诊断可能性，并将其作为鉴别诊断予以排除。对于这类亚急性的快速进展性疾病的鉴别诊断主要包括感染［如单纯疱疹病毒性、水痘带状疱疹病毒、人类免疫缺陷病毒（HIV）、肠病毒、隐球菌、梅毒和朊病毒等导致的脑炎或脑膜炎］、全身性疾病（如败血症、器官衰竭、维生素缺乏、电解质异常等）导致的脑病、风湿性和系统性自身免疫性疾病（如系统性红斑狼疮）、违禁药物（如氯胺酮）或处方药物（如抗胆碱能药物、安定药物、羟色胺药物）毒性作用或停药反应、代谢紊乱（如线粒体和鸟氨酸循环障碍）、脑血管疾病（如复发性缺血性脑卒中）、癌症（如原发性和转移性脑肿瘤）和癫痫发作（如无惊厥性癫痫持续状）等 [5, 43, 44]。住院早期进行详细的病史询问并进行脑部 MRI、脑脊液分析、脑电图等检查非常有意义，这些行动可以在快速筛选出显著异常的同时收集信息，进而明确自身免疫性脑炎的诊断。

诊断应基于临床表现，诊断评估不应只依靠商业化抗体检测结果，也不应只看在全身免疫治疗后是否有效果。实际上，抗体检测并不总是容易进行，即使可以，其结果可能需要数周才能返回。此外，文献报道的抗体相关性自身免疫性脑炎的种类越来越多，其中有一些仍无法在商业性的实验室进行检测。因此，对于临床特点符合自身免疫性脑炎诊断的患者，血清或脑脊液中抗体检测阴性时，并不能完全排除该诊断的可能性，而是需要将血清和脑脊液送至神经免疫学中心进行检测。这也意味着，可能会存在抗体假阳性的结果。最后，不同疾病对全身性的免疫抑制治疗会有不同程度的反应，如糖皮质激素在治疗原发性和继发性脑肿瘤以及神经结节病时具有不同的反应。总之，上述这些要点强调了观察临床表现的重要性以及对自身免疫性脑炎患者进行仔细评估的重要性。

由于自身免疫性脑炎的早期诊断和早期免疫治疗与患者临床预后的改善直接相关，进行诊断评估是为了识别那些可能患有自身免疫性脑炎的患者、评估其他病因性的脑炎（特别是感染性脑炎）、筛查隐匿的恶性肿瘤、启动免疫治疗、按需逐步升级治疗方案和处理脑炎综合征的后遗症。接下来，我们将讨论在 ICU 常见的自体免疫性脑炎的免疫治疗和后遗症的管理。

## 六、免疫治疗

由于自身免疫性脑炎较为罕见，因此缺少免疫治疗的指南，也无法进行前瞻性对照性临床试验来确定自身免疫性脑炎的治疗效果。目前，大多数治疗方法依赖于对疾病机制的现有了解、基于临床经验和病例系列的专家意见以及一些很小的前瞻性试验结果。在急性期考虑选择免疫治疗时，考虑患者所处疾病的阶段和并发症的情况很重要。如果知道患者血清学的检查特点，就可以为用药和评估预后提供指导。必须提到的是，延误早期治疗时机可能会使预后变差[45]。

自身免疫性脑炎的一线免疫治疗包括静脉注射糖皮质激素（代表药物是甲泼尼龙）、静脉注射免疫球蛋白（IVIG）和血浆置换（PLEX）（表 17–4）。常用的二线治疗药包括利妥昔单抗和环磷酰胺（表 17–4），而麦考酚酯和咪唑硫嘌呤则通常用于维持急性期过后的免疫抑制。细胞表面蛋白的自身抗体血清阳性者往往对抗体导向治疗（如 IVIG 和 PLEX）的反应良好。通常在该疗法的同时或之后也会通过静脉使用糖皮质激素治疗。选择 IVIG 还是 PLEX 主要取决于患者的病情和其他的一些医疗方面的考虑[46, 47]。

糖皮质激素是治疗自身免疫性疾病的一种有效药物，但其长期使用可能会导致多种并发症的发生，包括胰岛素抵抗、糖尿病、骨质疏松和机会性感染的风险增加。IVIG 则可能会使化学性脑膜炎、高黏血症和血栓综合征发生的风险增加。此外，IVIG 偶尔也会引起头痛、面部潮红、胸闷、发热、寒战、肌痛、疲劳、呼吸困难、背痛、恶心、呕吐、腹泻、心动过速和急性肾衰竭、中性粒细胞减少、自身免疫性溶血性贫血、皮肤反应和关节炎等。PLEX 可导致动脉血压降低、心律失常、发热、寒战、感觉异常，以及罕见的危及生命的情况（如休克、低血压、持续性心律失常和溶血）[48–50]。

虽然尚未能在许多国家普及（包括美国），免疫吸附（immune absorption，IA）仍是一种可替代血浆置换的疗法。研究表明，其治疗效果至少与血浆置换疗法相当[51, 52]。IA 可以快速并选择性消除抗体的特点使其成为一种理想的治疗方式。IA 可以直接使血管内抗体和免疫复合物的浓度降低并使抗体重新分布，进而引起免疫调节的改变。PLEX 是一种非选择性的治疗方法，会使凝血因子减少，而 IA 是选择性的，所以其不良反应更少。对 30 例分别接受 PLEX 和 IA 治疗的自身免疫性脑炎患者进行的回顾性分析显示，PLEX 组治疗后 65% 患者得到改善，而 IA 组治疗后的改善率达到了 100%。此外，对 13 例接受 IA 治疗的自身免疫性脑炎患者的回顾性分析显示，85% 的患者的症状得到改善。然而，这种有效性可能并不是完全归功于 IA，因为大多数患者同时使用了糖皮质激素进行治疗[53]。

当检测到的抗体指向细胞内蛋白时，建议使用针对细胞介导的免疫反应而非免疫调节疗法[46, 47]。因此，在急性期，环磷酰胺在抑制细胞毒性反应方面具有重要作用，其可减少细胞介导的免疫反应所造成的神经损伤程度[46, 47]。

目前还没有指导急性期一线免疫治疗或之后升级为二线治疗的指南。如果在预期的反应期（大约 2 周）内一线治疗无效或者病情危重时，通常会考虑升级为二线治疗[20]。有证据表明，作为血清阳性和血清阴性的自身免疫性脑炎的二线免疫治疗，利妥昔单抗（抗 CD20 单克隆抗体）具有良好的耐受性和治疗效果[54, 55]。此外，也有研究显示，利妥昔单抗对 IgG4 抗体阳性患者有良好疗效，而 IgG4 抗体在抗 LGI1 和抗 CASPR2 脑炎患者中占主导地位。利妥昔单抗最常见的不良反应是输液相关反应、感染、疲倦和恶心；但总体来说，它是一种具有良好的安全性的药物。另外，环磷酰胺可能会导致不孕等不良反应。因此，建议在使用前冻存卵子或精子，或者使用促性腺激素释放激素（GnRH）激动药来减轻该药的不良反应[56]。

## 七、ICU 内自身免疫性脑炎的并发症

如前所述，很高比例的脑炎患者需要入住 ICU 进行治疗，其最主要的原因是意识状态恶化需要行气管插管、癫痫持续状态 / 难治性癫痫持续状态、严重的多动症、呼吸衰竭、自主神经功能障碍和颅内压升高（表 17–2 和表 17–3）。ICU 的治疗虽然费用较高，但是有利于改善患者的远期预后[39]。近期一项三级医院的研究显示，自身免疫性脑炎患者在 ICU 和非 ICU 治疗的费用分别为 173 000 美元和 50 000 美元[11]。此外，入住 ICU 患者的死亡率为 12%～40%[13, 39, 57]。死亡的主要原因是重症肺炎、多器官功能障碍和难治性癫痫持续状态[58]。

### （一）癫痫持续状态（SE）和难治性癫痫持续状态（RSE）

SE 是自身免疫性脑炎的一种常见表现，有时甚至是唯一的表现。SE 是需要入住 ICU 主要原因，并可能发展为 RSE [58, 59]。既往研究报道，SE 可表现为全身性、非惊厥性、局灶性和复杂的发作形式。在一组自身免疫性脑炎患者中，28% 患者存在 7 天及以上的 SE，平均需要 5 种抗癫痫药物联合治疗 [15]。

自身免疫性脑炎的 SE 治疗主要集中在使用抗癫痫药物控制以及免疫抑制 [60]。控制 SE 中癫痫发作的方案有多种，包括静脉注射劳拉西泮、地西泮、苯妥英钠，肌肉注射米达唑仑和直肠灌注地西泮等一线治疗（Ⅰ级）。丙戊酸钠和左乙拉西坦是二线用药（Ⅰ～Ⅲ级），如果一线和二线治疗失败，则使用戊巴比妥、丙泊酚或咪达唑仑等静脉镇静药物。如果癫痫发作不受控制，也可以考虑使用托吡酯和苯巴比妥。值得注意的是，苯巴比妥与更多的不良反应有关，如低血压和高死亡率。此外，一旦排除了感染性的病因，应迅速启动上述讨论的一线免疫治疗。在严重癫痫的情况下，可能需要植入迷走神经刺激器或手术切除癫痫灶 [61]。SE 和 RSE 的早期诊断和治疗与较好的神经功能预后和较低的复发率相关 [62]。

对于抗癫痫药物较难控制的发作，另一种治疗方式是生酮饮食（ketogenic diet，KD）。这种诱导酮体生成的高脂低糖饮食，对儿童和成人的药物难治性癫痫有一定作用。KD 已经成功地用于抗 NMDAR 脑炎患者，因此它是一种可能的治疗选择 [63]。最近一项三级诊疗中心的研究显示，73% 的超难治性 SE 患者在 2 天的生酮饮食后癫痫发作得到控制。出院时，67% 的人得以存活，大多数患者恢复到了他们发病前的状态 [64]。

### （二）颅内压升高

高颅内压是自身免疫性脑炎患者转入 ICU 的一个公认的指标。仅有两组抗 NMDAR 脑炎患者报告了颅内压升高（分别占 34.4% 和 21.5%）[58, 65]。考虑到这类报道数量较少，而且这种现象并没有得到更多的报道，可能是因为它之前没有被认为是预后不良或死亡率的预测因素。考虑到持续性的高颅压可能会导致额外的脑损伤，因此有必要进行进一步的研究，以评估这一发现对患者预后的影响，以及它与特定综合征的相关性。颅内压升高的紧急处理包括床头抬高、正常氧合的过度通气、严格的血压控制、高渗液体或高渗盐水治疗、静脉使用糖皮质激素或者根据病因和临床状况进行神经外科手术的干预。

### （三）自主神经功能障碍

据报道，25%～45% 的自身免疫性脑炎患者存在自主神经功能障碍。通常成人比儿童更易受影响。常见的自主神经障碍表现包括非感染性的发热、通气不足或过度通气、心动过速或心动过缓、高血压危象、腹泻、多尿和肾功能障碍。自主神经功能不稳定的出现是一线免疫治疗反应差的预测指标之一。此外，自主神经功能障碍似乎与疾病的恶化有关，特别是对于抗 NMDAR 脑炎患者。

自主神经功能障碍的发病机制尚不清楚。心脏功能是副交感神经和交感神经系统之间互相平衡的结果 [20]。一项实验性研究显示，一些大脑区域可能会影响心脏自主输出的功能，如岛叶、前扣带回皮质和杏仁核，这些区域也是边缘性脑炎经常受累的区域。此外，心脏自主神经放电可以与癫痫同时发作，可引发致死性心动过缓甚至心脏停搏 [66]。

因此，对所有自身免疫性脑炎病例进行严密的监测十分必要。丹曲林使用、体内外降温、心脏起搏器植入、机械通气和升血压药物等已被用于治疗自身免疫性脑炎的自主神经功能障碍。此外，对于停搏、症状性心动过缓、阿托品无效性低血压及双束传导阻滞的病例，可使用心脏临时起搏器（Ⅰ类推荐）。当然，因为自主神经功能紊乱可能会持续几周或几个月，有些患者也可能需要植入永久性起搏器 [20, 66]。

### （四）机械通气

机械通气治疗在自身免疫性脑炎患者中比较常见。最近一项研究显示，57% 患者的插管时间平均约为 1 个月 [15]。一些患者需要气管切开（68%），另一些患者会发生呼吸机相关性肺炎（57%）[15]。机械通气的原因包括意识水平变差、呼吸功能不全、气道保护反射消失、通气不足、肺炎、癫痫持续状态或精神障碍时的镇静。机械通气的并发症包括肺炎、胸腔积液（需要胸腔引流）和急性呼吸窘迫综合征（ARDS）。

## 八、自身免疫性脑炎患者的分诊和管理考虑

考虑到上述并发症，自身免疫性脑炎患者的分诊不仅取决于他们的神经系统状态，还取决于他们的全身的一般状态。在急诊科中，对患者的管理应从对气

道、呼吸、循环和血糖的临床评估开始。随着对生命体征相关问题的评估和治疗，对患者的管理进展到了对初步诊断的确定，包括诊断自身免疫性脑炎和本章讨论的其他鉴别诊断。患者在等待诊断结果的同时，可以对其中一些病因进行经验性治疗（例如在等待脑脊液检测结果的同时，静脉注射阿昔洛韦治疗单纯疱疹性脑炎）。此外，急诊室医生必须评估患者的意识水平是否下降或发生改变，并分析发生改变的可能原因（如癫痫发作、脑水肿引起的颅内压升高等）。对每一个患者的管理应该从分诊持续到入住 ICU [67]。

机构内和机构间的转院讨论建立在了解患者的心血管、肺部和神经系统功能状态的基础上，在转院前需启动一些急救治疗（如机械通气、SE 的治疗等）。急诊室或 ICU 的治疗在各个机构不尽相同，但主要依赖于机械通气的独立性、心血管系统的稳定性、颅内压的正常化和癫痫持续状态的缓解。此后，出院后最常见的是去急性或亚急性康复中心康复，尤其是那些需要长期进行 ICU 护理的患者。关于住院后护理的讨论应在入院时开始，并制订计划，解决出现的临床问题或在整个住院过程中始终关注这些问题。在住院完成诊断评估和治疗后，可以考虑从急诊护理环境过渡到康复或家庭环境。需要注意的是，自身免疫性脑炎发作后的恢复期是几周到几个月，在此期间可以通过专业的躯体、职业、言语和认知疗法来促进康复。对于那些有精神症状（如精神错乱）的患者，可能需要进行精神治疗，这也将需要长期的护理。安排计划的一个关键因素是医院的密切随访，而不仅只是关注诊断结果和临床康复，而且要评估和管理可能发生的后遗症，如癫痫等。

考虑到管理自身免疫性脑炎患者的复杂性，对他们的临床治疗需要多学科的协作。重症医师、神经专科和神经亚专科医师、内科专科医师、精神科医师和理疗医师在与护理人员、治疗师和药剂师的合作中扮演着重要的角色。住院治疗通常需要数周到数个月，不仅是患者，他们的家人和其他亲人都会承受难以理解的压力。在整个住院期间和过渡到门诊的期间，社会工作、姑息治疗和心理咨询也在照顾自身免疫性脑炎患者及其家人方面发挥着重要作用。

## 九、预后

与神经系统不良预后相关的因素有免疫治疗延误、较长的ICU住院时间、需要机械通气、神经鞘内炎症、严重的脓毒症、内科并存病、需要气管切开和恶性肿瘤等 [30]。此外，预后还取决于患者体内的抗体亚型，涉及细胞表面抗原的患者预后较好，而与副肿瘤疾病和细胞内抗原相关的患者预后较差。

我们对自身免疫性脑炎的长期神经行为预后的理解是有限的；一项对 77 名在三级中心接受治疗的自身免疫性脑炎患者的长期预后的大型研究中，53% 的患者有“良好”的功能结局（mRS 评分≤ 2 分）。然而，在进一步的随访时发现，85% 的患者在发生自身免疫性脑炎之前有工作，但只有 42% 的患者在疾病治疗后可以继续之前的工作；此外，只有 50% 的患者可以独自旅行，46% 的患者可以管理自己的财务 [10]。除了这些功能性和实用性的康复方面，患者通常在自身免疫性脑炎首次发作数年后存在疲劳、情绪不稳定、短期记忆丧失和注意力难以集中的症状 [10]。为了确定自身免疫性脑炎的结果和后遗症，对于患者的早期管理和纵向管理的改进还有很多工作要做。

## 十、未来的方向

自身免疫性脑炎仍有一些方面尚未解决，包括诊断时间和免疫治疗与预后的相关性，以及可以预测预后或评估活动性的新的血清、脑脊液和放射生物标志物的发现等。此外，脑 FDG-PET 在诊断和预测预后中的作用还需要明确。需要进一步的研究来确定抗体滴度与预后之间的相关性，以及特定抗体亚型患者中自主神经功能障碍和恶性肿瘤的相关性。还需要开展一些工作，全面评估和阐明一些管理策略，如一线治疗与二线治疗、个体化治疗和新的免疫治疗等。此外，详细了解脑炎后遗症对于了解和尝试改善急性期后对生活质量的影响是至关重要的。

## 十一、结论

自身免疫性脑炎作为一种不同类型的原发性自身免疫性综合征和继发性副肿瘤综合征，在过去的 20 年里得到了越来越多的关注。自身免疫性脑炎的诊断是临床性的，其预后取决于早期的免疫治疗。重症医师在这些患者的治疗中起着核心作用，尤其是在经常发生的并发症如 SE、心血管不稳定和需要机械通气时。ICU 水平的管理水平对自身免疫性脑炎患者的高死亡率和预后改善也是至关重要的。

**表 17-4 自身免疫性脑炎常用急性免疫疗法**

| 疗 法 | 初始治疗方案 | 起效时间 | 治疗前管理 | 不良反应 |
|---|---|---|---|---|
| 一线疗法 | | | | |
| 静脉注射甲泼尼龙 | 1000mg/d，3～5 天 | 数天到数周，药效持续数周 | 评估高血压，基线血糖和电解质水平，密切的血糖监测，糖尿病患者考虑调整胰岛素用量 | 失眠、精神症状、高血糖（建议密切监测血糖，及时调整胰岛素用量）、电解质紊乱、液体潴留、高血压、消化性溃疡（建议预防胃溃疡）、库欣综合征、白内障、感染、骨质疏松症、缺血性坏死（应告知患者风险并监测）、快速停药时的肾上腺皮质功能减退危象 |
| 静脉注射免疫球蛋白[a] | 0.4g/(kg·d)，5 天 | 数天到数周，药效持续数周 | 评估 IgA 水平，预先使用对乙酰氨基酚和苯海拉明 | IgA 缺乏者的头痛、无菌性脑膜炎、血栓栓塞事件、急性肾衰竭、过敏反应 |
| 血浆置换疗法 | 5 次置换，通常隔日进行，因机构而异 | 数天到数周，效果持续数个月 | 置入适当口径的血浆置换导管，评估除外活动性感染 | 低血压、电解质紊乱。在中心静脉置管患者中，容易发生感染、出血、血栓形成和气胸 |
| 二线疗法 | | | | |
| 利妥昔单抗[a] | 每周 1000mg，2 周；或每周 375mg/m$^2$，4 周 | 数周 | 筛查乙肝和丙肝，筛查结核 | 过敏反应、机会性感染、肺结核或乙型肝炎的复发 |
| 静脉注射环磷酰胺[a] | 每个月 500～1000mg/m$^2$，3～6 个月 | 数周 | 基线全血细胞计数，肝功，血肌酐。在给药前 24h 充分水化（2～3L），在给药前 1h 静脉输注生理盐水 500ml，奋乃静或昂丹司琼预防恶心和呕吐，美司那预防出血性膀胱炎 | 恶心、呕吐、脱发、黏膜炎、出血性膀胱炎、不孕、骨髓抑制 |

a. 可用于急性期和维持期治疗

# 第 18 章　神经重症病房中神经肌肉疾病患者的管理

## The Care of Patients with Neuromuscular Disease in the Neurocritical Care Unit

Ali Daneshmand　Eelco F. M. Wijdicks　著
徐跃峤　冯雪冰　译
王芙蓉　校

### 一、概述及流行病学

急性神经肌肉疾病在神经内科病房很少见，而需要在重症监护病房（ICU）中治疗的患者则更少。这类患者收入 ICU 进行观察的原因主要是因快速进行性虚弱所致的呼吸衰竭（通常需要呼吸支持），主要病因包括吉兰 – 巴雷综合征（Guillain-Barré syndrome，GBS）和重症肌无力（myasthenia gravis，MG）。此外，晚期肌萎缩性侧索硬化症（amyotrophic lateral sclerosis，ALS）也可能需要通气支持。此外，送入内科和外科重症监护病房（ICU）很长时间的危重患者也有发展为严重虚弱的危险，如重症多发性神经病变（critical illness polyneuropathy，CIP）和（或）重症肌病（critical illness myopathy，CIM）。急性肌病综合征、血管性神经病、西尼罗河脊髓炎甚至蜱麻痹等疾病偶尔也会表现为快速进行性神经肌肉衰竭。在发展中国家，破伤风和肉毒素中毒也是常见病因（框 18–1）[1, 2]。

| 框 18–1　急性虚弱和呼吸衰竭的少见病因 |
| --- |
| • 蜱麻痹（儿童）<br>• 肉毒杆菌中毒<br>• 破伤风<br>• 有机磷中毒<br>• 鱼中毒（河豚毒素）<br>• 蛇咬伤<br>• 血管炎<br>• 低磷酸盐血症<br>• 低钾血症 / 高钾血症<br>• 高镁血症<br>• 急性卟啉症 |

MG 是典型的累及神经肌肉接点的自身免疫性疾病。发病率为每年 2/100 万～20/100 万 [3]，在过去的 50 年内没有显著变化。它在不同年龄、性别和种族群体中有显著差异，年轻女性和老年男性更常见 [4]。

任何以呼吸衰竭为特征表现的 MG 急性加重都可定义为肌无力危象，这类患者通常需要无创或有创通气支持。常见诱因包括细菌或病毒感染、胆碱能药物及免疫抑制药物减药，或者使用皮质激素等。其他危险因素包括胸部或腹部手术、怀孕或使用神经肌肉阻断药（如氨基糖苷）。约 1/5 的患者可能在发病的头几年出现肌无力危象 [5]。

肌无力患者由于过度使用胆碱能药物，也可能有胆碱能危象的危险，表现为流涎（salivation）、流泪（lacrimation）、排尿（urination）、排便（defecation）、胃肠不适（gastrointestinal upset）和呕吐（emesis），称为“SLUDGE（污泥）综合征”。

GBS 或急性炎性脱髓鞘多发性神经病变是一种自限性疾病。它是美国最常见的迟缓性麻痹的病因，估计每年发病率为 1/10 万，在过去的几十年内一直没有变化 [6–8]。GBS 常由呼吸道或胃肠道感染引起。GBS 免疫致病假说认为此病的发病是因为感染诱发了相关分子拟态，产生针对神经节苷脂表位蛋白或髓鞘蛋白的免疫反应。在部分患者中，炎症会导致巨噬细胞侵袭轴突，而不伴有脱髓鞘 [9]，这一病变称为急性运动轴突神经病变（acute motor axonal neuropathy，AMAN）。GBS 最常见的致病微生物是空肠弯曲杆菌 [10]、巨细胞病毒 [11]、流感病毒 [12]、EB 病毒和肺炎支原体。30%～40% 的患者未发现既往疾病[13]。

## 二、分类

神经肌肉紊乱可直接影响呼吸肌肉泵功能，使患者无法清除口咽分泌物，间接导致患者呼吸衰竭或口咽功能障碍。这些致病机制（呼吸泵失效、无法充分打开气道、咳嗽不佳）可能需要将患者转入 ICU 进行紧急处理。为了更好地对这些神经肌肉衰竭患者进行评估和分类，对呼吸解剖学和生理学的基本了解是至关重要的。

呼吸泵可分为吸气肌群和呼气肌群。吸气的主要肌肉包括膈肌、外肋间肌、胸锁乳突肌和斜角肌。吸气的主要驱动力是膈肌的收缩，它推动腹部向下向前。这个力必须克服呼吸负荷（包括胸壁的弹性阻力、吸气流的阻力、肺部的弹性阻力和压力）将空气吸入肺部，否则将导致远端肺泡塌陷（图 18–1）。这种运动增加了胸腔的容积，造成了胸腔和腹部之间的压力差。在健康的成年人中，膈肌的收缩可以在最大吸气时产生高达 150～200cm$H_2O$ 的气道压力。膈肌由左右膈神经支配（起源于 $C_3$～$C_5$ 神经）。外肋间肌是另一块重要的吸气肌肉，它会将肋骨向前或向上拉，增加胸腔的前后径和侧径。这些肌肉由肋间神经支配（起源于胸脊神经）。值得注意的是，因为吸气主要依靠膈肌，颈下和胸脊髓损伤的患者可以自己呼吸，而肋间肌瘫痪对呼吸没有明显影响。辅助吸气肌如斜角肌和胸锁乳突肌（分别由 $C_3$～$C_8$ 神经和Ⅺ脑神经支配）在正常呼吸时不收缩，而当发生呼吸阻塞或膈肌无力时，辅助吸气肌会主动收缩[14–16]。

与吸气不同，呼气主要是被动的，依赖于胸腔的反弹。过度通气和运动时可发生主动呼气。主要肌群包括腹壁肌群（腹直肌、内斜肌、外斜肌、腹横肌，由 $T_7$～$T_{12}$ 神经支配）和肋间肌（由 $T_1$～$T_{12}$ 胸神经支配）。腹壁肌肉收缩增加腹内压力，导致呼气时膈肌抬高。此外，这些肌肉能帮助咳嗽以及清除分泌物[17]。

如前所述，口咽功能障碍可能引起分泌物积聚和误吸从而导致呼吸衰竭。上颚、咽和喉的肌肉功能需要及时协调配合呼吸肌工作以维持足够的通气。在大多数神经肌肉疾病中，上述两组肌肉都会受到影响，口咽肌肉受累通常发生在呼吸泵衰竭之前。

对于神经科医生来说，及时识别神经肌肉衰竭以便安排患者及时转诊和治疗是很重要的。在大多数情况下，呼吸衰竭的发生顺序是可预测的：膈肌和肋间肌无力导致辅助呼吸肌的代偿性使用，从而导致通气不足和高碳酸血症。由于通常最后才出现低氧血

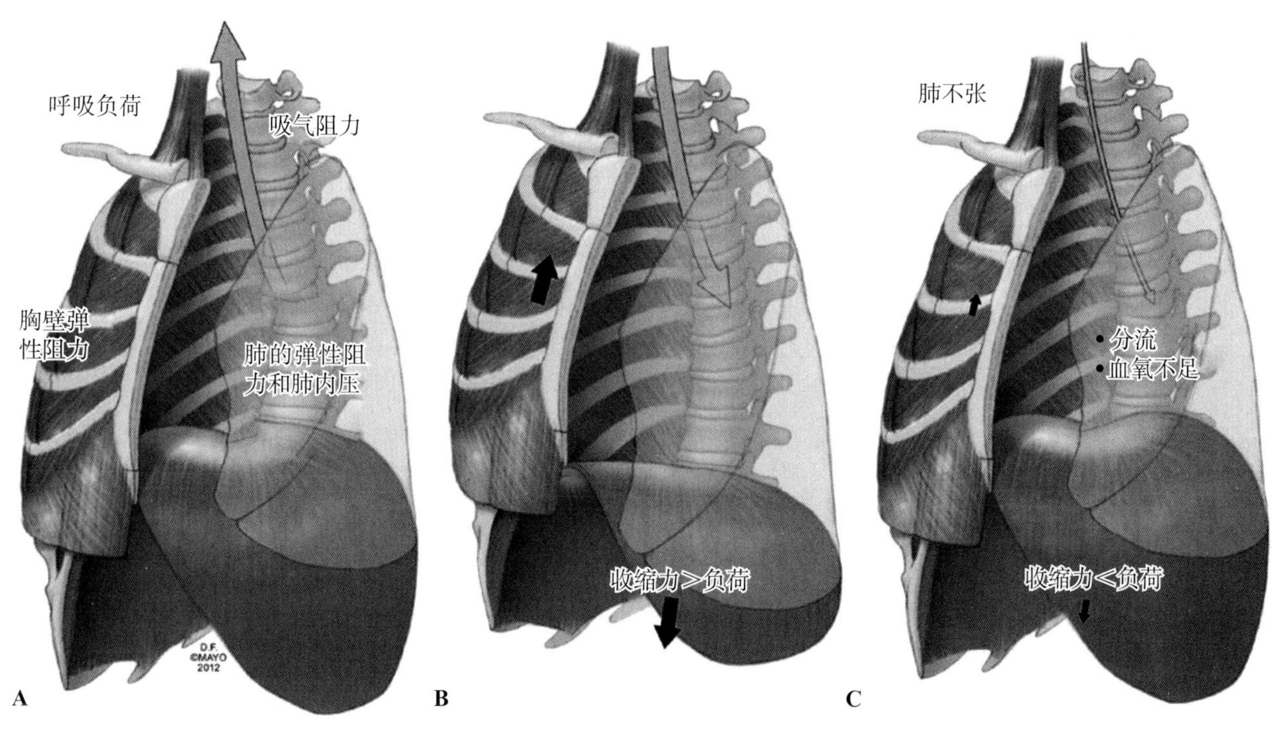


▲ **图 18–1**　吸气负荷和肺不张

A 和 B. 吸气负荷由以上几个因素决定；C. 肺不张的机制（经许可使用，Mayo 医学教育和研究基金会版权所有）

症，因此不应该单用血氧饱和度来衡量神经肌肉无力患者的呼吸状态。呼吸肌无力会导致呼吸变浅，气体交换差，并伴有胸膜炎。高碳酸血症会反过来影响呼吸中枢，导致代偿性呼吸过速，并对二氧化碳分压（$PaCO_2$）进行有效校正。这能解释为何神经肌肉衰竭伴有过度通气的患者 $PaCO_2$ 正常。在脑和肺功能正常的情况下，呼吸肌力量即使下降到正常的 25%～30% 时也能纠正高碳酸血症。

进行床旁检查时，一些表现可以帮助医生评估患者呼吸情况，如反常呼吸。正常呼气时，肺组织会向上移动，将空气排出肺部，导致胸部收缩。反常呼吸（也被称为胸腹非同步呼吸）则与正常模式相反：吸气时，胸部会收缩，呼气时胸部膨胀，腹部向下和向外推。其他表现还有：不能说完整一句话和仅能发出鼻音。

神经肌肉衰竭患者常表现为用力呼气量（forced vital capacity，FVC）下降（尤其是仰卧时）。当患者躺下时，FVC 下降超过 25% 即表明膈肌无力。测量最大吸气压力（maximal inspiratory pressure，MIP）[也称为负吸气力（negative inspiratory force，NIF）] 和最大呼气压力（maximal expiratory pressure，MEP）可以进一步评估呼吸肌的力量。测量这些指标时需要患者尽最大的努力并且保证患者所戴面具的密闭性。当最大吸气压力高于正常值时（正常值为 80～100cm$H_2O$）则提示不可能是神经肌肉呼吸衰竭（特别是当伴有正常的 FVC 时）。

总的来说，以下特征提示神经肌肉衰竭（特别是 GBS）患者需要通气支持[18, 19]：

- 症状出现到入院少于 7 天。
- 症状迅速加重。
- 延髓麻痹。
- 双侧面瘫。
- 颈部屈曲无力。
- 神经异常。
- FVC ＜ 20ml/kg。
- MIP ＜ 30cm$H_2O$。
- MEP ＜ 40cm$H_2O$。
- FVC、MIP 和 MEP 下降 30%。
- 神经电生理检查有脱髓鞘特征。

考虑到这些患者呼吸困难的生理机制，应考虑及时进行通气支持（而非仅仅吸氧治疗）。对于神经肌肉无力患者，医生在给予吸氧时应非常谨慎，因为长时间的 $O_2$ 吸入可能导致患者高碳酸昏迷和呼吸停止[20, 21]。

对于没有明显球麻痹和分泌物误吸的 MG 患者，采用无创双水平气道正压通气是处理呼吸症状的第一步[22]。无创通气可减少患者的通气量，逆转轻度高碳酸血症和肺不张。相比之下，GBS 患者病情进展迅速，需要呼吸支持的时间更长。这些患者还可能发展为严重的自主神经功能异常，血压和心率快速波动。因此，GBS 患者及时插管，因为在自主神经功能异常的情况下进行急诊插管可产生灾难性的循环并发症[7]。

## 三、诊断

诊断神经肌肉疾病需要将临床表现、血清学检查结果、脑脊液检查结果和电生理检查结果相结合。典型的 GBS 表现为双侧对称的进行性肌无力，深部肌腱反射减弱或消失，脑脊液典型表现为蛋白细胞分离(蛋白升高和正常白细胞计数)。临床上，MG 患者通常表现为眼、延髓、呼吸肌和（或）肢体无力，有时伴有乙酰胆碱受体、肌肉特异性酪氨酸激酶、低密度脂蛋白受体相关蛋白 4 的自身抗体阳性。神经生理检查包括神经传导检查（nerve conduction study，NCS）、肌电图（EMG）和神经肌肉接头功能检查。

在 GBS 中，肌电图提供了静止、轻度或最大限度牵引下的肌肉活动的信息，但此检查有效性有限，尤其是在症状出现后的前 3 周，患者可能还没有出现异常 EMG 的典型特征。在 GBS 患者的失神经支配的肌肉中，最终可以看到插入活动、自发运动、纤颤电位和大的多相运动单位电位的增加。然而，由复合肌肉动作电位（compound muscle action potential，CMAP）和感觉神经动作电位（sensory nerve action potential，SNAP）组成的神经网络控制系统可以在疾病早期提供帮助。在 GBS 患者中，传导速度降低、延迟延长、传导阻滞和时间分散提示脱髓鞘病变，而神经传导振幅降低则提示轴突病变。

MG 患者的 NCS 评估通常在正常范围内。MG 患者的常规肌电图检查中通常是表现正常的，但在单纤维肌电图中会显示异常的“抖动”，这是对 MG 最敏感的测试。此外，缓慢地重复刺激会导致 CMAP 振幅的降低，这是这种情况下最具有特异性的检查。

最近，随着越来越多患者的 ICU 住院时间延长，危重症多发性神经病（critical illness polyneuropathy，CIP）和重症肌病（critical illness myopathy，CIM）受

到越来越多的关注。在需要机械通气 4～7 天的患者中，CIP 和 CIM 的发生率为 25%～33%，ICU 治疗＞1 周的患者中,CIP 和 CIM 的发生率为 24%～77% [23, 24]。NCS 显示 CIP 表现为运动感觉轴突性神经病，伴有感觉和运动动作电位振幅降低。相比之下，CIM 患者的 NCS 并没有特异性，它保留了 SNAP 和小 CMAP。但这两组患者的肌电图均有显著的纤颤电位和正尖波。在不能激活肌肉的患者中，可以使用直接的肌肉刺激来区分 CIP 和 CIM。当神经病变时，刺激肌肉会产生正常的 CMAP，而刺激神经只会产生低振幅的 CMAP。在肌病患者中，肌肉和神经刺激均只能产生低振幅 CMAP，因此神经诱发 CMAP 与肌肉诱发 CMAP 的比值可用于区分这两种情况（CIM ＞ 0.5 vs. CIP ＜ 0.5）[25]。

## 四、治疗

神经肌肉衰竭患者病情常常会迅速恶化。当 FVC 在 10～15ml/kg 以下和（或）NIF ＜ –20cm $H_2O$ 时，患者应立即插管。治疗可分为短期治疗，对症治疗和维持治疗三个阶段。血浆置换和静脉注射免疫球蛋白（IVIG）是 MG 和 GBS 急性治疗的基础 [26, 27]。在肌无力患者中，对潜在病因的治疗同样重要。糖皮质激素治疗对 MG 有短期疗效 [28]。溴吡斯的明常应用于症状处理。CIP/CIM 的治疗则包括控制败血症、物理治疗、限制皮质类固醇激素和神经肌肉阻断药的使用。

隔日进行血浆置换（共 5～7 次），总用量为 250ml/kg。一般 1～7 天起效，1～3 周治疗效果最好。血浆置换可以直接从血液循环中去除相关抗体，并且比 IVIG 起效更快。75% 的患者在接受 2～3 次治疗后会表现出好转的迹象。但血浆置换也有不良反应。它需要有创操作，可导致低血钙、低纤维蛋白原血症、自主神经紊乱、低血压、体温过低、血小板减少和血栓栓塞。

IVIG 可以 400mg/(kg・h) 的剂量给药，连续 5 天，不需要深静脉置管。IVIG 同样也有并发症。治疗前应检查 IgA 水平，因为缺乏 IgA 的患者会出现过敏反应。由于高蔗糖负荷，IVIG 与急性肾小管坏死有关，特别是对于有潜在肾病的患者。IVIG 的其他潜在不良反应包括无菌性脑膜炎、头痛、容量负荷过高和高黏血综合征。

在肌无力患者，慢性免疫治疗是防止疾病复发的必要条件。泼尼松［0.75～1mg/(kg・h)］可以防止乙酰胆碱抗体反弹。一般在治疗 2～3 周内开始起效，6 个月后达到最佳效果。泼尼松的不良反应包括症状早期恶化、高血糖、精神病、胃溃疡、骨质疏松、感染、体重增加和青光眼。硫唑嘌呤、霉酚酸酯和环孢素被用作免疫抑制类固醇保留剂。利妥昔单抗（在大多数研究中每周给予 375mg/m$^2$，连续 4 周）在治疗难治性 MG 病例中是有益的，特别是在抗肌肉特异性激酶（anti-muscle-specific kinase，ANTI–MuSK）抗体阳性的患者中 [29]。

神经肌肉无力患者管理难点之一是脱离呼吸机。GBS 患者需要机械通气时间长，而 MG 患者需要机械通气时间短。每日需暂时停用镇静并评估是否具备撤机条件。而且每日暂时停用镇静药物能减少机械通气时间和 ICU 住院日 [30]。每日进行自主呼吸试验（如使用压力支持实验）也可以缩短机械通气持续时间 [31]。压力支持和 T 管自主呼吸实验对拔管结局预判准确性相当，而同步间歇强制通气（SIMV）似乎是最糟糕的脱机尝试方法 [32]。应该通过判断呼吸肌力的改善程度来决定患者是否能脱机，而呼吸肌力的改善程度可通过一系列肺功能试验来判断。当 FVC ＞ 15ml/kg，MIP ＞ 30cm$H_2O$，Fi$O_2$ ＜ 40% 时，可以开始脱机试验。值得注意的是，在 GBS 患者中，膈肌力量的恢复可以先于肢体肌力的恢复，因此肢体肌力并不是停用呼吸机时间的可靠预测因子。在 MG 患者脱机前应恢复和调整好溴吡斯的明用量。对这些患者来说，必须解决好口咽部分泌物的问题。MEP 与腹部肌肉组织的力量有关，这反映了患者自主清除分泌物的能力。因此，它可能是 MG 患者能成功脱机的良好前兆。任何严重的肺部问题，如肺不张或胸腔积液，都应该在拔管前处理。

肌无力危象患者平均机械通气时间为 2 周。MG 患者插管时间延长的危险因素包括插管前血清碳酸氢盐 30mg/dl、插管后 1～6 天 FVC 峰值＜ 25ml/kg、年龄＞ 50 岁 [33]。GBS 患者尽管早期进行了血浆置换或 IVIG 治疗，但一旦患者进行机械通气，仍有大量患者需要气管切开，并且延长 ICU 住院时间。一项研究发现，在发病 1 周后仍需要通气支持的 GBS 患者中，80% 需要延长通气时间，而对于 NCS 表现为严重三角肌无力、轴索型多发性神经病或非反射性多神经病的患者，其通气时间会更长；因此这些患者很有可能会接受 [34] 气管切开术。GBS 患者预后不良的危险因素有：年龄较大、腹泻或巨细胞病毒感染史、起病急、机械通气和远端 CMAP 波幅低于 20% [35]。值得注意的是，约 20% 的 GBS 患者在发病 6 个月后不能独立行走，许多 GBS 患者不得不改变日常活动方式，以免出现疼痛和疲劳 [36]。

CIP/CIM 患者脱机失败的发生率很高，常常需要更长的治疗和康复时间。约 20% 的 CIP、CIM 或危重症多神经肌病（CIP 和 CIM 联合）患者出院时仍有感觉改变或虚弱症状 [37]。存活下来的患者会在几周到几个月内恢复一些肌肉力量，但最长的恢复时间可达 24 个月并且许多 CIP/CIM 患者会伴有后遗症。值得注意的是，CIM 通常比 CIP 恢复得更快、更彻底 [37]。

# 第五篇　神经危重症护理单元的组织和分类

# Neurocritical Care Unit Organization and Triage


第 19 章　神经重症病房医疗人员的培训、认证及继续教育 ······ 178

第 20 章　远程医疗和远程脑卒中救治 ······ 186

第 21 章　神经重症救治中的预后判断与共同决策 ······ 192

# 第 19 章　神经重症病房医疗人员的培训、认证及继续教育

# Training, Certification, and Continuing Education of Fellows and Attendings in the Neurocritical Care Unit

Michael Robert Halstead　Paul A. Nyquist　著
徐跃峤　译
王芙蓉　校

## 一、概述

### （一）神经重症的历史和培训机制

20 世纪 30 年代约翰斯·霍普金斯医院的 Walter Dandy 建立了专注于神经外科患者术后管理的神经重症病房[1, 2]。20 世纪的脊髓灰质炎患者一般由神经科医生照料[1]，他们的职责范围包括管理铁肺、管理患者气道和进行外科手术。在 Salk 等成功隔离了脊髓灰质炎患者后[1, 2]，美国的神经科医生对危重患者早期管理的兴趣有所减弱[2]。神经危重症管理的任务主要依靠神经外科和麻醉科，直到 20 世纪 60 年代末 Plum 和 Posner 等又重新对昏迷产生了兴趣[3]，并激励了一批神经学家重新投身于这一领域[2]。20 世纪 80 年代，随着神经危重症管理培训计划的发展，经过神经病学、神经外科、麻醉学和内科等多学科合作努力，神经重症监护迎来了复兴。1988 年，美国神经病学学会正式成立了重症监护和急诊神经病学部门；然而，该部门十分依赖内外科重症监护。1993 年，危重症医学范畴扩大，增加了神经危重症医学分支，并在《危重症医学》（*Critical Care Medicine*）杂志上设立了永久栏目。20 世纪 90 年代，随着最佳实践理念和大规模临床试验的发展，神经重症医学得到了不断进步[2]。这为 21 世纪初神经重症学会（Neurocritical Care Society，NCS）的成立以及正式的培训课程和培训要求的建立奠定了基础[1, 2]。

2005 年，神经亚专科联合委员会（United Council of Neurologic Subspecialties，UCNS）成立[4]，首次提供专科认证考试[1]，旨在效仿美国研究生医学教育学院（American College of Graduate Medical Education，ACGME）的内科和外科重症监护培训计划[4]。神经病学、神经外科、麻醉学、内科、儿科、外科和急诊医学的专科进修[5]。2013 年，神经外科医生协会高级专科培训委员会（Committee on Advanced Subspecialty Training，CAST）进一步扩大了对神经外科医生的重点临床培训，通过评审神经危重症辅修项目或专科进修培训项目，最终神经危重病亚专业得到了美国国家神经外科学会的认可[4]。目前，神经重症监护病房已在大多数医疗中心站稳脚跟，临床实践证明经过专门培训的工作人员能显著改善神经疾病患者的预后[6]。

### （二）神经重症医师的认证要求

神经危重医学专科治疗能改善患者的预后：降低死亡率，减少并发症发生率，减少住院时间，提高患者满意度，增加出院人数[7–11]。这些指标的改善来自专门病房中的神经重症医师领导团队的努力[12]，他们呼吁建立专业神经危重护理病房（NCCU），配备经过正规训练的神经重症医师。目前有 1200 多名获得 UCNS 专业认证的神经重症医师[4, 13]在 100 多个专业 NCCU 中提供服务[14]。然而，一项调查显示，超过 30% 的中心缺乏专门的 NCCU，而在有专业独立病房的单位，25% 的工作人员没有 UCNS 专业认证[14]。即使有证据表明，亚专业培训加速了神经危重症委员会

的认证[15]，但一项针对神经重症专家和神经病学家的调查表明，大多数人都认为神经危重症医学医生供不应求[16]。随着急性卒中治疗和其他神经重症的共识指南要求将患者收入专用 ICU 中进行初步治疗[17]，以及对于神经重症医师理想的医生 / 床位比 1∶4 的要求[18]，非常大的专业人员缺口持续存在。

### （三）学员培训资格和现状

截至 2016 年，有 60 个 UCNS 神经危重医学专业培训项目[13]和 22 个 CAST 认证项目[4]。绝大多数通过 UCNS 认证的神经危重医学专业培训项目通过旧金山 Match 招募住院医师，但超过一半申请者会在匹配以外获得名额[13]。认证课程要求申请者在进入专业培训项目之前完成 ACGME 或加拿大皇家内科和外科学院（Royal College of Physician and Surgeons of Canada，RCPSC）认可的住院医师资格[19]。所有项目都接受神经学专业的住院医师，少部分接收来源为内科、急诊医学、麻醉神学和神经外科的学生[13]，各专业分布与那些被认为最适合神经重症监护医师培训的领域相似[16]。为了统一，本章中总结的其他培训要求的细节将集中于 UCNS 批准的培训过程。

## 二、专科医师培训和培训要求

### （一）程序要求

由 UCNS 认证的神经重症研究员培训指南于 2005 年制订。培训单位需要在专科病房或大型重症监护病房内为神经科危重患者提供持续的综合 ICU 服务[19]。每位培训的研究员能力由研究负责人监察，并经 UCNS 批准。教导员与研究员的比例至少为 1∶1，每位合格的教导员须获得委员会认证或拥有相应的资格[13]，并且至少 25% 的教导员在神经危重症病房进行过临床实践[19]。此外，教导员须担任项目主管，负责项目监督、组织、指导和教育发展[19]。

通过 UCNS 认证的神经危重症研究项目必须经过 2 年培训，或者 12 个月神经外科或其他重症监护专科培训[4]。对于完成 24 个月培训的研究员，需要负责 12 人次的重症监护病房患者的监护“服务”，其中超过 50% 时间专门用于监护神经或神经外科患者[19]。

该项目是普通重症监护、临床实践和科研学术三者综合的教育[4, 5, 19]。首要目标是以患者为中心，对神经系统疾病急症识别以及相关应对流程进行培训。自成立以来，研究中心设置核心课程，以促进学员独立进行神经危重症监护；其中，包括以神经疾病、普通医学疾病和普通危重症管理为重点的认知技能课程，以及以普通危重症护理和神经危重症管理为重点的处理能力课程[5]。

### （二）核心认知技能

UCNS 认证的神经危重症研究培训所需的核心认知技能大致分为与神经疾病、普通疾病和危重疾病方面相关的技能[5]。完整列表详见表 19–1。这些技能可以通过临床实践、定期授课、期刊报道或文献指南进行学习。

**表 19–1　UCNS 确定的专科培训所必需的要点**

| 神经系统疾病 | 全身疾病状态：生理、病理、病理生理和治疗 | 重症医学技术 |
|---|---|---|
| Ⅰ. 脑血管病 | Ⅰ. 心血管系统 | Ⅰ. 监测 |
| Ⅱ. 神经创伤 | Ⅱ. 呼吸系统 | Ⅱ. 入院管理 |
| Ⅲ. 抽搐和癫痫 | Ⅲ. 肾脏 | Ⅲ. 伦理和法律问题 |
| Ⅳ. 神经肌肉疾病 | Ⅳ. 代谢和内分泌 | Ⅳ. 重症临床研究 |
| Ⅴ. 感染 | Ⅴ. 感染性疾病 | |
| Ⅵ. 神经肿瘤 | Ⅵ. 急性血液疾病 | |
| Ⅶ. 中毒和代谢疾病 | Ⅶ. 急性胃肠道疾病 | |
| Ⅷ. 炎症或脱髓鞘疾病 | Ⅷ. 急性生殖系统泌尿系统疾病 | |
| Ⅸ. 脑炎 | Ⅸ. 免疫学和移植 | |
| Ⅹ. 神经内分泌疾病 | Ⅹ. 全身创伤和烧伤 | |
| Ⅺ. 运动系统疾病 | | |
| Ⅻ. 神经重症病房中的全身疾病 | | |
| XⅢ. 神经外科围术期管理 | | |
| XⅣ. 神经康复 | | |
| XⅤ. 药物治疗 | | |

经 Springer Nature 许可改编，改编自 Mayer 等[5]

### （三）核心应对技能

UCNS 认证的神经危重症研究培训所需的核心应对技能大致分为一般疾病危重监护和与神经重症监护[5]。一般疾病重症监护室的基本标准技能及神经重症医师必备技能包括中心静脉置管、建立动脉通路、肠内营养、有创和无创机械通气等，高级重症监护室的标准及神经重症医师的“额外”技能包括血液透析、支气管镜检查、超声心动图和气管切开术等。神经重症监护室以及神经重症医师必备的应对措施包括腰椎穿刺、脑电图（EEG）分析、脑室外引流管及血浆置换等，高级神经重症监护室可进一步配备的应对措施包括进行大脑多模态监测、脑室引流术和颅内压监测等。表 19–2A 和表 19–2B 进行了详细的说明。了解手术的适应证和禁忌证、相关并发症，以及并发症处理的理论知识。技术操作需在教导员的监督下完成，直到“能力达标”。如果有教导员在场进行指导[5]，则可以进行以上所有技术操作。

### （四）总体能力展示

除了应对技能和认知技能外，还确定了六项 ACGME 核心能力，模拟了 ACGME 认证奖学金中的里程碑方法[13, 20]。包括患者监护、专业知识、于临床实践中学习的能力、人际交往和沟通技巧、职业精神

**表 19–2A　UCNS 认证中的普通和高级重症医学专科培训基础和进阶内容**

| 重症医学基础培训内容 | |
|---|---|
| 神经重症医师需要掌握内容 | 1. 建立外周静脉通路 |
| | 2. 动脉穿刺 |
| | 3. 建立动脉通路 |
| | 4. 经口 / 鼻放置胃管或鼻肠管 |
| | 5. 中心静脉导管放置 |
| | 6. 肺动脉导管放置 |
| | 7. 有创和无创呼吸机使用 |
| | 8. 血管活性药物使用 |
| | 9. 心肺复苏和高级生命支持 |
| | 10. 让未插管的昏迷患者保持气道开放 |
| | 11. 床旁肺功能监测和解读 |
| | 12. 气管插管 |
| **重症医学进阶培训内容** | |
| 神经重症医生可选择掌握 | 1. 一氧化氮或前列环素的使用 |
| | 2. 血液透析、腹膜透析、连续性静脉 – 静脉血液滤过和血液透析 |
| | 3. 纤维支气管镜检查 |
| | 4. 超声心动图 |
| | 5. 气管切开术 |
| | 6. 经皮胃造瘘术 |
| | 7. 诊断性胸膜穿刺术、胸腔导管 / 引流系统 |
| | 8. 血液滤过 / 透析导管放置 |
| | 9. 腹腔穿刺术 |
| | 10. 体外膜氧合、辅助循环支持系统 |

经 Springer Nature 许可改编，改编自 Mayer 等[5]

**表 19–2B　UCNS 认证中的神经重症专科培训的基础和进阶内容**

| Ⅰ. 神经重症基础培训内容 | |
|---|---|
| 神经重症医师需要掌握内容 | 1. 腰椎穿刺 |
| | 2. 脑室穿刺引流和引流系统标本采集 |
| | 3. 经颅多普勒操作和解读 |
| | 4. 镇静和巴比妥疗法 |
| | 5. 持续脑电图监测解读 |
| | 6. 颅内压监测放置管理和解读 |
| | 7. 颈内静脉导管放置 |
| | 8. 颈内静脉导管氧分压数据解读 |
| | 9. 脑室外引流管理 |
| | 10. 血浆置换术和静脉丙种球蛋白使用 |
| | 11. 静脉内和脑室内使用溶栓药物 |
| | 12. CT 和 MRI 影像解读 |
| | 13. 神经外科及神经介入手术术前管理、评估和围术期管理 |
| | 14. 亚低温脑保护治疗应用 |
| **Ⅱ. 神经重症医学进阶培训内容** | |
| 神经重症医师可选择掌握 | 1. 多模态监测开展和解读 |
| | 2. 气管内使用药物或放射性药物治疗 |
| | 3. 介入神经外科技术 |
| | 4. 二维双功超声 |
| | 5. PET 影像解读 |
| | 6. 脑室导管穿刺和皮层内颅内压监测放置 |
| | 7. 腰大池导管放置 |

CT. 计算机断层扫描；MRI. 磁共振成像 PET. 正电子发射断层（经 Springer Nature 许可改编自 Mayer 等[5]）

和系统临床实践能力[19]。广义地说，拥有这些技能便证明了受训者有过渡到独立临床实践的能力。这六项能力中的每一项都包括四个可供课程重点发展的亚组（图 19–1）[5]。

### （五）学员培训目标与学员能力评估

UCNS 除要求受训人员参加教育教学部分外，还要求定期参加神经学、神经外科、危重护理和神经放射学等学科的研讨会和会议[5]。就达到 UCNS 确定的认知水平所需的程度而言，可能还包括神经病理学、神经生理学和康复知识[5]。专业培训项目必须提供学员进行独立研究的机会，学员应积极参加学术活动。我们鼓励学员定期参加研究会议，包括期刊俱乐部、基础科学讨论会和地方 / 地区 / 国家学会会议[5]。

专培人员的学习情况需要由神经危重症学会的成员定期评估，并保存记录，以证明学员的能力提升[19]。此外，在培训期间，专培学员需要完成科研成果展示（会议展示、摘要和文章发表等），所有记录都由专培项目主任保存[5]。除了对受训人员的评估外，必须定期对项目主任进行教师评估，以确保“教学能力、教育项目、临床知识和学术活动”得以维持[19]。教师评审中应包括实习生的书面保密评估[19]。UCNS 为专培项目列出了所需的重症监护课程；然而，UCNS 定义的专培项目要求程度并不明确，但“保证学员有独立执行能力，接触到和理解每一个临床技能的能力”的目标是一致的[4]。

### （六）专培项目评估、认证和保持

年度计划评估是由 UCNS 授权的，必须提供书面文件。申请者、录取学生、受训者的学术生产力、就业情况、学术考试表现都是的评估项目。项目主管至少每年评估一次项目的合规性，可以根据需要增加项

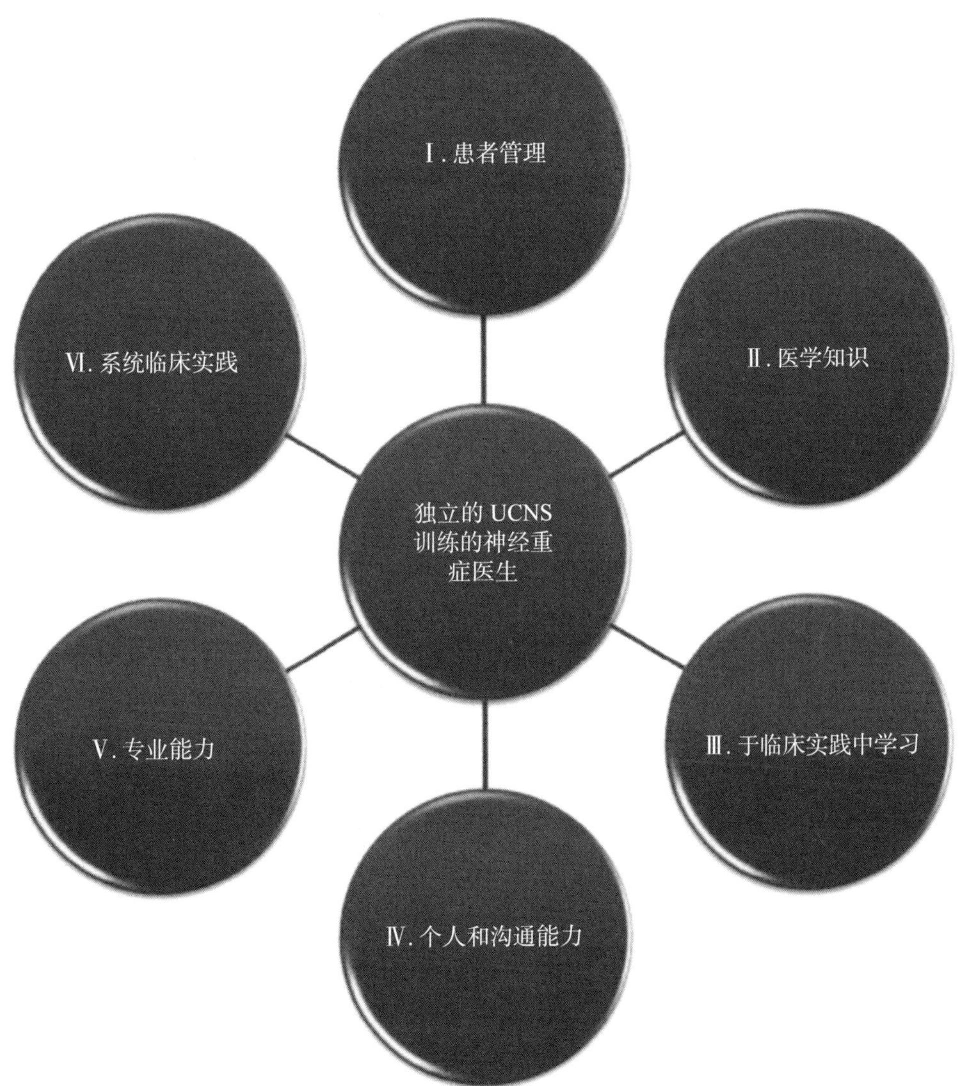


◀ **图 19–1 由 UCNS 确定的独立神经危重护理从业者期望的六种能力**

经 Springer Nature 许可改编，改编自 Mayer 等[5]

目评估频率[5, 19]。如果一个问题引起了项目主管的注意，就应该与团队教师讨论潜在的改进方案并做出改进的努力，以期改变[21]。最近对美国国立卫生研究院神经危重护理研究员项目的审查显示，所有项目都上报了半年一次的研究员评估报告；然而，只有不到75%的项目年度报告提到了行动改善计划[13]。可以通过UCNS网站上的UCNS认证界面完成新项目的初始认证。该网站不仅用于新项目的认证，而且还用于项目。认证需要上传的信息包括机构名称、项目负责人信息和赞助商机构。一旦提交了初始信息，将在2个工作日内向项目总监提供正式登录资格。然后，认证项目必须提交更为详细的信息，包括监督部门信息、成员注册信息和教学计划，以证明它们符合UCNS设定的标准。

### （七）UCNS神经重症专培项目与美国其他重症医学专培项目的主要区别

与内科、外科和麻醉学的重症监护医学培训不同，神经重症监护专培项目并不由ACGME认证。但核心教学课程在所有危重症医学培训计划课程中是相似的，主要集中在复苏、稳定患者和高质量护理上。然而，ACGME和UCNS计划之间有两个重大的关键区别。ACGME有一个耗时较长的实践考察机制。此外，神经危重症护理培训没有利用里程碑式的方法来评估学员。2013年实施的ACGME利用里程碑考察方法来评估受训者的必备临床技能[22, 23]。虽然使用里程碑考察方式来评估受训人员也有缺陷[22]，但这种评估方法目前是评价专培医学教育质量的金标准。两种项目进一步的不同之处在于，UCNS不使用ACGME推荐的值班时间指南，并且缺乏对受训者参与多器官系统衰竭和产科这类紧急情况的考核[4]；此外，还存在其他细微的差异，主要集中在每个专业特定的课程和操作部分（表19-2A和表19-2B）。

### （八）神经重症专科培训的未来

在本书出版的时候，神经危重症学会中已经有越来越多关于从UCNS到ACGME-美国医学专科委员会（American Board of Medical Specialties，ABMS）认证路径的转变的讨论。NCS成立了项目认证、医生认证和研究员培训（Program Accreditation，Physician Certification，and Fellowship Training，PACT）委员会来支持这一过程。该协会发现，近1/4的神经危重症培训项目主任认为缺乏ACGME-ABMS路线的认可对专培人员招聘产生了不利影响，超过1/3的人认为这影响了毕业生的就业前景[13]。绝大多数项目主任认为，ACGME-ABMS认证将为神经危重护理的未来发展提供最好的保障[13]。此外，应将ACGME要求的里程碑式课程应用于神经危重症培训，以确保未来的神经危重症毕业生满足学科专业能力和普遍的最低要求[4]。目前，ABPN已经同意加入ABMS认证和ACGME专培管理。未来通过ABPN建立基于ACGME-ABMS的专业培训计划具有很大可能性。

## 三、执业人员认证和认证更新

过去有四种途径参加神经危重护理的UCNS认证考试，包括UCNS认可的专培、重新认证、获得教职文凭和实践路径[24]。无论途径如何，所有申请者都必须是ABMS或RCPSC的会员，至少符合以下专业：神经病学、神经外科、内科、麻醉学、外科、急诊医学或儿科[24]。那些尚未通过ABMS或RCPSC认证但符合资格的人可以参加UCNS考试，但在UCNS收到ABMS或RCPSC的良好信誉确认之前，不会通知认证结果。此外，所有申请人必须在指定的时间前将医生执照在考试申请前在线提交给UCNS[24]。初试不及格的人可以进行复试。总共有3次机会，通过初次考试后6年内可以申请复试[24]。

### （一）认证事项

认证是自愿的，不能取代申请人的主要专业。申请者必须保持其主要专业的主要认证，如果主要认证失效，则次专业认证不再有效。UCNS有权撤销神经危重症亚专科认证。伪造证书、作弊和其他有关违法行为会被处罚，甚至可能会面临诉讼。此外，处罚可能会通知与证书持有人的临床实践相关的第三方（即美国医学会、州医学委员会等）。

### （二）UCNS认证专培

完成神经危重症UCNS认证专培的受训人员可以在专培完成后的36个月内申请认证考试。

### （三）重新认证

从2011年1月起，UCNS董事会的重新认证政策规定，为了保持从业者的良好职业技能，申请者必须每10年参加一次考试。在10年的执业期间，持证人员必须持有有效的行医执照，并且保持ABMS或RCPSC的会员身份。除非重新参加认证考试，所有人都必须完成 300h 的 ACGME 或 RCPSC 批准一类继续医学教育，其中 20% 的内容直接与神经重症有关。如果考生因任何原因未能通过考试，最多只有 2 次补考机会。

### （四）教职文凭

教职文凭是指那些在 UCNS 认可的神经危重专培项目中保持积极工作的全职教职工。各部门主席必须向聘任人员提供一封证明其良好资历的证明信，此外，这封信必须说明，教员的职位取决于是否通过认证考试，他们的招聘和留用能保障专培项目的质量[24, 25]。

### （五）实践路径：再考试

目前，实践路径自 2013 年起已对初次申请人员关闭。然而，对于 2013 年前通过这种方法获得认证的人，他们必须在批准后 6 年内通过以下三种机制之一重新提交认证：①完成 24 个月的正式培训；②在 60 个月内获得与神经危重护理相关的 100h AMA PRA 1 类积分；③提供全职学术职位在职证明。此外，必须由 2 名独立的医生确认可以证明其临床敏锐性[25]。

### （六）考试

目前，UCNS 神经危重症考试大致涵盖两大内容领域：神经疾病和普通内科危重症。考试总共有 200 道笔试题。考生必须在两个部分都取得及格分数，才能获得总及格分数[26]。

## 四、对成人学习者和神经重症的专科教育和评估

### （一）重症监护与医学教育交汇简史

一年前刚出版的 Carnegie 基金会的美国和加拿大的医学教育第四号公报[27]（通常被称为“Flexner 报告”），标志着医学“修订教育模式”的开始[28]。虽然这份报告重新定义了本科生医学教育，但医学专培培训仍处于初级阶段，在很大程度上被忽略了。事实上，直到将近 50 年后，人们才认识到侧重于复苏、紧急救护和危及生命的重症监护是“重症监护医学”[29]。1977 年，在匹兹堡大学任教期间，Peter Safar 和 Ake Grivik 撰写了一篇关于危重症医学“教育哲学”的早期论文，呼吁在全国范围内对危重症医学培训项目进行正式的课程设置[29]。Safar 和 Grivik 试图通过规定教学方法和规范化技术培训（如每日教学、间断复习、每周开设会议和期刊阅读俱乐部）使培训正规化[29]。这些教学要求中的许多项目与今天概述的神经危重症监护项目非常相似[4]。虽然 Safar 和 Grivik 明确表示需要“可衡量的特定能力”[29]，但如何有效评估却仍然难以确定。幸运的是，医学教育领域专家已经开始着手解决这些问题。1955 年，George Miller 和 Robert Fisk 构思了首批项目[30]。为临床医生的教学、课程和能力评估奠定了基础[30]。现在，随着培训计划的压力越来越大，随着对质量指标、患者安全和患者偏好的日益强调以及更多先进技术的应用，了解如何有效地培训和评估临床医学工作者从未像现在这样重要[31]。这一部分旨在回顾医学教育的基本概念，当前与危重症医学相关的研究，以及如何将这些概念应用于神经危重症医学。

### （二）医学教育中的基本概念

传统上，危重症医学的教学和课程主要集中在会议学习中，学习者通常可以脱产学习[32]。以前认为，专业教员可以将他们的临床和研究技能转化为教学知识[33]。但从 20 世纪 90 年代开始，提高教学熟练度的教学策略开始出现[33]，人们对新颖课程设计的兴趣也与日俱增，其中包括以团队为基础、以问题为基础和以技术为基础等适应现代学习者的教学策略[34]。将这些新颖的教育设计有效地整合到现代医学研究生教育中有利于确保学员的学习效果[33, 34]。

### （三）医学教育工作者应遵循的主要原则

教育理论的复杂性很难用一章内容概括，更不用说只用一节了。但是，几个关键概念值得考虑。首先对合格的临床教师的基本要求是重视学员的参与性、中心性、适应性和反思性[35]。临床教师必须首先向学习者集中说明在这些方面的学习材料的重要性[33, 36]。应该让学习者参与进来，解释和说明课程的组成包括哪些部分[36]。这不仅能让学习者参与进来，还能让学习者有时间进行自我反省和经验总结，最大限度地发挥课程教学的效果[37]。以学习者为中心可概括为目标导向学习、自主学习、自我指导学习、自我实现、安全和互相尊重的学习环境[37–39]。认识到这些有助于教师理解学生的学习动机，为终身学习奠定基础。

### （四）教育策略

传统的以讲座为基础的授课方法不如交互式授课有效，后者更能吸引观众[40]。接下来需要改进回顾教学方法，而且还将讨论可应用于危重症医学的

替代教育策略，包括基于问题的学习（problem-based learning，PBL）、技术增强的学习、在线学习和模拟。教学方法当然远远不止这些，这些只是比较常见的医学教学方法。我们将进一步简要描述每种方法的利弊，以及各种方法在重症监护医学教育中应用的文献报道。

**1. 基于问题的学习** 以问题为基础的学习（PBL）是一种以学生为中心的教育策略，将基础或临床知识问题与临床框架联系起来[41]。PBL 最初是作为一种在临床环境下指导医学生的方法，目前已经逐渐发展到研究生和继续医学教育领域[42]。当广泛应用于研究生医学教育时，本科生教育也可以有类似的效果[41, 42]。PBL 利用了大量的教育方法来有效地向受训者提供材料[43]。PBL 教程的开发和管理非常耗时[42]。理想情况下，临床教师应该提供临床实践的信息。有效的 PBL 需要有明确定义的以患者为中心的问题，临床问题必须由专家审查。

PBL 教学过程需要设置专门的教学时间。然后，学员将被分成小组，理想情况下是 5～7 名学员为一组（取决于医疗实践）。给学员分配小组角色，包括朗读者、组长和记录员。除了小组成员外，还有一名“专家”协调人，他的角色是指导学员讨论案例。此讨论的目的是定义和澄清所提出的问题，分析问题以获得解决方案，制订行动计划，然后收集支持证据以最后作出回应[44]。这一过程旨在利用已有知识，通过讨论和合作促进新知识的整理和提炼[44]。

PBL 的缺点包括对重要部门人员的需求（包括专业教员和程序开发的专家）、较长时间和较高的基础设施要求（PBL 团队需要有专门的区域来讨论案例）。对 PBL 教学法的批评包括只有少量证据表明 PBL 教育展示了任何比传统课程具有更强的长期能力[45, 46]。支持者认为，参加基于 PBL 的课程的学生有更好的合作能力，并在整个职业生涯中愿意继续自学[45]。而且他们潜在地提高了多专业能力以及有利于提高长期能力[47]。由于与研究生危重症医学教育有关的 PBL 的实施文献很少。然而，在重症监护教学中，PBL 已经表现出一些批判性思维、临床推理和自主学习能力的改善[43]，但未能显示出比其他方法更强的能力[48]。

**2. 技术增强型学习与在线学习** 目前科学技术在我们的社会比以往任何时候都更加普及。广义地说，技术增强型学习和在线学习是指任何在线或基于网络的门户网站、电子书、移动设备、应用程序，甚至模拟的学习（模拟将在下面讨论）[49, 50]。技术增强型学习和在线学习对学习者真正的长期影响尚不清楚，因为评估指标还没确定[51]。尽管如此，教育者意识到这些技术的局限性很重要，并需要理解这些教育方法应用于学习者的背后原则。在应用和实施大量基于在线或技术的课程时，重要的是不能假设所有受训者对在线或电子获取材料具有同等的理解能力[52]。此外，重要的是设定具体的培训目标，就像学习者的时间表一样。成人学习者在进行在线和电子资源利用时需要重视学习的独立性[37]。但是持续可访问性的概念引起了人们对仅仅进行“肤浅的”学习和过度依赖于设备的担忧[53–55]。无论如何，技术增强型学习和在线学习将继续存在。加拿大教育者最近发表的一份共识声明提出了在线继续医学教育模块的十个质量标准，并建议进行进一步调查，以了解这如何影响学习能力[56]。

**3. 模拟教学法** 近年来，基于医疗服务的变化和对患者安全的期望，模拟教学法在医学教育中的使用几乎呈指数级增长[57]。模拟器旨在模拟现实，范围可以小到用于模拟腰椎或静脉穿刺的下背部或手臂的简单模型，也可以大到模拟真实环境和人体[58]。在神经危重症教学中，教育模拟器已被用于脑死亡检查的指导[59, 60]。模拟教学有很多优势，特别是在危重症医学教育方面。首先，对于特定技术教学方面（中心导管放置、插管、复苏等），模拟教学法为这些技术方面的发展和实践提供了安全的环境。此外，模拟允许为学员提供练习机会，可以让他们搞清相关机制和问题[57, 58, 61]。然而，为了提高教学效果，需要设定客观目标和提供直接反馈[62]。反馈在模拟教学培训中非常重要，教师应该进行实时评估，尊重学习者在模拟过程中的“角色”，然后提供建设性反馈[57]。模拟教学在危重症医学教育中被证明是有效的，反复练习技能可以提高记忆力[48, 61, 63]。然而，重要的是，要认识到模拟不能取代实际经验[64]。一些人担心，模拟的受控环境不能很好地转化为医疗实践，特别是在 ICU 的混乱环境中[65]；因此，有几点要求需要注意。首先，临床地点和模拟中心的距离应该很近，以便两者之间快速相互作用，使模拟经验可以迅速转化为临床实践。其次，当在临床环境中实施操作前，需要在观察模拟、监督和反馈环境中成功获取阶段性成果[57]。

**4. 讲座** 讲座仍然是向学员提供教学的最常见方式之一。认知负荷理论表明，学习者只能在一段时间内处理有限数量的知识[66]，文献证据也支持这一点[67]。此外还有一种理解上的谬误，讲课过程中受训者认为自己已经掌握了教师流利表达的知识，但当进行评估时，发现他们无法有效地应用这些学习内容[66]。此外，学习者往往只在讲座的前 20 分钟内注意力最集中[68]。而且有证据表明即使在理想的情况下，学生 1 周后只能记住 20% 以下的学习内容[69]。虽然医学教育界正在采取行动减少对讲座的依赖[66]，但短期内仍无法取代。

考虑到这一点，在设置讲座时应该考虑给学生几个记忆要点。让学习者参与进来是关键。通常认为，教学中使用简单的问题更有效。当简单的提问不能有效地吸引听众时，可进行讨论、讲述幽默段子或提问让学生“举手”等互动可以在讲座或演讲中吸引学生注意力。然而，这些办法在较大的群体环境中可能会作用有限。学生在大群体中的参与度不足可以通过“讨论小组”来补充，在整个讲座过程中，让学员之间会不时地进行快速讨论。这就要求讲师专注于与学生重新接触，以确保讨论不会偏离主题。“头脑风暴”和“滚雪球”是利用小组参与和讨论的两种常用的方法。所有上述技巧都努力在整个讲座期间让教师保持与学生接触，以保持热情和参与度，并增加记忆留存力[69]。

### （五）评估

对学员、教育者、课程和教育工具的评估都是任何教育工作的重要组成部分。通过持续的评估促进学习，并确保学生获得学习成果和掌握课程[70]。评估指标可以采取各种形式，从基于临床实践的评估（如标准化患者考察或模拟病例），到书面检查和直接床旁观察[38]。在神经危重症医学中唯一通用的评估模式是 UCNS 证书考试。

然而，在整个培训过程中，加州大学学院的专培课程既要评估教员也要学生进行自我评估。这通常是使用评分表来完成的，这些评分表评估学员经验的所有类别，即患者管理、知识、人际关系和沟通技能。虽然目标是好的，但这些评估通常在课程结束时以总结性的方式呈现，容易产生回忆和主观的偏差，并可能影响其有效性[38]。

神经危重症医学课程的技术方面可能是最好评估的。在标准化患者或模拟病例中使用核对表已经被证明了具有很高可靠性[71]；技能是否能在床旁正确应用仍存在问题。随着以能力为基础的医学教育的到来，它正在慢慢进入神经危重症医学教育领域，新的评估方法仍需要开发[72]。

### （六）提供反馈

正如本章前面部分提到的，讲师和学员的自我反省对于教育指导是至关重要的。优秀的临床教育者必须利用反馈作为促进学习的一种机制。但不是所有的反馈都是相同的。必须及时向学员提供有效的反馈，并针对观察到的行动提供具体的反馈。评论和批评应该集中在观察到的具体行为上[38]。只有当学员试图解决知识差距时，反馈才会成功[73]。

总体而言，学员希望得到反馈[38]。所有的临床评估者都应该牢记一些关键点。首先，提供给学员的反馈应该是基于观察的、不带偏见但具体的，关注行为并提供改进建议[74]。当然这并不意味着所有的反馈都应该是正面的；负面反馈也很重要，应该与正面反馈相平衡[75]。其次，基于目前在哪里实习、根据过去的反馈取得了多大进展以及他们如何解决先前评估中讨论的具体缺陷，反馈还应该是动态的[75]。教育工作者必须意识获得有效反馈可能存在障碍，包括前后不一致的评估，过于笼统、防御性或批判性的反馈，以及攻击学员个人特点的评估[76]。牢记这些关键点将确保有效的反馈和学员的改进。

### （七）结论

本章简要介绍了美国的神经危重症医学培训的历史，以及它如何通过 UCNS 的正规化发展到现在的状态。通过回顾培训路径的目标，并与其他 ACGME 认可的危重护理课程进行比较，我们可以了解教学目标是如何实现的。我们的目标是描述一个基本的医学教育理论，以及阐述它与美国重症监护教育的历史的直接关系。此外，我们回顾了如何组织教学、评估课程和向学员提供反馈等关键方面。本章旨在指导开发和实施最有效的神经危重症培训计划的框架。

# 第 20 章 远程医疗和远程脑卒中救治

Telemedicine and Telestroke

Kori S. Zachrison　Juan Estrada　Lee H. Schwamm　著
邹志浩　译
魏俊吉　校

## 一、历史回顾

远程医疗是指使用视频连接等技术实现的远程医疗服务。当借助远程医疗的手段向脑卒中患者提供相关医疗服务时，通常被称为远程脑卒中救治（telestroke），这一概念由 Levine 和 Gorman 在 1999 年首次提出[1]。远程脑卒中救治的定义为借助视听通信计算机网络，组成一支协作的、跨专业的团队，为急性脑卒中患者提供临床护理和治疗[2]。

远程脑卒中救治旨在通过将本地脑卒中患者与具有专业知识并可以提供更多信息与资源的远程专家联系起来，从而扩大本地脑卒中的临床救治水平。20 世纪 90 年代后期以来，远程脑卒中救治逐渐成为一种重要的诊疗机制，可以及时将偏远地区的脑卒中患者与优秀医疗专家和资源相对集中的医院联系起来。如果没有这种机制，偏远地区的患者将无法及时获得优质专业的医疗救治，尤其是那些符合溶栓条件的脑卒中患者[2]。许多急性脑卒中患者就诊的医院缺乏必要的医疗资源，尤其是许多急诊科（emergency departments，ED）缺乏神经内科和神经外科医师[3-5]。鉴于静脉溶栓剂可显著降低脑卒中后残疾率[6]，并且不同医院在 tPA（如阿替普酶）的使用与管理水平上存在显著差异，远程脑卒中救治被认为是一种可为那些在缺乏脑卒中医疗救治能力的急诊科里就诊的脑卒中患者带来更优质专业的脑卒中救治资源的工具。神经脑血管病专家通过远程脑卒中救治对脑卒中患者进行远程评估，并为脑卒中患者的溶栓治疗提供远程决策支持，帮助确定脑卒中患者是否需要采取更高级别的医疗救护措施。因此，在医疗救治资源不足和地理位置偏远的地区，远程脑卒中救治的优势尤其明显。

自这一概念提出以来，此项针对脑卒中的远程医疗措施就已经在美国急诊科普遍应用并一直被用于符合溶栓条件的脑卒中患者[7, 8]。目前，它的应用范围已经大大扩展：远程脑卒中救治已经在院前环境中使用；在急诊科环境中的应用范围也已扩大到包括机械性血栓切除术的决策支持以及临床试验的入组筛选评估方面[9, 10]；并且在住院环境中，医院能够继续为脑卒中患者提供最专业的医疗救治服务[11]。

## 二、远程脑卒中救治的现状

1. 远程救治在的脑卒中救治的应用　越来越多的文献支持远程脑卒中救治能够有效地为急性脑卒中救治提供更优质的照护。并且，这种效果在院前环境、急诊科环境和住院环境中均存在。

当脑卒中患者到达医院时，使用美国国立卫生研究院脑卒中量表（NIHSS）评估患者的神经功能缺损是脑卒中患者评估的关键组成部分。与现场亲自进行评估相比，通过远程医疗完成 NIHSS 评估仅花费几分钟时间，并且通过结合患者的床旁查体，可提高评估者间可信度[12-14]。在后来的医疗实践中证实，其同样适用于没有远程医疗培训或相关经验的检查员[15]。美国心脏协会美国脑卒中协会（AHA/ASA）推荐脑卒中患者使用远程脑卒中救治的方式进行 NIHSS 评分（Ⅰ类推荐，A 级证据）[16]。此外，有证据表明，通过远程视频进行 NIHSS 评估具有可靠、易用和高满意度的特点，这些特点也适用于使用其他便携式设备（如手持设备或电话）进行远程连接[17-19]。

除了 NIHSS 评估，放射影像学检查结果评估也是急性脑卒中患者评估的另一个重要组成部分。远程查看放射影像可让脑卒中专家对病情进行快速有效的评估以支持溶栓治疗的决策制订，并且远程放射影像评估结果的差错率较小[20]，此外，脑卒中救治顾问专家和神经放射科医生们之间已对通过回顾神经影像明确溶栓禁忌证达成很高的共识[21]。通过美国食品药品管理局（Food and Drug Administration，FDA）批准的远程医疗系统对计算机断层扫描（CT）结果进行的远程脑卒中救治诊疗的方法已由 AHA/ASA 指定了最高级别的证据推荐（Ⅰ级推荐，B 级证据）[16]。

当然，远程评估 NIHSS 和放射影像结果的目的是使用远程脑卒中救治的方式进行溶栓治疗的管理。许多研究已经证实，远程脑卒中救治对于远程决策和指导溶栓治疗很有益。并且在脑卒中治疗决策方面，远程脑卒中救治优于单纯的电话咨询[22, 23]。实际上，在脑卒中救治实施、并发症发生率和患者预后结局方面，远程脑卒中救治方式与在综合脑卒中中心内的现场亲自诊治相似[24-31]。即使在无 tPA 使用经验的医疗机构中，远程脑卒中救治也有较好的效果[27]。随着时间的推移和经验的增加，远程脑卒中救治系统也将变得更加高效，远程脑卒中救治可以减少 tPA 治疗的关键时间：脑卒中发生 – 救治时间和入院 – 静脉溶栓时间[26, 32, 33]。重要的是，医生群体对远程脑卒中救治的效果具有高度的信心[24]。AHA/ASA 推荐在救治现场缺乏脑卒中专家的情况下使用远程脑卒中救治指导溶栓治疗（Ⅰ类推荐，证据水平 B）[16]。

许多脑卒中患者需要在医院之间转移，以获取恰当的医疗资源。在患者评估中使用远程医疗可以有效识别需要医院之间转移或从转院中受益的患者[34, 35]。在一项针对中度至重度脑卒中患者的研究中，使用远程脑卒中救治评估后将患者从社区医院转移至提供远程脑卒中救治的中心医院，与患者 tPA 溶栓后 3 个月的预后结局改善相关[36]。另一项研究分析了脑卒中患者经过远程脑卒中评估后转移进行血管内介入治疗，发现这些患者的再灌注率和功能预后结局与直接入院诊治的患者相似[34]。远程医疗可以通过访问脑卒中神经科专家，从而准确识别需要更高级别救护的脑卒中患者。

住院患者也经常使用远程脑卒中救治系统。对未转移并且仍留在他们最初就诊的下级医院的脑卒中患者，可以通过远程医疗进行反复评估，以复查救治情况并为下级医院临床医生提供指导。一种更复杂的远程医疗系统已经发展成为虚拟脑卒中救治单元：远程医疗查房可以通过移动远程医疗工作站进行，可以传输生命体征数据，还可以进行远程康复指导[7]。

院前环境中也正在探索如何应用远程脑卒中救治系统。这主要是针对潜在脑卒中患者进行远程评估，以减少合格患者治疗的延误[37]。早期在救护车上使用远程脑卒中救治系统受到信号带宽不足和视频会议质量低下的限制[38]。但是，随着移动通信技术的发展，在院前环境中，远程脑卒中救治系统的应用的可行性逐渐提高。一项使用标准化患者的研究发现，在急诊医疗技术人员的协助下，医生可通过实时蜂窝网络视频电话连接的方式远程执行简化的 NIHSS，该实时可视电话连接在现场和远程评估之间具有很高的可靠性，并且评估所需的额外时间最少[17]。随着移动式脑卒中单元的出现，正规化的远程医疗设备也开始出现在救护车上[39]。在一项针对带有车载脑血管神经科医生与基于远程医疗的脑血管神经科医生的移动性脑卒中单元对比研究发现，两种方案在脑卒中患者的评估和 tPA 溶栓治疗决策具有高度的一致性[40]，并且这种一致性可以在不延迟治疗的情况下实现[41]。克利夫兰移动脑卒中单元的救治结果显示出，远程脑卒中救治系统有极低的技术故障率，并且在支持远程医疗功能的移动脑卒中单元上接受治疗的患者相对于对照组患者（即那些用传统的救护车送到医院接受治疗的患者），其完成 CT 和静脉溶栓的时间显著缩短[42, 43]。

**2. 脑卒中和患者的预后**　到目前为止，尽管大多数证据都集中说明远程脑卒中救治的可行性、安全性及其对救治措施的影响上，但也有证据表明其对患者预后有影响。巴伐利亚州的远程脑卒中综合医疗试验项目（Telemedical Pilot Project for Integrative Stroke Care，TEMPiS）的结果表明，接受远程脑卒中救治相关的社区医院脑卒中患者的 3 个月和 6 个月死亡率和功能结局与在大型脑卒中随机试验中的脑卒中患者相似［即在大型中心医院救治的脑卒中患者，如美国国立卫生研究院 1995 年以来的神经系统疾病和脑卒中 tPA 试验（Neurological Disorders and Stroke tPA trial）］[44]。另一项 TEMPiS 分析比较了应用远程脑卒中救治的社区医院与巴伐利亚州的五家相匹配的对照医院（无远程脑卒中救治系统）的脑卒中患者的预后结局，发现在接受远程脑卒中救治的社区医院的脑卒中患者的 3 个月预后结局明显更好，并且在控制了人口统计特征、脑卒中亚型、脑卒中严重度和并发症等因素之后，接受远程脑卒中救治与改善脑卒中患者预后相关[45]。尽管以上研究是非随机和非盲的，但结合远程脑卒中救治对改善脑卒中患者预后的证据，表明远程医疗可以显著改善患者的预后。

## 三、远程脑卒中救治的程序和管理

1. **远程脑卒中救治的检伤分类程序**　远程脑卒中救治的请求和检伤分类通常可通过电话、软件或互联网应用程序实现。电话接线员系统可以连线医院或外包的接线员，这些接线员可以呼叫专业技术提供者或对呼叫进行相应的检伤分类。有效的系统能够理解不同类型病例的复杂性( 如急性脑卒中与亚急性脑卒中 )，或者要求进行远程会诊与线下转诊的要求。如果在脑卒中检伤分类过程中发生了意外事故，那么系统的跟踪机制将有助于处理解决事故，还可以制订应急方案以应对紧急情况出现的延迟。例如，可以教育远程脑卒中咨询请求者在出现延迟的情况下重复他们的请求，并且可以部署资源以确保在提供远程指导者向多方通知正在出现的延迟情况。在所有情况下，明确的服务期望和参数都将增加成功的可能性：某些程序会因紧急医疗服务（emergency medical services，EMS）的早期激活而增强，即使这些激活通常与非急性脑卒中病例有关，而其他程序则将激活限制于那些已经由社区医院急诊医师进行了评估并且已经将 CT 影响结果推送给远程脑卒中救治提供者的脑卒中患者。无论情况如何，都应该有适当的协议，以便建立和明确这些期望。以类似于软件即服务供应商的方式来定位远程脑卒中救治提供者，可能会对服务水平协议、支持的期望以及可预测的故障时间和故障安全保障流程有所帮助。

当远程脑卒中救治提供者是学术中心时，临床脑卒中研究员可能会提供额外的检伤分类。参加远程脑卒中救治项目的人面临着特殊的挑战。一个例子是，远程脑卒中供应者需要在相关医疗机构取得许可证书并在相应的地区或州获得许可，而这些通常需要几个月的时间和额外的费用才能完成。这样的时间要求和费用支出会干扰需要多年时间的血管神经病学训练计划。但是，许多医疗机构已经能够在脑卒中神经病学家的密切监督下吸收研究人员参与，而脑卒中神经病学家必须获得相关医疗机构的使用许可，并在相应的地区或州获得行医许可，这样既可以为研究人员提供培训也可以提供远程脑卒中救治。负责监督的主治医生必须参加神经系统评估并签署所有临床决定。通过这种方式，研究人员可以学习评估远程脑卒中救治患者涉及的技能，还可以评估更多潜在的溶栓候选者。

远程脑卒中救治计划也可以在介入和神经外科病例的检伤分类中发挥重要作用，因为它们可以使脑卒中专家审查相关病例，然后促进这些病例转移到三级或四级救治中心。结构化程序还可以促进脑卒中患者快速直接地进入介入操作或手术室。

2. **远程脑卒中救治程序的临床操作和支持**　不同模式的远程脑卒中救治服务可能需要不同级别的临床操作和支持以及外围服务。外围服务包括虚拟和现场的专业化培训、质量审查、认证支持和脑卒中服务咨询与建议。在主要目标是通过远程手段为脑卒中溶栓救治提供决策支持的情况下，行政管理和外围服务应尽量少参与。相比之下，旨在增强脑卒中救治系统的远程脑卒中救治网络在行政管理和外围服务方面的需求将大大增加[16]。最佳远程脑卒中救治网络的设计[2, 46]通常需要强大的质量监控、教育和救治协调流程和服务。在这些情况下，定期进行质量检查有助于确保远程脑卒救治系统的临床作用得到充分发挥。在这些审查中，需要评估的参数有：系统使用的障碍和延误情况，溶栓治疗和机械取栓率，患者转移和保留率，以及遇到的脑卒中类型。此外还需要协调和组织召开线上或现场的教育培训。这些努力有助于确保持续稳定的、协调良好的当地公共卫生服务设施，以提供最高水平的脑卒中救治。其他质量改进工作也可能有助于数据收集和反馈，如 AHA 的"获取指南"计划或疾病控制和预防中心的"Paul Coverdell 急性脑卒中计划"。此外，某些美国医院可能会使用远程脑卒中救治系统来满足脑卒中联合委员会认证中心的标准要求。这些程序和认证过程可能引起支持管理服务的其他需求。远程脑卒中救治项目支持还必须确保为患者的医院间转移的建立完善与程序流畅，尤其要注意病情复杂的病例（如可能有机会进行机械取栓的脑卒中患者）。

3. **财务监督与可持续性**　从提供和接收的机构[47]以及从公共卫生和社会角度[48]来看，远程脑卒中救治系统都具有较高的成本效益比。资助远程脑卒中救治系统的模式各不相同。许多是在补助金的支持下开发的，而其他的则采用独立的合同购买服务模式。即使远程脑卒中救治系统咨询服务没有经济补偿，远程脑卒中救治项目往往在财务上是可持续的，因为这一系统促进了患者留在接受远程脑卒中救治服务的医院。通过留住可能转移的脑卒中患者，医院可以产生额外收入，使医院能够支付远程脑卒中救治系统的费用。因此，远程脑卒中救治系统对提供机构和接受机构而言，在财务上都可以自给自足地运作。并且远程脑卒中救治系统的提供机构将获取更多的经济物质奖励，因为远程脑卒中救治系统可以为转诊患者提供简化的接收流程，如到达前的评估和患者到达前的准备（包括在合适的时机调动介入放射团队）。

医师薪酬是远程脑卒中救治系统财务模型的重要组成部分。补偿机制会有所不同。例如，在某些网络中，医师将提供远程脑卒中救治服务作为其薪水的一部分。在其他网络中，鼓励医生以兼职的形式提供远程脑卒中救治服务，并提供物质补偿，如按照提供咨询服务的次数进行支付或作为奖金进行支付。将远程脑卒中救治服务整合到医生的薪酬框架中对于系统的可持续性至关重要。

远程脑卒中救治网络通常是在没有付款人报销的情况下开发的。特别是在人口稠密的地区，如美国东北部或太平洋沿岸，接受远程脑卒中救治咨询的患者可能不在农村地区（美国商会指定的非大都市统计区域），因此不具备向医疗保险和医疗补助服务中心（Centers for Medicare and Medicaid Services，CMS）申请报销的条件。但是，新的立法（如《慢性病管理法》）保证了无论患者是否在农村都可以实现报销。此外，许多州都制定了远程医疗权利平等法律，旨在为现场和远程医疗服务提供相同的报销比例。然而，法律仍然存在漏洞使得远程脑卒中救治服务的报销仍受一定程度的限制，例如提高报销的复杂性以及将报销费用限制在低于急性脑卒中救治所需的水平。

**4. 其他监管壁垒** 远程脑卒中救治网络的扩展通常还受到不同州对医生执照的要求以及在提供服务的所有医疗机构中获得特权的要求的限制。不同的管理机构已采取措施简化这些程序，通过远程医疗获得医疗专业知识支持将更为便利。2012 年，CMS 批准了联合针对远程医疗标准的修订。此修订使接收合同规定的远程医疗服务的机构可以确保服务设备的提供机构符合参与最低医疗的保险要求，使接收机构在符合规章制度的情况下选择使用拥有资质以及特定的服务供应设备。此外，某些州已经放弃了医疗执照的要求，前提是服务提供者在其所在州拥有执照，并满足其他豁免要求（例如，在其所在州没有办公室或仅通过当地有执照的医生提供服务）。

**5. 远程脑卒中救治的相关技术** 远程脑卒中救治系统需要视频会议平台以实现对脑卒中患者的远程神经系统评估。通常满足这种临床需求的平台可以实现高清、双向或多方通信，并可以远程控制病房中的摄像机进行平移、倾斜和缩放。更复杂的系统可以允许神经科医生远程将视频会议设备导航到患者房间中，或者可以集成到支持其他临床用途的数字设备（如数字听诊器），不过对于这些复杂的技术功能是否必要还没有达成共识。值得注意的是，为了使神经科医生能够进行溶栓治疗决策和替代性诊断，放射图像交换功能是必不可少的。

系统的另一个功能是神经科医生通过该系统来记录病情事件，并将这些信息直接或间接地记录在患者的医疗记录中。远程脑卒中救治系统中，远程神经科医生参与制订医嘱方面有所不同：一些远程神经科医生只向本地医院提供医疗建议，而另一些远程神经科医生则直接制订医嘱。

缺乏真实的互动感是远程电子病历系统存在的一个重要缺陷。由于大多数远程电子病历系统都在信息孤岛中独立运行，信息交换服务器有限但集成要求苛刻且昂贵，因此许多远程脑卒中救治服务器都难以找到一种可扩展的方法，以使远程救治服务提供者能够在其提供远程服务的医疗机构的各种记录系统上记录脑卒中患者的救治情况。最近的进展可能支持更好的服务器集成（如 Health Level 7 中的 Fast Healthcare 互通性资源标准，以及非常利于互通性的各种文件数据格式和结构，如 JavaScript Object Notation）。远程医疗中电子健康记录互通的主要挑战在于，信息交换通常不仅局限于记录病情变化，还扩展到机构间的工作流程以及满足事件监控和项目监督的需要。

在所有情况下，当前标准都是通过互联网协议技术创建信息交换机制。此外，远程医疗行业的发展趋势是使技术更简易，更容易获得，同时利用诸如网络浏览器之类的本地应用程序，最大限度地减少对专用硬件和最新软件的需求。

## 四、临床指南

**1. 2018 年 AHA/ASA 指南** 《2018 年 AHA/ASA 急性缺血性脑卒中患者的早期治疗指南》包含有关远

程医疗的部分。这些指南建议在没有内部专家的情况下使用FDA批准的放射学影像系统进行影像学评估（Ⅰ类推荐，证据水平A；见图20-1），并支持溶栓管理决策（Ⅰ类推荐，证据水平A）[49]。

该指南还指出，应使用远程医疗系统，以确保急性脑卒中患者每周7日，每日24h的覆盖(Ⅱa类推荐，证据水平为C-EO)，并为溶栓决策提供指导（Ⅱa类推荐，证据水平B-R）[49]。指南中也将远程脑卒中救治系统视为一种脑卒中患者机械血栓切除术资格识别的机制（Ⅱb类推荐，证据水平B-NR）[49]。

推荐等级（强度）

Ⅰ类（强） 收益>>>风险

撰写建议的短语
- 被推荐
- 显示/有用的/有效的/有益的
- 应该执行/管理/其他
- 疗效比较短语†
  - 建议治疗/策略A优先于B
  - 应选择A处理而不是B

Ⅱa类（中等） 收益>>风险

撰写建议的建议短语
- 是合理的
- 有用的/有效的/有益的
- 比较有效性短语†
  - 可能推荐治疗策略A优先于B
  - 选择治疗措施A而非B是合理的

Ⅱb类（弱） 收益≥风险

撰写建议的建议短语
- 可能/也许是合理的
- 可能/也许会考虑
- 有益/有效性未知，不清楚或不确定

Ⅲ类：没有好处（中等） 收益=风险

（通常，仅证据水平LOE为A或B使用）
撰写建议的建议短语
- 不推荐
- 无用/无效/无益的
- 不应执行/使用

Ⅲ类：危害（强烈） 风险>收益

撰写建议的建议短语
- 潜在有害
- 造成损害
- 与过度发病率相关
- 不应执行/使用

证据水平（证据质量）★

水平A级

- 来自大于1个RCT的高质量证据
- 高质量RCT的Meta分析
- 高质量注册研究证实的一个或多个RCT

水平B级至R级 （随机）

- 来自1个或多个RCT的中等质量证据
- 中等质量RCT的Meta分析

水平B-NR级 （非随机）

- 来自1个或多个设计良好、执行良好的非随机研究，观察性研究或注册研究的中等质量证据
- 此类研究的Meta分析

水平C-LD （有限数据）

- 具有设计或执行缺陷的随机或非随机观察或注册研究
- 此类研究的Meta分析
- 人体样本的生理或力学研究

水平C-EO （专家意见）

- 基于临床经验的专家共识

EO.专家意见；LD.有限的数据；RCT.随机对照试验
推荐等级和证据水平是独立的（任何推荐等级可以与任何证据水平配对）
具有证据水平C的建议并不意味着该建议是弱的。许多指南中重要的临床问题并不适合进行临床试验。尽管尚无RCT，但可能有非常明确的专家共识，即特定的测试或疗法有用或有效
•.表示：应详细说明干预的结果或结果（改善临床结果、提高诊断准确性或提升预后的信息）
†.对于比较效果的建议（推荐等级Ⅰ和Ⅱa；仅证据水平A和B），应包括使用比较动词直接比较所评估的处理或策略
★.评估质量的方法正在不断发展，包括应用标准化的、广泛使用的经过验证的证据分级工具；成立了证据审查委员会进行系统的审查

▲ **图20-1 美国心脏病学会/美国心脏协会针对远程脑卒中救治临床策略、干预措施、治疗和诊断测试提供的推荐等级和证据水平（2015年8月更新并获得许可）**[49]（此图彩色版本见书末）

**2. 美国远程医疗协会的远程脑卒中救治指南**　美国远程医疗协会专门针对远程脑卒中救治制订了指南[2]。这些指南旨在帮助临床医生评估、诊断、管理和为急性脑卒中患者提供远程支持，并专注于脑卒中患者急性期的救护。该指南包括有关运营、管理、行政和经济方面的建议。他们强调了强有力领导的重要性，并明确了远程脑卒中救治系统的关键角色，包括中心及辐射点医疗机构具备医师主管，项目经理和急诊科具备脑卒中领域的首席专家。该指南建议制订政策和程序，将远程脑卒中救治系统整合到紧急医疗服务、急诊科、住院和重症监护病房。政策也应该包括远程脑卒中救治在质量控制过程和前哨标记事件审查中的规范。

该指南指出，远程脑卒中救治系统必须向所有相关服务提供者提供培训和引导，包括紧急医疗服务、急诊室和医院工作人员，以及放射学技术人员[2]。培训应旨在建立信心并形成完整的团队的工作流程，并且培训应当持续进行。

该指南明确，远程脑卒中救治的相关专业人员应获得完全的许可、注册和认证，并且必须了解所有相关的要求[2]。美国的医疗服务提供者必须遵守《健康保险可携性和责任法案》（Health Insurance Portability and Accountability Act，HIPAA）和《经济健康与重症健康信息法案》（Health Information for Economics and Critical Health Act，HITECH），以及其他任何州的隐私和保密法规。隐私和安全问题还必须从技术角度解决，包括临床文档和患者健康记录管理的相关政策和程序。

财务管理也包含在指南中，预算包含硬件、软件、数据线路、许可费、证书费、电话费、营销和通讯成本，还有人员、用品、房屋和日常维护的费用[2]。预算还需考虑到远程脑卒中救治服务的收入，如付款人的偿付、赠款、医疗保健系统的支持和私人捐款。

该指南强调，远程脑卒中救治服务还应该有系统的质量改进和绩效执行管理程序[2]。理想情况下，应该存在一个程序来报告和传递远程脑卒中救治系统网络中的质量指标和结果，以进行行政和运营情况分析。最后，该指南还考虑了远程脑卒中救治系统的物理布局和空间设计因素。同时还要审查项目计划和运营目标，人员配备模式，远程脑卒中救治工作流程，技术设备建议，数据策略和程序建议[2]。

**3. 衡量质控情况**　AHA/ASA 提出了用于远程脑卒中救治系统的质控措施[46]。这些质控衡量指标应包括过程和结果两方面。推荐的过程质控衡量指标应该覆盖咨询过程、成像和 tPA 治疗标准化时间等，这些指标与非远程脑卒中救治的评价指标相一致。指南还建议了与音频视频质量、传输过程和传输时间有关的指标[46]。

推荐的结局指标包括初次评估过程以及转移时脑卒中严重程度（NIHSS）的变化、初次脑卒中诊断和最终出院诊断的一致性、住院相关的结局（如住院时间和住院并发症）以及患者出院时的功能状态等[46]。鼓励通过网络电话、视频或面对面的方式[46]对患者的功能状态（如 90 天后进行修改的 Rankin 量表评估）进行长期随访。推荐的安全性指标包括有症状的颅内出血和死亡率[46]。

最后，衡量患者和医护人员满意度以及技术质量的指标也很重要[46]。

## 五、展望

尽管在过去 10 年中取得了很大进展，远程脑卒中救治系统的充分发展以及充分利用仍存在较远距离。报销和管理系统必须持续适应这种创新以及日益普遍的急性脑卒中远程救治系统。远程脑卒中救治系统本身也必须随着临床知识的更新而不断发展，如扩大治疗时间窗的证据，以及唤醒脑卒中和机械血栓切除术新方法。

# 第21章　神经重症救治中的预后判断与共同决策

## Outcome Prediction and Shared Decision-Making in Neurocritical Care

Matthew F. Sharrock　Robert D. Stevens　著
李江涛　侯效胜　译
魏俊吉　校

## 一、概述

评估神经系统疾病的预后，对于神经重症专科医师而言，是非常基础而又复杂的[1]。治疗团队在确定诊疗方案之前，通常需要根据疾病自然病程和患者的特点，利用已发表的疾病回归模型，对患者的预后(具备康复潜力或缺乏康复潜力）进行评估。但值得注意的是，许多情况下，此类预后模型并没有纳入某些起决定作用的影响因素（如干预的治疗效果等）。此外，更有意义的神经预后评估，还需要考虑患者及家属的意愿、接诊医疗团队或机构的能力[2]。另外，有时人们对预后潜在的期望值，也会对治疗产生重要影响。尽管治疗效果的评价受到患者及其家属价值观和期望值的影响，本文仍将讨论重点放在有临床意义的功能恢复和提高生活质量的干预上。

## 二、预后模型的局限性

由于预后模型很难对每位患者的预后做出准确的判断，因此在神经重症疾病中，这类预后模型的意义常常受到质疑。在人群研究中，患者及其家庭的生活质量细节经常难以准确获得。因此，通常使用粗略评估患者功能恢复或死亡的工具，如改良 Rankin 量表（Modified Rankin Scale，mRS）或格拉斯哥结局量表（Glasgow Outcome Scale，GOS）。这类功能指标不能反映从重症监护室恢复后的复杂情况，特别是对于有长期认知功能障碍或多器官功能障碍的患者[3]。

预后模型的内部效度是一个明显的问题[2, 4–7]。如停药或停止治疗之后，会接着有不良预后的病历记录，这会造成确认偏误或所谓的“自证”倾向，从而导致高估模型的特异性和阴性预测值[8–10]。而在神经重症监护中，放弃治疗是导致患者死亡最常见的原因[11, 12]。

另一个问题是预后模型的外部验证性和泛化性。许多模型的构建，都是基于特定条件下收集的数据，常常是特定时间段，在单中心依据拟定的方案和治疗策略进行收集。这种模型的结论可能无法进一步推广。此外，早期验证有效的预后量表可能无法反映当前的救治标准。例如，在一项对脑出血（intracerebral hemorrhage，ICH）预后的研究中，采用最新指南治疗的患者的结局，要优于当前广泛应用 ICH 评分量表的患者[5, 13]。而在另一项研究中，基于临床的预后判断比基于 ICH 评分的结果更准确[14]。

## 三、模型的性能表现

在本章中，我们总结了目前神经重症监护室中，主要疾病预后判断的相关模型及预测因素。我们尽可能地引用基于多变量的预测模型，并讨论模型在“区分度”和“校准度”方面的性能[15]。区分度通常由受试者特征曲线的曲线下面积（area under the curve，AUC）反映。如图 21–1 所示，受试者特征曲线以真阳性率与假阳性率为坐标轴，45° 的虚线表示 AUC 值为 0.5，意味着该模型的区别能力不如随机；而左上角 AUC 值为 1.0 的正方形，代表理想预测模型。因此，AUC 可以看作正确区分阳性与阴性结果的概率。按照惯例，通常认为模型的 AUC ＜ 0.6 为“无效”;0.6～0.7 为“差”；0.7～0.8 为“一般”。当 AUC ＞ 0.8 时，认为模型具有潜在的临床实用性，其中 AUC 在 0.8～0.9

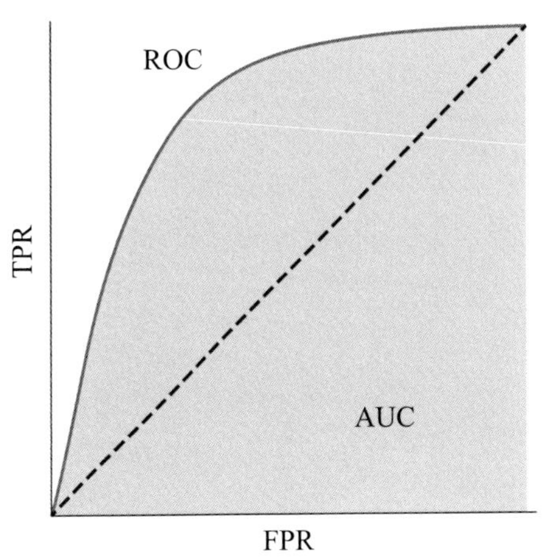


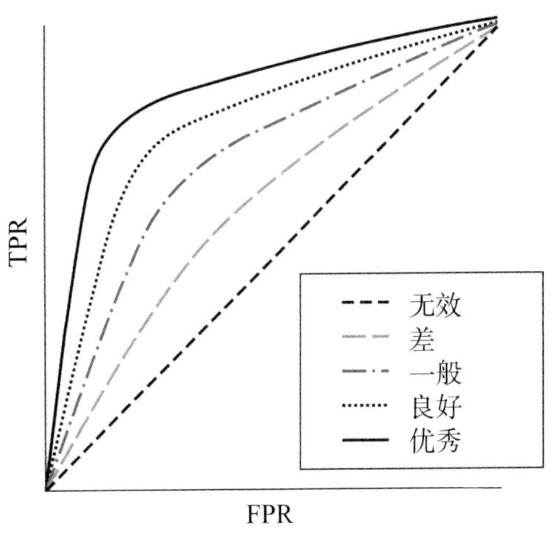


**◀ 图 21-1 受试者操作特征曲线（ROC）**

曲线（左）显示了真阳性率（TPR）是假阳性率（FPR）的函数，其中灰色曲线下的面积（AUC）对应判别正确的可能性。曲线（右）的变化显示 AUC 从 0.5 增加到 0.9

为“良好”；超过 0.9 为“优秀”。利用 AUC 反映模型区分度的方法，适用于大样本研究，而对于小样本研究，AUC 受到的干扰较大，可能并不适用 [16]。

校准度（拟合优度）是模型产生的预测概率与在总体中观察到的实际事件率相符的程度。虽然许多已发表的研究报告侧重于将区分度作为模型性能指标，但校准也是模型性能最重要的属性。校准度通常通过绘制预测事件和观测事件或事件发生率之间的关系图形来表示（图 21-2）。拟合优度可以使用 Hosmer-Lemeshow 检验和 *P*-value 定量表示，较小的 *P* 值（通常 $P < 0.05$）表明模型拟合较差 [17]。

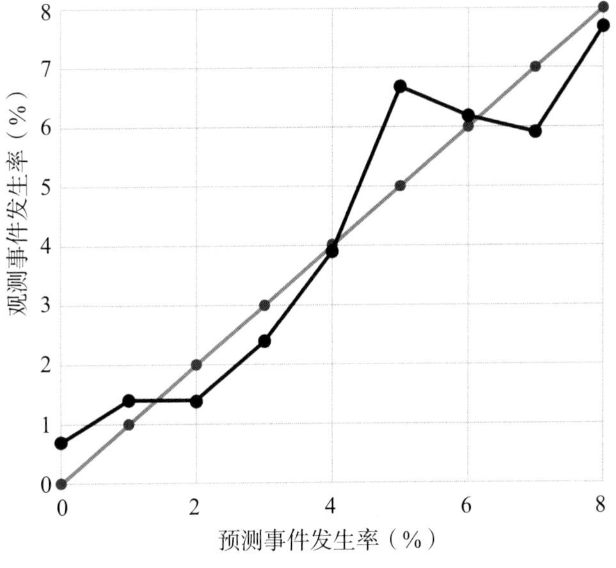


**▲ 图 21-2 校准曲线**

绘制了给定人群中预测（灰色）与观测（黑色）事件发生率的关系。完美校准的模型中黑线基本会沿着灰线

## 四、颅脑创伤的预后判断

颅脑创伤（traumatic brain injury，TBI）常用的预后判断指标包括年龄、格拉斯哥昏迷评分（GCS）、瞳孔对光反应、是否存在颅内出血 [18-20]，以及是否并发严重的生理障碍（如低血压 [21]、缺氧 [22]）。

针对 TBI 患者，有两个著名且广泛验证过的预后模型，国际临床试验预后和分析模型（International Mission on Prognosis and Analysis of Clinical Trials，IMPACT）和颅脑创伤后皮质激素随机分组研究模型（Corticoid Randomization after Significant Head Injury，CRASH）[23-25]。这些模型都是基于临床试验的数据建立的（IMPACT 中 *n*=8509；CRASH 中 *n*=10 008），并且侧重于以下协变量：临床评估数据、头部 CT 结果和部分实验室评估数据。两个模型在预测 6 个月的死亡率和 GOS 上，均显示了较好的准确性，在 AUC（区分度）或校准度方面没有显著差异 [23]。这些研究证实，与预后相关的关键预测指标包括年龄、GCS 评分和瞳孔对光反应。对于 IMPACT 模型，则增加的因素包括头部 CT、是否存在缺氧和（或）低血压，以及入院血糖和血红蛋白值等，可以部分提高预测的准确性 [25]。对于 CRASH 模型，则增加了是否存在重大颅外损伤这一因素，预测性能有所提高 [24]。然而，在外部验证模型中，在 CT 上检测到的异常情况对预测性几乎没有影响 [23]。这些异常包括点状出血、第三脑室或基底池闭塞、蛛网膜下腔出血、中线移位或未清除的血肿。

在选用哪种模型时，临床医生可以考虑预测模型构建时所基于的病例特点。IMPACT 模型主要是基于发达国家中、重度的 TBI 患者数据；而 CRASH 模型是根据轻度、中度、严重创伤性脑损伤患者的数据开发的，并且许多患者在中低收入国家或地区。两种模型用于预后判断的时机也不同。CRASH 模型旨在预测

14 天的死亡率和 6 个月的不良结局，而 IMPACT 模型则关注 6 个月死亡率和不良结局 [23]。

对于严重 TBI 患者常伴有多系统损伤，常用的重症监护评分包括急性生理和慢性健康评分（Acute Physiologic Assessment and Chronic Health Evaluation，APACHE）Ⅱ和简明急性生理评分（Simplified Acute Physiology Score，SAPS）Ⅱ。这些评分在预测患者的 6 个月死亡率上均具有良好的区别度(AUC 分别为 0.79 和 0.80）[26]。一种结合了 APACHE Ⅱ评分和 IMPACT 模型变量的预测模型，分别为实验组（$n$=445）和对照组（$n$=445）中，对患者 6 个月死亡率预测，取得的 AUC 为 0.84 [27]。

## 五、心搏骤停的预后判断

心搏骤停的存活、神经功能预后的主要预测指标包括心搏骤停发生的地点（院外与院内）、电除颤后出现初始心率（室颤或无心电活动）、恢复自主循环时间、年龄和并发症 [28]。只少数研究纳入了多变量的预后模型。对目标温度管理试验（Target Temperature Management Trial）（$n$=933）进行的事后分析，发现了 10 个不良预后的独立影响因素，即年龄更大，在家发生心搏骤停，没有电复律，循环复苏时间长（定义为自开始心搏骤停到开始心肺复苏的时间），低灌注时间长（定义为从开始心肺复苏到恢复自主循环的时间），给予肾上腺素，双侧角膜反射和瞳孔反射消失，GCS 运动分项评分为 1 分，pH 较低，入院时 $PaCO_2$＜34mmHg [29]。院外心搏骤停（out-of-hospital cardiac arrest，OHCA）评分包括以下变量：初始心律、室颤或心动过速、循环障碍时间短、低血清乳酸和低肌酐水平，它可以预测出院时具有良好神经功能预后的患者［脑功能分类（Cerebral Performance Category，CPC）评分为 1 分或 2 分］[30]。该模型在实验组中的 AUC 为 0.82（$n$=130），在对照组（$n$=210）中的 AUC 为 0.88 [30]，随后的研究也发现 AUC 在合理范围内 [31-34]。院内心搏骤停预后（Cardiac Arrest Hospital Prognosis，CAHP）评分确定了出院时神经功能预后不良（CPC 评分为 3 分、4 分或 5 分）的七个独立预测因素，即年龄大，早期未进行电复律，从心搏骤停到开始心肺复苏的间隔时间长，从基本生命支持到恢复自主血液循环的时间长，在家中发生心搏骤停，肾上腺素使用剂量的增加和动脉 pH 的降低 [35]。不论是在实验组（$n$=819，AUC = 0.93），还是在两个对照组（$n$=367，AUC=0.85 和 $n$=1129，AUC=0.91），该模型的区分能力都非常理想 [35]。最近，一项来自中国台湾地区的独立研究中，测试了简化的 OHCA 评分和 CAHP 评分，AUC 分别为 0.82 和 0.84 [36]。

研究表明，那些纳入目标温度管理试验的心搏骤停患者，依靠神经系统功能检查可能会降低预测的准确性 [37]。这激发了人们通过神经生理测试和神经影像结果进行预测的兴趣，产生了所谓的根据“多模态”指标的预测方式。在一份包括 150 例心搏骤停患者的最新研究中，结合临床评估、脑电图分级和脑白质成像的模型，预测出 1 年 CPC 评分的 AUC 为 0.99 [38]。

## 六、急性缺血性脑卒中的预后

在急性脑卒中患者中，治疗方案与判断预后的准确性密切相关。大多数预测模型是在静脉溶栓广泛应用之后，机械取栓还未普及时建立的。脑卒中预后最密切的因素是疾病严重程度和患者年龄 [39-48]。高龄是预测脑卒中发病率和死亡率升高的重要因素，被许多预测模型纳入 [39, 49]。卒中严重程度可通过临床或影像学方法进行评估。美国国家卫生研究院卒中量表（National Institutes of Health Stroke Scale，NIHSS）是应用最广泛的判断卒中严重程度的评分量表 [50]。在预测患者 3 个月的 mRS 评分时，NIHSS ≤ 6 提示预后良好，而 NIHSS ≥ 16 预示死亡率和致残率升高 [40]。神经影像学上，脑梗死的范围是判断预后严重程度的另一项预测指标 [51]。应该注意的是，在后循环卒中里，预后与梗死的关系更复杂，其结果取决于梗死位置。

卒中的预后还受到患者并发症情况的影响，如痴呆 [42]、心力衰竭 [52]、严重肾脏疾病和需要透析 [53]。包含并发症的评分系统包括指南帮助（Get with The Guidelines，GWTG）评分 [54]、缺血性卒中风险预测评分（Ischemic Stroke Predictive Risk Score，IScore）[42] 和 PLAN 评分 [52]。

GWTG 评分是根据 274 988 例患者的注册研究数据构建的，能预测缺血性卒中后的院内死亡。研究发现，在 NIHSS 评分中，最强的预测因素为卒中严重程度、房颤和冠心病史。在内部验证数据中，院内死亡率的 AUC 为 0.84。外部验证数据中，AUC 为 0.87，表明它有 87% 的概率能够识别院内死亡的患者。在预测 1 年死亡率时，其 AUC 为 0.78 [55]。

IScore 评分可以预测 30 天或 1 年的死亡、残疾

（mRS ≥ 3）和长期住院的风险[42]。在此模型中，卒中严重程度、分型和透析是预测死亡最重要的因素。在其外部验证集中，30 天和 1 年死亡率的 AUC 分别为 0.79 和 0.78。在另一项独立的外部验证集中，30 天和 1 年死亡率的 AUC 分别为 0.80 和 0.79[55]。

PLAN 评分采用入院时可获得的临床数据，综合了入院前并存病、意识水平、年龄和神经功能缺损情况。在内部验证集中，该评分预测 30 天死亡率的 AUC 为 0.87；一年死亡率的 AUC 为 0.84；良好治愈率（mRS 为 0～2）的 AUC 为 0.80。独立的外部验证数据发现，30 天和 1 年死亡率的 AUC 分别为 0.77 和 0.79[55]。

对于前循环卒中接受机械取栓治疗的患者，血栓取出术后匹兹堡结局评分（Pittsburgh Outcomes after Stroke Thrombectomy，POST）综合了神经影像中脑梗死的体积、年龄和脑内血肿变化等因素，可以较好地预测神经功能预后（mRS 为 0～2）[56]。该模型在实验组中的 AUC 为 0.85，在对照组中的 AUC 为 0.76～0.86。但是，不论是实验组还是对照组，其中的样本量都相对较小（分别为 $n$=247 和 $n$=803）[56]。

总体而言，现有模型预测急性脑卒中患者的 30 天和 1 年死亡率，仅能达到临床应用的基本要求。其中 GWTG 评分预测能力较好，特别是评估未接受机械取栓治疗患者院内死亡率时。随着接受机械取栓治疗的急性缺血性卒中患者增加，急需一种更有针对性的预测模型。

## 七、自发性脑出血的预后判断

当前 ICH 的预测模型均来源于单中心研究，样本量相对较小，并且外部验证有限。高龄、意识水平、血肿大小和位置是 ICH 最普遍的预后指标[57-59]。目前，已经开发了几种多变量的评分系统，使用最广泛的是 ICH 评分[13]，还有其他几个类似的评分系统，如修改后的 ICH 评分（modified ICH score，mICH）[60]和 ICH 分级量表（ICH Grading Scale，ICH-GS）[61]。max-ICH 评分[62]旨在预测“最大”治疗的效果，并减少确认偏误或主观因素的影响。

原始 ICH 评分于 2001 年发布，数据源于单中心的 152 位患者。该模型提前公布了强化降压试验[63, 64]和新型口服抗凝药及其逆转药物的情况[65]。30 天死亡率的预测因素是年龄、ICH 量、血肿位置、GCS 评分和血肿是否破入脑室[57-59]。原始评分已在外部数据集得到验证[66, 67]，并可以预测 1 年的死亡率[68]。

mICH 评分可预测 3 个月的死亡率，也是根据单中心的研究（$n$=226）构建的，其中 50% 的患者接受了内镜辅助基底节出血的手术治疗。基底节出血是 ICH 最常见的类型，其血肿还可能破入脑室，形成脑室内出血（IVH）[60]。mICH 评分的影响因素是 GCS 评分（3～4 分、5～12 分、13～15 分）和 ICH 体积（＜ 21ml、21～50ml、＞ 50ml）、脑室内出血或脑积水。研究显示对照组中的 AUC 为 0.90[60]。

ICH-GS 评分同样是基于一项单中心（$n$=378）研究的数据构建的，与原始 ICH 量表有相似的分类，但是具有不同分类界值。具体如下：年龄（＜ 45 岁、45～64 岁，＞ 64 岁）、GCS（3～8 分、9～12 分、13～15 分）和 ICH 体积［分为幕下出血（＜ 10ml、10～20ml、＞ 20ml）或幕上出血（＞ 40ml、40～70ml，＞ 70ml）］[61]。预测院内死亡率在内部验证的 AUC 为 0.86，30 天死亡率 AUC 为 0.88，30 天的预后良好率（GOS 为 4 或 5）的 AUC 为 0.86。

英国开展了一项比较 ICH 评分、mICH 评分和 ICH-GS 评分的研究，纳入了 1175 例 ICH 患者[69]。研究显示，三种评分在预测 30 天的死亡率时，AUC 分别为 0.86、0.82 和 0.87。有趣的是，在这个研究中，这些多变量评分的准确性并没有比单独的 GCS 评分更好，其 AUC 为 0.87。

max-ICH 评分基于一项纳入 583 名患者的单中心研究，其中 112 名患者在早期（＜ 24h）就取消了生命支持治疗。研究表明影响 12 个月预后良好（mRS 为 0～3）的独立预测因素是 NIHSS 评分、年龄、脑室内出血、使用抗凝药和 ICH 出血量[62]。在对比 max-ICH 评分和原始 ICH 评分的研究中，AUC 分别为 0.81 和 0.67。而在最近的另一项对比 max-ICH 评分和原始 ICH 评分的研究中，纳入了 301 名接受最大限度的治疗的患者，在预测 3 个月死亡率时没有明显的差异（两组 AUC 分别为 0.81 和 0.80）[67]。

## 八、动脉瘤导致的蛛网膜下腔出血的预后判断

预测动脉瘤性蛛网膜下腔出血（aSAH）的预后中，公认的重要因素包括年龄、就诊时的神经影像表现、临床严重程度及迟发性脑缺血（DCI）[70-76]。1968 年，为了对 aSAH 中的手术风险进行分级，建立了基于临床神经系统检查的 Hunt & Hess（the Hunt and Hess,

HH）分级。在之后的研究中，其预测死亡率方面的有效性已被验证，但容易受到主观因素的影响[77]。世界神经外科医师联合会（World Federation of Neurological Surgeons，WFNS）的临床量表则纳入了GCS评分，也进行了同样的死亡预测研究，也发现其受到评分者的影响[78]。

与HH分级和WFNS评分相比，SAH评分为了提高预测死亡率的能力，将入院GCS评分作为临床资料的组成部分，同时纳入了年龄和并发症数量这两个因素[79]。SAH评分模型是基于两个中心的1134名患者构建的。在一项对照研究中，预测住院死亡率的AUC为0.82，优于WFNS评分和HH量表(AUC分别为0.78和0.77)。但是，该模型尚未得到推广。

在另一项纳入1620名aSAH患者的研究中，报告了一种改良的WFNS评分（resuscitation WFNS，rWFNS)。与在入院时评估不同，它在初步完成神经复苏后就评估[80]。一项多变量模型综合了年龄、rWFNS、改良的Fisher分级、动脉瘤大小和是否存在颅内血肿等，预测2个月mRS的AUC为0.87[80]。此模型在另一个小样本量研究中得到验证[81]，即在aSAH预后模型中，评估时间具有重要的权重。

全球SAH研究（SAH International Trialists，SAHIT）的预测模型基于临床试验和观察性研究的汇总资料，包含了10 936名患者[82]。3个月预后评分（GOS）的独立预测因素包括年龄、高血压和WFNS分级（AUC=0.80)。增加以下因素并不能显著增加模型判别效能，包括动脉瘤的大小、位置和Fisher放射学评分（AUC=0.81)，以及治疗方式（手术夹闭vs. 血管内弹簧圈栓塞，AUC=0.81）等[82]。

对于aSAH分级评估较差的患者，有几项研究专门预测这类患者的死亡率或预后不良。这些研究表明，通过HH、WFNS或GCS评分评估的临床神经严重程度，结合年龄可以更好地预测死亡率[83, 84]。然而，值得注意的是，这些研究的样本量都较小（$n < 250$)，并缺乏对照研究。随着aSAH血管内治疗方法的迅速发展，加之缺乏有效的对照研究，急需一种更有效的SAH预后模型。

## 九、共同决策

患者的家庭成员经常反映，在需要做出临床救治决策之前，缺乏对相关信息的了解[85]。由于急性颅脑创伤患者的救治经常涉及多个团队（如重症监护医学、神经病学、神经外科、护理团队)，他们与患者家属沟通的内容和方式也存在很大的差异。有关重型颅脑创伤患者救治的两项独立调查研究显示，不同团队与患者及其家属沟通预后情况时，存在一定差异，患者及其家属均对此表示不满[86, 87]。

共同决策是一个需要临床医生、患者和家属共同协作的过程，其目的是促进和加深对疾病的理解，评估不同救治方案的风险和获益，并探讨不同方案的结局是否与患者的预期相符，能否接受[88, 89]。在这种情况下，可以使用预测模型来评估可能的结局，但必须向患者及家属解释这些模型的不确定性，可能只适用于特定的患者。神经重症协会建议，在患者神经损伤发生后，至少观察72h。充分观察临床过程，与治疗团队充分建立信任，再确定救治目标[90]。虽然大家都认为共享决策是积极有效的，但还是需要更多的研究来评估它在神经危重症救治中的作用[89]。

## 十、结论

许多基于多变量的预测模型已经被开发出来，用以评估缺血性脑卒中、脑出血、蛛网膜下腔出血、创伤性颅脑创伤和心搏骤停复苏患者的预后。这些模型可以帮助医患双方就治疗结果进行沟通。目前，模型的局限性在于缺少对照研究，只能代表单中心的观察结果，并且没有纳入治疗变量作为预测特征。研究表明，结合疾病特定神经学评分的建模方法，可能会提高模型预测死亡率和功能结局的能力。利用样本量更大的数据库，使用更先进的统计和计算方法，可以获得更好的预测效能[91]。

患者、亲属、治疗团队都可以利用神经重症的预测模型，从共同决策中受益。共同决策需要在经过严格设计的前瞻性研究中进行验证。

# 第六篇　神经重症监护病房中的特殊问题

# Special Issues in the Neurocritical Care Unit


第 22 章　多模态神经监测 198

第 23 章　持续脑电图监测 204

第 24 章　脑血管造影术 215

第 25 章　神经重症超声 228

第 26 章　降低脑出血和脑室出血患者的血肿负荷 240

# 第22章 多模态神经监测

## Multimodality Neuromonitoring

Lucia A. Rivera Lara　Jose I. Suarez　著
李　敏　译
邱炳辉　校

## 一、概述

近几十年中，医学取得了长足的进步。这种进步主要归功于诊疗技术的突破，如算法和设备，这提高了救治患者的水平。长期以来，在神经脑损伤的患者中，神经系统查体是监测和管理的重要依据。然而在神经重症的管理中，由于多数患者都处于昏迷状态，或者神经查体变化非常细微，因此很难仅仅依靠神经功能查体作出决策，常需要补充其他信息。在本章中，我们将描述一些新型神经监测设备。尽管这些设备因为种种现实的原因(价格昂贵，或缺乏循证医学证据)，尚未在临床中广泛应用，但我们将重点讨论它们的潜在用途和缺陷。此外，我们将根据2014年发表的国际多学科神经重症监护多模态监测指南，强调目前在临床实践中应用指南的推荐（表22-1）。要理解神经功能监测，首先要理解神经生理学，因此在每章的开始，我们首先简要介绍监测特定神经生理变化的重要性。

## 二、大脑氧气供应的监测

由于脑组织储氧量很低（0.2ml/100g），仅够维持自身消耗几秒钟。因此，监测脑氧供应非常重要[1]。乏氧状态会导致高能代谢产物减少，如三磷酸腺苷（adenosine triphosphate，ATP）、磷酸肌酸。细胞膜上的钠钾离子泵由ATP驱动，维持了细胞的钠离子浓度梯度，ATP耗竭会导致钠离子浓度梯度消失。随之，这种能量衰竭会导致钙离子内流，使得细胞进一步去极化，进而导致谷氨酸根释放到细胞外间质[2]。谷氨酸对缺血的神经细胞具有神经毒性，会引起神经元去极化，导致神经元内线粒体功能障碍，最终导致细胞死亡。

脑氧可以通过有创设备持续监测，即熟知的脑组织氧分压监测探头（$PbtO_2$）。该探头既可以由Licox™系统单独提供（Integra LifeSciences，Plainsboro，NJ），也可以与Neurovent-PTO™系统整合（Raumedic，Inc.，Mills River，NC），实现同时监测脑部压力和温度。此外，脑氧还可以通过无创的近红外光（noninvasive near-infrared spectroscopy，NIRS）系统进行测量。目前商用的近红外光系统有以下三家通过了美国食品药品管理局审批：① FORE-SIGHT™（CAS Medical Systems，Branford，CT）；② EQUANOX™（Nonin Medical，Plymouth，MN）；③ INVOS™（Covidien，Boulder，CO）。NIRO是一款在欧洲获得批准的脑血氧仪（Hamamatsu Photonics，Hamamatsu City，Japan；CE-marked）。此外，颈静脉球血氧饱和度监测以前应用较多，但由于其是有创操作，同时缺乏确定的获益，目前已经不再广泛使用。

### （一）脑组织局部氧分压（$PbtO_2$）监测

$PbtO_2$可以反映脑血流的传导及动静脉氧分压差，并受氧弥散梯度的影响[3]。因此，即使脑血流是正常的，局部脑组织摄氧障碍时（如脑水肿），也会造成$PbtO_2$降低。$PbtO_2$正常值为25～35mmHg，任何小于20mmHg的情况均为异常（脑缺血和能量功能障碍）。需要重点强调的是，$PbtO_2$会受到多种因素的影响，包括脑灌注压（CPP）、局部脑血流量（CBF）、脑氧代谢率（cerebral metabolic rate of oxygen，$CMRO_2$），以

**表 22-1 多模态监测的优点与缺陷**

| 监测类型 | 设 备 | 优 点 | 缺 点 | 推 荐[a] |
|---|---|---|---|---|
| 脑氧供应监测 | $PbtO_2$ 探头 | 反映了 CBF 及动静脉氧分压差<br>TBI 和 SAH 患者的低 $PbtO_2$（10～20mmHg），与较差的功能预后相关 | 有创；颅内出血发生率约 3%<br>局部测量，数值取决于探头放置的位置<br>受 $CMRO_2$、局部氧气扩散梯度和 CPP 影响<br>受全身因素影响，如 CO、血红蛋白水平、$PaO_2$ 和 $PaCO_2$ | 应用于脑缺血、缺氧的患者，或存在上述风险的患者（强推荐，证据级别低） |
| | NIRS | 测量毛细血管床（气体交换血管）的平均区域氧饱和度（$ScO_2$）<br>可作为 CBF 的替代方法，测量血管自主调节 | $ScO_2$ 值受到血红蛋白水平、颅骨厚度、皮肤毛囊密度、肤色和 CSF 的影响<br>测量值是区域性的（最常见的是额叶）<br>受全身性因素影响，如 CO、血红蛋白水平、$PaO_2$ 和 $PaCO_2$ | NIRS 应该用于科学研究问题，不适合指导临床管理 |
| | 颈静脉球导管 | 提供全脑静脉血氧饱和度<br>< 55% 是缺氧的阈值 | 有创操作；有感染及血栓风险<br>未被循证医学证实 | 应整合应用于多模态监测或者与 ICP 监测联合使用（证据质量低） |
| 脑血流监测 | TCD | 具有较高的 PPV 和 NPV，可用于监测脑血管痉挛<br>可监测 CA | 测量参数为脑血流速，而非脑血流量<br>操作者间差异 | 用于预测动脉瘤性 SAH 后的脑血管痉挛（强推荐，证据质量高） |
| | TDF | 与 Xe-CT 得出的 CBF 测量值具有很强的相关性<br>可以假定最低阈值为 15～18ml/（100g·s） | 有创监测，约 5% 的颅内感染率<br>发热患者中，监测值会失真<br>测量值为局部脑血流 | 可应用于监测探针血管范围内有病变风险的患者 |
| 脑代谢监测 | 脑部微透析 | 每小时对细胞外液进行采样<br>细胞外液中的代谢标志物与 TBI 的预后独立相关 | 有创监测<br>仅能检测局部细胞外液中递质 | 适用于存在脑缺血缺氧、能量衰竭和葡萄糖缺乏风险的患者，应与其他监测方式结合评估预后（强推荐，证据质量低） |
| 颅内压监测 | ICP 监测仪 | ICP 持续超过 22mmHg 与不良的预后相关<br>脑室外引流术同时具有治疗作用<br>可以测量脑血管反应性 | 有创性监测，有颅内感染（最高可达 22%）和颅内出血（高达 41%）的风险<br>仅提供颅内单个隔室的颅内压（幕上或幕下） | 适用于有颅内高压风险的患者（强推荐，证据质量低） |
| 电生理监测 | EEG | 识别颅内电生理活动<br>检测昏迷的 SAH 患者的脑缺血 | 价格高<br>需要技师安装引线<br>EEG 解读有差异 | 适用于急性脑损伤、原因不明的意识状态改变的患者（强推荐，证据质量低）；检测 SAH 患者的迟发性脑缺血（弱推荐，证据质量低） |

CA. 脑自主调节；CO. 心排血量；CBF. 脑血流量；$CMRO_2$. 脑氧代谢率；CSF. 脑脊液；CPP. 脑灌注压；EEG. 脑电图；ICP. 颅内压监测；NIRS. 近红外光；NPV. 阴性预测值；$PaO_2$. 动脉氧分压；$PaCO_2$. 动脉二氧化碳分压；$PbtO_2$. 脑组织氧分压；PPV. 阳性预测值；SAH. 蛛网膜下腔出血；TBI. 创伤性脑组织损伤；TCD. 经颅多普勒；TDF. 热扩散流量计

a. 推荐基于 2014 年神经重症学会多模态监测国际多学科共识的意见[6]

及全身性因素，如心排血量、血红蛋白水平、$PaO_2$ 和 $PaCO_2$。尽管 $PbtO_2$ 监测是有创的，但令人惊讶的是，报道的并发症发生率低，探头周围出血率为 0%～3%，未发现导管相关感染。它也可以兼容 1.5T 磁共振成像[3]。

许多观察性研究表明，低 $PbtO_2$（10～20mmHg）与较差的预后相关（低 GOS 评分，神经心理缺陷增加），其主要用于颅脑创伤和蛛网膜下腔出血的患者。目前正在开展的多中心随机研究（BOOST 2，NCT00974259），研究在 TBI 患者中，比较仅监测 ICP/CPP，与同时监测 ICP/CPP/ $PbtO_2$ 两个方案。

$PbtO_2$ 最新的应用是尝试通过多模态监测，评估脑自我调节能力。在这种情况下，$PbtO_2$ 被视为监测 CBF 的参数[4]。目前有多个品牌的商用软件，连续测量 $PbtO_2$ 和平均动脉压（MAP）的相关关系，来反映动态脑血流的自主调节功能[4]。已经证实，基于 $PbtO_2$ 的自我调节指数与压力反应指数（pressure reactivity index，PRx），或者其他 TCD 派生的指标（平均流速指标），均有中度的相关性（$r$=0.4，$P$=0.04；$r$=0.61，$P$=0.004）[5]。

神经重症学会多模态监测国际多学科共识[6]建议对脑缺血，或存在缺氧风险的患者使用 $PbtO_2$。但是，依据的证据质量较低，真正在临床实践中应用的也较少。

### （二）近红外光谱技术

近红外光谱技术（near-infrared spectroscopy，NIRS）是一项无创测量局部脑氧饱和度（cerebral oxygen saturation，$ScO_2$）的技术。它依赖于颅骨对近红外光（700～900nm）的相对穿透性，在这个波段上，光谱颜色的变化主要取决于携氧（血红蛋白）及氧消耗（线粒体细胞色素 C 氧化酶）的相关蛋白。血红蛋白结合氧时，颜色会改变。细胞色素 C 氧化酶的变化取决于酶中特定铜金属中心电子的还原效应[7]。

测量血红蛋白对近红外光的吸收（氧合和脱氧）可以计算 $ScO_2$[8]。脑血氧饱和度监测可以提供目标组织中的平均氧饱和度，通过测量以气体交换血管为主的混合血管床的百分比，尤其是小静脉（动、静脉比为16∶84））占主导的混合血管床[8]。计算公式如下[9]。$ScO_2$=（$O_2Hb$ ÷ Hb）×100%。其中 $O_2Hb$ 为氧合血红蛋白，Hb 为总血红蛋白。Hb=$O_2Hb$ + HHb，其中 HHb 为脱氧血红蛋白。

NIRS 信号编码了有关组织氧合水平和血流的信息。通过与 CT 灌注成像对照研究发现，可以将 NIRS 作为 CBF 的替代指标（$P < 0.0001$）[10]。然而目前要想把脑氧饱和度整合到临床应用中，对结果的解读和理解还存在挑战。不仅因为该项技术本身还有一定的局限性，其 $ScO_2$ 的数值还受到脑代谢率、血红蛋白浓度、颅骨厚度、头发致密度、头皮肤色和脑脊液等因素的影响[7, 11, 12]。此外，该数值也受全身氧合状况的影响。

NIRS 技术的缺点之一是受到颅外各种因素的干扰。在一项针对 12 名健康志愿者的研究中，使用 3 台商用脑血氧饱和度测定仪观察由额部颅外血流引起的脑血氧饱和度变化情况，其引起的平均值误差在 6.8%～16.6%（EQUANOX NIRS 的偏差较小）[13]。另一个局限是，目前尚不清楚细胞色素 C 氧化酶的状态，在各种情况下（如低氧血症）是如何改变 $ScO_2$ 的[7, 14]。

神经重症监护中，有关 NIRS 的研究样本量都很小，并且存在局限性[12, 15]。但是，NIRS 可以与多模态神经监测一起用于测量大脑的自主调节功能。NIRS 衍生的自主调节指标（脑血氧饱和度指标或 COx）与 Mx 相关性研究显示，两者具有中度相关性（$r$=0.4，$P$=0.005）[16]。

由于有关 NIRS 的数据不足且存在矛盾，多模态监测共识推荐使用 NIRS 来回答研究问题，但不能用于指导日常管理患者。使用时，NIRS 应集成到多模态神经监测中（低质量证据）。

## 三、监测脑血流量

健康人在静息状态下，大脑血流量占到心排血量的 15%～20%。在脑损伤时，脑血流量（cerebral blood flow，CBF）常常会改变，并且改变在男女中不同，在高龄患者中会下降，且与体重指数成反比[17]。尽管保持一个正常的 CBF 对于大脑是至关重要的，但是开发一种可以监测 CBF 的设备一直是一项挑战。当前有三种商用的 CBF 监测设备，各自有以下缺点：① TCD 是一种测量大血管内 CBF 速度的无创设备；② c-FLOW™（Ornim，Inc.，Israel）是一种将 NIRS 信号与低功率超声结合起来的，可以计算脑血流指数或 CFI 的无创设备（CFI 是该设备的输出，其算法是专有的）；③ QFlow 500™（Hemedex，Inc.，Cambridge MA）是一种有创的植入式热扩散流量计（thermal diffusion flowmeter，TDF）。

### （一）TCD

TCD 探头发出的高频（2MHz）声波能量，可以穿透生物组织并描绘出解剖形态。其测量血管内红细胞反射的声波频率变化，从而反映 CBF 是否存在，显示 CBF 的速度和方向[18]。TCD 最常用于检测动脉瘤 SAH 后的脑血管痉挛。在前循环中，TCD 测定 CBF 速度＞ 120cm/s 时，其检测脑血管痉挛的敏感性和特异性分别为 45%～80% 和 77%～84%[19]。TCD 血管速度＞ 200cm/s 时，对血管痉挛的阳性预测值为 87%，而大脑中动脉速度＜ 120cm/s 的阴性预测值为 95%[20]。

TCD 的一个缺点为，它并不能直接测量脑血流本身，因此其测定的 CBF 速度升高会受其他因素影响（如贫血或从心脏输送的血液量增加）。另一个缺点为，由于 TCD 的声速对测量角度、位置的变化很敏感，不同测量者之间的存在差异。通常，大多数中心使用 2 名技术人员测量，同时每日监控血流趋势，以最大限度地减少操作者误差。多学科共识[6]建议使用 TCD 来预测动脉瘤性 SAH 后的血管造影血管痉挛（强烈推荐，高质量证据）。

### （二）超声标记的近红外光谱技术

超声标记的近红外光谱技术（Ultrasound-Tagged NIRS，UT-NIRS）是基于 NIRS 的整合技术，它使用局部低功率超声波（1MHz）和近红外声光进行定位。UTLight™ 技术的目的是在近红外光通过的目标体积上（大约 1cm），将短暂的聚焦超声脉冲发射到组织中。此时，血流量越高，散射光的多普勒频移越宽。UTLight™ 算法分析标记的光信号的多普勒频移，从而得出 CFI。

Cerox™（Ornim，Inc.，Israel）监测仪是第一代 UT-NIRS 监测仪。c-FLOW 是第二代，其具有类似的效果，但基础算法更好，具有升级后的标记系统和灵敏性更高的流量检测。在 10 名健康志愿者中，Cerox™ 计算出的 CFI 与 $^{133}$Xe 单光子发射 CT（$^{133}$Xe-SPECT）得到的 CBF 进行了对照，发现 15min 时，CFI 与 $^{133}$Xe-SPECT CBF 值之间存在显著相关性（$r$=0.67，$P<0.033$），而在 60min 时则没有（$P$=0.777）[21]。基于 Cerox™ 的 UT-NIRS 衍生的脑自主调节指数（脑血流速度指数，CFx）也已针对 TCD 衍生的指数（Mx）进行了相关验证（$r$=0.39，$P<0.001$）。UT-NIRS 的缺点在于其检测指标不是流量指标。因此，UT-NIRS 没有计量单位，正常值范围仍然未知。

### （三）热弥散脑血流流量仪

热弥散脑血流流量仪（thermal diffusion flowmeter，TDF）监护仪配有两个热敏电阻探头，远端热敏电阻被间歇性加热，而近端热敏电阻检测远端热敏电阻的热传导和对流的递减效应，使用数学模型来计算脑血流量[18]。在动物研究中，研究结果显示，TDF 计算的 CBF 值与 Xe-CT 计算的测量值之间具有良好的相关性（$r$=0.89，$P<0.0001$），两种技术之间的平均差为（1.1 ± 5.2）ml/（100g · min）[22]。监测值以 ml/（100g · s）为单位，脑缺血的最小阈值为 15～18ml/（100g · s）。该设备的一个不足是探针必须植入脑实质中，文献报道感染并发症高达 5%，而出血并发症较少。另一个不足是，在发热（> 39℃）患者中，一旦与脑组织失去接触，在大血管附近时，这种方法测量结果不可靠。多模态监测共识推荐[6]，TFD 监测可用于识别探头血管区域内有局灶性缺血风险的患者（弱推荐，极低证据质量）。

## 四、脑代谢监测

葡萄糖是成人大脑主要的供能底物。1mol 葡萄糖的氧化可提供约 35mol ATP。大脑的高代谢率是维持转运和跨膜离子消耗的必要条件[1]。脑缺血数秒就会激活代偿性糖酵解，使得无机磷酸盐、乳酸盐和氢离子水平的升高，从而导致细胞酸化。床旁的监测脑代谢的主要技术是微透析技术。

### 脑微透析

脑微透析允许床旁每小时抽取细胞外液一次。主要代谢物是乳酸、丙酮酸（为了计算乳酸和丙酮酸的比值：L/P）和葡萄糖。分析微透析结果时，最重要的考虑因素之一是了解探头的位置，是在正常环境中还是在受伤组织周围。

L/P 比升高可能提示缺血或低氧血症，也可能在糖酵解或线粒体功能障碍患者中出现，丙酮酸盐浓度可能有助于区分两种情况。在缺血或低氧血症时，细胞外液中丙酮酸降低（糖酵解的产物；1 分子葡萄糖产生 2 分子丙酮酸）；而在氧供正常但细胞功能障碍时（如线粒体功能障碍，皮层扩张抑制），丙酮酸升高。L/P 比值> 25 表示脑组织氧化代谢异常，而 L/P 比值> 40 表示脑组织出现能量危机。细胞外液谷氨酸升高（> 10mmol/L）和葡萄糖降低（< 1mmol/L）是急性脑损伤患者出现缺血或能量危机的微透析指标。重要是没有低氧血症时，乳酸也可以通过星形胶质细胞 – 神经元乳酸穿梭作为能量底物。应激状态下，对葡萄糖需求增加，为维持神经元活动，就会产生乳酸满足增加的能量需求[23]。

一项有关颅脑外伤的微透析研究纳入了 223 例从入院第 1 天开始进行微透析的患者，每名患者持续监测 2～7 天（中位数 4 天）。结果显示，颅脑外伤患者病死率的独立预测因子包括脑间质葡萄糖、L/P 比例、ICP、脑血管压力反应指数、年龄和脑内丙酮酸。同时也发现细胞外的代谢标志物与脑外伤后神经功能预后具有显著的相关性。但治疗性透析是否能改善预后，仍然值得研究[24]。

神经重症协会多模态监测共识推荐，微透析技术要与临床其他的指标联合使用，才能够发挥预后预测的作用。主要应用于存在脑缺血、缺氧、能量衰竭、低血糖等风险的患者[6]，但目前证据质量和临床实践的经验都较少。

## 五、颅内压监测

颅内压监测的重要性最早由 Alexander Monro 在 1783 年报道，他描述颅骨是一个封闭结构，其内包含了不可压缩的脑组织。他认为颅内血流容积必须保持恒定，血流容积增加多少，就需要有多少容量的水或其他物质中从血管中排出到颅外 [25]。1824 年，他的学生 George Kellie 证实，在人类和动物中，无论何种死因（如吊死或放血），脑血容量都是相似的 [26]。颅内顺应性的概念可以理解为，颅内内容物的增加由血液、脑脊液和脑组织的体积变化决定。但是，一旦超出代偿能力（脑脊液的下降，或者是脑血流的下降），ICP 就会呈指数上升，这种情况非常危险，不及时治疗可能会导致脑疝和脑死亡。

如今我们知道，Monro-Kellie 法则并没有那么简单。颅内每一个容量成分，都不是按照固定权重分配的。脑脊液缓慢的产生（0.35ml/min）与血液动态流入流出（约 700ml/min）达到平衡 [27]。更重要的是，除了关注 ICP 之外，我们还需要考虑其他影响因素，如动脉流入和静脉流出情况、高度和微重力。

高颅压的定义为 ICP 持续升高（> 5min）至 22mmHg 以上 [28]。有创 ICP 监测仪有几种类型，按照其放置位置命名：脑室内导管（intraventricular catheter, IVC）、脑实质内导管，以及不常用的硬膜外、硬膜下和蛛网膜下腔螺栓。IVC 或脑室外引流（external ventricular drain，EVD）是颅内压的金标准，因为它可以在放置后重新调零，允许 CSF 引流，也可以用于颅压高压的治疗。

在循证医学证实其有效之前，ICP 监测已经成为标准的监护技术。2012 年，*New England Journal of Medicine* 报道了关于 TBI 患者进行 ICP 监测的随机对照试验，研究结果证实，以 ICP 监测指导的治疗方案与基于影像学和临床检查指导的治疗方案相比，没有显著性优势 [29]。值得注意的是，该试验面临其他所有神经监控设备研究遇到的问题，即监测的有效性取决于监测对患者管理有多大的影响。

与其他有创性监测设备一样，其缺点包括感染（0%～22%）和颅内出血（0.7%～41%）[30]。但随着机构规范的实施，感染率已降至 1%～3% [31]。探头的位置是要考虑的最重要的变量，因为大脑是分隔开的，放在幕上的探头，可能无法反映幕下的压力；并且在中线向非病变突出时，非病变部位测得的压力可能与病变部位不同。此外，目前有许多在研发的无创式 ICP 监测仪，一旦证明了其准确性，它们很可能会取代有创监测仪。但是，目前还没有一家获得美国食品药品管理局批准。

ICP 监测可用于测量脑血管的反应性。PR 是测量大脑自主调节最常用指标。PRx 连续测量 30 个 10s 的 ICP 和 MAP 数值，构建两者动态变化的 Pearson 相关系数 [32]。其优势是，只要安装了 ICP 探头，就可以连续进行测量。血管自主调节指数是一种能预测 TBI 患者功能结局的指标 [33]。

根据临床和（或）影像学特征，建议对有颅内压升高风险的急性脑损伤患者进行 ICP 监测（强烈建议，来自 *Neurocritical Care Multimodal Monitoring Consensus Guidelines* 2014 的中等质量证据）[6]。

## 六、电生理监测

脑电图（EEG）一直是神经病学领域常用的监测工具之一。目前，它除了可以检测活动性癫痫外，还有多种临床应用。*Neurocritical Care Multimodal Monitoring Consensus Guidelines* [6] 建议在以下情况下进行脑电图检查：①所有急性脑损伤伴有原因不明的持续意识改变的患者（强烈推荐，低证据质量）；②癫痫发作后 60min 内功能未恢复到基线，或出现难治性癫痫持续状态（60min 内），应进行急诊脑电图监测（强烈推荐，低证据质量）；③在治疗性低温过程中，以及在复温后 24h 内，采用脑电图排除所有心搏骤停后昏迷患者的非惊厥性癫痫发作（强烈建议，低证据质量）；④重症监护病房中昏迷的患者，没有急性发作的原发性脑部疾病，但有无法解释的意识状态障碍或神经功能缺损，需要 EEG 排除非惊厥性癫痫发作，特别是那些患有严重败血症或肾衰竭、肝衰竭的患者（弱推荐，低证据质量）。对于后一种情况，条件允许下建议首选使用持续脑电图监测，其效果优于常规脑电图监测（弱推荐强度，证据质量低）。

脑电图的另一应用指征是，在昏迷的 SAH 患者中发现迟发性脑缺血，因为神经系统查体结果不可靠（弱推荐强度，证据质量低）。有证据表明，脑电图中 α/δ 比值和（或）α 变异性百分比会在脑缺血患者中下降，并且比临床或影像学变化早 3 天 [34]。脑电图的缺点在于其高昂的费用（持续脑电图的费用要高得多），以及需要值班技师放置脑电图导线。此外，专家对于 EEG 的解读也存在差异。

## 七、脑血管自主调节

大脑自主调节曲线是 60 年前由 Lassen 首先提出的，现在可以通过多模态监测技术在床旁进行监测[35]。监测脑自主调节功能既可以保护大脑免受低血压引起灌注不足，又可以避免高血压引起脑过度灌注[36]，因此大脑自我调节功能非常重要。

要想测量脑血管自主调节功能，必须在床旁有两个设备终端：一个是测量 CBF 的装置，另一个是测量有创动脉血压的装置，以获得 MAP 和 CPP。测量 CBF 的装置（TCD，UT-NIRS，TDF）可以用于脑血管自主调节能力的测量。ICP 可以测量脑血管反应性。此外，许多其他可用于测量脑部氧合的监测设备（$PbtO_2$，NIRS），也可以作为 CBF 的替代指标，从而来测算脑血管自主调节功能。

目前大约有 21 种脑血管自主调节功能的指标。一些指标用来测量脑血管自主调节功能，如脑血氧指数（cerebral oximetry index，COx）、脑组织氧指数（tissue oxygen index，TOx）、脑血流速度指数（cerebral blood flow velocity index，CFx）、收缩期流速指数（systolic flow velocity index，Sx）、平均流速指数（mean flow velocity index，Mx）和脑组织氧压力反应性指数（brain tissue oxygen pressure reactivity index，ORx），而另一些指标用于测量脑血管反应性，如压力反应性指数（pressure reactivity index，PRx）、血红蛋白体积指数（hemoglobin volume index，HVx）、组织血红蛋白指数（tissue hemoglobin index，THI）和动态自主调整的指数（dynamic autoregulatory index，ARI）。总体而言，如果脑自主调节功能丧失，那么自主调节指标将趋向于 1，表明是压力完全呈正相关。而趋向于 0，则表明是一个完整的压力反应。

在一项 Meta 分析中（纳入 1990—2015 年报道的 33 项研究），比较了不同大脑自主调节指数预测患者预后的能力，以及指数对监测持续时间的依赖性。三个大脑自主调节指标（压力反应指数、平均流速指数和自调节反应指数，也称为动态自主调节指数）被证实是预测 TBI 患者预后的指标。对于 SAH 患者，自身调节反应指数是唯一能预测 GOS 得分的指标。持续评估脑自主调节的效果优于间歇评估[33]。

测量 CBF 和 MAP/CPP 之间连续的 Pearson 相关系数的软件，如 ICM +，可以通过大脑自主调节指标来计算最佳 MAP 或最佳 CPP[4]。超过 13 项观察性研究（大部分是针对 TBI 患者的小样本研究）表明，计算最佳 CPP 和 MAP 是可行的，这可能会帮助改善患者的预后。其中一项最大的回顾性研究纳入了 327 名患者，其结果显示压力反应指数可用于计算最佳 CPP。CPP 低于最佳 CPP 会增加病死率，而过高的 CPP 与严重残疾比例的增加有关[37]。

神经重症监护多模态监测共识指南推荐：①自主调节指标的监测和评估可能有助于确定脑灌注管理的粗略目标，并判断急性脑损伤的预后（弱推荐，证据质量适中）；②连续床旁监测自主调节指数已可实现，应视为多模态监测的一部分；③压力反应性测量已普遍用于此目的，但许多不同的方法可能同样有效（弱推荐，证据质量适中）[6]。

## 八、结论

多模态神经监测的目的是通过改善 CPP、氧气输送、控制代谢（确保葡萄糖输送）和控制 ICP，从而预防继发性脑损伤。如上文每个部分所述，不同神经监控设备都有其局限性（表 22-1）。有些只能监测大脑的小部分区域（1cm），有些则能反映一定范围的状态（ICP 监测），有些设备可以监测大脑的氧合作用。有些则能监测大脑的新陈代谢、血液灌注，还有一些则监测 ICP。先进的神经监测技术，通过整合这些多模态技术的数据，可以寻找当前的主要问题，制订合适的治疗策略。我们需要整合所有获得的多模态监测数据、实验室数据、影像数据、病历档案，进而改进患者的重症管理。随着技术在不断进步，出现了一些专用的分析软件，如 CNS Monitor™（Moberg ICU Solutions，Ambler，PA）可以收集多个监视器的输出数据，并将其整合后存储和分析。该系统基于便携式计算机，可以监测一名患者的数据，并通过数据线连接进行数据处理。神经重症监护多模态监测共识指南建议：①使用符合人体工学的数据显示器，以简洁明了的方式呈现临床信息，降低阅读难度，从而提高临床医师的判断力[6]；②开发新工具，整合床旁监护仪、电子健康记录和头部影像等所有可用数据，提高构建预测算法的能力，实现减少继发性脑损伤，评估有效的干预措施。

# 第23章 持续脑电图监测

## Continuous EEG Monitoring: Systems of Care

Sahar F. Zafar Shravan Sivakumar Eric S. Rosenthal 著
李 敏 译
邱炳辉 校

### 一、概述

通过持续脑电图（cEEG）监测研究发现，在危重患者中，有多达40%的患者会出现电生理癫痫发作和周期性、节律性的脑电信号，这种脑电信号与患者较差预后相关[1-4]。有些疾病容易出现电生理癫痫发作，常见的包括颅脑外伤、缺血性卒中和出血性卒中、蛛网膜下腔出血（SAH）和缺氧缺血性脑病[5]。随着相关共识的发布，以及cEEG监测在危重患者中的应用日益广泛，电生理癫痫发作的诊断也逐步增加[6]。本章我们主要综述在重症监护病房（ICU）中，cEEG监测的适应证和临床应用。

### 二、持续脑电图监测的适应证

美国临床神经生理学会（American Clinical Neurophysiology Society，ACNS）发表了关于成人和儿童危重患者的cEEG监测适应证的共识声明[5]。cEEG监测可以用以诊断、预后判断和启动治疗。

#### （一）诊断适应证

**1. 非惊厥性癫痫或非惊厥性癫痫持续状态的诊断** 在出现全身惊厥性癫痫持续状态（generalized convulsive status epilepticus，GCSE）后的24h内，有多达40%的患者会发生非惊厥性癫痫（nonconvulsive seizures，NCS）和非惊厥性癫痫持续状态（nonconvulsive status epilepticus，NCSE）[7, 8]。GCSE通常会在30min内出现临床缓解[5]，cEEG监测则应在GCSE之后意识改变的1h内启动[9]。

医务人员还应考虑在意识改变和急性脑损伤（如缺血性和出血性卒中、颅脑外伤和中枢神经系统感染）患者中，应用cEEG监测识别NCS和NCSE，尤其是意识水平改变无法用损伤程度来解释时。最后，cEEG监测可用于检测无急性脑损伤的精神状态改变患者的NCS和NCSE，如脓毒症相关和毒性代谢性脑病患者[1]。实际上，在中毒性、代谢性脑病中，有多达10%的患者会出现NCS和NCSE[1]。框23-1列出了经常与NCS和NCSE相关的常见神经系统疾病和非神经系统疾病。

| 框23-1 电生理癫痫发作相关的常见神经系统疾病和非神经系统疾病[5] |
|---|
| 癫痫、全身惊厥性癫痫持续状态之后 |
| 颅脑创伤 |
| 脑出血 |
| 蛛网膜下腔出血 |
| 中枢神经系统感染 |
| 神经外科术后 |
| 脑肿瘤 |
| 缺氧性脑损伤 |
| 脓毒症相关脑病 |

**2. 周期性和节律性模式的诊断和监测** 除了电生理癫痫发作外，重症患者还经常有发生其他癫痫样的周期性和节律性发作模式，称为发作间隔期发作性事件（ⅡC；图23-1）[10]。

**3. 发作性事件的诊断和表征** 重症患者会出现一系列发作性事件，如异常的运动动作、意识状态改变性发作，以及疑似为癫痫发作的自主阵发性事件[5]。

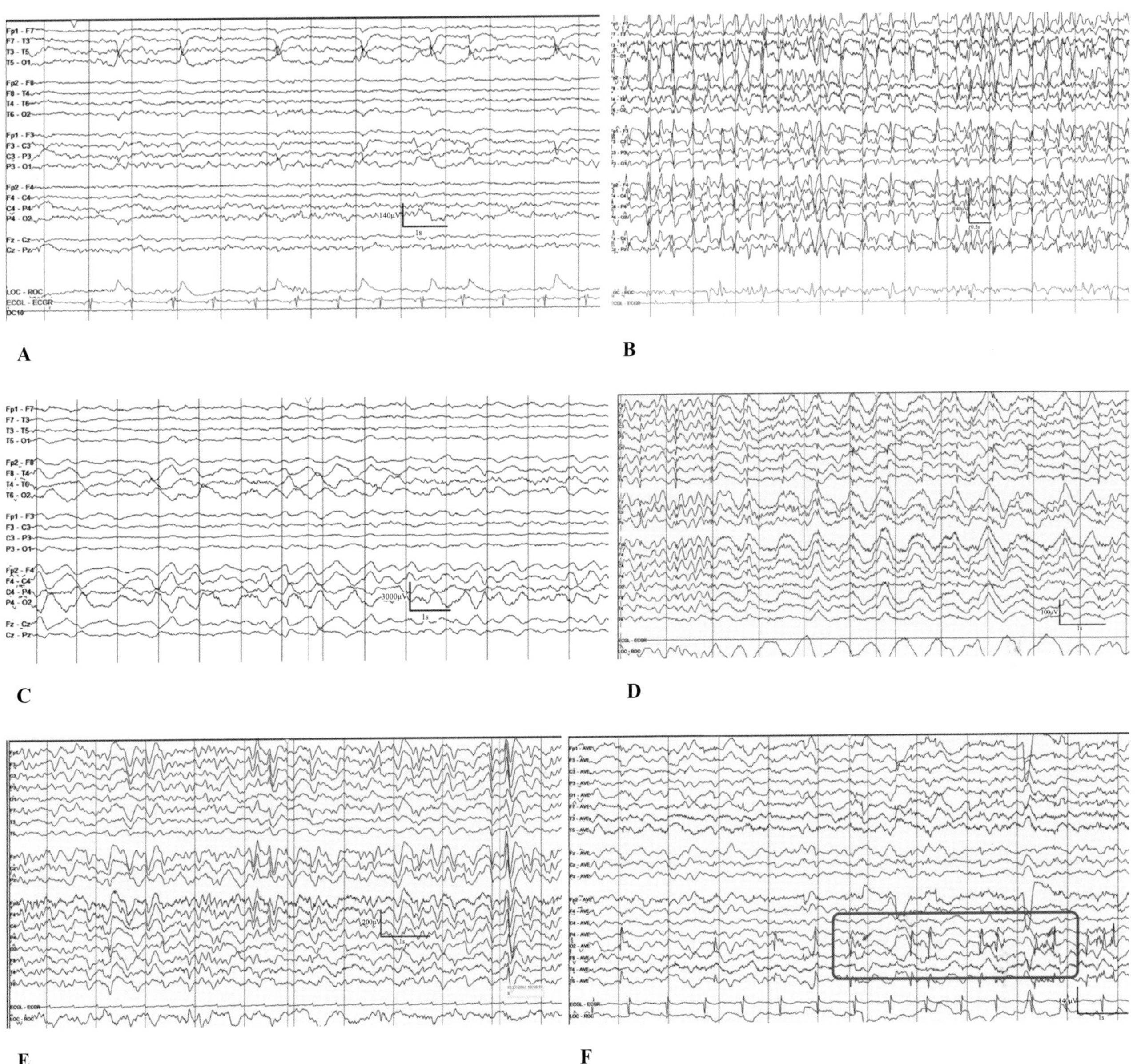

▲ 图 23-1 美国临床神经生理学学会已为发作间期模式主要术语

定义：A. 单侧周期性放电（LPD）；B. 弥漫性周期性放电（GPD）；C. 单侧节律性 delta 活动（LRDA）；D. 弥漫节律性 delta 活动（GRDA）；E. GRDA+S（尖波嵌入节律性 delta 活动）；F. LPD+F 周期性放电内嵌入快速放电活动

cEEG 监测可以帮助进一步鉴别这些事件，并指导适当的干预。

**4. 识别脑缺血** 脑血流量减少会导致快速相脑电活动丧失，并最终导致慢相频率脑电波增加。当脑血流量降低至 10～12ml/(100g・min) 的阈值以下时，就会发生细胞缺血缺氧和死亡[11]。cEEG 监测和定量 EEG 监测技术可用于危重患者的缺血检测。其中，在动脉瘤性 SAH 患者中临床证据最多[11-14]。

最近的几项回顾性研究和一项前瞻性研究表明，cEEG 和定量 EEG 趋势可以准确预测动脉瘤 SAH 后脑缺血的发生[12-14]。对于高级别（Hunt and Hess 分级≥ 3 级且 Fisher 分级≥ 3 级）动脉瘤 SAH 的患者，可考虑使用 cEEG 监测脑缺血[5]。

**5. 鉴别脑电沉默** 在一些特定的临床环境中，脑电图监测的脑电不活动（electrocerebral inactivity，ECI），也称为脑电沉默（electrocerebral silence，ECS）。这可以作为评估脑死亡的辅助证据[15]。ECI 的定义为，在以下条件下仍然无法检测到超过 2μV 的 EEG 活动，即头皮电极对间隔 10cm 或更多，并且电极间阻抗大于 100Ω，小于 10 000Ω（10kOhms）。必须由取得资质认证的脑电图技师记录脑电图，逐一确认每个电极电路，并且应以高灵敏度（通常为2μV/mm或更小）读取描迹，保证无论电信号的大小，都能检测到脑电信号。

### （二）治疗适应证

癫痫发作和NCS的处理如上所述，cEEG用于检测意识状态改变和怀疑亚临床性癫痫患者的NCS。cEEG还可以用于这些患者的持续抗癫痫药物（anti-epileptic drug，AED）管理[5]。由于这些患者中许多人没有明确的临床表现，因此可将cEEG中记录到的癫痫发作次数和频率用于滴定AED的剂量。由于NCS的诊断可能包括如Ⅱ C所示的特征性周期模式，而对于这些特殊模式的治疗反应性可以利用cEEG来评估，指导滴定药物[16, 17]。

**1. 难治性和超难治性癫痫持续状态的管理** 对初始的一线和二线药物没有治疗反应性的癫痫持续状态，被称为难治性癫痫持续状态（RSE）[18]。在增加三线AED（包括麻醉药）治疗24h以后对治疗具有耐药性的RSE，被称为超难治性癫痫持续状态[18]。RSE和超难治性癫痫持续状态通常是非惊厥性的，需要静脉注射AED和麻醉药来进行控制[18]。cEEG可用于指导电生理癫痫发作的治疗，也可以指导RSE和超难治性癫痫持续状态治疗药物的滴定。可以根据需要，滴定静脉麻醉药以抑制癫痫发作或暴发抑制[5, 9]。

**2. 监测镇静深度** cEEG可用于监测镇静深度。巴比妥类药物和丙泊酚等麻醉药可用于人工昏迷疗法，治疗难治性颅内高压[19]。这种疗法需要密切监测滴定麻醉药，以确保达到足够的镇静深度，从而降低颅内压（ICP），减少高剂量麻醉药的不良反应。

严重的心脏和呼吸功能不全的患者（如急性呼吸窘迫综合征和心搏骤停患者），通常需要药理学上的肌松药来辅助机械通气和氧气输送[5]。麻醉药和cEEG监测用于肌松患者维持足够的镇静深度，避免镇静过度或镇静不足。此外，cEEG还可用于检测需要神经肌肉阻滞的高危患者的癫痫发作[5]。

### （三）预后判断适应证

神经系统损伤后，cEEG有助于判断预后，特别是在缺氧性脑损伤患者中[5, 20]。尽管关于cEEG是否优于短时程EEG仍存在争议，但存在现有数据的支持。除缺氧性脑损伤外，cEEG还可用于判断颅脑外伤和SAH患者的预后[5]。不良的预后指标包括脑电静默、暴发－抑制、周期性脑电模式和电生理癫痫发作模式[20–22]（图23–2）。良好的预后指标包括脑电背景具有连续性、对各种刺激存在电生理反应性、脑波存在自发性变异和正常睡眠脑波的存在[20–22]。

## 三、EEG工作流程、方法和日常维护

### （一）脑电图技师

要在神经重症监护室（NCCU）和其他进行神经重症监护的病房中成功开展cEEG监测，就需要能够随时记录和检查。如上所述，ACNS特别建议，只有经认证的注册EEG技师（registered EEG technologist，REEGT）才能进行EEG的诊断，帮助临床医生确定临床脑死亡[23]。

脑电图技师的配备有多种模式。根据2012年10月美国151家机构中完成的cEEG工作方式网络调查结果[24]，其评估了各个中心cEEG的适应证和工作流程。调查发现，86%的机构全天都有值班的EEG技术专家来接诊新患者，但只有26%的技师全天在家工作。如果选择了全天候的技师，那么夜班的技师的作用通常就是调整电极、减少伪差和急诊EEG监测，从而减轻白天的技师的工作压力。因为白天上班后，医生会有接到大量新的脑电监测申请。

缺少全天候的EEG监测能力，就需要对EEG申请进行初筛，以确定哪些临床情况需要技术人员立即到医院进行监测，哪些可以将其推迟到第二天早上进行监测，并且可以通过简洁的替代方式进行管理，或使用快速脑电图方案。例如，我们医院当前的分类系统将对SAH进行局部缺血监测和镇静优化，以及体外膜氧合（extracorporeal membrane oxygenation，ECMO）的cEEG监测推迟至第二天早上。对于夜间怀疑NCS的患者，则使用简化EEG方案。对于简化EEG方案，如果监测无法满足需求或存在技术问题，则可以呼叫技师到医院进行cEEG监测（图23–3）。

目前没有标准或指南建议针对疑似NCSE进行急诊cEEG监测，而且许多区域性中心并没有全天值班的可以做cEEG的脑电图技师。目前已经提出了一些风险分层标准[25]，以便确定哪些EEG患者需要长期cEEG监测，但判断相关患者受益的标准尚不充分。NCS和NCSE发生的高风险的因素包括最近发生过广泛性强直阵挛性癫痫、癫痫病史、女性和既往脑损伤[26]。

目前针对非工作时间，我们探索了多种人员工作

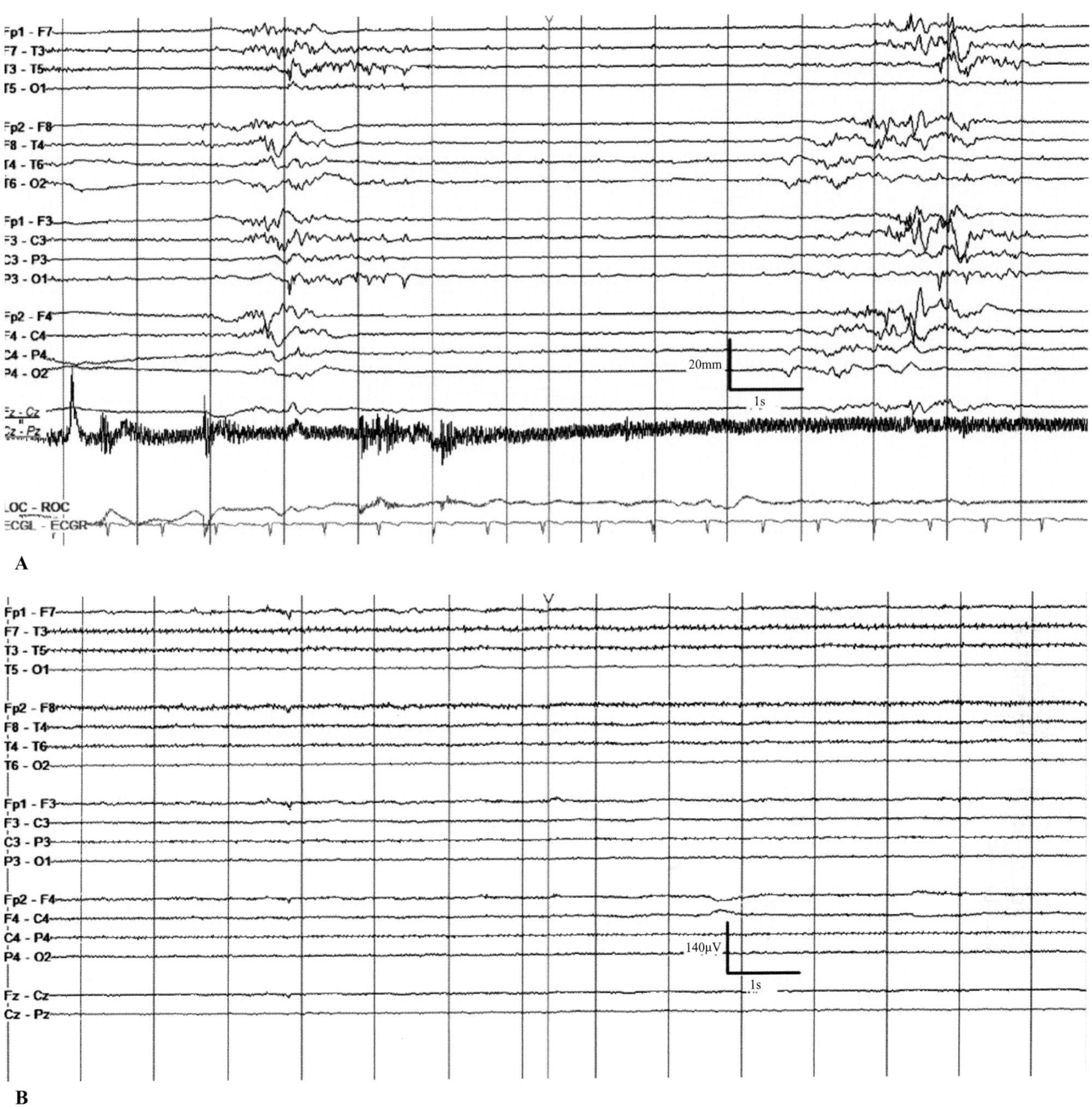


▲ **图 23-2　与心搏骤停后不良预后相关的持续脑电图特征**

A. 暴发抑制模式或抑制 - 暴发模式；B. 电静息模式

模式，包括混合培训模式、有限人员配备模式、外包模式和技术桥接模式。混合培训模式包括非专业技师与专业技师共同分担晚上或周末期间实施 EEG 的，非专业技师要提前进行 cEEG 非正式培训。这种策略已经被证实可以增加及时 EEG 监测的实施，同时对短期记录的质量影响最小。有限的人员配置模式是在下班时间和周末进行最小限度的 EEG 监测服务，因此需要考虑对于那些需要急诊 cEEG 监测的重症患者，可以转移到有急诊 cEEG 监测和解读能力的中心[27]。外包模式包括将 cEEG 的采购合同外包给外聘技师，将 EEG 读图解读工作外包给远程临床神经生理学家，或者同时外包给外部提供商。技术桥接解决方案包括为急诊脑电图使用替代设备，以提供急诊记录，从而可以桥接患者，直到可以进行更全面的记录（请参见以下“紧急情况放置”部分）。

医院通常依据员工数量、患者数量、专业需求和预算，选择合适的模式。例如，全天候的脑电技师适合有大量患者需要监测的医院，同时能够接受不经过

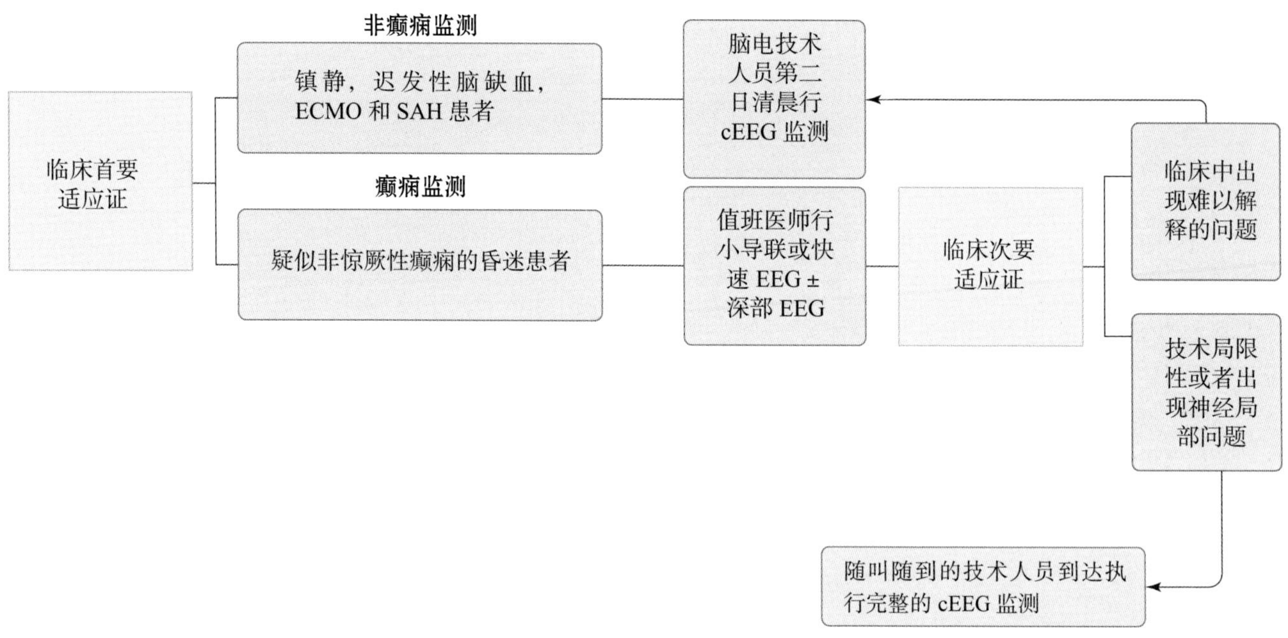


▲ 图 23-3　值班技师的呼叫系统

值班技师的呼叫系统应该因地制宜，根据本地医院的实际情况进行。如果不能保证技师随时在位，呼叫系统就应该首先呼叫临床医生。如果监测的目的是排除可疑癫痫，那么合适的方法是使用导联少的 EEG 系统或快速 EEG 系统。这些简单的 EEG 设备，值班医生就可以进行。与镇静优化或 SAH 患者缺血监测一样，如果需要更加全面的 EEG 信息解答临床问题，那么第二天一早应更换为全导联 EEG 监测。如果仍有其他方面的 EEG 考量或者需求，那么请值班技师到院进行全导联 EEG
ECMO. 体外膜氧监测；SAH. 蛛网膜下腔出血；cEEG. 持续脑电监测

二级医疗机构直接转院。而在周末，需要及时快速做出诊断，而不需要持续进行诊断时，技术桥接模式则更有优势。

### （二）数据采集、存储和远程监控

持续监测定量 EEG 的趋势，不仅可以帮助解释 cEEG，而且还可以提供其他分析工具，可以提高诊断效率或帮助重症医师和护士理解。但是，对大量患者进行的记录进行定量后处理常常是不切实际的。因此，经常在采集机器上使用定量 EEG 工具以减少处理延迟。

所有 cEEG 放大器、转换器、中央处理器和显示器，应符合 ACNS 推荐规格 [28]。cEEG 采集计算机应该具有足够的处理能力和存储能力，以便于运行脑电图、视频采集并执行定量脑电图分析。记录一个 21 通道的 cEEG，以 500Hz 采样 24h，其文件大小为 4～12GB。文件大小受到电极数量和采样的速度的直接影响。

建议监控 cEEG 的同时进行同步视频录制，这能够帮助建立脑电图与临床特征的关联，且有助于与干扰信号相鉴别。通常视频采用高分辨率的视频格式，如 320 × 240 或 640 × 480 像素。使用未压缩格式的视频录制，每小时可以产生超过 100GB 的数据，而数字压缩技术可以将文件大小减小到每 24 小时 5～20GB，而高清质量的视频文件处于该范围的最大值。由于存储限制，通常在患者出院后修剪视频文件，只保留视频中记录的临床相关事件。

目前有多种策略可以远程查看 cEEG 数据。一种是使用虚拟专用网，该虚拟专用网通过 Internet 使远程计算机看起来像是医院网络的一部分，可以访问通常不能通过医院防火墙访问的资源。其他方法包括使用远程桌面系统。但是，这些方法可能需要花费大量时间接受医院系统的审查。或者可以配置虚拟服务器环境（如 Citrix Workspace，Citrix，Inc.，Fort Lauderdale，FL）以运行 EEG 查看软件。在这种情况下，可以使用具有单个中央配置的多个不同的客户端操作系统，具有浏览速度更快的优点。

脑电图分析软件的维护和远程监控需要对网络、服务器进行维护，软件的大量信息技术支持更新，以及存储的配置和管理。

### （三）监测时机和时长

几个方面会影响重症患者的 cEEG 监测时长，需要考虑是否存在脑电异常（如 NCS/NCSE、节律和周期性模式），以及需要更长的记录时间进行额外的监测，以提高对这些脑电图结果的敏感性。相关注意事项包括两个方面：①医师评估治疗反应的时长。②患者的病情（例如，如果接受了NCSE/NCS的治疗，并且患者康复了，则可以停止cEEG监测；否则要继续cEEG监测）[29]。

NCS、NCSE、周期性放电模式（lateralized periodic discharges，LPD），以及其他特定EEG模式的发生和时程变化很大，并且与疾病或病理学相关。cEEG监测的持续时间应根据这些临床情况进行个性化设置。

cEEG监测应在出现可疑癫痫持续状态的1h内开始，并应在电生理癫痫发作停止后继续进行24h[9]。停用AED可能会增加癫痫发作的频率，减少cEEG总时间和住院时间[30, 31]。

NCS在住院的重症患者中发病率10%～30%，并且无论是否进行AED预防，其中80%～95%的患者可以在cEEG启动24～48h内被识别。记录时间越长，对NCSE的检出率越高。当怀疑NCSE时，许多临床医生会把记录延长到24h以上[32]。24h和48h监测时长，NCS的监测灵敏度分别可以达到88%和93%[8]。

由于在cEEG监测的最初4h，癫痫样活动不足可能导致检出率较低[33]，但已知某些患者人群即使首次cEEG早期记录阴性，对首次癫痫发作的监测时间也较长。在昏迷患者中，有20%的患者在监测超过24h后首次发作，而13%的患者在监测超过48h后才发现首次发作[34, 35]。在临床或放射评分较严重的SAH患者中，首次检测到癫痫发作的中位时间为6.5天，这可能是由于该疾病的动态过程及继发性脑损伤的特点，导致在此期间最有可能发生继发癫痫[36]。

当使用脑电图监测脑缺血性疾病，尤其是动脉瘤性SAH后的延迟性脑缺血（DCI）时，应在血管痉挛的最高风险窗口（大约在出血后第3天）之前开始监测，并持续整个DCI风险时期（平均7天）[37]。当采用10天的cEEG监测周期，或者7天的中位cEEG监测周期时，可以捕捉到超过90%的临床神经系统恶化事件[38]。

对于短暂性缺血发作和急性缺血性卒中患者发生的缺血，EEG监测的最佳时机和时长尚未确定。cEEG监测时长24～48h可以覆盖高风险窗口期[5]。

### （四）急诊EEG

急诊脑电图监测（emergency electroencephalograhpy，EmEEG）可以快速排除NCS和NCSE[39]，指导初步治疗[40]。如EmEEG可用于评估意识状态变化。即使在拥有脑电图实验室认证的三级医疗中心，急诊脑电图监测的覆盖率达到80%，从医师申请到开始脑电图监测和解读的响应时间通常也要延迟几个小时[41]。在ICU中长程使用全导联EEG设备是很困难的，这促使了监测大脑活动替代方法的发展。这些快速替代监测方案可用于早期启动EEG监测并实现桥接，直到脑电技术专家到来并完成完整的全导联监测。

1. **EEG模板系统** 采用EEG模板系统，可以帮助没有经过常规电极放置培训的医师，快速组装EEG电极并启动EEG记录。使用这些模板可以将获取EEG数据的平均时间减少3h[42]。

BraiNet系统（Jordan NeuroScience，Inc.，Redlands，CA）是一个例子。这是一种改良的15电极放置模板，由完全不含乳胶的弹性帽制成。模板具有带颜色标记的孔，可轻松放置EEG导线，以及将患者连接到EEG记录设备。它可以与盘状电极、皮下电针或皮下电极一起使用。皮下电极使用前需要头皮准备，以便于快速地安装。

2. **StatNet** StatNet（HydroDot，Westford，MA）是一种简化的一次性脑电图穿戴系统。它是一种粘贴式器械，无须培训即可由非EEG技术人员进行快速头皮准备。平均设置时间为9min。StatNet EEG导联不包括$F_3$、$F_4$、$P_3$、$P_4$和Pz电极的纵向和横向双极导联。一项可行性研究发现，StatNet显著减少了从EEG申请到脑电图采集的平均延迟时间，而StatNet EEG与常规EEG组之间的监测质量或脑电干扰持续时间没有差异[43]。

3. **快速响应脑电图** 快速响应EEG系统是新用户可以在几分钟内轻松建立的脑电系统。它由一个带有内置显示屏的便携式EEG记录设备组成，用于查看EEG记录（如Ceribell Model C100，Ceribell Inc.，Mountain View，CA）。它使用的一次性头带带有集成的10个电极组件（Ag-Cl盘状电极），每个半球上有4个电极对，记录了8个通道的EEG数据。在一项研究中，快速响应脑电图和常规脑电图的记录在视觉上是等效的，两个系统的记录中的所有波形都是可区分的[44]。该设备引入了脑电图检测系统，使非专业用户能够轻松识别癫痫发作。该系统的一个创新功能是可以将电频率转换为声音，这可以帮助进行安全检测[45]。

### （五）通道、导联和参考点

通常长时程 EEG 录像可用以区分癫痫或非癫痫，以确定癫痫发作的频率，并确定癫痫源。导联的选择通常取决于患者的事件特征和先前的发作间期异常[46]。尽管有大量的导联可供选择，但定期使用少量的导联可提高初学者的熟悉程度和工作效率。至少要使用最少 10 个纵向、横向和参照电极，并结合 10–20 国际电极放置系统进行常规记录[46, 47]。该系统使用 21 个电极，每个半球分别有 9 个电极和 3 个中线电极。通过测量解剖学界标之间的距离来指导电极的放置，解剖学界标是颅骨中的骨性点：鼻孔、枕后隆凸和耳屏。

双极导联和参照导联通常用于脑电图解读。双极导联可消除由于电极对的接近而产生的噪声。它们可以由从头的前部到后部的前后电极链组成，也可以由横过头部的从左到右的横向电极链组成。

参考导联通常会增加有源电极和参考电极之间的距离，从而能更好地区分和检测癫痫样活动，并显示电压的地形图。其他常用的物理参考点是耳垂或乳突区域、鼻子，以及代表覆盖第 7 颈椎棘突的皮肤的 $CS_2$ 位置，或者很少见的 Cz 电极。但是，很难找到完全中性的理想参考电极点。例如颈椎参考可能相对于枕电极具有同相抵消，而顶点电极可能与附近的中央或其他中线电极具有同相抵消。可以使用包含所有电极的平均参考值，但是当一个区域中出现明显的大电压时，如果减去该电压，则在其他区域中可能显示为负电压。

参考点的选择应个性化，因为不存在这样的理想点。如在我们的机构中，NCCU 经常使用顶点做参考点，因为它通常没有伪影，而在卧位患者中，后颈椎参考点会遇到这种伪影。

### （六）小导联

一些研究发现，使用较少的参考电极和双极电极组成的小导联仍然有应用价值[48–50]。例如，Labar 等成功地使用了 5 个电极和 2 个通道来分析 SAH 患者的压缩频谱阵列趋势[51]。不足之处在于减少电极数量，会降低空间分辨率和监测覆盖范围。

最常用的小导联之一是发际线内或发际线，一个导联使用粘贴电极，通常由护士或家政服务人员操作[52]。可以在床头使用模块化的 EEG 技术帮助下进行记录，9 个电极分别对称放置在额头、耳屏、耳后，中心有一个电极。放置参考解剖标志。它由 4 个通道（左、右额叶和颞叶）组成。与正规 EEG 相比，连续发际线内 EEG 监测可检测到约 70% 的 NCS，其癫痫发作检测的特异性为 98%[48]。

Karakis 等使用了发际线内安放电极的七电极导联。他们发现在无须技术支持的情况下可快速简便地使用，并证明了其在 ICU 患者中的有效性[53]。这种导联模式检出癫痫的敏感性和特异性分别为 92.5% 和 93.5%[50]。

Kolls 和 Husain 使用 8 个电极发际线内脑电图，分别是 $FP_{1\sim2}$、$F_{7\sim8}$、$T_{3\sim4}$ 和 $T_{5\sim6}$[54]。设计了 3 个导联以尽可能提高检测癫痫的敏感性，其中纵向双极导联是基于 Bridgers 和 Ebersole 使用的原始导联[52]，该导联癫痫检测的敏感性和特异性分别是 72% 和 95%。

### （七）头皮电极

常规使用的盘状或杯状电极通常带有中心孔，该中心孔方便重新填充电极导电胶。皮下针状电极可快速固定在皮下，并借助胶粘剂固定，不需要备皮，可用于短期监测。

盘状电极和针状电极可能会在 CT 中产生伪影，并且可能对 MRI 检查造成不便。环氧银涂层的记录质量与金属电极相当[55]。每个单独的导线都与一个十触点的连接器相连。连接器和连接线束可以方便护理人员快速、准确地断开或连接。导电塑料电极（conductive plastic electrodes，CPE）通过在其边缘周围涂抹少量胶棉来固定在头皮上。CPE 可以单独轻松地更换，因为它无须卸下整个套件，可以直接从连接器上卸下，更换其他备用件。Ives EEG Solutions 公司（Newburyport，MA）、Rhythmlink 公司（Columbia，SC），以及其他公司生产的塑料电极均由浸有银 – 氯化银的塑料制成。其具有成本效益优势，使用方便，有很好的成像兼容性[56]，被广泛使用。这些产品中有一次性规格，适合特殊需要的患者。

皮下有线电极是带有氯化银的细针，可使用 25G 或 27G 针在皮肤下做引导。在皮肤上，通常需要用专用胶固定一下，因为其具有低阻抗和良好的稳定性。与皮下针状电极相比，它的伪影更少[57]。

### （八）颅内电极

颅内电极是直接从大脑表面记录的植入性电极，如硬脑膜下电极和脑实质内电极，可以帮助更精确地定位癫痫灶。

硬膜下电极通常由不锈钢或铂（通常是铂铱合金）

制成。它们可以放置在各种位置，如颞部、颞下、额部、额下、半球间裂隙内或枕部。硬膜下电极有各种形状和尺寸，可以单独定制。通常使用由2～10条电极组成的电极条，这些电极条通常配置为阵列。可以放置大量这样的阵列。当放置在阵列中时，硬膜下电极可以帮助确定癫痫发生区域的范围[58]。

硬膜下电极有一些缺点。它的位置是固定的，可能会在多个致痫灶时，遗漏病灶。放置电极期间容易引起脑脊髓液漏，进而引发颅内感染。

脑实质内电极用于记录脑深部结构电生理。它们通常由8个电极触点（Ad-Tech，Racine，WI，USA）组成，长度为2.2mm，直径为1.1mm。通过颅骨钻孔进行电极，插入至大脑皮层。脑深部的监测点通常是额下区域、扣带回、杏仁核和海马体。由于颅内电极直接记录大脑深部结构的电活动，因此它的优点是规避了各种干扰，提高了信噪比，降低了肌电干扰。颅内电极可用于检测癫痫患者的致痫灶，还可以检测到大脑皮层播散性的去极化，以及癫痫发作的活动，而这些在头皮脑电图中常常是模棱两可的[59, 60]。

### （九）患者电生理事件按钮

患者－事件功能可由临床医生或监护人员启动，能将EEG数据的分析集中在与事件同步的特定点上。在没有录像的情况下，该功能是区分伪影和癫痫发作活动的重要工具。

工作人员可以将患者－事件定义为以下事件之一：①最近发生的癫痫相关发作临床事件；②评价患者发生事件前后的反应性。

无论采用哪种事件设置，定义事件应保持一致性。通常，鉴于ICU中癫痫发作主要是非惊厥性的，可疑癫痫发作的临床事件可能很少见，可以通过在记录中指明事件的类型来更好地定义。

### （十）刺激和反应

脑电图分析涉及评估背景活动的连续性和反应性，以及对刺激和事件的响应。脑电图的反应性是通过施加外部（如听觉和伤害性）刺激进行的测试[61]。另外还可以通过睁眼和间歇性光刺激评估EEG反应性。脑电反应性的记录，需要根据刺激改变背景活动的幅度和频率。通过对刺激引起的脑电图的对应变化，可以预测心搏骤停后昏迷患者的预后[62]。

刺激方法包括过度换气、睡眠剥夺和间歇性光刺激，这些均已常规用于评估患者在EEG监测期间的反应性。通过这些方法，可以诱发潜在的脑电活动，从而增加癫痫的检出率。

流程化刺激技术的一个示例是ACYSTE协议。执行刺激方案，如下所示。

- A＝已苏醒有警觉性。
- C＝呼唤姓名可叫醒。
- Y＝大声呼唤和鼓掌。
- S＝轻轻摇晃可唤醒。
- $T_1$＝对鼻孔挠痒的有反应。
- $T_2$＝挤压斜方肌的反应。
- $T_3$＝气管内吸痰的反应。
- E＝被动睁眼。

在EEG记录日志中记录刺激反应性，如作为“STIM:A级”。如果患者为A级，则无须进一步刺激。日志中的刺激等级是EEG中可重复的反应性的最低等级。如果全部方案已进行且未观察到任何反应，则应记录为“STIM：等级：无反应”。

### （十一）皮肤损伤的预防

使用成像设备兼容的电极，可以减少由于反复拆卸和重新安装电极而导致的头皮损伤[63]。当使用金属电极达24h或更长时间时，皮肤或头皮损伤的发生率会增加。在超过1500名患者的大样本调查中，与电极相关的压疮发生率约在8%，但92.3%是轻度的，主要表现为皮肤充血而没有皮肤破裂。头皮损伤的风险因素包括监测时间、年龄、ICU类型、没有戴头巾、使用升压药、肠内喂养和发热。每1000名受监测的患者中只有6名会出现头皮压疮[64]。

在得克萨斯儿童医院，由癫痫病专家、癫痫监测单元（epilepsy monitoring unit，EMU）技师、伤口护理专家和注册护士组成的团队，共同制订了减少EMU皮肤损伤的方法。实施了用于电极保养和放置的标准化程序，以最大限度地减少皮肤损伤。这些步骤包括更改备皮方案，以减少磨蚀性产品的影响、改用一次性使用的导线、进行技术培训，以及针对性的皮肤评估。这些方案调整使压疮的发生率降低了90%[65]。长时程脑电图记录中建议将电极阻抗维持在10kOhm，以保持皮肤完整性[66]。

胶棉与Ten20™糊剂的结合使用已被证明具有持久的黏合效果，并且皮肤分解的发生率最低[67]。使用一次性电极或皮肤保护剂，如HydroDot® SkinSavers（HydroDot®，Westford，MA，USA），可以减少皮肤擦伤和瘀伤。

## 四、持续脑电图的评估和审查

### （一）脑电图的命名

ACNS 为 cEEG 监测中常见的模式提出了标准化的命名法[68]。这些模式的详细描述超出了本章的范围。在这里，我们提供了简要概述。每个模式都由其位置（主要术语 1）和主要节律模式（主要术语 2）定义。

1. 部位

- G：弥漫性。
- L：单侧大脑。
- BI：双侧大脑。
- Mf：多部位。

2. 主要节律模式（需要 6 个循环）

- PD：周期性放电模式。
- RDA：节律性 delta 活跃。
- SW：棘波与多棘波。

不同模式如图 23-1 所示。高频率（> 2Hz）的周期性节律模式会增加癫痫发作的风险[10]。这些模式也与脑血流量增加和代谢危机有关[69, 70]。颅内脑电图上高频率（> 2Hz）的周期性放电与脑组织氧合减少有关[71]。尽管已经发现这些模式与癫痫发作和预后不良具有联系，但仍需寻找针对这些模式的最佳治疗。如果发现常规脑电图或早期 cEEG 具有周期性和节律性模式的患者，应考虑行长时程 cEEG。

### （二）脑电筛选初筛方法

**1. 频谱图筛选法** 色密度光谱阵列是一种定量的 EEG 技术，可以在单个颜色图中显示几个小时的 cEEG 数据，使读图技术人员可以对原始 EEG 数据进行浓缩概括，在保持对大多数癫痫发作模式的高检测灵敏度的基础上，缩短了 ICU 中的读图时间[72, 73]。压缩频谱阵列（compressed spectral arrays，CSA；频谱）在 x 轴上显示时间，在 y 轴上显示频率，并使用多种颜色表示功率的幅度。使用快速傅里叶变换函数将功率计算为幅度和频率。与基线相比，癫痫发作活动涉及频率和幅度的增加。这些增加可以表示为频谱图中的颜色变化（表示幅度变化）。时间压缩阵列的一个缺点是可能会错过频率和功率的短暂变化，除非专门调整时间尺度。频谱图也经常用于昏迷患者的长期监测[74]。

**2. 儿童的振幅整合脑电图** 振幅整合脑电图（amplitude-integrated electroencephalography，aEEG）使用一组有限的通道来记录脑电图，这些脑电图以时间压缩为 x 轴，并对 y 轴以对数进行刻度变换。aEEG 有助于追踪脑电背景电活动的长期变化。在过去的 20 年中，aEEG 已在欧洲中心广泛使用，现在北美也越来越多地使用[75, 76]。在新生儿缺氧缺血性脑病中，aEEG 主要用于评估癫痫发作，检测睡眠觉醒周期的变化，以及评估脑电背景活动[77]。它还能有效检测新生儿的亚临床癫痫发作[78]。现在可以通过追踪脑电图的定量趋势，同时配合原始脑电图和患者监测视频，从而更好的鉴别癫痫和干扰。

aEEG 的局限性包括癫痫发作缺乏精确性，以及由于电极位置有限和固定，导致远隔部位癫痫发作的检出敏感性降低[79]。另外，在没有常规 cEEG 跟踪和视频监测的情况下，由于高振幅干扰，aEEG 可能会产生错误警报[80]。

### （三）定量脑电图和趋势追踪

目前已有定量脑电图（quantitative electroencephalograhpy，qEEG）分析方法，用于 cEEG 监测，帮助解读大量脑电数据。这些涉及先进的数学算法（如快速傅立叶变换），以趋势面板的形式，实时地将原始 EEG 数据转换成有意义的信息，随后以压缩形式在时间轴上显示。借助该趋势面板，可以将几天内原始 EEG 记录的小时数，减少为一个时频段屏幕，并可以选择多种变量进行处理。脑电趋势通常在 30～120min 的窗口中显示。图形显示的使用，可以使神经电生理学家和非神经电生理学家都能在病床旁快速、实时地进行脑电图审核[11, 13]。这些可用于检测特定电生理事件，如癫痫发作、背景活动的变化、局部缺血和昏迷的猝发抑制。

脑电分析基于脑电趋势包络技术，该脑电趋势提供指定时间段内背景活动的中值幅度，包括以下示例：① α/δ 功率频谱的比值（ADR）；②不对称指数（ASI）；③相对 α 频率变异性功率谱（AVR）。

### （四）癫痫检测

综合使用的 qEEG 趋势追踪技术，如频谱图、节律性频谱图、不对称指数和 aEEG，已显示出对癫痫检测的高敏感性[81, 82]。但是由于误报率高，无法量化癫痫发作次数而易发误报。因此，应将它们与常规 cEEG 记录结合使用。尽管它们还不能替代脑电图专家进行解读，但事实证明它们仍是有价值的分析工具。随着技术的进步，在检测癫痫发作方面，它们可能会得到更加的优化。

### （五）脑缺血检测

在脑血管疾病等可能具有高度局灶性的疾病中，脑部对称指数（pdBSI）能够区分脑卒中和短暂性脑缺血发作，并与临床状况相关联[83]。

在 SAH 的患者中，结合使用原始脑电趋势和定量趋势，如 alpha-delta 功率比（ADR）和相对 alpha 变异性（RAV），可以增强 DCI 的预判[11]。具体来说，一组预先指定的标准（如原始 EEG 中，局部脑电波频率减慢和 RAV/ADR 降低）已用于预测 SAH 后的 DCI[12, 14]。ADR 是使用 8～13Hz 功率除以 1～4Hz 频段功率之比的动态变化（2min 动态窗口）平均值来计算的。脑电功率由 EEG 信号傅里叶变换的幅度平方值来表示。持续 6h 的 ADR 降低 10%，或者在 2h 或更长时间内观察到 ADR 降低达 50%，则可定义为 ADR 降低，预示 DCI 的发生[14, 38]。为了降低 RAV，将“显著持续恶化或新出现恶化”的警报标准定义为，与之前的 8～12h 相比，恶化≥1 级［而其他事例为 3（好）～2（一般）］。

### （六）昏迷和镇静深度评估

qEEG 软件算法可以自动识别危重患者脑电图中的暴发抑制模式[84]。目前，基于 EEG 趋势，尽管这个阈值可能还有其他定义，通常定义 EEG 抑制为背景振幅小于 5μV 且持续 0.5s 以上。还有其他基于 qEEG 趋势的衍生参数，如双光谱指数[85]、患者状态指数[86]和 Narcotrend[87]，已应用在手术室和 ICU 中进行重症患者的镇静水平监测。

### （七）EEG 可作为多模态监测的纽带

脑灌注压（CPP）是脑血流量（CBF）的压力梯度。CPP 定义为平均动脉压（MAP）与 ICP 之差。脑自动调节是在一系列血压范围内调节和维持恒定 CBF 的能力。由于脑损伤患者的大脑自我调节紊乱会持续长达 2 周[88]，在某些情况下，EEG 的发现可能反映了 CBF 和 ICP 实时变化对大脑皮层生理的影响。因此，cEEG 监测可以反映 CBF 和 CPP 的实时变化，并可以连续监测大脑的自动调节。因此，它可以帮助指导重症患者的治疗。

前文已经描述了在脑缺血检测中，使用 EEG 趋势功能监测 cEEG 的敏感性[11-14]。进一步，cEEG 可以直接指导脑缺血风险的患者的治疗，优化 CPP[89]。ICP 的增加与脑电图记录中快波频率的减少有关，这种现象可以在临床变化之前的 24h 内出现[90]。

NCS 也与 ICP 的升高有关，而 ICP 的升高通常会延迟[91]。对于无法解释的 ICP 升高发作的患者，应考虑通过 cEEG 监测来启动 NCS 的治疗。

### （八）血流动力学的整合

在床头使用多模态整合系统（CNS Monitor，Moberg Research Inc，Ambler，PA，USA），有助于整合多种神经监测参数，如 ICP、$PbtO_2$ 和 cEEG 记录（头皮或颅内 EEG），它们都是 ICU 中常规测量的生理学参数。多模态监测可以提供实时监测反馈，并个体化指导治疗，监测治疗的反应。

### （九）脑电报告

ACNS 已发布了关于脑电图报告的指南，目的是使所有机构的报告标准化，并指导临床神经生理学家和神经病学家高效地进行报告[92]。尽管不同机构对 cEEG 提交报告的时间各不相同[93]，大多数机构的报告频率是每 2 天 1 次。

理想模式化的 EEG 报告应遵循 ACNS 指南[92]，但可能因适应证而异。cEEG 报告的标准格式可能包括历史记录、技术说明、cEEG 描述、整体印象和临床相关性五个部分。框 23-2 显示了我们中心使用的结构，其中包含了 cEEG 的这些要素。

**框 23-2　持续脑电监测报告示范**

**临床病史**
**相关调查结果的印象或摘要**
**技术性能**
**个别时期（每 12 小时重复一次；按时间倒序排列可能会有所帮助）**

- 相关药物 / 剂量
- 背景
- 缺血监测趋势
  - α/δ，按区域
  - 相对 α 变异（RAV），按地区
- 偶发性癫痫样放电
- 周期和节奏模式
- 癫痫发作
- 临床和背景事件
- 患者事件或按下按钮
- 对新疗法或个体剂量的反应
- 与前一时期相比的变化
- 每个时期的临床相关性

在监测 SAH 患者时，我们机构的临床脑电图技师就每个监测时期报告以下内容：① cEEG 背景活性和反应性，包括新的病灶变慢的变化规律；② ADR 趋势的变化；③ RAV 分级；④新的癫痫样波形、周期性节律模式或癫痫发作的变化规律；⑤对综合发现是否与缺血有关的总体印象。但是，对于心搏骤停患者，医生关注的重点是 EEG 背景及其随时间变化的趋势、反应性、癫痫发作和ⅡC 模式、对治疗的反应性，以及神经功能状态与镇静的相关性。监测癫痫持续状态关注的重点是背景节律、ⅡC 和癫痫发作频率的变化，以及在停用镇静药后这种活动是否稳定。

## 五、基于团队协作的方法将 cEEG 纳入监测

成功的 cEEG 监测需要多学科进行协作，包括 ICU 医师团队、ICU 护理人员、神经科会诊医生、神经生理学家、EEG 技术人员和药剂师。

### （一）临床团队和脑电图技术人员的角色

临床团队和脑电图技术人员之间就 cEEG 监测的适应证，以及相关临床问题的沟通，对 cEEG 监测服务的成功是至关重要的。脑电图技术人员还可以通过标记事件来提高对 cEEG 解读的质量。如标记临床查体的时间，标记任何与癫痫发作相关性事件及临床用药。技术人员在识别脑电干扰时也可以标记 EEG（例如，当患者接受人工心外按压时）。

### （二）脑电图技术人员的角色

监控设备的正确设置需要临床医师与 EEG 技术人员的合作。这个合作有利于监测理想位置，识别 EEG 上的任何脑电干扰，并记录在开始时测试的 EEG 反应性。对于神经生理学家来说，这是至关重要的信息 [94]。

此外，关于临床症状新变化和 cEEG 设备操作问题，脑电图技术人员和临床医师之间应该每天进行沟通 [28]。脑电图技术人员需要每天检查 cEEG 监测的质量、评估阻抗和干扰 [28]。临床团队、护理组和 EEG 技术人员，还应该对患者的头皮进行每日评估，以确定皮肤是否有褥疮 [28]。

同样的，脑电图拆卸也需要协作。拆除电极后，应彻底清洁患者的头发和头皮，并再次检查是否有褥疮或感染的迹象。如果脑电图技术人员不能立即会诊，尤其是在紧急情况下，如行急诊影像学检查，护理人员应接受有关拆卸脑电图导联的培训 [28]。

### （三）临床电生理学家的作用

以上已详细介绍了 cEEG 读图和报告的频率。临床电生理学家和医师团队应就患者的临床问题、药物调整，包括影像学（如头部 CT、MRI、经颅多普勒超声）变化，以及其他多模态监测方法（如 ICP 监测）进行交流。除了书面报告外，与临床团队的口头交流（包括多学科会诊）有益于提高护理质量。

# 第 24 章 脑血管造影术
## Cerebral Angiography

Emanuele Orru' Charlotte Y. Chung Ferdinand K. Hui 著
何宜轩 李 敏 译
邱炳辉 校

## 一、神经血管造影概述

数字减影血管造影（DSA）是目前脑和脊髓血管成像的金标准。近年来，由于 CTA 和 MRA 等无创性断面检查准确性的提高，诊断性脑及脊髓 DSA 的应用大幅减少。然而，凭借极高的空间和时间分辨率，DSA 目前仍是一线的辅助诊断方式。与此同时，在过去 30 年中迅速发展的微创血管内神经介入技术，已在诸多场景中成为神经血管疾病的首选。对诸如动脉瘤、动静脉畸形（arteriovenous malformations，AVM）和动静脉瘘（arteriovenous fistulas，AVF）[1-3] 等疾病甚至成为常规的治疗手段。随着取栓支架和大口径颅内抽吸导管技术的发展，神经介入技术更加安全，治疗颅内大血管闭塞引起的脑卒中也更加有效 [4, 5]。无论是针对诊断还是治疗，血管造影技术具有相同的基本原理，以及大多数相似的围术期管理措施。本章第一部分将介绍神经血管造影术的基本放射学和管理概念；第二和第三部分将探讨特定神经血管内治疗的技术和管理方法。

### （一）DSA 的放射学概念和适应证

DSA 通过将非离子型等渗对比剂注入血管（通常是动脉）腔内，在注射前和注射期间采集一系列二维 X 射线图像，以评估特定血管区域的解剖和血流动力学模式。注射对比剂之前获得的图像作为“掩膜”，被注射期间获得的图像减去“掩膜”，从而能够去除骨性结构或腹部气体，最终仅显示注射的血管内对比剂。这种反差形成了高分辨率的血管腔解剖学“结构”。同时，对比剂与流动的血液混合，跟随动脉、脑实质和静脉分布，从而显示出感兴趣区域的血液循环模式。因此，数字减影血管造影是一种基于管腔的技术，主要提供了血管内腔和注射区域内的血流信息。这也使医生能够获得注射血管和周围结构的血管断层 CT 图像，以作为神经血管造影检查的一部分，并提供关于动脉瘤、AVM、AVF 或任何具有对比结构和形态的额外三维信息。

在所有的血管诊断方法中，DSA 的准确度最高，其空间分辨率为 0.2mm，时间分辨率可以达到每秒 6 帧或更高，因此被认为是脑脊髓血管成像的金标准 [6]。然而，高准确度也带来了一些弊端。DSA 是一种有创性技术，操作时间长、价格昂贵，需要围术期特殊的护理并由经验丰富的神经介入团队共同完成。尽管在过去几十年中，神经介入技术取得了巨大的进步，但并发症发生率仍维持在 1%～2% [7-11]。目前，CTA 和 MRA 可以提供出色的神经血管成像，空间分辨率为 0.4～0.5mm [6, 12]。此外，通过时间分辨 CTA 和 MRA 技术，医生可以获得脑内血流动力学信息，从而在一定程度上显示畸形血管的血流动力学特点。然而，这些技术尚未广泛应用于临床实践 [1, 13, 14]。与 DSA 相比，这些断面检查无创、快速、成本低，基本上仅存在对比剂的注射风险。因此，在怀疑脑血管病变时，无创影像诊断技术应始终作为首选的检查方法。血管造影和断面影像在神经血管疾病的诊断、术前计划和术后随访中应相辅相成，而非相互排斥。

DSA 应在两种情况下进行：①作为二线检查方式，当临床上需要更高的血管解剖细节和（或）高时间分辨率时；②计划进行血管内或显微外科治疗时。手术中也可能需要进行脑血管造影，以即时评估动脉瘤或动静脉畸形接受开放外科治疗的效果。根据临床实践和相关指南的不同，DSA 的适应证可能会有所差别。以下可作为 DSA 技术的一般适应证内容。

- 无论是选择性的造影，还是已经发生了蛛网膜下腔出血（SAH），用于显示已明确或疑似颅内动脉瘤的解剖结构。
- 阐明畸形血管（如 AVM 或 AVF）的结构和分流特点，包括颈动脉 – 海绵窦瘘。
- 无明确原因的脑实质出血（ICH）或脑外出血。
- 评估 SAH 后血管痉挛的程度。
- 明确颈动脉或椎动脉狭窄的解剖和程度。特别是，在狭窄或部分闭塞的血管中缓慢的血流可能在非动态横断面成像上错误地显示为完全血栓形成，从而高估血栓程度。
- 明确颅内狭窄的解剖结构和程度。
- 对疑似颅内血管炎进行确认。
- 作为颅内外血管搭桥（如治疗烟雾病等）或复杂动脉瘤性病变的外科诊疗计划的一部分。
- 对 CT 或 MR 静脉造影诊断为血栓形成或怀疑血栓形成，评估脑、眼或颈部深、浅静脉系统的通畅性。
- 根据不同医疗机构的临床实践情况，对治疗后的动脉瘤或 AVM 进行随访。近来有 MRA 等无创性成像技术随访动脉瘤的报道 [15]。

由于脊髓血管病变相对罕见，脊髓 DSA 检查使用较少，但脊髓 DSA 仍是评估脊髓血管解剖和病变的最佳方法。脊髓血管是人体中最小的血管之一，断面成像方式仍缺乏足够的空间分辨率来准确呈现其解剖和病变，而且其灵敏度也可能较低 [16]。作为参考，Adamkiewicz 动脉是脊髓前动脉最大的神经根供血动脉，其平均直径为 1.8mm [17]。脊髓血管造影的并发症发生率与脑血管造影相似，约为 1%。脊髓缺血并发症很罕见 [18]。脊髓 DSA 包括以下几种合理的适应证。

- 进一步评价断面成像发现的脊髓 AVM 或 AVF 的解剖结构。
- 进一步评价断面成像阴性，但仍高度可疑的脊髓血管畸形的患者。
- 急性脊髓休克。
- 明确脊髓动脉瘤。

### （二）诊断性神经血管造影的流程

血管造影图像是通过导管在特定的血管中注射对比剂而获得的。因此，所有的血管造影流程均从进入动脉或静脉系统开始，通常是通过股动脉或股静脉。因其血管较粗，较浅，很容易通过触诊或超声定位，并且可以手动按压股骨头上的动脉进行有效止血，所以该穿刺点很合适。在特殊情况下，如双侧髂动脉血栓形成、重度硬化、部分闭塞或形态扭曲的主动脉或主动脉上干，术者可以选择从肱动脉或桡动脉进入，或者在更罕见的情况下，可以通过颈总动脉穿刺[19–21]。使用 Seldinger 技术建立所需血管通路的步骤如下：①在局部麻醉（通常使用碳酸氢盐缓冲的利多卡因）后，使用中空穿刺针穿刺目标血管，并且通过动脉或静脉血液反流来确认穿刺成功；②穿刺针置入导丝，直到透视确认其尖端位于动脉或静脉血管系统内；③取出穿刺针并将导丝留在适当的位置，同时手动按压穿刺点，以避免血肿形成；④通过导丝的引导，在血管内置入一套 5F（儿童可选用 4F）血管鞘，然后将导丝取出。一旦血管鞘就位，术者可根据造影需求更换导丝和导管，且不会影响通路。正确建立安全通路是手术成功的关键，对减少术后并发症至关重要。在股动脉入路中，穿刺点应定位于股骨头上方，原因有二：①穿刺点位于腹股沟韧带下方，从而保证了动脉穿刺点位于腹膜外；②便于拔除导管鞘后，能够有效地压迫止血。

在置入导管的过程中，需要先使用相对细软的导丝选择目标血管，然后在同一水平方向上推进导管直到目标血管适当的位置，再移除导丝，并将对比剂分配器（如注射泵或注射器）连接到导管接口，以适当的压力和剂量注入对比剂，并获得 DSA 图像。获取的图像信息包括经注入对比剂显示的动脉、由该动脉供血的脑实质毛细血管，以及引流的静脉。最后对所有目标血管重复以上操作。

为保证图像的质量，患者在行 DSA 时需要按照术者的指令尽可能保持静止。因此，对于难以耐受检查或难以配合的患者，检查可在最低限度的镇静（为了使患者更加舒适，通常在造影前使用 0.5mg 咪达唑仑和 25μg 芬太尼）或没有任何镇静的情况下进行，这取决于诊疗常规和术者的偏好。如果患者因为虚弱或精神状态不稳定，或存在阻塞性睡眠呼吸暂停的情况，常规镇静可能会影响气道通畅或进一步恶化病情，而无法按照医生的指示进行检查。出现这种情况则可以在全身麻醉下或在麻醉辅助下进行检查。

除非因特定的临床问题要求对某一血管进行检查，否则完整的脑血管造影应该包括前循环和后循环在内的成像。

根据术者的喜好和患者特征，DSA 可先行主动脉弓造影，以确定主动脉上干的解剖。这尤其适用于血管迂曲和动脉粥样硬化的老年人。获取主动脉弓影像可以避免多次尝试对颈部大血管进行置管，可避免较长的透视时间，以及由于导管和导丝移动触碰动脉粥样硬化斑块而造成的栓塞风险。

在多数医疗中心，并不常规开展颈动脉和椎动脉开口的成像，除非检查是为了评估动脉粥样硬化性疾病或血管夹层，部分主动脉弓造影可同时显示颈动脉和椎动脉开口。

前循环可以通过在颈总动脉或颈内动脉造影来评估（图 24–1）。这些造影将显示远端颈动脉和颅内颈动脉，以及大脑前动脉和大脑中动脉及其分支。此外，也能获得前交通动脉和后交通动脉的重要成像信息。因为发生缺血性疾病时，前交通动脉和后交通动脉可能是潜在的重要代偿基础。术者需要至少获得标准正位和侧位，45° 同侧斜位，以便进一步检查阳性病变。

通过从椎动脉近端造影来评估后循环，影像应包括标准正位和侧位，并根据诊断治疗需要显示同侧颅内椎动脉及其分支（后下、前下、小脑上动脉）、基底动脉、大脑后动脉及其分支（图 24–2）。

当怀疑有 DAVF、面部血管畸形，或作为颅内颅外搭桥手术计划的一部分时，应行颈外动脉及其分支造影。

脊髓血管造影包括所有节段肋间动脉的选择性置管。根据临床问题，还可能包括椎动脉、甲状颈和肋颈干，以及髂内和髂外动脉置管。直到至少有 Adamkiewicz 动脉被证实，检查才算完成

在选定的病例中，可以添加 DSA 断层扫描采集以提供进一步的解剖细节。特别是动脉瘤，应该用 3D 旋转血管造影进行成像，以显示病变的三维形状，指导栓塞方案，并辅助确定大小（图 24–3）。对于动静脉畸形或海绵状血管畸形，DSA CT 扫描（如 Dyna CT 或 Vaso CT）有助于明确畸形血管的 Spetzler-Martin 分级（图 24–4）。这一评分由病变的位置（在功能区或非功能区）、大小（＜ 3cm、3～6cm 和＞ 6cm）和静脉引流（浅与深）决定，并用于选择最佳的治疗策略。

在获得了所需的信息并且不需要进一步成像后，需要拔除导管和导丝，并通过手法压迫或使用血管闭合装置关闭血管通道。这一步非常重要，因为穿刺部位的并发症相对常见。过去，手法压迫一直被认为是最佳的术后止血方式，在经股动脉穿刺的情况下，压迫术者手指和股骨头之间的股动脉；在上肢入路的情况下，则通过压迫桡骨或肱骨来进行 [22]。按压的持续时间取决于患者的凝血功能和所用鞘的内径，可为 10min 至 1h。在过去的几十年里，为了获得快速可靠的闭合，减少压迫时间，缩短住院时间，并增加患者的舒适感，血管闭合装置的种类和应用逐渐增多。这些设备最初专为接受抗凝治疗的患者或接受过大口径导管手术的患者使用，现在甚至被广泛用于诊断性造影。多项随机对照试验证明，在并发症发生率和止血成功率方面，封堵器不逊于手动压迫，同时增加了患

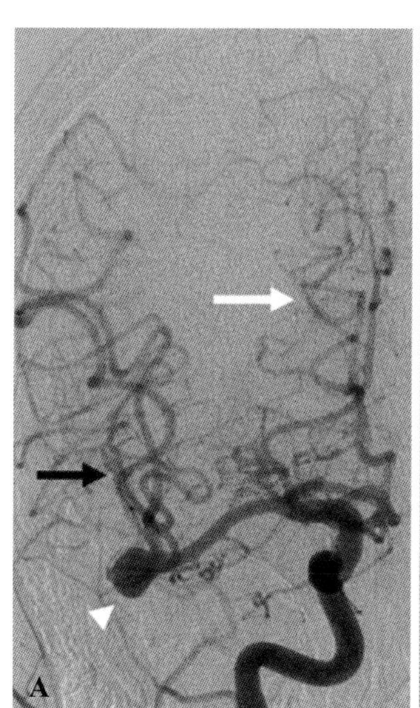


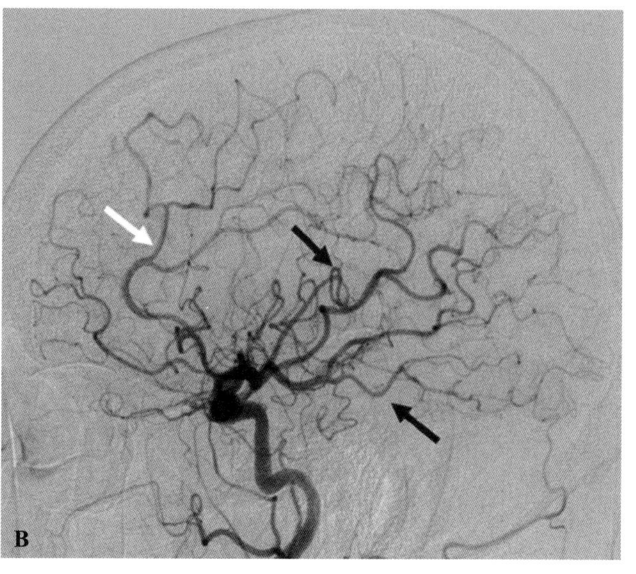


◀ **图 24–1 右侧颈总动脉注射正位图（A）和侧位图（B）**

大脑前动脉（白箭）；大脑中动脉（黑箭）；患者行右侧大脑中动脉动脉瘤（白箭头）治疗前造影

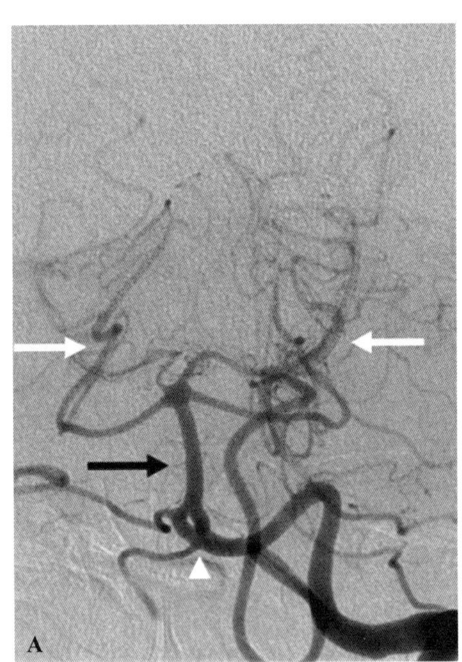
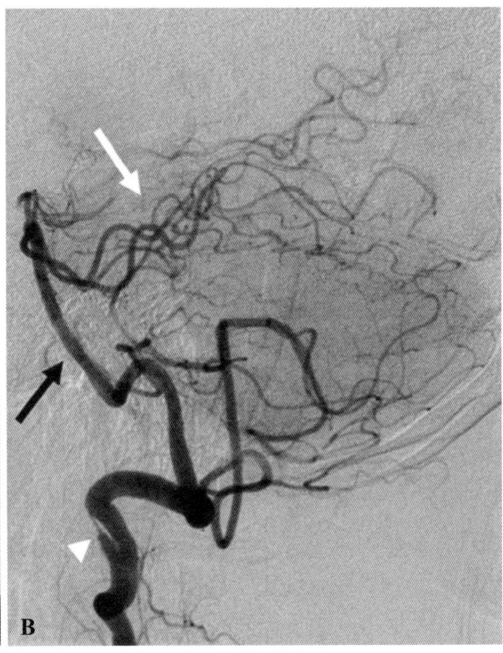

◀ **图 24-2 左椎动脉注射前后位（A）和侧位（B）视图**

基底动脉（黑箭）；双侧大脑后动脉（箭）；偶尔捕捉到基底动脉裂孔（白箭头），其形态提示为解剖后起源

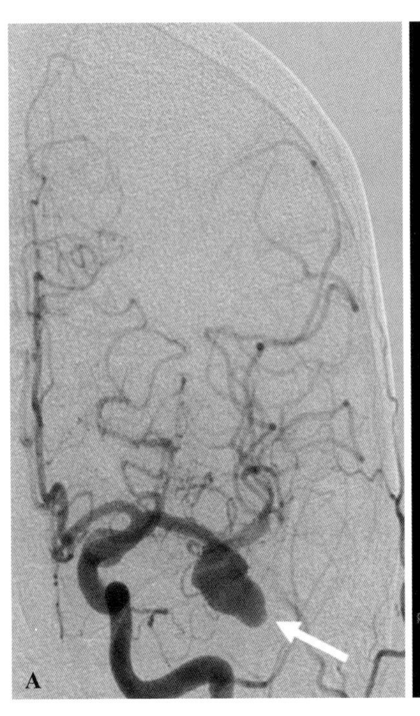
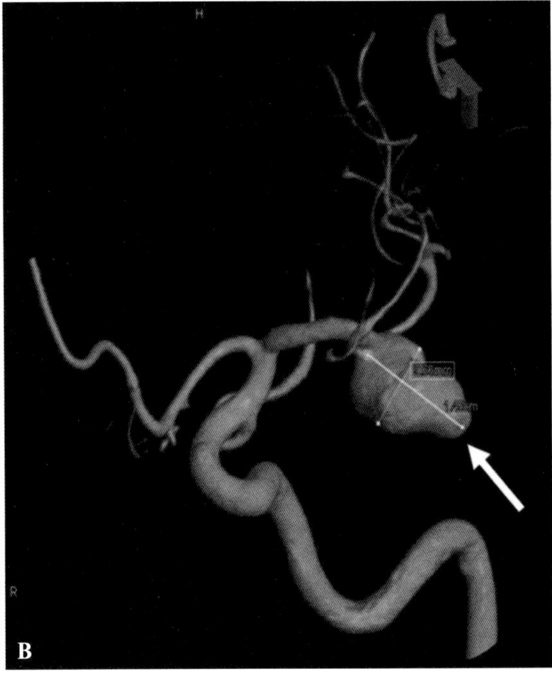

◀ **图 24-3 左颈动脉普通数字减影血管造影（A）和三维旋转血管造影（B）**

用于左侧大脑中动脉分叉动脉瘤的术前计划（白箭）。3D 采集允许在多个平面上可视化病变，并在所有 3 个轴上进行精确测量（图 B 彩色版本见书末）

者舒适度，缩短了止血、下地和住院时间[23-25]。

### （三）术前管理

诊断性血管造影通常不需要复杂的准备，但详细的术前评估有助于避免发生潜在的严重并发症。同样的一般概念也适用于接受治疗的患者。首先应获得患者的主要病史资料和实验室检查，以确定与对比剂相关的不良反应的可能性。自从引入非离子、低渗透对比剂以来，静脉注射碘化对比剂的过敏反应很少见（总计 0.6%，严重的 0.04%），其严重程度可能从荨麻疹样反应到危及生命的情况，如过敏性休克或声门水肿[26]。先前有过对同一类对比剂过敏反应的病史，使不良事件发生的可能性增加了大约 4 个数量级。尽管这不能保证第二次给药后，反应会再次发生[27]。无关的过敏（包括海鲜和聚维酮碘）使对比剂反应的发生率增加 2～3 倍[28, 29]。曾经对 MRI 对比剂过敏的患者，不会在接受碘化对比剂之后增加发生过敏反应的可能性，因为这些化合物之间没有交叉反应。

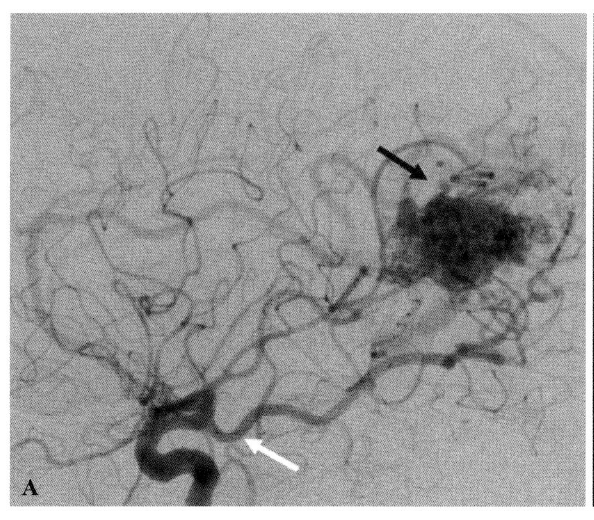
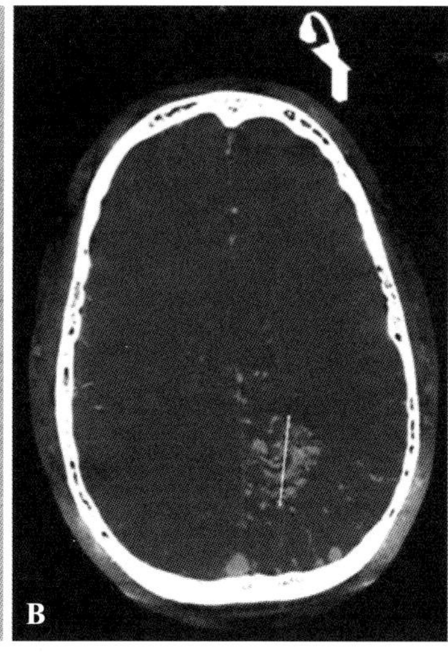
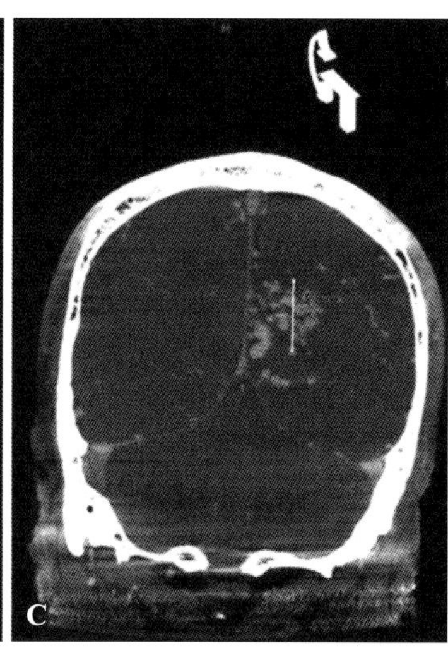

**▲ 图 24-4 左侧大脑中动脉分支供血的左侧顶叶 AVM（黑箭），患者的左颈动脉普通 DSA（A）以及轴位（B）和冠状位（C）Dyna CT 重建**

注意病变在各个平面上的特征，从而可以精确测量病灶。可见一条突出的后交通动脉供向左侧大脑后动脉（胚胎型）（白箭）

美国放射学会（American College of Radiology，ACR）推荐在对同一类对比剂先前出现过敏样或未知类型对比剂反应的情况下，采取用术前用药策略[30]。这些治疗方案根据检查的紧迫性而有所不同，主要使用类固醇药物进行治疗。

预防性用药可以采用以下两种方案。

- 检查前 13h、7h 和 1h 口服泼尼松 50mg，同时在检查前 1h 静推、肌注或口服苯海拉明 50mg。如果患者不能耐受口服，可以用 200mg 氢化可的松静推替代每剂量口服泼尼松[31, 32]。
- 对比剂使用前 12h 和 2h 口服 32mg 甲泼尼龙，同时如上所述补充 50mg 苯海拉明[33]。

对于术中发生急性过敏反应的患者，可以立即使用 40mg 甲泼尼龙琥珀酸钠静脉注射或 200mg 氢化可的松琥珀酸钠静脉注射，每 4～5 小时给 1 次直到检查结束。对于甲泼尼龙过敏的患者，可以使用 7.5mg 的地塞米松硫酸钠静推来代替[32]。

血管内碘化对比剂可引起或加重肾功能不全，导致所谓的对比剂诱导肾病[34]。这种损伤的病因尚不清楚，没有明确的检查可以提示该情况发生的风险。目前认为最重要的危险因素是存在严重肾功能不全的病史。因此，如果可能的话，应该避免对这些患者进行对比剂治疗[35, 36]。ACR 的最新对比剂手册指出，在通过肌酐值估计的肾小球滤过率（estimated glomerular filtration rate，eGFR）≤ 30ml/(min · 1.73m$^2$)[30] 的患者中，应避免使用静脉对比剂[30]。当然，对比剂的应用也应该个体化地考量。如果一位严重肾功能不全的患者需要行挽救生命的介入手术，如急性缺血性卒中的血管内取栓术，则应在充分告知风险的情况下进行对比剂检查治疗。根据患者的肾功能变化，必要时在术后进行透析治疗。没有肾脏功能的终末期肾病患者可以接受静脉造影，而不会有额外损伤的风险。到目前为止，还没有具体的证据表明对比剂剂量应该间隔至少 24h，两次注射之间的时机不应该影响在紧急临床情况下需要重复使用对比剂。对于有肾损害风险的患者，最被广泛接受的备用策略是在围术期使用等渗液（如乳酸钠林格注射液或 0.9% 生理盐水）扩容。ACR 手册推荐了一种方案，从对比剂注射前 6～12h 开始，使用 0.9% 生理盐水 100ml/h 静脉输注，并在对比剂注射后维持静脉输注 4～12h[30]。二甲双胍本身不是肾脏损伤的危险因素，但在肾病患者中，在对比剂介导的肾脏损伤的情况下，理论上它可能会导致乳酸酸中毒。因此，对于肾功能不全的患者，在手术前 24h，以及手术后 48h 之内应该停止二甲双胍的使用。

每个接受血管造影的危重患者都应该进行凝血功能检查，以最大限度地减少出血的风险，特别是穿刺点出血。不同中心的诊疗指南差异很大，但术前国际标准化比值（INR）为 1.5 或更低，血小板计数＞ $20 \times 10^9$/L，可被认为是合理的临界值。凝血指标应该根据患者的特殊需要进行调整，以达到静脉输注血小板和冷冻新鲜血浆的可接受阈值。一般来说，INR ＞ 3 是所有有创性手术的禁忌证。服用阿司匹林和（或）

氯吡格雷的患者在接受手术前不需要停用这类药物。

最后，如上所述，应该确定患者是否可以在镇静的情况下接受手术，或者是否需要全身麻醉。镇静状态下的脑血管造影通常要求患者手术前禁食水至少6h，从而减少术中恶心或呕吐引发吸入性肺炎的风险。血管造影后1h内恶心和呕吐的发生率约1.05%，在一项大规模人群研究中，无论进食还是禁食，均未记录到误吸病例[37]。因此，在进行脑部DSA检查之前，禁食并不是严格必要的。

### （四）术后监护及可能出现的并发症

如上所述，脑DSA的总体并发症发生率不容忽视。根据不同的文献综述报道，发生率为0.3%～4%，平均至少为1%～2%[7-11]。术后监护的目的是及时识别血管造影期间发生的并发症，并避免患者返回病房后发生不良事件。并发症可分为通路相关并发症、神经性并发症和全身性并发症。

迄今为止，就这一主题进行的最大规模的研究分析了19 826例脑DSA的并发症。入路部位并发症发生率为4.2%，全身性并发症发生率为2.5%，与血管造影相关的神经系统并发症发生率为2.6%[10]。

局部手术并发症包括穿刺点附近血肿（最常见）、假性动脉瘤或动静脉瘘，以及封堵器相关的并发症。

术后股动脉穿刺区并发症的严重程度和治疗方案与股动脉入路时选择的进针位置有关。如果穿刺点在股骨头上方，血肿将位于腹膜后外部，大多数情况下可通过直接压迫进行治疗，很少需要手术修复动脉、输血或清除血肿。如果穿刺点不慎定位过高，在腹股沟韧带上方，血肿就会出现在腹膜后间隙。由于没有稳定的受压面，将加大压迫难度，从而有可能导致危及生命的严重出血。腹膜后血肿相对罕见（据文献报道，0.4%接受心脏介入手术的患者发生了腹膜后血肿），但需要手术的患者高达8%，并且与死亡率增加相关[38]。假性动脉瘤可以潜在地使任何血肿复杂化，在某些系列研究中，其发病率高达0.8%～2.2%。从理论上讲，小的假性动脉瘤（＜2cm）可能会自发形成血栓，可以简单地使用超声进行随访。较大的动脉瘤应积极采用超声引导探头加压或凝血酶注射，或通过血管造影定位覆膜支架。对于这些经皮治疗无效的病例，应采用外科修复[39]。

动静脉瘘很少见，当穿刺点位于股骨头下方时，动静脉瘘就有可能发生。在这个水平，股静脉在股动脉的正下方穿行，如果穿刺针以透壁的方式穿过动脉，静脉就可能被一同刺穿。一旦相邻的两条血管都被针头损伤，就容易形成瘘管，并伴有不同程度的动静脉分流。这些病变中大约有40%会自发闭合，其余的可能需要压迫、血管造影修复，或者在一部分病例中需要手术治疗[40]。血管闭塞的并发症较为罕见，可能是由于进入导管、导丝阶段发生血管剥离，沿着被刺穿的股动脉血管壁的动脉粥样硬化斑块形成了远端栓塞，或者穿刺点闭合装置的一部分移位所致。这种情况在使用带有血管内组件的封堵装置中更为常见。如今，穿刺部位的感染非常罕见，其表现为局部炎症，而非血管受损的特点。

穿刺部位的术后监护应包括腹股沟检查和触诊，以及远端脉搏检查，第1小时每15分钟检查1次，第2小时每30分钟检查1次，第3小时后每小时检查1次，直到行走为止。尽管不同医疗中心的具体做法差异很大，但在使用封堵器的情况下，患者应该卧床休息至少2h，如果使用5F血管鞘组进行血管造影，行手法压迫的患者应该卧床休息并观察4h。如果鞘组较粗，且穿刺点用手法压迫而未封堵，则每增加1F应增加约1h的卧床休息时间。理想情况下，应在手术前进行基线脉搏检查，观察术前同侧足背动脉的搏动情况。虽然皮下出血引起一定程度的皮肤变色非常常见，但穿刺部位出现的任何肿块增大或搏动，以及远端脉搏消失或足部、四肢冰冷，都应视为可疑术后并发症，并应立即行超声或腹部CTA进行评估。

在接受颅内支架置入术进入NCCU的患者中，穿刺部位的并发症具有特别重要的意义。这些患者通常在手术前接受了为期1周的双重抗血小板治疗，并在术中使用了大量肝素。如果急诊行颅内支架置入，如使用血流导向装置治疗的破裂颈内动脉动脉瘤，这些患者到达病房时则已经使用了阿司匹林和氯吡格雷的负荷剂量。此外，许多手术人员倾向于术后对这些患者使用肝素，将激活的部分凝血活酶时间（aPTT）目标维持在60～80s。因此这些患者处于较深的抗凝状态，其股动脉穿刺并发症将比正常情况下更严重和更难治疗。需要手术修复的血肿、假性动脉瘤，以及快速失血可能会迫使治疗团队暂停使用肝素和至少一种抗血小板药物，这可能会使患者重新面临血栓形成的风险，从而导致灾难性的脑梗死。

血管造影后的全身性并发症相对常见。特别值得一提的是，有多达55%的患者报告了不同程度的术后头痛。这种头痛通常是短暂的，使用止痛药可以很容易地缓解症状[41]。但是，需要区分蛛网膜下腔出血或动静脉畸形破裂出血导致的头痛，特别是对接受治疗的患者。如果临床怀疑不良事件的可能性很高，应该对头部进行非增强 CT 检查。对比剂诱导的肾病和迟发性对比剂过敏反应总体上是罕见的，发生率分别为 0.02% 和 0.1%，在可供回顾的最大队列研究中分别为 0.02% 和 0.1%[10]。

神经血管造影过程中最可怕的并发症是脑缺血事件。由于动脉粥样硬化斑块的破裂、导管或注射器内形成的少量空气或注入血块，导管和导丝的移动，以及血管内注射会导致栓子直接脱入脑血管系统（图 24-5）。为了将这种并发症降到最低，术者通常在手术开始时持续用肝素化的生理盐水冲洗导管，并注射含有 2000U 肝素的生理盐水。在术中大血管闭塞的情况下，可以使用抽吸或机械取栓技术来移除医源性栓子，其手术方式与治疗缺血性脑卒中患者相同。如果栓子滞留太远而不能安全进入导管中，可以在动脉内注入 Gp Ⅱb/Ⅲa 抑制剂。绝大多数的术中栓塞是无症状的，常在偶然获得的影像资料中被发现。针对接受神经 DSA 患者的 MRI 研究发现，9%～25% 的患者在扩散加权成像上有高信号病灶的证据，这代表了小梗死引起的细胞毒性水肿，其分布与栓塞病因一致[42-45]。这些微栓子的病因尚不清楚，如果考虑与临床症状无关，即使在磁共振成像上发现了病灶，也不应认为是手术的并发症（图 24-6）。

当出现明显的临床表现时，神经系统并发症通常是一过性的，可以自行恢复（0.4%～2.3%，平均 1.3%）。极少数情况下，缺血性并发症可导致永久性神经功能缺损（0.1%～0.5%，平均 0.3%），死亡十分少见（0.06%）。神经系统并发症与患者年龄＞55 岁、既往有脑卒中病史、动脉粥样硬化性疾病和高血压有关[7, 10, 46]。术后护理应包括手术后第 1 小时每 15 分钟进行一次严格的神经学检查，第 2 小时每 30 分钟进行一次，然后根据患者的临床情况进一步遵循神经重症监护小组的建议。

## 二、常规脑血管造影的概述和管理

### （一）未破裂颅内动脉瘤

未破裂颅内动脉瘤的血管内治疗和开放手术治疗之间的选择取决于多个因素，包括动脉瘤的位置、形态、瘤颈和长宽比、载瘤血管的曲折程度、可能起源于动脉瘤本身的血管、并存病和患者治疗偏好。目前的血管内治疗方法包括简单的弹簧圈栓塞、支架或球囊辅助的弹簧圈栓塞、血流导向装置、球囊闭塞和必要的血流重建。

栓塞是指用可解脱的铂弹簧圈填充动脉瘤囊，以诱导动脉瘤囊内血栓形成从而达成治疗目的。这项技

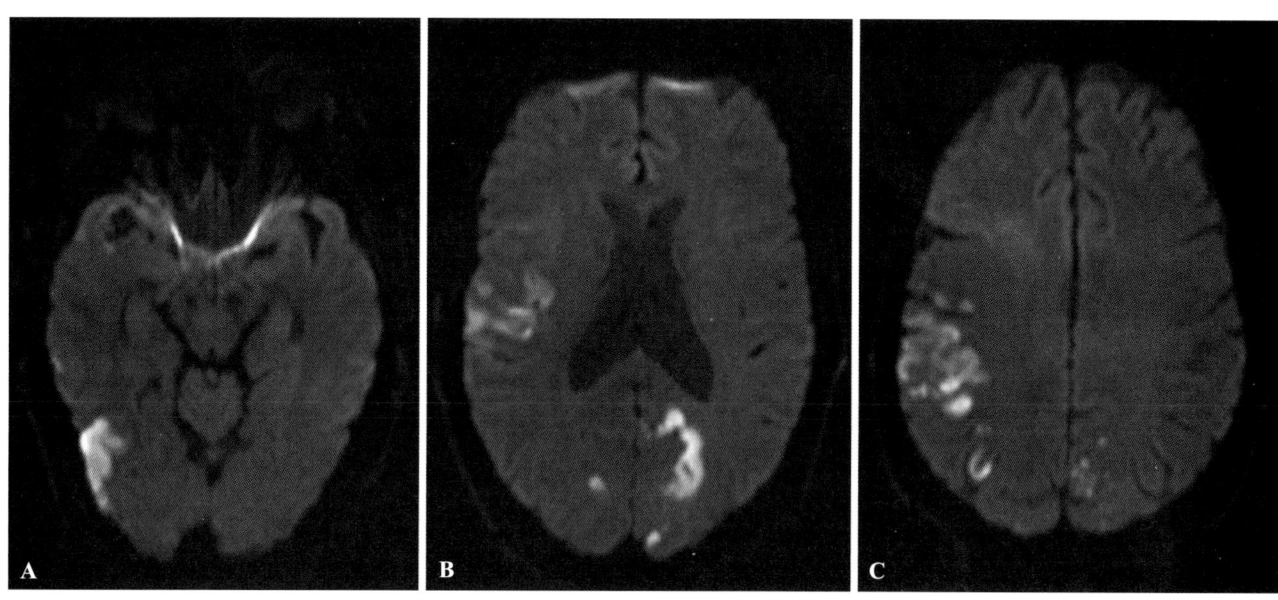


▲ 图 24-5 弥散加权 MRI 序列

弥散加权 MRI 序列显示右侧颞叶（A）、左侧枕叶（B）和右侧顶叶（C）的多个双侧细胞毒性水肿区域，与急性栓塞性梗死相一致。这是对一名 70 岁男性患者进行了诊断性 DSA 检查，以完善右侧大脑中动脉动脉瘤的术前计划，患者有多种血管危险因素和复杂的主动脉弓解剖结构

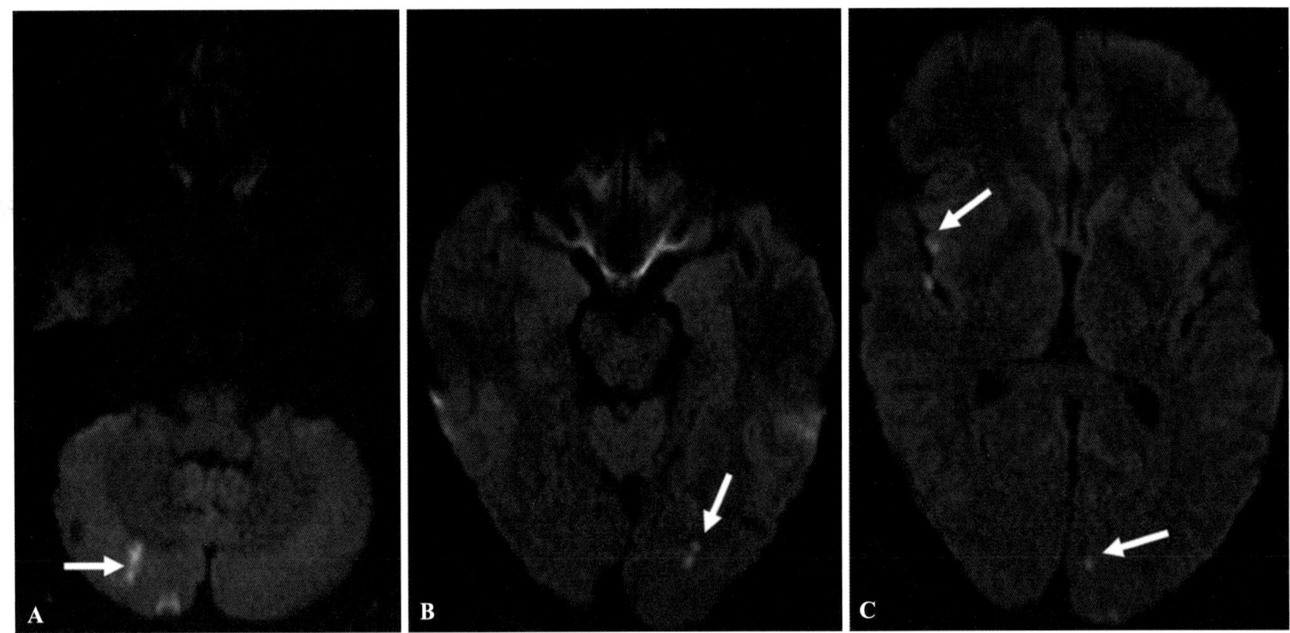


**▲ 图 24-6　在针对多发小 AVM（未示出）的治疗计划中，1 例 65 岁患者接受弥散加权 MRI 序列成像**

显示了小脑（A）、左枕叶（B）和右脑岛（C）灰白交界处（白箭）有多个点状细胞毒性水肿区域，与微栓子分布相一致。MRI 是在诊断 DSA 后一天获得的，用于 AVM 术前评估。患者没有相应的临床症状

术适用于窄颈的动脉瘤，如果瘤颈较宽，则会造成弹簧圈脱入载瘤血管。此时可用球囊或支架将弹簧圈固定在动脉瘤囊内的适当位置，直到弹簧圈的填塞足够致密。支架置入术适用于各种类型的支架，支架可以在弹簧圈栓塞之前或之后（较少见）释放以覆盖动脉瘤颈部。此时，支架置入不仅能够协助栓塞，还能充当载瘤血管内皮化的"脚手架"，最终达到更高的闭塞率[47]。最近一种被称为血流导向装置的金属密网支架已被用于治疗床突上动脉瘤。血流导向支架的目的是将生理性的血液从动脉瘤中分流出来，从而导致动脉瘤瘤腔内血栓形成，同时随着时间推移促进血管壁的重建。该支架可用于巨大、梭形和血泡动脉瘤[48]。其他装置（如囊内血流干扰装置或复合支架也在研究中）不在本章的讨论范围内。

*术后监护*　术后监护旨在治疗可能由术中并发症带来的后遗症，并严格监测术后并发症的发生。

血管内治疗最严重的术中并发症是动脉瘤破裂，其可以是自发的，但最为常见的是医源性损伤的动脉瘤破裂，常由微导管和（或）微导丝的直接刺入或使用过大的弹簧圈引起。术中动脉瘤破裂的患者本质上已经出现了蛛网膜下腔出血，应进行相应的治疗，然而出血的紧急填塞操作（例如紧急栓塞、打胶或牺牲载瘤动脉）可能导致脑缺血，增加了治疗的复杂性。

血栓栓塞并发症可能发生在手术过程中或之后，在弹簧圈脱入动脉之后、弹簧圈脱垂或弹簧圈内包裹形成的血栓栓子脱落；或使用此类装置时发生了支架内急性狭窄或闭塞，则可能发生血栓栓塞并发症。极少数情况下，球囊导致的颅内血管夹层也可能继发缺血[49]。

神经重症监护应包括上述脑血管造影的常规术后监护。术后应进行至少 12～24h 的神经学检查。头痛或发生神经功能障碍加重时，应及时行 CT 或 MRI 检查。有创动脉压监测应该保持至少 12h 以上。

如前所述，接受支架辅助栓塞或血流导向装置的患者需要着重观察穿刺部位，以及重要神经功能有无缺失，以避免因出血而需进行抗血小板聚集或凝血治疗，从而使患者面临支架内血栓形成的风险。这些患者应该在手术前进行氯吡格雷敏感性测试，以防氯吡格雷抵抗或无反应者血栓栓塞并发症风险[50]。

### （二）异常动静脉分流

高流量脑血管畸形大致可分为 AVM 和 AVF 两种类型。其特征是绕过毛细血管床的异常动静脉分流，两者的主要区别是在分流处是否存在畸形血管团。若是，则称为 AVM。如果动脉和引流静脉直接连接，则称为 AVF。在这两种病理情况下，没有毛细血管血液

分布带来的生理性压力下降，会对引流静脉造成高压力，引流静脉变得扩张和迂曲，最终更容易破裂，导致出血。静脉压升高也会不同程度地导致高血压性脑病。对于 AVM，异常增生的巢状血管受到持续的动脉高压，则可促使动脉瘤的形成，从而导致蛛网膜下腔出血和（或）脑出血。在成人中，AVM 主要见于脑实质，通常认为是先天性病变，而 AVF 更常累及脑膜动脉和硬膜静脉窦和（或）皮质（软脑膜）静脉，通常是获得性病变（图 24–7）。这两种疾病的治疗原则都是阻断动脉和静脉之间的异常交通，通过液体栓塞剂阻断其异常交通是目前的主要治疗方式。液体栓塞剂主要由丙烯酸胶［如氰基丙烯酸正丁酯（N-butyl cyanoacrylate，NBCA）和（或）Onyx］组成。外科胶是传统上动静脉瘘常用的一种有效而持久的制剂[51]，而目前更多术者愿意选择 Onyx 来治疗 AVF，因为它允许长时间可控的栓塞和更完整的瘘口分流穿透，能够延伸到瘘管的静脉侧并使其消失[52, 53]。AVF 通常可以单独通过血管内途径治愈，而 AVM 常需要辅助手术切除和（或）立体定向放射外科手术。具体治疗策略取决于它们的复杂程度。

*术后监护* AVM 和 AVF 的术后监护和 DSA 没有较大差别。不同的是，其应至少进行 12～24h 的神经功能检查。

术中并发症包括畸形血管破裂，这通常需要立即进行神经外科干预，如放置引流管或行去骨瓣减压术。其他并发症还包括正常动脉的非必要栓塞，导致动脉性缺血。

在术后，最严重的并发症是栓塞后的急性出血，最常见的是栓塞过多后引起周边血流重新分布造成的一系列神经功能障碍。意识下降、头痛或出现新的神经缺损应及时行 CT 检查。栓子向远端延伸到邻近的正常静脉，或血流缓慢而导致静脉血栓形成可能引起静脉性充血，最终会因静脉梗死伴或不伴出血导致病情进一步复杂[53, 54]。异常分流关闭后，出血（特别是 AVM 出血）也可能继发于先前低灌注的脑实质恢复正常的血流灌注。因此，除了常规的血管造影后管理外，术后监测还应包括严格的血压控制，尤其针对高血压患者。

### （三）牺牲血管

血管牺牲是各种脑血管疾病的闭塞性治疗选择，包括钝性、穿透性或医源性颈动脉或椎动脉损伤，头颈部恶性肿瘤中的颈动脉受累，夹层动脉瘤，粗大的动静脉分流，以及巨大的动脉瘤[55–57]。该手术的基本原理是止血、避免急性出血，或防止出现无法进行血管重建的受损血管血栓栓塞后遗症。这一手术最常用于颈内动脉，通常使用弹簧圈栓塞，在某些情况下也使用血管塞[58, 59]。颈内动脉闭塞后缺血性卒中的风险可能高达 30%。因此，除非在紧急情况下行该手术，如医源性血管破裂且出血无法控制，否则通常在栓塞前需进行球囊试验闭塞，以评估患者的侧支循环和对目标血管闭塞的反应。该测试包括在目标动脉内置入球囊，以模拟动脉闭塞，在随后的 30min 内进行一系列的神经和血管造影检查。未通过测试的患者在牺牲血管之前可能需要手术搭桥[60, 61]。只要保留同侧小脑后下动脉区域和脊髓的血管供应，即使没有术前阻断试验结果，单侧椎动脉牺牲通常也是安全的，但具体操作过程中仍需仔细评估[62]。

*术后监护* 尽管闭塞测试结果良好，但受血流动

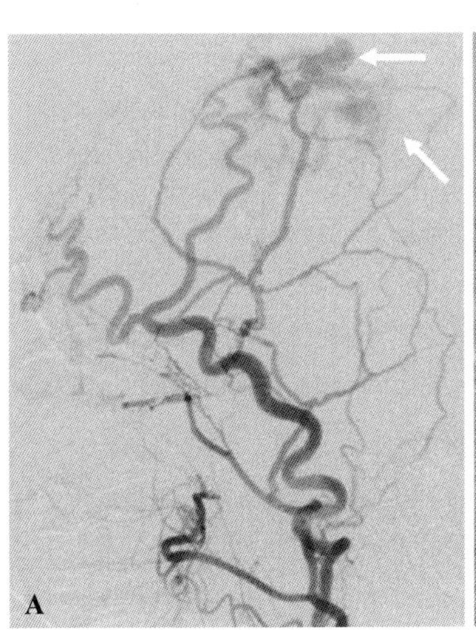


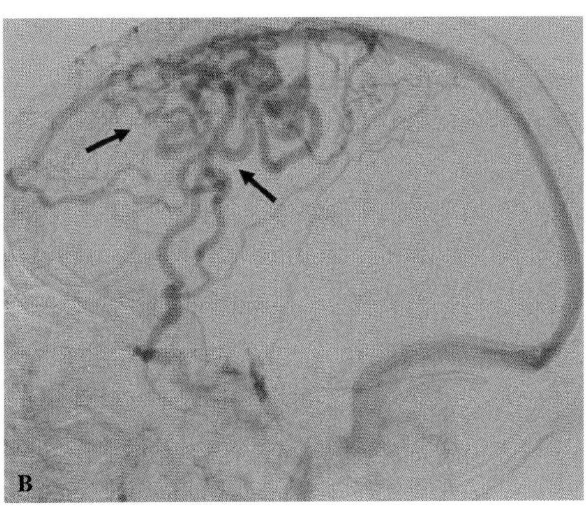


**◀ 图 24–7 高级别硬脑膜动静脉瘘患者左侧颈外动脉造影侧位图**

动脉期（A）显示一条粗大的颞浅动脉供血硬脑膜动静脉瘘，通过浑浊显示的早期引流静脉（白箭）来识别。静脉期（B）显示逆行引流进多个扩张的皮质静脉（黑箭），并引流进入上矢状窦

力学变化的影响或弹簧圈血栓栓塞，仍然可能发生闭塞后缺血[63]。需要在术后早期进行充分的神经学检查，以监测由于低灌注引起的延迟缺血事件，其常表现为对血压变化有积极反馈的神经症状消失或出现。这需要通过适当的药物治疗和扩容以维持足够的收缩压，从而保护脑灌注并避免低血压性梗死[64, 65]。此外，通常需要在术后开始进行双重抗血小板治疗，以最大限度地减少弹簧圈造成的意外远端栓塞[60, 66]。

### （四）脊髓栓塞术

对脊髓血管进行血管内介入治疗是为了治疗脊髓血管畸形或行术前肿瘤栓塞。脊髓血管畸形在概念上与脑血管畸形相似，分为 AVM 和 AVF。AVM 非常罕见，几乎完全位于脊髓实质，需要完全清除病灶才能治愈，因而存在很高的神经并发症风险。AVF 并不少见，根据其引流方式可分为硬脊膜、硬膜外和髓周动静脉瘘，其中硬膜外动静脉瘘最为常见，瘘口通常位于神经根。血管内治疗是 AVF 的首选治疗方法，主要包括用 NBCA 进行液体栓塞，也可以手术切除髓周引流静脉的瘘口连接[67–70]。

脊柱转移肿瘤最常见来源于肾脏、甲状腺、乳腺和黑色素瘤等血管丰富的肿瘤，通常在手术切除前进行栓塞，以避免手术切除时出血过多。颗粒、弹簧圈和液体栓塞剂都可用于术前栓塞，效果良好[71, 72]。

*术后监护*　无论达到何种适应证，脊髓血管内栓塞都有可能阻塞正常的脊髓前或后动脉供血，导致脊髓梗死和四肢麻痹或瘫痪，具体症状取决于治疗水平[70]。过度栓塞硬脊膜动静脉瘘可能会导致远端静脉闭塞，加剧静脉高压，从而使临床症状恶化，并可能导致出血[67]。肿瘤性病变栓塞后肿胀可能导致脊髓受压。为避免这种情况的发生，可采取静脉注射类固醇。术后监护基本上与诊断性 DSA 相同，但需要进行更长时间的神经功能检查，以监测脊髓梗死或压迫的症状。一旦出现相应症状应立即行脊柱 MRI 检查。此外，当治疗颈动静脉分流时，存在通过椎动脉或颈动脉多处吻合而引起颅内意外栓塞的风险。这些问题应该通过头颅 CT 或 MRI 进行检查。

## 三、急诊情况的概述与管理

### （一）蛛网膜下腔出血

蛛网膜下腔出血包括 Kuopio 研究、国际蛛网膜下腔动脉瘤试验（International Subarachnoid Aneurysm Trial，ISAT）和 Barrow 破裂动脉瘤试验（Barrow Ruptured Aneurysm Trial，BRAT）在内的一些早期研究显示，在何种治疗策略都适用的动脉瘤中，弹簧圈栓塞比手术开颅夹闭效果更好。最近的数据进一步支持了血管内治疗方法的长期有效性[73–76]。

头 CT 平扫是对疑似蛛网膜下腔出血的第一项影像学检查。诊断后，通常先行头颈部 CTA 检查，以确定是否发生动脉瘤破裂。85% 的自发性蛛网膜下腔出血由动脉瘤破裂导致[77]。如果患者不能接受动脉造影，可以考虑行 MRA 检查。无创性成像后常行 DSA，以评估低于 CTA 分辨率极限的非常小的或发生剥离的病变，或者进一步协助决定血管内治疗还是外科治疗。根据美国心脏协会、美国卒中协会（AHA/ASA）和欧洲卒中组织指南，同时适合弹簧圈或手术夹闭的破裂动脉瘤应优先考虑血管内弹簧圈[78, 79]。

无论选择何种入路，破裂动脉瘤的治疗都是为了防止二次出血，因为二次出血在大多数情况下是致命的，并且应尽快或在理论上尽可能早地进行治疗。现有的血管内技术与未破裂动脉瘤的治疗方法相同。一般说来，由于术前未行双重抗血小板药物准备，简单的球囊辅助栓塞比支架辅助更安全，对于有脑室外引流的患者尤其如此。一旦抗血小板治疗有效，出血风险可能会增加。另外，如果支架置入后不及时开始进行抗血小板治疗，支架内可能会形成血栓或急性狭窄，从而发生缺血性卒中事件。当认为有必要置入颅内支架时，患者通常在术中通过鼻胃管给予单次负荷剂量的阿司匹林和氯吡格雷。急诊行血流导向装置置入已被证明是治疗多种无法栓塞动脉瘤的有效方法[80]。然而，考虑到密网支架通常不会在置入后立即将病变排除在循环之外，患者可能会面临更高的再出血风险，特别是考虑到必要的抗血小板治疗及在血泡样动脉瘤中的获益[81]。相反，在支架辅助弹簧圈的情况下，一旦动脉瘤被排除在循环之外，风险基本上与前面讨论过的颅内支架置入术相同。

在 15%～30% 的非创伤性蛛网膜下腔出血患者中，最初的 DSA 可能无法确定血管病因（也称为无来源蛛网膜下腔出血），这类患者可在 2 周后复查血管造影，以确定以前可能被血栓形成、血管痉挛或动脉瘤破裂，以及血管壁损伤所掩盖的异常病变。然而这种方法的检出率很低，超过 6 周的 DSA 可能不会带来更大的获益[75, 82]。

在大约 5% 的蛛网膜下腔出血患者中，CT 提示一种特征性的对称性蛛网膜下腔出血特点，位于脑桥前区和中脑周围区域，未延伸到上裂或脑沟。这一系列的影像学特征是非动脉瘤性中脑周围蛛网膜下腔出血的经典表现，是一种良性病变。在单次阴性的血管造影评估以排除可能出现相似症状的后循环动脉瘤后，就可诊断[83]。这类病例不需要重复的影像学检查或进一步的干预，大多数患者预后良好，血管痉挛、再出血或神经后遗症的发生风险很低。

*术后监护*　如果动脉瘤栓塞没有达到治愈，则患者仍有二次出血的风险，且通常会是致命事件。如果动脉瘤已经完全不显影，则主要风险是继发于弹簧圈和（或）颅内支架的血栓栓子脱落而导致的缺血性事件，或者 SAH 后迟发性脑缺血。SAH 后迟发性脑缺血是 SAH 发病率和死亡率的主要原因，通常发生在出血后 3～14 天，高峰在第 7 天。这种现象可能有多种机制，包括大血管和微血管痉挛性狭窄、血小板活化和远端微血栓形成。颅内主要血管痉挛的发生应通过神经学检查和经颅多普勒超声进行监测。意识降低、新出现或恶化的神经症状、体温超过 38℃或经颅多普勒显示颅内血流平均速度增加，应进行 MRA、CTA 或 DSA 等更清晰的影像学检查。目前的指南建议，SAH 后 21 天内每 4 小时口服尼莫地平 60mg，并维持正常血容量，以避免迟发性脑缺血。个体出现症状性血管痉挛应严格控制高血压并进一步采取血管内治疗，主要包括球囊扩张血管成形术和（或）动脉内输注血管扩张药，如尼卡地平、维拉帕米或米力农[78]。以下患者应考虑介入治疗，即接受最大限度的药物治疗仍无明显的改善，或者出现了不良反应或无法忍受长期医学治疗。由于再灌注出血的风险，梗死面积较大时应行缓和治疗。针对血管痉挛，球囊扩张血管成形术效果稳定，是治疗近端血管痉挛的首选方法，但应由经验丰富的术者进行，因为它存在潜在的并发症，如血管夹层或破裂。在技术上，动脉内输注血管扩张药较简单，可以帮助扩张球囊无法到达的远端小血管。

对于接受颅内支架置入术的患者，细致的股动脉穿刺区检查尤为重要。如前所述，考虑到股动脉穿刺区的出血风险，可能需要逆转抗凝，从而导致血栓栓塞并发症的风险显著增加。

### （二）颅内出血

脑出血是由多种疾病引起的非特异性表现，由头颅 CT 平扫诊断。大约 80% 的自发性脑出血是由慢性高血压损伤穿支血管破裂引起的。65 岁以上的高血压患者，边界清楚的基底节或丘脑血肿，可以无须进行进一步的成像[84]。当病因不清楚时，应行 CTA 和(或）MRI 及 MRA 检查。如果相关检查怀疑潜在的血管异常，如 AVM 或 AVF，或者如果没有明确病因，可以行 DSA 检查。可疑潜在血管畸形包括四种特征：①血压正常的 45 岁以下患者；②伴有脑出血的蛛网膜下腔出血患者；③反复出血的患者；④位于皮质或脑室附近的不寻常部位。在临床高度怀疑的情况下，DSA 阴性并不能完全排除血管畸形，因为出血可能是压迫了一个小的 AVM 或 AVF。在这种情况下，一旦出血量减少，可在 4～6 周内复查造影。

AVM 伴有畸形团内动脉瘤的年出血风险为 9.8%，无该特征的 AVM 的年出血风险为 2%～4%[85]。当确诊为脑出血患者时，应紧急进行有针对性的动脉瘤栓塞，以降低早期再出血的风险。对于有明显皮质静脉引流的高级别 AVF，考虑到早期再出血的高风险（可能高达 35%[86]），通常需要尽快进行血管内治疗。

血管造影时海绵状静脉畸形不会显影，在 MRI 上可更好地辨识。血管内技术在治疗中不起作用，有症状的海绵状血管畸形需要手术切除。

*术后监护*　血管内介入治疗后，ICH 患者的监护包括本章前面部分描述的通用监护措施，重点是监测手术入路部位并发症和可能提示新的缺血或出血的神经症状。

### （三）大血管闭塞引起的卒中

血管内治疗已成为继发于前循环大血管闭塞急性缺血的主要治疗手段。闭塞通常是由于颈动脉斑块或心房颤动患者心房内血栓脱落引起的栓塞，更罕见的是来自深静脉的栓子穿过未闭的卵圆孔。缺血性卒中的血管内治疗的基本概念是机械去除栓子，以便尽快在闭塞区域重建血流。通过使用支架、大口径抽吸导管或组合的方式来实现（图 24–8）。恢复血运的目的是挽救那些在闭塞血管范围内，但仍通过侧支循环保持存活的脑实质区域，即所谓的缺血半暗带。最近的几项多中心临床随机试验表明，血管内治疗前循环闭塞优于静脉注射组织型纤溶酶原激活物（tissue-type plasminogen activator，tPA）。虽然血管内治疗的优势只在缺血事件后的最初 6h 左右最为明显，但最新的研究建议将这一基于灌注成像的治疗窗口扩大到卒中发作后的 24h。目前的 AHA/ASA 指南建议，急性前循

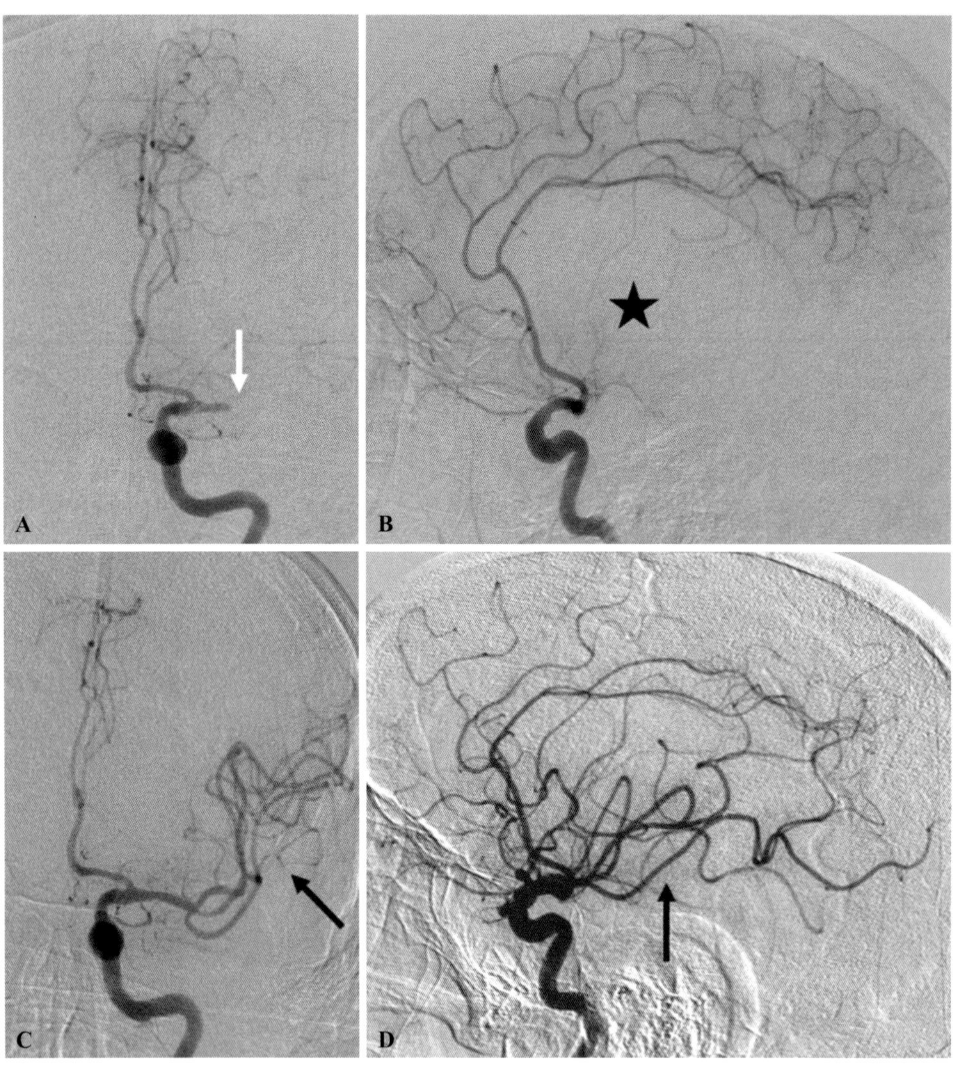


◀ **图 24-8 急性右侧偏瘫患者左侧颈内动脉造影前后位（A）和侧位（B）视图**

左侧大脑中动脉闭塞（白箭），侧位未见其分支（星形）。用大口径导管抽吸血栓后，左侧大脑中动脉及其分支的血流恢复（C 和 D，黑箭）

环大血管闭塞的患者在症状出现后 6h 内进行机械性取栓术。对特定的患者，可建议在 6～24h 的时间窗内进行机械性取栓术 [4]。

卒中后影像学评估至少应包括一个主要用于排除出血和评估细胞毒性水肿（如果有）的非增强头部 CT，以及头颈部的 CTA，以识别颅内闭塞血管和与导管置入相关的颈部血管解剖。不同机构的 MRI 或灌注成像指南差异较大，但无论采用哪种方式，都有一个共同的目的，那就是区分梗死区域和可能挽救的缺血半暗带。

基底动脉闭塞通常进行血管内闭塞开通术，而不考虑发病时间，这是因为如果不进行治疗，死亡率极高。

*术后监护* 机械取栓术后，患者在重症监护病房应至少监护 18～24h，进行神经监测和血压控制。机械取栓常合并静脉注射 tPA，这会使梗死出血性转化的风险增高，因此神经功能检查应更充分。控制高血压一方面会降低取栓再通后再灌注损伤的风险，但另一方面，特别是在再通失败或不完全再通后，相对较高的血压有利于维持侧支循环的低血流和仍然存活的半暗区的灌注 [87]。目前还没有机械取栓后的血压管理指南，通常的做法是允许适当的高血压，对成功的血运重建其血压目标值可以较低。术后即刻血压升高和极端血压变化已被证明会导致更差的结局 [88-92]。通常在再通后 24h 内至少要做一次头部 CT 检查，以评估出血转化和水肿情况。动脉介入治疗后即刻见到的实质或蛛网膜下腔高密度影，很可能提示对比剂渗出和（或）少量出血。这并不意味着出血转化，应该结合患者的具体临床情况判断，目前没有研究提示其会造成负面的结局 [93, 94]。

因为通常需要使用大的 8F 鞘，并且接受静脉注射 tPA 的患者出血并发症的风险也会增加，因此建议充分检查股动脉穿刺区。

### （四）卒中的其他原因

1. *颅内动脉狭窄*　在美国，颈内动脉粥样硬化狭窄仅导致 8%～10% 的缺血性脑卒中，但这却是全球最常见的卒中原因之一。这在亚洲、非洲和西班牙裔人群中更为常见 [95]。尽管接受了治疗，但对存在有严重症状的颅内动脉狭窄患者中，复发性卒中很常见。目前，对于伴或不伴血管成形术的颅内支架置入术并没有明确的指南，根据医疗机构常规及术者的经验，这类介入的适应证有很大的不同 [96, 97]。颅内血管狭窄可以通过 CT 和 MR 血管成像来诊断，但需要用脑 DSA 进行明确的评估。颅内支架置入术很少在急诊情况下进行，因为最好要进行双重抗血小板准备。对于其他类型的颅内支架，术后监护与上述相同。

2. *颅内静脉血栓形成*　在美国，0.5%～1% 的缺血性脑卒中是由颅内静脉血栓形成引起的。这更常见于女性和有血栓形成病史的患者。其通常表现出非特异性的临床症状，包括头痛、呕吐、视力下降和其他非特异性颅内压升高症状，少部分患者表现出局灶性神经症状、癫痫发作或脑出血。一旦怀疑这种情况，应行 D– 二聚体检查。与 DSA 相比，CT 或 MR 静脉造影（最好使用对比剂）具有更高的敏感性和特异性 [98]。治疗方案是全身抗凝，即使是在颅内出血的情况下也是如此。血管内介入治疗可用于常规抗凝治疗失败的患者，但这是最后的治疗方法，而不能将其作为首选。血管内技术包括直接静脉溶栓或机械取栓，以及血栓支架拉栓或抽吸 [99, 100]。重要的是，目前可用的导管只允许主要硬脑膜窦再通，而不允许皮质静脉再通，因此全身抗凝作为一线治疗更具优势。术后监护与传统的血管造影相同。

# 第25章 神经重症超声
## Neurocritical Care Ultrasound

Faheem G. Sheriff Sakina Sheriff Shyam S. Rao David Y. Chung 著
吴 阳 李 敏 译
邱炳辉 校

### 一、概述

文献记载的超声技术的首次应用是在1942年，神经病学家Karl Dussik偶然使用超声波穿透颅骨以尝试诊断颅内肿瘤[1]。此后，超声技术发展迅速，其应用已经扩展到每一个医学亚专业领域。经颅多普勒超声（TCD）具有廉价、无创、无电离辐射的优势，同时还具有良好的时间和空间分辨率。因此，TCD是复杂神经生理和危重症疾病状态下实现床旁连续监测的理想设备[2, 3]。本章重点介绍超声在蛛网膜下腔出血（SAH）、缺血性脑卒中、脑出血（ICH）、创伤性脑损伤（TBI）、脑死亡等特殊神经重症疾病中的应用，以及超声床旁操作的使用教程。本中心收集的临床病例图像将用来突显该技术的重要理念。最后，我们将讨论超声在神经重症领域中未来的潜在应用价值。

#### （一）蛛网膜下腔出血

SAH涉及多个人体系统，是超声在神经重症监护病房应用中最成熟的技术。

1. **脑血管痉挛、迟发性脑缺血** TCD最广泛的应用是对大血管痉挛的诊断[4]。基于血管直径和脑血流量（CBF）相互关联，TCD能够间接测量CBF[3]。由于血流速度与血管腔面积成反比[4]，因此，在血管痉挛期间，TCD测得的脑血流速度随着血管腔面积的减小而增加。

TCD可在患者出现神经功能损伤前，以及对无法进行神经功能检查的患者，识别血管痉挛。相关证据表明，在完善神经功能检查的患者中，TCD可以在患者出现症状前平均2.5天，预测神经功能损伤[5]。此外，TCD结合临床查体和脑血管造影等辅助影像学检查，可用于评估血管痉挛治疗的有效性（图25-1）[6]。

如果有条件的话，建议所有SAH患者每日都进行TCD监测，发病后3～10天进行TCD检查价值最高。活动性血管痉挛需要持续TCD监测，发病10天后可以停止，或者直到血管痉挛消失[7]。正常受试者的中大脑中动脉（MCA）平均流速（mean flow velocity，MFV）大约是80cm/s，大脑前动脉（anterior cerebral artery，ACA）为70cm/s，大脑后动脉（posterior cerebral artery，PCA）为60cm/s，颈内动脉（internal carotid artery，ICA）终末段和基底动脉（basilar artery，BA）、椎动脉（vertebral artery，VA）为40cm/s，眼动脉（ophthalmic artery，OA）为20cm/s[4, 8]。值得注意的是，上述TCD临界标准对于检测MCA和BA的血管痉挛效果最好，而对于ACA和PCA发生的血管痉挛则敏感性和特异性均较差（表25-1）[9]。

除了测量血流速度外，跟踪Lindegaard指数（Lindegaard ratio，LR）也很重要，它有助于发现在颅内血管痉挛条件下的高动力血流。LR定义为大脑中动脉平均血流速度与颅外ICA平均血流速度的比值。LR＜3表示在无血管痉挛状态下的高动力血流（或在颅内血流速度升高下的高动力血流），LR＞3表示血管痉挛[10]。等同于ACA的LR称为Sloan指数（即ACA与颅外ICA的MFV的比值），但是这一指数并不常用[11]。同样，BA也有Soustiel或Sviri指数，即BA与颅外VA在MFV上的比值[12]。当Soustiel比

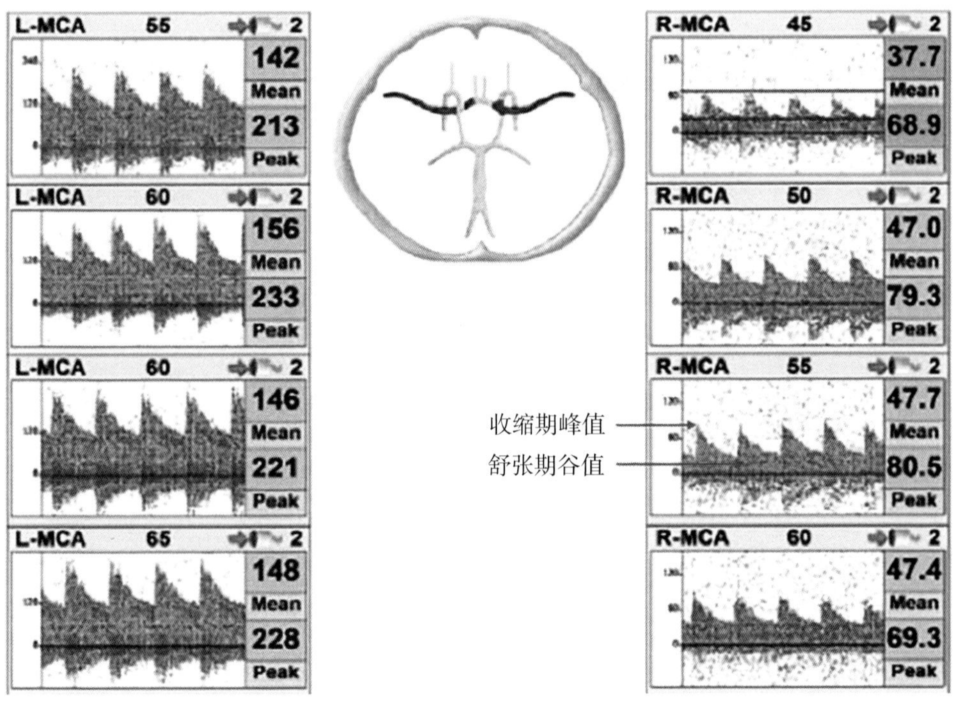


▲ **图 25-1　临床病例 1 影像学检查**（此图彩色版本见书末）

**表 25-1　蛛网膜下腔出血患者大脑中动脉和基底动脉血管痉挛严重程度分级**

| 痉挛程度分级 | | 平均血流速度（cm/s） | Lindegaard 指数 |
|---|---|---|---|
| 大脑中动脉痉挛 | 轻度（< 25%）<br>中度（25%～50%）<br>重度（> 50%） | 120～149<br>150～199<br>> 200 | 3～6<br>3～6<br>> 6 |
| 基底动脉痉挛 | 轻度 *<br>中度（25%～50%）<br>重度（> 50%） | 70～85<br>> 85<br>> 85 | 2.00～2.49<br>2.50～2.99<br>≥ 3 |

经 John Wiley 和 Sons 许可改编 [7]

*. 基底动脉轻度痉挛可能代表血管痉挛

值> 3 且 BA 速度> 85cm/s 时，诊断 BA 狭窄> 50% 的敏感性为 92%，特异性为 97% [13]。

需要强调的是，通过 TCD 识别血管痉挛并不总能预测迟发性脑缺血（delayed cerebral ischemia，DCI）综合征。在一项回顾性研究中，血管 MFV > 120cm/s 预测随后可能发生 DCI 的敏感性为 63%，在 Hunt-Hess 分级低（Ⅰ～Ⅲ的患者中预测 DCI 的准确率为 22%）、Hunt-Hess 分级（Ⅳ和Ⅴ）较高的患者中预测 DCI 的准确率为 36% [14]。但是随着脑自我调节功能动态监测措施的出现，检测血管痉挛的能力可以显著提高 [15]。然而这些技术仍处于研究阶段，需要进一步验证预测效能。最近的一项研究表明，根据 TCD 测量，SAH 患者的早期颅脑血流自我调节能力受损。此外，那些发展为 DCI 的患者具有独特的自我调节特征，这支持了大动脉血管痉挛合并早期自我调节功能恶化与随后的 DCI 发生具有相关性 [16]。

频谱波形是 TCD 的另一个重要特征，在血流速度增加之前，频谱波形可以帮助区分正常血管阻力和高血管阻力，即使在血流速度增加之前也能识别血管痉挛。Gosling 搏动指数（pulsatility index，PI）和 Pourcelot 阻力指数（resistive index，RI）是利用频谱波形定量测得的血管阻力（公式 25-1 和公式 25-2）。

频谱波形的特征也参见图 25-1。

$$\text{Gosling PI} = \frac{PSV - EDV}{MFV} \quad \text{（公式 25-1）}$$

$$\text{Pourcelot RI} = \frac{PSV - EDV}{PSV} \quad \text{（公式 25-2）}$$

其中，PSV 为收缩期峰值速度；EDV 为舒张末期速度；MFV 为平均血流速度。

PI 正常范围为 0.5～1.19，RI ＞ 0.8 则认为异常。任何一个指数的升高都能够反映血管痉挛[17]。然而，这些方法的一个重要局限性是，颅内压增高等其他异常情况也会增加 PI 和 RI；因此，应谨慎解释这些指标的临床意义。

操作者之间的差异性是 TCD 的主要限制因素之一，但这是可以通过严格的培训并在给定时间段内限制操作者数量来解决（即由同一个操作者完成一系列的检查）。无合适的骨窗是另一个限制因素，特别是在老年患者、女性和某些种族群体（如亚裔或非裔美国人的后代）中。可以通过同时进行自发回波对比或经眼眶超声来解决该问题（即，在闭合的眼睑上涂抹耦合剂，经眼眶前方后，观察颈内动脉末端、大脑中动脉近端和大脑前动脉）。

**2. 容量评估** 虽然“3H”疗法已不再是治疗蛛网膜下腔出血后血管痉挛的首选方法（诱导性高血压除外），然而多数学者认为，这种方法对维持正常容量状态非常重要。蛛网膜下腔出血后血容量过多和过少都会影响神经功能预后[18]。床旁经胸超声心动图（transthoracic echocardiography，TTE）可评估下腔静脉（inferior vena cava，IVC）直径随呼吸和左心室收缩力的变异，以用于确定容积状态。超声也可用于评估肺水肿。在重症患者中，IVC 参数是容量状态评估的有效参数；对 SAH 也是如此：IVC 扩张（下腔静脉在吸气与呼气之间的直径差，$DV_{IVC}$）是心脏对容量负荷反应的可靠预测因子。一项研究认为，$DV_{IVC}$ 比中心静脉压（central venous pressure，CVP）能够更好地预测心脏对容量负荷的反应[19]。在控制模式通气中，$DV_{IVC}$ 的缺失或变异表明患者将不会对液体量的变化有反应[20]。一项研究表明，$DV_{IVC}$ ＞ 12% 时，可认为患者能够对液体量变化产生反应[21]。

IVC 扩张性（$DV_{IVC}$）计算如下。

$$DV_{IVC} = \frac{100 \times \left(D_{max} - D_{min}\right)}{D_{mean}} \quad \text{（公式 25-3）}$$

其中，$D_{max}$ 为最大直径；$D_{min}$ 为最小直径；$D_{means}$ 为呼吸周期内的平均直径。

下腔静脉绝对直径＞ 2cm 意味着右心房压力＞ 10mmHg，提示在无右心疾病时出现容量反应的可能性较低。相反，如果下腔静脉直径＜ 1.2cm，则可以认为右心房压力＜ 10mmHg，这表明出现容量反应性的可能性较高。然而，应谨慎单纯使用下腔静脉绝对直径，特别是对有自主呼吸患者[22]。值得注意的是，2D-B 模式下，下腔静脉相关参数测量的是静脉远端至肝静脉入口处的压力（图 25-2A）[23]。

评估容量状态的另一项技术是使用床旁 TTE 来评估左心室的大小。左心室体积小会导致乳头肌并置（或称“吻征”），与低血容量和容量的反应性密切相关[24]，特别是对伴有小的、塌陷的下腔静脉而言。在没有明显低血容量的情况下，容量反应性的动态指标非常重要。动态测量包括在少量液体输注（通常为 250ml）或被动腿部抬高[23]前后，在 TTE 上测量速度时间积分（velocity time integral，VTI）或每搏输出量（stroke volume，SV）。然而，这些参数经常需要反复测量，只有结合高水平的超声技术才能在临床上用于流量测定。

检测由医源性因素或交感神经活动过度（神经源性肺水肿）引起的液体超载和肺水肿，也是治疗 SAH 的关键。床旁肺部超声可以检测到称为 B 线的特殊超声伪影[25]（图 25-2B），这些伪影表现为清晰的线状高回声伪影。它起源于胸膜线，并随肺运动而移动。一项纳入 59 名连续 5 天接受双侧肺部超声检查的蛛网膜下腔出血患者的研究表明，肺部超声上出现 3 条或 3 条以上 B 线，对诊断肺水肿所致急性呼吸衰竭的敏感性为 90%，特异性为 82%[26]。有趣的是，3 条或 3 条以上 B 线的出现时间比急性呼吸衰竭的发病时间，在中位数比较中提前了 1 天。

**3. 应激性心肌病** 蛛网膜下腔出血后的典型心脏并发症是应激性心肌病（也称为 Takotsubo 心肌病），其特征是涉及心尖部收缩[27]、心尖部以外的中部底壁[28]或全心运动减退。应激性心肌病通常是可逆的。与急性心肌梗死不同，蛛网膜下腔出血所致心功能不全的主要特征之一是射血分数（ejection fraction，EF）

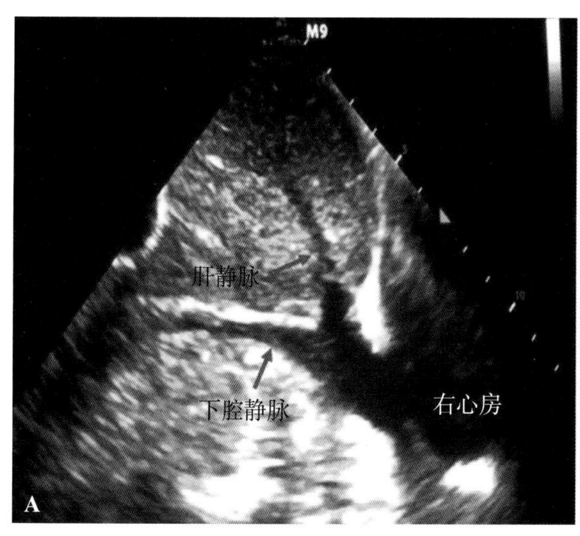


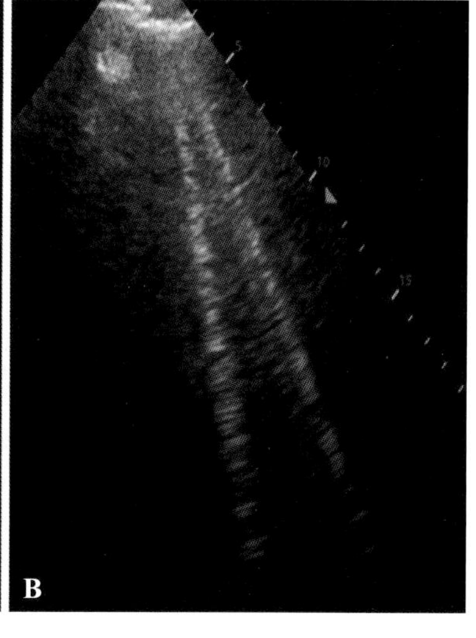


◀ **图 25-2 临床病例 2 床旁超声**

严重降低，伴有广泛的运动功能减退，肌钙蛋白仅有相对轻微的升高[29]。应激性心肌病的致病机制可能是儿茶酚胺分泌过多。值得注意的是，应激性心肌病也可见于其他神经危重病例，包括颅脑损伤、癫痫发作和缺血性脑卒中（图 25-3）。

虽然完成详细的检查需要拥有超声心动图的专业知识并接受规范的培训，但即使是经过短暂培训的医生，也可以通过完成床旁 TTE 的密切监测，以获得重要信息，从而进一步完善诊断并指导一类特定疗法，如"强心治疗"[30]。使用简化的方法，如使用"FATE"（Focus Assessed Transthoracic Echocardiography，重点评估经胸超声心动图）方案，能够进一步规范非心脏病重症监护医生的床旁 TTE 操作培训，提高了实施这项技术的简易性和准确性[31]。

除了评估 EF 降低和室壁运动异常外，一种目前不太常用但更敏感的超声心动图方法可以识别左心室功能受损，其原理是利用心肌节段的反射声波中的声学指纹。该方法产生的"散斑图案"能够通过二维空间跟踪相应的心肌节段，被称为"散斑应变"[32]。这项技术已经在一系列非神经系统疾病中得到了很好的验证，最近也在蛛网膜下腔出血疾病中进行了应用。这种方法（与左心室 EF 相比）对于检测 SAH 患者的左心室功能受损更敏感，在伴有应激性心肌病但 EF 正常的 SAH 患者中，应用这项技术方检出左心室功能受损的概率达 37%[33]。因此，在未来，这种超声心动图的检查方法在急性颅脑损伤患者的心功能监测中可能发挥一定的作用。

4. **大脑动态自动调节** 超声是目前主要的一种评估动态脑自动调节能力的研究工具，并且对我们理解

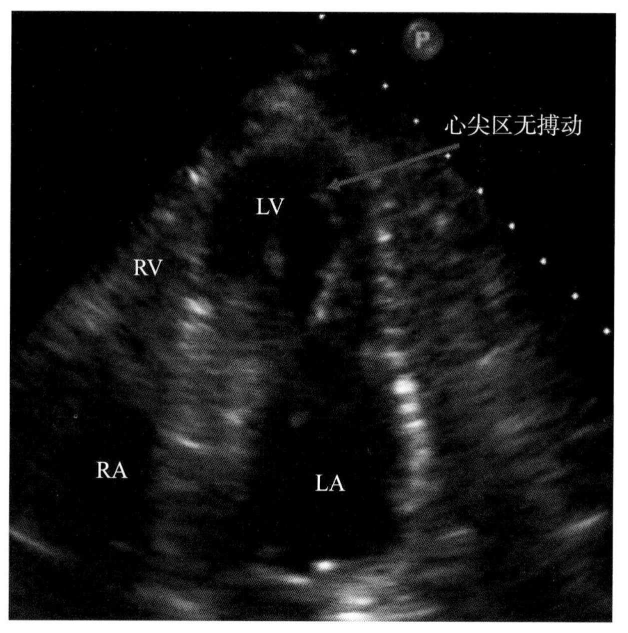


▲ **图 25-3 临床病例 3 超声心动图**

LV. 左心室；LA. 左心房；RA. 右心房；RV. 右心室

蛛网膜下腔出血的病理生理变化有很大帮助。血管痉挛、DCI 或两者兼有的患者有不同的自我调节特征[16]。因此，监测动态脑自动调节将有利于制订这些人群的特定治疗方式。通过 TCD 检测发现，伴有大脑调节功能下降的患者往往与长期预后不良、需康复治疗和更高的死亡率相关[34]。

### （二）颅脑损伤

与蛛网膜下腔出血一样，颅脑外伤涉及人体多系统的病变，患者可以从以减轻继发性脑损伤为最终目标的多模式监测中获益。除了使用下腔静脉超声进行容量评估外，其他的超声适应证，如用于维持最佳

CPP 和无创的 ICP 评估，对创伤后脑血管痉挛的诊断，以及对脑搏动性的评估等，这些监测对脑外伤患者的治疗非常重要，特别是对有创性监测受到限制的情况而言 [3]。适应证概述如下。

1. *无创性颅内压与脑灌注压测量* 最好的无创性 ICP 评估指标包括视神经鞘直径（optic nerve sheath diameter，ONSD）、直窦血流速度（straight sinus flow velocity，FVSV）、MCA PI 和大脑中动脉舒张期血流速度（diastolic flow velocity，$FV_d$）。其中，TCD 检测的 ONSD 和 FVsv 结果与有创性 ICP 测量的结果具有高度相关性 [35, 36]；ONSD 和 FVSV 的测量更能有效预测 ICP 的升高 [35]。ONSD 是在视网膜后方 3mm 处测量视神经鞘的横截面直径，其与晶状体光学透镜成像在同一平面上。儿科年龄组和年轻人的正常上限在 4.5～5mm [37, 38]，而老年人的上限高达 5.7～5.9mm [35, 36, 39]。ONSD 是最有效的无创 ICP 评估指标；然而，它主要用于筛查需要有创 ICP 监测和紧急降低颅内压的患者（图 25-4）。单独的 FVSV 数据不太可靠。目前认为 FVSV ＞ 38.5cm/s 可用于诊断颅内压增高（ICP ＞ 20mmHg）[35]。在颅内高压患者中，其他非特异的 TCD 指标还包括大脑中动脉舒张期血流速度降低和大脑中动脉 PI 升高 [40, 41]。

早期充分评估 ICP 和 CPP 是维持受损大脑灌注的关键；但是，有创 ICP 监测的并发症风险和患者存在凝血功能障碍等手术禁忌，都限制了有创 ICP 监测的使用。因此，无创 ICP 评估在对患者病情分级和决定是否及早开始脱水治疗上可能有较大裨益。

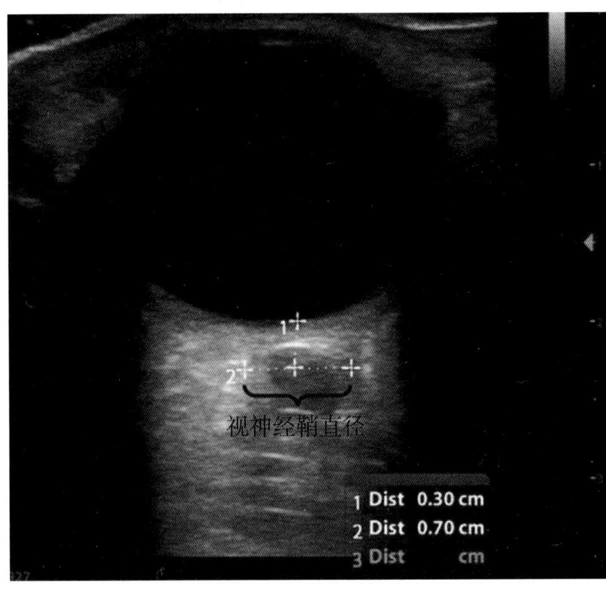


▲ 图 25-4 临床病例 4 视神经鞘直径超声测量

2. *创伤后脑血管痉挛* 类似蛛网膜下腔出血，脑外伤后的脑血流量经历了 3 个不同的阶段：缺血、充血和血管痉挛 [42]。采用 TCD 技术的相关研究发现，创伤后血管痉挛的发生率为 26.7%～40%，可发生在 0～13 天，最常见的高峰出现在 2～3 天 [43–45]。血管痉挛也可以在没有创伤性蛛网膜下腔出血的情况下发生 [46]，并且往往比动脉瘤性蛛网膜下腔出血引起的血管痉挛持续时间短，通常在 5 天内消失 [47]。值得注意的是，爆炸相关的创伤性血管痉挛患者如果进行开颅手术，或者通过微球囊扩张血管成形术改善了大脑中动脉和基底动脉血流速度，那么他们可能会有神经功能的改善，然而这一结论尚未在随机临床试验中得到证实 [48]。

3. *目标导向性治疗* 利用 TCD 参数进行目标导向治疗以维持最佳 CPP 具有很大的前景。一项研究发现，MCA 中 MFV ＜ 30cm/s、MCA 平均舒张速度＜ 20cm/s 和 PI ＞ 1.4 可作为脑低灌注的最佳阈值 [49]。虽然这项研究不足以证明临床结果的差异有显著意义，但它证明了无创性目标导向治疗的可行性。这项技术仍有待在大规模试验中去验证，并在试验中采用一种综合的、标准化的方案来优化大脑灌注。此外，脑自动调节的 TCD 指数已被用来计算最佳 CPP，从而将允许为个体患者和特定疾病变化的脑血管血流动力学状态，制订个体化的血流动力学管理 [50]。然而，这种方法尚未得到广泛的临床应用，仍需要进一步的验证。

### （三）缺血性脑卒中

TCD 和颈动脉超声在脑卒中诊断中是一种互补的检查方法。它们与超声心动图一样，对鉴别不同的脑卒中病因发挥着重要的作用。此外，一些治疗上的重要应用（如治疗镰状细胞病和如下所述的颈动脉重度狭窄），在疾病预测方面仍处于临床前或早期临床阶段，下文将会简要讨论。

1. *颅外颈动脉疾病* 颈动脉和椎动脉超声（使用二维模式和双相模式）对筛查颅外血管病变有重要的作用，其适用范围从动脉粥样硬化和夹层到罕见的疾病如纤维肌肉发育不良等。与 TCD 一样，颈动脉超声的优点是价格低廉，便于携带，可以对血流动力学变化进行连续监测。局限性包括操作者依赖性和个体复杂的解剖结构。复杂结构可能会限制医生在颈内动脉区域进行检查，而需要在颈椎横突间椎动脉节段进行评估。因此，超声对后循环的使用价值较低 [51]。这就需要其他检查方法，如 TCD、CTA 和 MRA。上述三种方法是对本研究的重要补充手段，尤其是评估颅内颈动脉和椎动脉疾病的血流动力学。

关于颈动脉狭窄，根据北美症状性颈动脉内膜切除术试验（即 NASCET 方法），目前建议的测量方法是测量狭窄段相对于狭窄远端无狭窄的 ICA 段直径缩小的百分比（表 25–2 和图 25–5）[52]。

颈动脉超声对识别动脉粥样硬化引起的颈内动脉闭塞，具有很高的敏感性和特异性。然而，在颈动脉夹层的诊断中，检测双腔和内膜瓣的敏感性差异较大[53]。因此，如果高度怀疑夹层，那么 CTA 或 MRA，以及随后进行数字减影血管造影可能是有必要的。颈动脉超声的另一个重要指征是对接受颈动脉内膜切除术（carotid endarterectomy，CEA）或颈动脉支架置入术的患者，进行术后随访[51]。

脑血管反应性（cerebrovascular reactivity，CVR）监测是另一种有助于颈动脉疾病患者进行风险分级的技术。CVR 量化了 CBF 对血管扩张或收缩刺激的反应。常见的血管扩张刺激包括吸入二氧化碳、乙酰唑胺和屏气试验。无论是对无症状还是新发症状的患者，CVR 对颅外（偶尔是颅内）颈动脉狭窄或闭塞有重要的应用，并且可以帮助筛选出最有可能在急性颈动脉血运重建中获益的人群[54]。

2. *颅内动脉狭窄*　TCD 和 MRA 都可以无创地筛

**表 25–2　NASCET 颈动脉狭窄程度的超声分级标准**

| 美国放射科学会颈动脉狭窄程度的超声共识标准 | | | | |
|---|---|---|---|---|
| NASCET 狭窄程度分级 | ICA PSV | ICA/CCA PSV 比值 | ICA EDV | 斑　块 |
| 正常 | ＜ 125cm/s | ＜ 2.0 | ＜ 40cm/s | 无 |
| ＜ 50% | ＜ 125cm/s | ＜ 2.0 | ＜ 40cm/s | 直径缩小＜ 50% |
| 50%～69% | 125～230cm/s | 2.0～4.0 | 40～100cm/s | 直径缩小＞ 50% |
| 70% 到接近完全闭塞 | ＞ 230cm/s | ＞ 4.0 | ＞ 100cm/s | 直径缩小＞ 50% |
| 接近完全闭塞 | 流速低或者无法检测 | 多变 | 多变 | 可明显检测管腔结构 |
| 完全闭塞 | 无法检测 | 不适用 | 不适用 | 无法检测管腔结构 |

EDV. 舒张末期速度；ICA. 颈内动脉；CCA. 颈总动脉；PSV. 收缩期峰值速度（经许可改编，改编自 Springer Nature[51]）

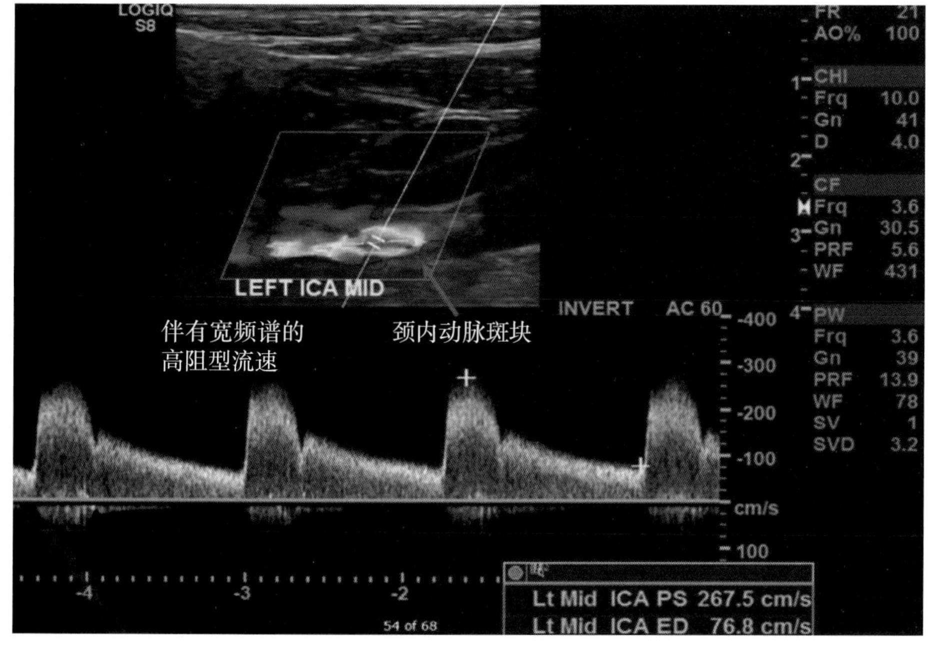


◀ **图 25–5　临床病例 5 颈动脉影像学检查**（此图彩色版本见书末）

查颅内大动脉狭窄，他们的阴性预测值都较高[55]。然而，TCD（或CTA/MRA）的异常发现往往需要进一步行数字减影血管造影来确认和量化狭窄程度。

脑卒中刚发生时，使用TCD更容易发现动脉狭窄。与后循环相比，识别前循环狭窄具有更高的敏感性和特异性[56]。此外，彩色多普勒能量图和多功能超声的使用提高了诊断的准确性，特别是对于后循环狭窄的患者[57]。对MCA和VA/BA狭窄＞50%（SONIA标准）的患者，MFV的最佳阈值分别为100cm/s和80cm/s。相反，在SAMMPRIS试验中，对MCA和VA/BA狭窄＞70%的患者，MFV的最佳阈值分别为＞120cm/s和＞110cm/s。由狭窄段与狭窄前的血流速度比（即通过血管最大狭窄区域的速度与通过近端正常血管区域的速度之比）决定的血流比值的增加是颅内血管狭窄的另一个指标。若这一比值≥3表示MCA和VA/BA狭窄达到70%[55, 58]。需要鉴别的重要特征：①以近端（或狭窄前）速度降低和PI增加为特征的远端阻力模式；②以狭窄局部速度增加为特征的狭窄内模式；③以湍流为特征的狭窄后模式，出现“tardus parvus”形态（钝的和延迟的波形），以及PI的降低。侧支循环中也有明显的第三相变化，包括速度升高、PI降低、分叉处湍流，以及其他区域的交替或逆流[8, 59, 60]（图25-6）。

最后，TCD对脑卒中患者静脉注射tPA的治疗有一定作用。通过建立脑缺血溶栓（TIBI）血流分级系统，进而应用TCD评价残余血流，监测血栓溶解情况。TCD已被证明可以预测静脉注射tPA治疗患者的临床严重程度、早期功能恢复和死亡率[61]（图25-7）。

**3. 血栓栓塞性脑卒中** 血栓栓塞性脑卒中的病因可以是静脉起源的(与右向左分流相关的反常性栓塞)，也可以由心脏、主动脉弓或颈动脉或椎动脉疾病的动脉起源。TCD可用于检测微栓子信号（microembolic signals，MES）。这些栓子具有高强度瞬态信号（high intensity transient signals，HITS），它们中断正常的超声信号，并具有特征性的声学模式，与大脑血管（通常是MCA）中的微栓子相对应，从而能够对正在发生的栓塞患者进行风险分级和监测。

(1) 右向左分流：TCD结合MES检测与经食管超声心动图（trans-esophageal echocardiography，TEE）和TTE对诊断右向左分流具有相似的灵敏度[62]。事实上，与TEE相比，TCD对较小的分流和心外分流可能更敏感[63, 64]。至少，与有创性检查对比，TCD更适合作筛查工具。通过输入较大剂量的生理盐水、使用对比剂（如Echovist）代替生理盐水或做Valsalva动作可以提高TCD的灵敏度。如果初始结果为阴性，则可以重复测试[65]。

(2) 复发性栓塞风险分级：检测MES或HITS有助于颈动脉狭窄患者进行风险分级，对可能受益于CEA的无症状颈动脉狭窄患者尤其如此[66]。对有复发卒中风险的大脑中动脉狭窄患者，MES的检测同样有

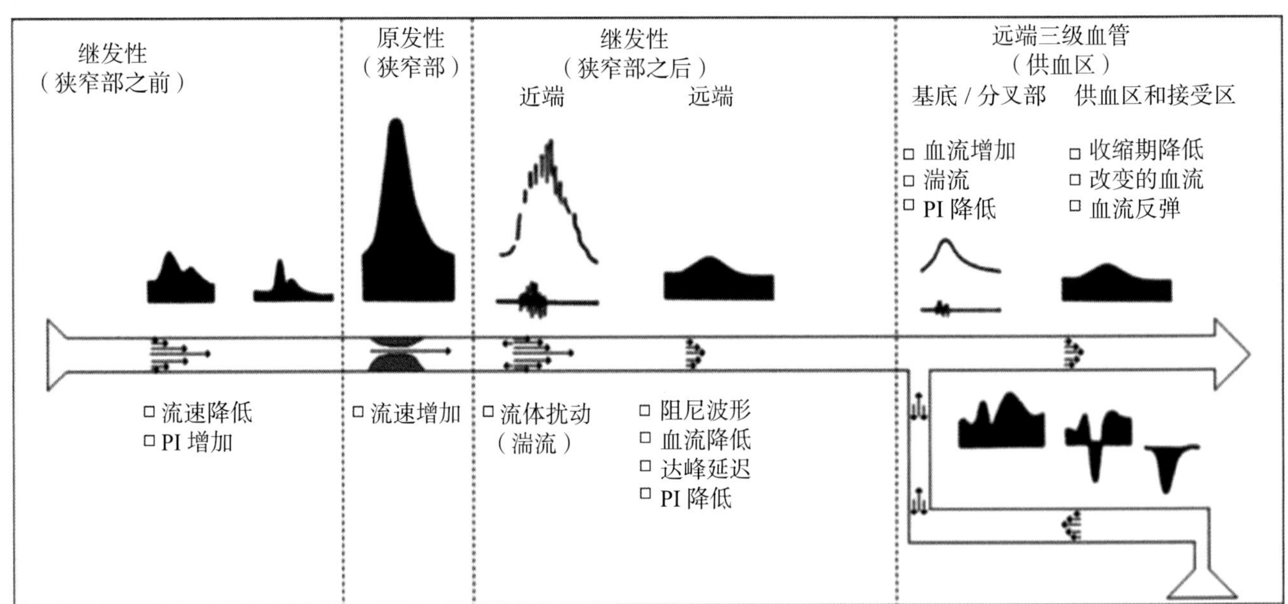


**▲ 图25-6 颅内血管狭窄前、狭窄处和狭窄后脑血管血流动力学状态的改变，以及侧支区域的三级再通**

经John Wiley and Sons许可改编（此图彩色版本见书末）

| 分 类 | 表 现 | 描 述 |
|---|---|---|
| TIBI 0<br>COGIF 1 | | **无血流**<br>无血流信号 |
| TIBI 1<br>COGIF 2 | | **最小血流**<br>心脏收缩期变化的流速和持续时间：EDV=0 到反弹的血流 |
| TIBI 2<br>COGIF 3 | | **平缓血流**<br>心脏收缩期达峰延迟（持续时间＞0.20s）；EDV＞0；PI＜1 或 2 |
| TIBI 3<br>COGIF 3 | | **阻尼血流**<br>平均流速比对侧值降低 30%，达峰正常 |
| TIBI 4<br>COGIF 4c | | **充盈血流**<br>节段性增加的血流（平均流速＞80 cm/s 或相比对照侧＞30%，没有湍流，低 PI；无谐波；增宽的低频谱） |
| TIB14<br>COGIF 4b | | **假性阻塞血流**<br>局部血流增加，与对照侧相比，平均流速＞30cm/s；EDV＞0；明显的湍流或急速血流 |
| TIBI 5<br>COGIF 4a | | **正常血流**<br>流速正常或控制在对照侧 ±30% 范围以内（* **Bar 值：50cm/s**） |

**▲ 图 25-7 TIBI（急性脑卒中溶栓治疗）评分系统**（此图彩色版本见书末）

与其相对应的 COGIF 分级，即对颅内血流阻塞程度分级的共识（经 John Wiley and Sons 许可改编）

帮助，因为他们可能从最优化的抗血栓治疗方案中受益[67]。抗凝治疗可能降低 HITS 的频率[68]。在一项使用华法林治疗非瓣膜性心房颤动患者的研究中，HITS 频率与国际标准化比值（INR）成反比[69]。此外，多中心 CARESS 试验表明，TCD 结合 HITS 检测是评价抗血小板药物疗效的一种可行的方法。该试验将近期出现症状的颈动脉狭窄患者随机分为阿司匹林联合氯吡格雷组和单独服用阿司匹林组。服用双重抗血小板药物组的 HITS 频率降低了 39.8%，而且与单抗患者组相比，脑卒中和短暂性脑缺血发作的发生减少[70]。

**4. 血管病变** 血管病变可以是炎症性的，比如血管炎；也可以是非炎性的，如可逆性脑血管收缩综合征（reversible cerebral vasoconstriction syndrome，RCVS）。RCVS 患者的颅内多处大脑动脉出现局部狭窄或扩张，症状可持续几天到几周。虽然 CTA、MRA 和其后常规血管造影是确诊的主要方法，但 TCD 对监测血管狭窄、预测脑卒中和其他并发症风险很有效。如在一组 RCVS 患者中，平均大脑中动脉 MFV＞120cm/s 和 LR＞3 的患者发生相关血管病变，如可逆性后部脑病综合征（posterior reversible encephalopathy syndrome，PRES）和缺血性脑卒中的风险显著增加[71]。TCD 通过测量原发性中枢血管炎患者的血流速度，对评估其治疗效果和并发症风险是有效的，然而，相关的支持证据较少[72, 73]。TCD 还可用于预测出现短暂血管病变（如血栓性血小板减少性紫癜[74]）的脑血管收缩情况。

与远端血管相比，由于 TCD 在近端较大直径脑血管上的检查效果更好，因此近端直径大血管炎是理想的检查对象。如肉芽肿性脑膜炎，其可分为结核性脑膜炎、真菌性脑膜炎及急性细菌性脑膜炎。在一项研究中，急性细菌性和病毒性脑膜炎患者最初表现为充血，随后 MFV 下降，PI 升高。这种恶化的血流动力学模式可能反映了 ICP 的升高，并与不良预后相关[75]。同样，在一组患有结核性脑膜炎的成人患者中，1/3 的患者大脑中动脉 MFV 和 LR 升高，其中 80% 的高流速患者 CTA/MRA 显示狭窄。这些异常通过 TCD 检查均被早期识别，并能够维持 4 个月[76]。

**5. 镰状细胞病** 镰状细胞病（sickle cell disease，SCD）是一种与异常红细胞相关的遗传性血红蛋白病，在生理应激下红细胞呈“镰刀形”。SCD 与大脑近端动脉进行性狭窄和内膜增生，以及能够使卒中风险增加的炎性级联反应有关。标准治疗包括定期输血，通过抑制携带镰状血红蛋白 S（hemoglobin S，HbS）自身红细胞的重新生成发挥作用。随机对照试验（如

STOP 试验）得出的高等级证据表明，定期输血可显著降低 SCD 患者缺血性卒中风险 [77]。值得注意的是，这些试验强调TCD是筛查SCD患者卒中风险的重要工具。第一次 STOP 试验发现，在多变量分析中，经颅多普勒所监测的血流速度是临床脑卒中的唯一预测因子 [78]。第二次 STOP 试验表明，当停止输血时，脑卒中的发生率增高，并且 TCD 发现血流速度恢复异常 [79]。

**6. 静脉窦血栓形成** 静脉窦血栓形成（venous sinus thrombosis，VST）的临床表现多种多样，诊断该疾病较困难。使用 TCD 对静脉侧支进行动态评估，能够获得静脉系统通畅性信息 [80]。使用自发回波对比和经颅彩色多普勒血流显像可进一步提高其实用性。虽然数字减影血管造影仍然是诊断 VST 的金标准，但由于其有创性，在连续监测和评估血流动力学变化上的应用是有限的。CTV 和 MRV 是常用的替代方法。然而，TCD 在了解血流动力学变化和治疗效果方面仍有独特的作用。可通过超声探测到的血管如下。

(1) Rosenthal 基底静脉（basal vein of Rosenthal，BVR）：经颞后骨窗照射，深度 60mm，经常与 PCA 的分支 $P_2$ 一起伴行。血流方向常背向探头 [81]（图 25–8）。

(2) 大脑中深静脉（deep middle cerebral vein，DMCV）：经颞前骨窗，与大脑中动脉相邻，血流方向背向探头 [81]。

(3) 鞍旁前区静脉：经颞前骨窗，深度 50～60mm，与主要进入海绵窦的静脉血管相邻，血流方向背向探头 [82]。

(4) 岩下窦（inferior petrosal sinus，IPS）：采用枕下探查方法，在 80～90mm 的深度紧邻基底动脉，血流方向指向探头 [83]。

在 18 例 VST 形成患者的队列中，TCD 显示静脉血流速度升高。这种静脉高血流速度在达到平台期前随时间降低，但有 2 例患者在停用肝素时出现一过性升高。值得注意的是，高静脉流速与意识改变显著相关 [84]。由于样本量小，没有相应的静脉血流速度参考值，但静脉血流速度变化趋势可能对了解与疾病进展相关的血流动力学变化和并发症风险有一定的作用。

虽然 TCD 的应用涉及无创性评估 ICP，但这不是 TCD 针对 VST 患者特异性的检查方法。上文 TBI 部分内容已经讨论了 TCD 在颅内压升高患者中的作用。

**7. 大脑动脉自我调节** TCD 在缺血性卒中的各种应用场景中，最有前景的是大脑动态自我调节的评估，其潜在应用价值包括指导血压管理目标和允许性血压增高的持续时间，并能够预测脑水肿和脑梗死出血转化的风险、最终的梗死范围和长期功能预后 [85, 86]。

## （四）颅内出血

床旁超声对诊断新生儿脑实质出血（尤其血肿直径＞5mm）非常敏感 [87, 88]。在成人患者中，无创性 ICP 评估是超声在 ICH 治疗中最重要的应用（参见上面关于 TBI 的部分）。其他不太为人熟知但有前景的应用场景包括床旁中线偏移评估和预测（通过评估脑血管反应性来实现）。

**1. 中线偏移评估** ICH 可在床旁超声表现为占位性病变。对存在明显的占位效应和即将发生脑疝风

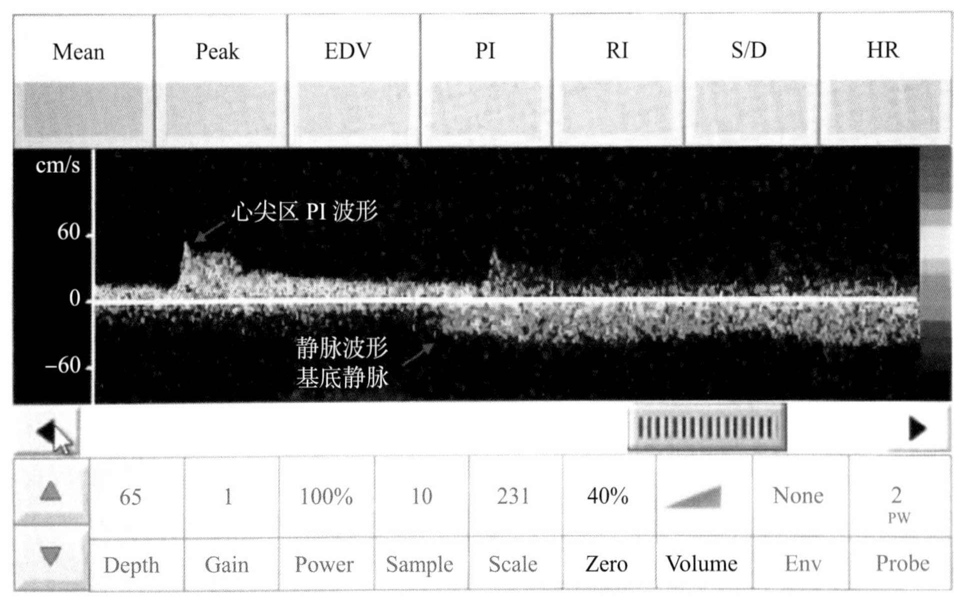


◀ **图 25–8 临床病例 6 经颅多普勒超声**（此图彩色版本见书末）

险的患者，超声可用于测量中线偏移（midline shift，MLS）的程度。对由于血流动力学不稳定或医疗资源受限而无法定期进行 CT 或 MRI 成像的患者或神经功能检查不配合的患者，TCD 能够发挥显著的作用。普通头部 CT 检查发现的（特别是松果体）中线结构移位与伴有急性大脑半球占位效应的患者意识障碍密切相关[89]。对 51 例自发性幕上出血患者进行了头颅 CT 平扫和经颅彩色多普勒超声（transcranial color-coded sonography，TCCS）检查，两种检查均在发病后 12h 内进行，结果发现通过 CT 检查和 TCCS 测量的 MLS 有显著的相关性。同样，颅内血肿体积和经 TCCS 测量的 MLS 也有很好的线性相关性[90]。

MLS 按以下方法计算。

$$MLS = \frac{(A - B)}{2} \quad \text{（公式 25–4）}$$

其中，A. 为在患侧测量探头到第三脑室中部的距离；B. 为在对侧测量探头到第三脑室中部的距离。

通过具有“双反射”特征的高回声来识别第三脑室，这种高回声可被两侧丘脑包围的低回声所识别。有时可以在丘脑背侧检测到高回声的松果体（图 25–9）[91]。

**2. 预后预测**　与 SAH 和缺血性卒中一样，在 ICH 患者中，大脑自动调节和 CVR 的测量可以更好地了解脑出血患者脑血管血流动力学的变化和储备功能。CVR 可能有助于预测预后，并已经在 40 名脑出血患者队列中所证实。结果发现，功能恢复良好的患者在很大程度上保留了脑血管反应性，与健康对照组没有显著差异，而死亡的患者的 CVR 最差[92]。

### （五）脑死亡

脑循环停止（cerebral circulatory arrest，CCA）仍是脑死亡的必备条件，脑死亡是一种临床诊断，不需要辅助测试来确认。然而，在临床检查不准确的情况下，辅助检查可能是必要的。虽然血管造影是确认 CCA 的金标准，但并不都能够实现。此外，在某些情况下，CCA 和脑死亡可出现暂时不一致现象[93]。值得注意的是，所有确认脑死亡的辅助检查都有很大程度上的局限性。尽管 TCD 存在操作者依赖性等局限性，但其一个明显的优势是能够充分地进行实时血流动力学监测，也可以在诊断困难时提示及时进行其他辅助检查。TCD 上所见的 CCA 特征表现为形态清晰的、简短的顺行收缩血流，并伴有反向舒张期血流，也称为混响、振荡或摆动血流。这些随时间改变的过程概括如下：随着 ICP 的增加，首先形成高阻力横截面，表现为舒张期血流减少、PI 升高，然后舒张期血流逆转[94]。随着脑灌注压的进一步降低，血流完全停止后，出现特征性的振荡血流和小的收缩期尖峰[94, 95]。收缩期峰值持续时间 < 200ms，PSV < 50cm/s，伴有无舒张期血流，这些表现与脑循环减弱一致。这些血流特征应该出现在 MCA 和 BA 中，TCD 最好至少每 30 分钟重复检查一次，以确认这些特征并排除 ICP 一过性升高的影响[7]。在 130 名临床诊断为脑死亡的患者中，除了一名有较大颅骨缺损的患者，TCD 和血管造影均独立地证实了所有患者的 CCA。值得注意的是，这项研究没有出现 CCA 的假阳性诊断[93]。一项类似的研究发现，82 名脑死亡患者的 TCD 和血管造影的诊断符合率为 100%。在这个队列中，有几名患者颞骨没有合适的骨窗。在这些患者中，通过经眶探查 ICA 虹吸段证实了 CCA。这项研究还观察了患者亲属对脑死亡临床诊断的理解度。与接受临床诊断而不做进一步检查的病例组相比，经 TCD 或血管造影进一步确认脑死亡的病例组，亲属能更好地理解疾病情况并有较高的医疗满意度。有趣的是，在 TCD 或血管造影证实脑死亡的病例组中，同意捐赠器官的患者数量更多[96]。虽然这些发现还需要进一步的证实，但它们强调了直接评估脑血管血流动力学的研究，对加强医护人员对疾病的理解发挥重要的作用，同时也使负责照顾病患的亲属能够更好地理解和配合治疗。

### （六）床旁超声操作

超声检查提高了危重患者有创操作的成功率和安全性，包括常规的动静脉置管、胸腔穿刺术，以及非常规的腰椎穿刺术[97]、胸导管穿刺术和下腔静脉过滤器置入术[98]等。然而，必须强调的是，超声的使用并不能替代对局部解剖标志的正确理解。学习用超声实时跟踪导管尖端并将其与探针鞘区分开来是至关重要的，特别是在短轴视图中。在长轴视图中跟踪导管尖端可以对整个导管的长度进行观测，但是对于新生来说，在技术上具有挑战性（图 25–10）。通过肋下超声心动图探查，使用生理盐水冲洗配合，确定中心静脉导管头的位置，这在床旁超声辅助操作中并不常用。右侧心腔出现的混浊图像表明该静脉导管放置适当。这种方法已被描述用于股静脉导管探查，也可能适用

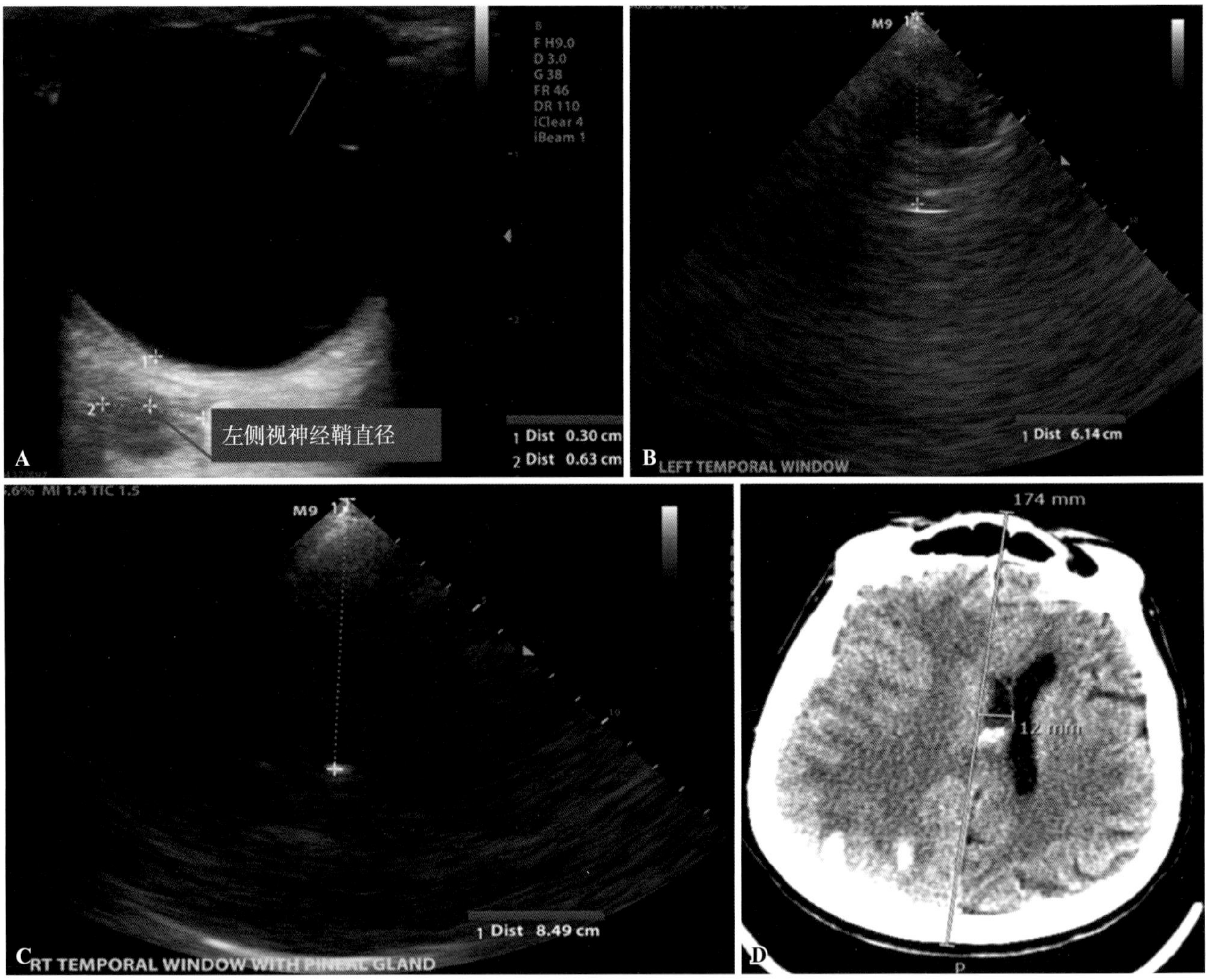

▲ 图 25-9　临床病例 7 影像学检查图像

于其他解剖位置的静脉导管探查[99]。

## 二、结论

自从 75 年前神经科医生首次报道超声的医疗用途以来，超声已经彻底改变了治疗和监护的实施。尽管它有一定的局限性，但适当地在临床和研究中使用超声，可以对患者的治疗产生重大影响，特别是在理解和处理复杂的神经生理学疾病状态上。TCD 像“大脑听诊器”一样，适用于脑血管疾病检查[3]。目前 TCD 应用还没有达到其最大潜力，未来可能会通过一种更方便、更突出治疗重点的方法来解决床旁的临床问题，最终目的是更好地了解受损的脑血管血流动力学并监测实时治疗的有效性。我们目前对脑血管和脑脊液循环动力学的了解，以及在各种神经危重症疾病的病理生理变化的管理上，还存在很多差距，而这些重症患者将从设计良好的 TCD 和其他基于超声的研究中获益。

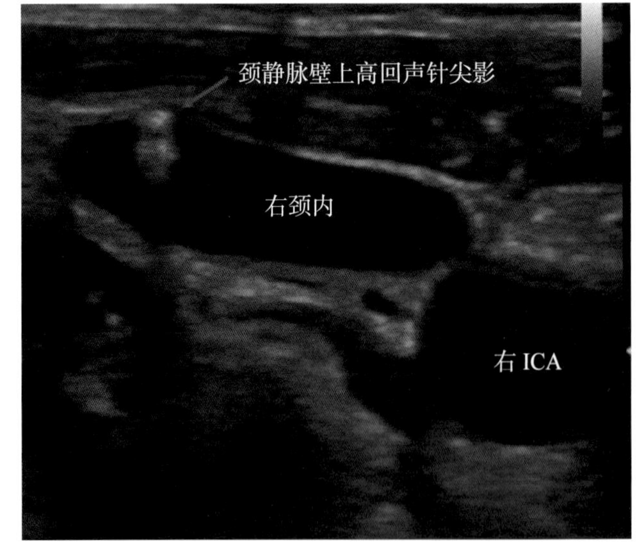


▲ 图 25-10　临床病例 8 床旁超声图像

## 三、临床病例描述

**临床病例 1**

1 例 59 岁男性因左侧大脑中动脉分叉处动脉瘤破裂，出现一生中最严重的头痛，诊断为蛛网膜下腔出血。Hunt-Hess 3 级，改良 Fisher 3 级。第 8 天 TCD 显示左侧大脑中动脉 MFV 升高（平均 156cm/s），LR 为 5.7，符合中度血管痉挛。TCD 显示血流速度继续增加，第 12 天行血管造影显示轻度到中度的血管痉挛，随后经动脉给予维拉帕米，速度达到平台期后逐渐下降。频谱波形的主要特征包括收缩期峰值速度和舒张末期速度见图 25-1，其他指数均根据这些速度计算得来。

**临床病例 2**

1 例动脉瘤性蛛网膜下腔出血患者的床旁超声容量评估。①绝对直径＜ 1cm 伴明显塌陷的下腔静脉，提示容量不足。静脉输液（未知液体）后，下腔静脉直径增加，塌陷减少。所有的测量都是在肝静脉进入下腔静脉入口的远端进行。②高级生命复苏后出现多条 B 线提示液体过负荷，停止输液以防止呼吸窘迫的发生。

**临床病例 3**

一名 76 岁女性从楼梯上摔下后，出现严重创伤性蛛网膜下腔出血。头颅 CT 显示弥漫性蛛网膜下腔和硬膜下出血。患者出现了低血压，需要血管升压药维持。入院心电图显示间隔导联 ST 段抬高，肌钙蛋白轻度升高。床旁 TTE（心尖四腔切面）显示收缩期心尖运动不全，符合 Takotsubo 心脏病的诊断。无节段性室壁运动异常提示心肌缺血。患者的低血压在支持性治疗下得到了改善，并在第 3 天时停用了血管升压药。TTE 随访（未显示）显示心尖恢复正常。

**临床病例 4**

1 例 50 岁男性，格拉斯哥昏迷评分 5 分，头颅 CT 显示弥漫性多发性出血，符合重型颅脑损伤。脑室外引流管监测 ICP ＞ 30cm$H_2O$（相当于＞ 22.1mmHg）。ONSD 值为 0.70cm（上限正常 0.50cm）。测量 ONSD 时，颅内压为 23mmHg。ICP 波形较差，伴有突出的 $P_2$ 波，该波与脑顺应性降低一致。眼球体的轴位图像显示为晶状体前部（位于图像顶部）和视神经后部（位于图像底部）。

**临床病例 5**

76 岁女性，患有肌纤维发育不良，常规颈动脉超声显示左侧颈内动脉严重狭窄（＞ 70%），表现为左侧颈内动脉中段血流速度增高（PSV 267.5cm/s，EDV 76.8cm/s）和颈内动脉狭窄远端湍流现象。ICA 与 CCA 流速比为 4.4。狭窄部位可见不均匀斑块。患者转诊后成功地接受了颈动脉血运重建手术。

**临床病例 6**

一位 32 岁女性因严重头痛、恶心、呕吐入院。脑 CTV 上发现广泛的 VST，累及上矢状窦和横窦。患者同时行连续性 TCD 检查，超声通过颞窗后部显示了来自 PCA 右侧 $P_1$ 段的动脉波形［在追踪早期和基线之上；由于 PCA（特别是 PCA 的 $P_2$ 段）常与深静脉系统相邻，因此是深静脉系统的重要标志］，其后是单相静脉波形（Rosenthal 的基底静脉，在基线下方），血流方向背离探头。探查显示静脉血流速度升高（约 40cm/s）。患者入院后立即开始注射肝素治疗，并在症状消失，病情稳定之后转移到普通病房。

**临床病例 7**

78 岁女性出现突发性头痛。头颅 CT 平扫显示右侧额顶脑出血。患者神经系统查体提示颅内压升高和随时可能发生的颞叶钩回疝（患侧“瞳孔散大”），但患者未能进行有创性监测。①使用 B 型超声探查位于左侧视神经盘后方 3mm 处的 ONSD。在同一轴上可看见晶状体。在输注甘露醇之前，ONSD 为 0.69cm（未显示）。输注甘露醇后 30min 为 0.63cm。②使用公式 25-4 计算 MLS。经左侧颞窗的超声图像测量从对侧（左侧）颞窗至 " 双反射 "（即第三脑室）的距离（距离 B）为 6.14cm，这当中需区别第三脑室周围的丘脑低回声成像。第三脑室距患侧颞窗的距离为 8.54cm（即距离 A，未显示图像）。使用公式 25-4 计算 MLS 为 1.15cm，此结果与头颅 CT 测得的 MLS 密切相关（图 25-9D）。③松果体是另一个中线标志，位于丘脑或第三脑室背侧，距患侧颞窗 8.49cm，呈高回声结构。值得注意的是，这与患侧颞窗至第三脑室位置距离 8.54cm（未显示）非常接近。④该患者超声检查 12h 的头颅 CT 显示，透明隔处测得的 MLS 为 1.2cm，接近超声测量的 MLS 距离（图 25-9B）。

**临床病例 8**

短轴切面上右颈内静脉置管位置。探查导管尖端是导管放置正确的关键。本例中导管鞘可能被误认为导管尖端。静脉前壁隆起是导管尖端实际位置的另一标志。

# 第 26 章　降低脑出血和脑室出血患者的血肿负荷

# Reducing Clot Burden for Intracerebral Hemorrhage and Intraventricular Hemorrhage

Samuel S. Shin　Paul A. Nyquist　Wendy C. Ziai　著
何宜轩　李　敏　译
邱炳辉　校

## 一、背景

自发性脑出血（spontaneous intracerebral hemorrhage，ICH）是一种灾难性疾病，死亡率为 20%～50%，仅有 20% 的幸存者能够实现日常生活独立[1]。脑出血患者通常有长期高血压或脑淀粉样血管病病史。ICH 血肿负荷在分子水平上有着复杂的致病机制，可引起神经毒性和炎症反应。一旦红细胞释放到脑实质中，它们就会在数小时到数日内发生裂解，释放血红蛋白[2]。血红蛋白被巨噬细胞分解后转化为含铁血黄素；血红蛋白分解还会通过产生氧自由基而形成氧化损伤，从而导致神经毒性效应。脑出血后 48h 内脑水肿增长最快[3, 4]。

40%～45% 的患者合并脑室出血，约 50% 的患者合并脑积水[5]。合并脑室出血（IVH）和 IVH 早期扩大与较差的临床结局相关[5-11]。脑室系统阻塞，颅内压（ICP）升高和脑低灌注与更高的死亡率和短期残疾相关[12]。

## 二、血肿清除的理论基础

出血后，凝血酶活化释放多种细胞因子[13]和铁介导的毒性反应[14]等多种机制导致了血肿周围水肿的形成。然而，最新的证据表明，血红蛋白的清除机制减轻了对神经元和相关细胞（如星形胶质细胞和周细胞）的毒性，但这些机制还不是十分清楚[15]。通过在出血早期清除血肿，可以避免血红蛋白相关的毒性损伤[16]。导致血脑屏障破坏从而允许水和有害分子进入脑实质的其他因素包括基质金属蛋白酶等，其与出血后的不良预后相关并与残存血肿的体积相关[17]。血肿体积与血肿周围水肿的体积直接关联[18]。血肿周围水肿的形成会减少局部灌注，并对脑实质产生压力，导致坏死并引发附近神经元的凋亡[15]。单光子发射计算机断层扫描（SPECT）研究显示，血肿周围区域的脑血流量出现减少[19]。由于血肿周围水肿可以预测脑出血患者的功能转归[20]，许多学者曾经研究了血肿清除与临床转归之间的关系[21-26]。

## 三、手术干预前诊断

### （一）初步评估

脑出血患者进入急诊室或神经重症监护病房后，一般生命体征应迅速稳定下来，需建立气道、进行呼吸和循环支持。脑出血的位置较深，特别是脑干或血肿压迫脑干的患者经常需要气管插管和机械通气。重度意识障碍（格拉斯哥昏迷评分≤ 7 分）或中度意识障碍（GCS 8～12 分）的患者应该严密地监测呼吸功能，因为他们可能会失去气道反射保护的能力，而需要气管插管[27]。意识程度变化可能是脑出血扩大或脑积水进展的第一个指标。

对需要手术干预的患者，应该先纠正凝血功能障碍。虽然目前不推荐对接受抗血小板药物治疗的患者输注血小板，但术前有针对性地输注血小板可能会改善脑出血患者术中和术后出血，减少输血量[28]。脑室外引流术（EVD）后的穿刺道出血也与术前抗血小板药物的使用显著相关[29]。术中和术后使用抗血小板和抗凝药物相关的拮抗药物，其疗效尚需进一步研究。

### （二）影像评估

脑出血患者应尽早行头颅 CT 检查，然后在出血后 24h 内复查，以评估早期血肿扩大的情况[9, 30–33]。一般在 24h 内，多达 1/3 的脑出血患者出现早期血肿扩大，与神经功能恶化相关[30, 34]。一项研究发现，48% 的脑出血患者初次影像学检查发现 IVH，21% 的患者在 8.9h 后出现迟发性 IVH[9]。

1. ICH 的手术时机　特殊的脑出血位置及周围结构损伤可能共同导致临床病情突然恶化，例如出血位于脑干附近、位于脑室系统附近并出现显著的占位效应，或者产生明显的中线移位并挤压基底池[35]。目前尚未有数据表明，与早期治疗（7～24h）相比，症状出现后接受超早期血肿清除术（≤ 7h）的患者其临床结局有显著的差异[36]。然而，超早期开颅治疗脑出血与术后再出血相关[37]，而延迟手术（＞ 24h）与非出血性并发症有关，如泌尿、呼吸和胃肠道等不良事件[36]。其他研究表明，与在发病后 6～8h 手术的患者相比，在脑出血后 3～5h 内接受手术的患者术后出血的发生率更高[38]。考虑到再出血的风险，手术干预前稳定血肿的概念被纳入脑室内出血加速消退的评估试验（Clot Lysis：Evaluating Accelerated Resolution of Intraventricular Hemorrhage，Clear Ⅲ）和 MISTIE Ⅲ临床试验两项血肿清除试验的必备条件之中。在这些试验中，患者入组之前，需要在间隔 6h 以上复查第 2 次 CT，并评估血压和血肿的稳定性[39, 40]。然而，强调血肿稳定性的观点在最近的外科临床试验中被逐渐淡化，这些试验的重点是更早地清除血肿。手术的最佳时机选择仍然是一个有争议的话题。

2. ICH 和 IVH 容量评估在外科计划中的应用　尽管转向全自动的 ICH 和 IVH 出血体积测定已经为期不远，目前大多数脑出血的外科试验仍依赖于用 ABC/2 的方法来测量血肿体积。IVH 和 ICH 容量评估依赖于使用 OsiriX（Pixmeo；Geneva，Switzerland）等软件对基于 Hounsfield 阈值的 DICOM 图像进行半自动分割[16, 41]。这种方法已经在许多研究中验证了准确性和评分者间的可靠性，并且用于研究，可作为脑出血体积测定的标准方法[16, 41]。许多有效的 IVH 评分工具都可用于治疗血肿清除的早期预测和评估，包括 Graeb 评分、改良 Graeb 评分和 IVH 评分[41–44]。Graeb 评分的范围为 0～12 分；根据脑室积血的程度和脑室是否扩张，左右脑室各分配 1～4 分。根据脑室是否积血和扩张，第三和第四脑室各分配 1～2 分。Clear Ⅲ试验中使用的改良 Graeb 评分（modified Graeb score，mGS）还包括枕角和颞角的评分，两侧各 1 分[41]。四个脑室的分数范围为 0（无血）～4（血肿体积 75%～100%），枕角或颞角的分数范围为 0（无血）～2（血肿体积 75%～100%）。如果该区域扩展到超出其正常解剖边界，则 8 个断面中的每一部分都可以额外增加 1 分，最高得分可能达到 32 分。使用 Lund Stroke Register 对 MGS 进行的评估显示，mGS 每增加 1 分，90 天功能不良（mRS ＞ 3）的概率增加 11%，与临床试验数据相似（每增加 1 分，预后不良的概率增加 12%）[8]。

## 四、减少血肿的外科治疗

### （一）ICH 的管理

三项大型随机多中心临床试验对幕上型脑出血患者的早期血肿清除进行了评估：国际脑出血外科试验Ⅰ（International Surgical Trial in Intracerebral Hemorrhage，STICH Ⅰ）及其后续研究 STICH Ⅱ，以及创伤性脑出血患者的早期手术与初始保守治疗［创伤（STITCH）］：第一个随机试验[26, 45, 46]。STICH Ⅰ和 STICH Ⅱ中，患者被随机地分配为 24h 和 12h 内接受内科治疗或早期手术，并进行比较。

在 STICH Ⅰ试验中，1033 名患者评估了发病 6 个月的格拉斯哥预后量表[47]，早期手术组和最初保守治疗组之间的临床结果没有显著差异。然而，STICH 的后期分析表明，有浅层血肿的患者和没有 IVH 的患者在早期手术后表现出良好的结果[5]。由于深部出血或 IVH 合并脑积水的患者病情较差，有可能使最初的研究偏向中性结果，因此第二次试验（STICH Ⅱ）的重点是无 IVH 的幕上浅层脑出血（距皮质表面小于 1cm）[45]。ICH 体积限制为 10～100ml，需要手术的患者（包括早期手术和最初保守治疗组的患者）大多数接受了开颅血肿清除术（98%），其余患者接受了去骨瓣减压或微创手术（minimally invasive surgery，MIS）。在 6 个月时，297 名接受早期手术的患者和 286 名接受初步保守治疗的患者，根据扩展的格拉斯哥预后量表评估，两组患者的预后没有显著差异。其他的二级观察指标，如死亡率、死亡时间和 Rankin 评分也是相似的。研究未评估血肿清除的程度。在 STITCH（创伤性脑出血）试验中，82 名创伤性脑出血患者被随机分配到早期手术组（12h 内），并进行完全随访，85 名患者被随机分配到最初接受保守治疗组；根据格拉斯哥预后量表，两组的不良预后没有显著性差异。初始保守治疗组的 6 个月死亡率更高（33% vs. 15%，$P$=0.006），尽管如此，关于创伤性脑出血手术治疗的问题仍然存在，因为这项试验由于未能招募足够数量的患者而提前停止 [46]。

尽管包括 STICH Ⅰ 和 STICH Ⅱ 在内的 15 个脑出血手术试验的 Meta 分析报告了手术的显著益处，其不良结果的优势比为 0.74（95%CI 0.64～0.86，$P$ ＜ 0.0001）[45]。然而，由于患者类型和手术方式的不同，这一 Meta 分析受到显著的异质性限制。仅对脑叶出血和无 IVH 的亚组分析表明，手术并无显著的益处，而涉及微创血肿清除技术的研究，例如通过钻孔抽吸 [24, 48, 49]，或立体定向放置导管和给予重组组织纤溶酶原激活药（阿替普酶或 rt-PA），显示了更好的结果 [50, 51]。这些小型研究包括各种随机前瞻性研究和单中心观察性研究，已经显示出良好的临床结果，包括死亡率降低，以及脑积水和脑出血体积的消退。

基于这些令人鼓舞的结果，一项名为微创手术联合 rt-PA 的血肿清除Ⅱ期（MISTIE Ⅱ）的随机多中心临床试验启动，研究立体定向血肿清除和 rt-PA 在减少脑出血体积和血肿周围水肿方面的作用 [16]。在治疗结束（end of treatment，EOT）时，手术组的血肿和血肿周围水肿体积明显减少。第三阶段试验 MISTIE Ⅲ 评估了通过 MISTIE 的流程来治疗脑出血是否改善了功能结果，功能结局通过手术后 365 天的改良 Rankin 评分（modified Rankin Score，mRS）来评估。纳入患者具有较大的基线血肿体积（＞ 30ml）[40]。对 249 例符合条件的 MIS 患者和 240 例保守治疗的患者进行了改良意向治疗（modified intention-to-treat，mITT）分析。虽然 1 年后 mRS 为 0～3 分（预后良好）的患者比例没有显著差异，但 MIS 组的生存率增加了 6%（调整后的危险比为 0.67，95%CI 0.45～0.98）。立体定向血肿穿刺结合溶栓治疗已被许多外科医生采用。MISTIE 组与标准医疗护理组相比，当血肿大小减少到低于 15ml 的计划目标时，功能预后（mRS 0～3 分）得到了显著的改善（10.5%）。在 ICH 手术试验中，MISTIE Ⅲ首次描述了影响功能结局的特定血肿清除阈值（图 26–1）；即需要将颅内出血减少到≤ 15ml 或≥ 70%，可在 1 年内获得良好的功能结局，而在治疗结束时血肿清除至＜ 30ml 或＞ 53% 就足以提高生存率 [52]。

MISTIE Ⅲ试验之所以受到关注，有几个原因：首先，对脑出血和缺血性脑卒中而言，它是第一个以一致的方式将外科干预措施整合到基于基础治疗中的试验。其次，这是第一次在前瞻性试验中通过预先确定的终点来验证改善的临床结果。虽然确定的手术目标适用于 MISTIE 手术，但这项试验提供了确凿的证据，证明适当的手术干预可以改善脑出血患者的预后。

MISTIE Ⅲ的试验结果虽然不能证实手术能改善预后，但与目前针对 MIS（立体定向抽吸或内镜引流）的 Meta 分析结论是一致的。一项比较 MIS 与其他治疗方法的随机对照试验的 Meta 分析（纳入 1855 名募

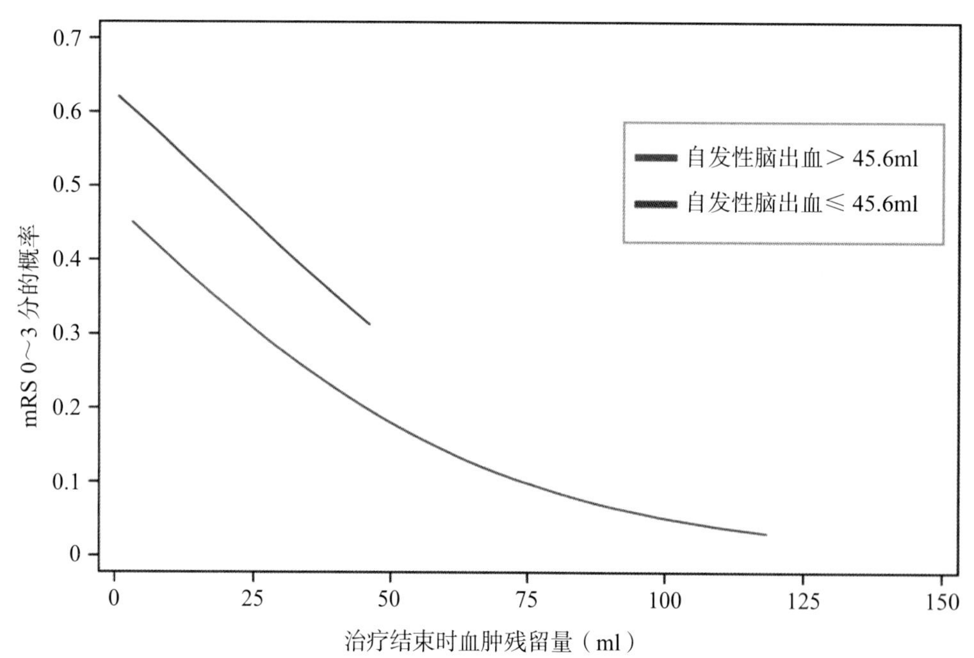


**◀图 26–1 治疗结束时 mRS 0～3 分的概率与血肿残留量的函数关系图**

图像显示了基线血肿体积≤ 45.6ml 和＞ 45.6ml 对预测预后的概率。从二分法 mRS 0～3 分的未经调整的 Logistic 回归模型中获得的概率估计值回归到治疗结束时的血肿残留量（$P$=0.005）。无论初始血肿体积的大小情况，随着血肿体积的清除，良好结果的可能性都有显著的增加。该图还显示了不同基线血肿体积之间预后的差异

上脑出血患者进行的 12 项试验）显示，与传统开颅手术或保守治疗相比，研究结束后随访时出现死亡和神经功能依赖的事件均显著减少[53]。最有可能从 MIS 中获益的患者亚组是：浅层血肿，GCS ≥ 9 分，血肿量在 25～40ml，以及在症状出现后 72h 内接受了立体定向抽吸或内镜手术。第二项大型 Meta 分析报告了内镜手术和立体定向溶栓与内科治疗或传统开颅手术相比，以及 MIS 与仅开颅手术相比，结果与前文提到的 Meta 分析相似[54]。在写这一章的时候，我们在等待几个随机对照试验的进一步结果，这些试验评估了不同的 MIS 技术。

### （二）IVH 管理

对于临床症状恶化和 CT 显示脑积水的 IVH 患者，应考虑放置 EVD[55]。EVD 可以监测和治疗 ICP 增高。即使在清除 IVH 后，持续性脑积水出现在首次出血后几周也很常见，其机制可能包括红细胞的降解产物在脑室系统室管膜层产生了炎症，从而影响脑脊液流出和蛛网膜颗粒功能障碍，阻碍了脑脊液从蛛网膜下腔回流[56]。

由于早期存在 IVH 和 IVH 扩张的患者预后较差，在转化研究模型中，早期使用 rt-PA 或尿激酶清除和溶解血凝块的理论具有生物学上的合理性，因为它有助于血凝块的清除和脑积水、神经炎症、意识的恢复[57-59]。来自小型前瞻性和回顾性研究的数据表明，脑室内注射 rt-PA 或尿激酶可诱导更快的 IVH 溶解，并可带来良好的预后[25, 60-62]。一些 Meta 分析证实，与单纯 EVD 或保守治疗相比，接受脑室内纤溶治疗患者的死亡率和不良预后发生率显著降低，尽管在细菌性脑室炎、再出血率和是否需要分流上没有显著差异[63-66]。美国卒中协会指南认为脑室内纤溶治疗是安全的，但是其疗效尚不确定[67]。

脑室内出血治疗临床试验（Clinical Trial on Treatment of Intraventricular Hemorrhage，CLEAR IVH）包括一个多阶段临床试验计划，目的是确定脑室内阿替普酶治疗梗阻性脑室内出血的有效性[39, 68]。试验的对照组通过 EVD 注射生理盐水。试验的主要对象是 ICH 体积＜ 30ml 和第三或第四脑室阻塞的患者，排除了影像学上有结构性血管病变的患者。500 例患者 3 期临床试验（Clear Ⅲ）的主要观察结局是 180 天的良好结果（mRS ≤ 3 分）；研究发现阿替普酶组和生理盐水组之间没有显著差异（分别为 48% 和 45%；RR=1.06，95%CI 0.88～1.28，$P$=0.55）[39]。在 180 天时，阿替普酶组的死亡率明显低于生理盐水组（18% vs. 29%），但阿替普酶组 mRS 5 分的患者比例更高（17% vs. 9%），植物状态结果没有差异（两组均为 3%）。两组症状性颅内出血发生率均较低（2%）。与 MISTIE Ⅲ 试验结果类似，研究发现 3～4 天的脑室内治疗结束时 IVH 量减少＞ 85% 的患者中，调整混杂因素（年龄、GCS、丘脑出血和基线 IVH 体积）后，阿替普酶治疗组在主要观察结局优于对照组[39]。此外，一项对初始 IVH 容量＞ 20ml 患者的事后分析发现，接受脑室内纤溶显著增加了 180 天功能良好（MRS 0～3 分）患者数量，这表明较小的 IVH 可能不会从这项治疗中获益[39]。因此，对 MIS 或 IVH 手术成功的标准应该是，接受最佳的治疗，获得更好的预后。

# 第七篇　神经重症监护病房的人员构成

# Neurocritical Care Unit Personnel


第 27 章　神经重症病房的主治医师 246

第 28 章　神经重症监护病房的高级实践执业者 249

第 29 章　神经重症监护病房的住院医师和专科培训医师 252

第 30 章　神经重症监护病房的护理培训与管理 254

# 第27章 神经重症病房的主治医师
## Attending Physicians in the Neurocritical Care Unit

J. Ricardo Carhuapoma 著
姜伊昆 马 俊 译
魏俊吉 校

### 一、简介

神经重症医学是专注于优化管理神经内、外科急危重症或伴有神经重症表现的系统性疾病的神经科亚专业。多年来，神经重症医学的发展与神经重症监护室（NCCU）所采用的模式密切相关。大量的文献论述了内、外科重症监护室（ICU）中重症监护医师的作用，证实了重症医师的配置及不同的重症监护模式对患者预后指标的影响[1-6]。目前尚无有关普通ICU中专职负责神经重症患者的神经专科医师配置的相关研究结论。神经重症监护病房是出现相对较晚的，专门收治神经内、外科重症患者的医疗和学术机构。自20世纪80年代以来，现代意义的NCCU开始在全美逐步建立。早期NCCU主要由神经外科医师担任主治医师，之后逐渐开始由神经内科医师（经神经重症培训）和麻醉医师担任主治医师，或者两者兼有[7]。随着2000年11月神经重症学会（Neurocritical Care Society，NCS）和Leapfrog团体的相继成立，以多学科临床协作为核心的NCCU现代模式逐步确立。2015年6月，在NCS的指导下，由全美范围内NCS成员组成的多学科撰写团队成立，其主要任务是规范美国成人NCCU的配置和标准。并将这个持续2年的研究成果发表于2018年的*Neurocritical Care*杂志上[8]。这项研究规范了NCCU的基本组织形式，以及神经重症医师的资格授予和培训。由于缺乏相关领域的文献，该项研究并未阐明神经重症医师团队的人员配置，以及该配置下NCCU主治医师的角色。

本章中，我们将对不同ICU模式相关的重要概念进行归纳，而这些模式也直接影响着重症监护医师的角色。同时，我们将总结有关ICU人员配置问题的文献，这将有助于平衡和优化临床、教学、行政及非重症医疗行为等工作。然而，目前我们的参考信息主要来源于非神经科ICU的组织方式以及相关专家意见。尽管NCCU和非神经ICU的组织架构不尽相同，但在当代医学的学术环境及结构中，它们都面临着相似的挑战。

### 二、重症监护单元的模式

经典的ICU模式主要包括“封闭”与“开放”两种对立的理念[9]。20世纪90年代末至21世纪初，由全职重症医师管理ICU的模式开始引起争议[10]。这种理念似乎没有考虑到初级保健医生掌握患者及其家庭背景的重要性。同时，这些持反对观点的人认为，不应将非ICU的医疗工作人员排除在ICU患者的诊疗过程之外。非ICU病房的专科医生对于患者失去治疗的自主性和连续性也表示担忧。此前，Leapfrog团体发布了四项基于循证医学研究的医院安全管理标准，其中一项就对ICU医师的配置（ICU Physician Staffing，IPS）做了要求。2009年，美国神经外科医师协会（American Academy of Neurological Surgeons，AANS）就此专门发表了一份立场声明，表示对此持反对意见[11-12]。

一项2002年的研究表明，ICU中高的“医–患”比可显著降低ICU和医院死亡率、减少患者的住院时间（length of stay，LOS）[9]。这项结论在不同的人群和医院环境中均得到验证，对患者的重症治疗具有重要意义。其他研究亦显示，每日由ICU医师查房可使腹主动脉术后患者住院死亡率降低 2/3，并能减少食管切除术患者的住院时长、降低术后并发症的发生[6, 13]。由此推论，在 NCS 所推荐的现行标准下，较高的 NCCU“医 – 患”比例对患者有益。初步证据显示，NCCU 主治医师及其专业团队的参与有助于改善神经内、外科重症患者的预后，并可提高患者的器官捐献率等[14–17]。重症医师（包括神经重症医师）在重症监护团队中的积极作用至少包括以下四个方面。

(1) 受过重症医学训练的医师在场有助于早期识别和干预监护室内患者突发的病情变化，从而防止其不良结果出现。

(2) 重症医师对相关诊疗方案和循证实践的了解将使患者受益。

(3) 重症医师与患者、家属、其他重症监护室工作人员和专科医师间的协调沟通和协作有助于为患者提供恰当和合理的治疗。

(4) 重症医师管理 ICU，能有效促进诊疗流程、患者收治、适时出科及疗效评价的标准化。

对于不同模式下重症主治医师对诊疗活动的介入方式，Pronovost 及其同事提出了以下分类[9]。

(1) 封闭式 ICU：重症医师就是患者的主管医师。

(2) 强制性重症会诊：重症医师不直接管理患者，但每一个进入重症监护病房的患者都会接受重症医师会诊。

(3) 选择性重症会诊：只有主管医师要求会诊时，重症监护医师才参与患者的诊疗。

(4) 无重症医师：监护室内没有符合资质的重症医师。

笔者认为，ICU 运行模式可概括为以下两种模式。

(1) 高“医 – 患”比 ICU 运行模式：强制性重症医师会诊或封闭式 ICU。

(2) 低“医 – 患”比 ICU 运行模式：无重症医师或选择性重症医师会诊。

许多医疗专家根据 IPS 标准的经验，强烈建议避免开放式与封闭式单元的严格对立与划分，这与医院安全标准同样重要。我们应该支持以团队为基础的监护模式，在这种模式下，重症医师与患者的主管医师共同参与患者的诊疗过程。这种模式承认了主管医师对患者、家属及其价值观的了解[18]。

## 三、神经重症主治医师在 NCCU 中的角色

确定 ICU 模式是重要的一步，它能为重症医师和主管医师提供一个协作的环境，并有利于为患者提供最佳的治疗。这种环境使 ICU 医师能够在各方面都能达到最佳表现，以确保 ICU（包括 NCCU）的良好运转。主治医师对所承担的不同角色进行合理的时间分配，这对于达成 ICU 的工作目标至关重要。尤其在教学医院，教学和科研也是除医疗外的重要工作。以下是 ICU 主治医师的常见工作内容。

**1. 教学** 重症主治医师，包括神经重症医师，将为不同的受训者提供床旁医学教学，包括被分配（或要求）至 ICU 轮转的医学生、住院医师和专科培训医师，有时也包括访问学者。在 NCCU 轮转的住院医师来自麻醉科、神经内科和神经外科等不同学科。每个受训者都有不同的教育需求和目标，神经重症主治医师必须“个体化”调整床旁教学的内容。

**2. 诊疗** NCCU 患者的诊疗包括对所有 NCCU 患者的查房。系统的查房需要专业护理人员以及其他学科专业人士（如药剂师和呼吸治疗师）的积极参与。虽经多年探索，目前我们仍不能确定为患者提供适当治疗所需的 ICU“医 – 患”比。因此，各地 ICU 根据所在区域、机构特征和需求对“医 – 患”比可做出相应调整。ICU 团队的组成也可以相应改变，包括非主治医师（如住院医师、专科培训医师）及其他 ICU 工作人员（如执业护士或医师助理）。这些人员变动及其他因素都会显著地改变 ICU 的“医 – 患”比。

**3. 非直接医疗职责** 非直接医疗职责可能涉及耗费时间的活动，如定期家属谈话、临终家属协商、为患者协调各项操作和检查，以及确保疗效的多学科会诊。此外，大多数高“医 – 患”比的 ICU 应以专业的、合作的方式协调新患者的收治工作以及在科患者的诊疗工作，以确保所有 NCCU 患者得到最佳的诊疗。这是神经重症主治医师极为重要的职责，即使对于工作高效者也可能耗费大量的时间。

**4. 分诊** 在繁忙的 NCCU 中对患者进行分诊是一项艰难的任务。大多数 NCCU 收治的是神经外科和神经内科的患者。由外科转入 NCCU 的患者对本就繁忙的三级教学医院的收治能力带来巨大的压力。神经重症医师应确定所有术后患者入住 ICU 的需求，以便对他们进行适当的分类。一般来说，决定 NCCU 患者（需要紧急治疗或监护的急性生理紊乱）的收治是神经重症主治医师的职责。同时，决定 NCCU 患者的出科也是神经重症主治医师的职责。NCCU 收治的患者主要来自神经内科和神经外科。所以，神经重症主治医师

必须每天尽早与这些科室沟通，讨论患者的去向并加快周转。

**5. 管理职责** ICU 主治医师，如神经重症主治医师，也参与许多与 ICU 相关的活动，如领导层会议、科室综合安全预案讨论、发病率和死亡率讨论、质量控制活动、部门会议和重症监护委员会会议。这些会议耗费的时长取决于医疗系统的复杂性，同时也会影响 ICU 医师履行其他职责的能力。

2013 年，美国重症医学会（Society of Critical Care Medicine，SCCM）发布了一项研究结果，该研究基于实时可用信息，向医院和医生提供关于最大患者收治量的建议。以下是他们的建议 [19]。

(1) 重症监护室及其合理人员配置关系到患者诊疗质量、患者安全、教学质量及重症监护工作人员的福利。每个重症监护病房需要了解及监控当前的“医－患”比，以确保人员配置模式与医疗机构对患者诊疗和其他职责的期望相符。

(2) 患者收治量应保证日常查房在可接受的时间内结束，以确保教学、非监护工作和行政工作等重要职责的顺利完成。

(3) 人员配置政策应考虑到患者收治量的波动和非直接医疗职责，如家属谈话、收治流程、咨询、非监护工作和教学任务等。

(4) 各机构应定期用客观数据评估其 ICU 人员配置模式是否适应需求。收集的数据应包括员工对工作的满意度、职业倦怠和工作压力，这些因素可能间接反映了现有人员配置模式的合理性 [20]。

(5) ICU 工作人员的流失或医疗质量指标的下降应被视为工作人员过度劳动的潜在指标，并应迅速促使 ICU 重新评估其医患比。

(6) 增加远程医疗协助、高级专业实践人员或非重症监护医疗人员可能有助于减轻重症监护人员的负担，但是应根据实际需求决定他们是否进入重症监护室，并进行严格的准入评估。

(7) 在教学机构，管理人员应寻求教师和受训人员的反馈，以了解潜在的人员短缺对医疗培训和教学的影响。在扩大重症监护医师的临床职责时，必须认真权衡医疗和教学之间的重要性。工作量的增加往往伴随着教学质量的降低，如果这是可预见的后果才可以接受，反之则不可接受。

(8) 有证据表明，一旦在教学医院 ICU 中重症医师与患者的比例小于 1：14，就可能会对教学质量、工作压力、患者诊疗和劳动力稳定性产生负面影响。

综上所述，为了保证 NCCU 的有效运行，医生配置模式可进行必要的调整，以下举例说明。和其他城市的三级转诊中心一样，为了满足当地医疗保健系统和现代医学的要求，巴尔的摩约翰斯·霍普金斯医院的 NCCU 经历了一系列的改革。1987 年该院的 NCCU 设有 8 张床位，神经内科监护病房设有 6 张床位，到 2003 年时两者合并为 24 张床位的 NCCU，以满足不断变化的工作需求。1987 年，NCCU 团队由 1 名主治医师、2 名神经重症专培医师和 2 名住院医师组成。目前霍普金斯 NCCU 有 3 个治疗组。24 名 NCCU 患者分别由 2 个治疗组提供诊疗服务。其中一组有 1 名神经重症主治医师、1 名神经重症专科培训医师和最多 3 名住院医师［来自神经内科、神经外科和（或）麻醉和重症医学科］。第二组由 1 名神经重症主治医师、1 名神经重症专科培训医师和最多 3 名神经重症护理人员组成。第三组的神经重症主治医师主要负责分诊，包括日常外科术后患者的分诊，协调 NCCU 患者出科转科，并为急诊科、急救小组、院内转科和其他部门（如术后监护室）的患者转诊入科提供便利。此外，该神经重症主治医师在工作周内负责 NCCU 团队的日常学术活动，并负责医院其他 ICU 的神经重症会诊。在这样一个系统中，当神经重症医师的数量满足约 1：12 的“医－患”比时（即 1 个医师负责 12 个患者），可勉强维持教学、临床诊疗、行政职责、非直接医疗职责和分诊职责的平衡。

很明显，每个 ICU 都应该努力确定自己的需求，以完成自己的工作任务。SCCM 2013 年的建议可作为医疗机构确定理想的 ICU 医患比例所遵循的指导原则。预计未来 NCS 撰写组的持续更新将为神经监护医师的人员配置提供更细致的建议，以满足每个机构不断增长的需求。

# 第 28 章　神经重症监护病房的高级实践执业者
## Advanced Practice Providers in Neurocritical Care

Lourdes Romero Carhuapoma　Mallory Trosper　著
马志明　艾合买提　译
魏俊吉　校

## 一、前言

神经重症侧重于通过多学科协作，优化诊治神经内、外科急危重症及急性系统性疾病[1, 2]。神经重症亚专科的成立，以及该专业的护理和其他医疗从业者的不断发展，促进了神经重症领域具有熟练技能和多学科知识的专业人员队伍的不断壮大[2]。

2018 年，美国神经重症学会（Neurocritical Care Society，NCS）发表了一份有关“神经重症”项目顺利发展的建议[2]。NCS 的建议中将执业护士和医师助理定义为高级实践执业者（advanced practice provider，APP），并在神经重症监护室（NCCU）的多学科团队中扮演重要角色[2]。本章包括以下内容：①详细说明 APP 在神经重症中的角色和责任；②讨论 APP 在神经重症实践模式中的一体化和机遇；③回顾成功及有效实施神经重症 APP 项目的策略；④探索 APP 在神经重症的未来发展方向。

## 二、APP 在神经重症监护中的角色和责任

在 NCCU 内，APP 扮演着多种角色并承担着多种职责。APP 的临床职责包括询问病史，进行体格检查，预约和解释检查结果，书写处方和校对医嘱，管理机械通气，履行医疗程序，负责家属谈话，以及组织多学科查房[2–4]。除了临床职责之外，APP 还通常主导或参与循证实践和质控方案的改进，旨在改善 NCCU 患者的医疗质量；同时，承担着向其他医疗从业者提供神经重症领域的教学，引导和支持神经重症临床实践方面的研究[2]。在这广泛的职责范围之内，APP 应具备每项任务所要求的能力，并且符合专业制度标准和资格审查，包括医疗机构的专业实践评估[3]。重要的是，神经重症 APP 职位的应聘者，必须经过与医生及其他工作者相同的资格审查过程，同时取得所在医院的执业资格[5]。

## 三、APP 的教育和培训

尽管普遍认为执业护士和医师助理的工作性质相似，但他们的教育和培训却大不相同。执业护士的培训通常是在通过国家标准化执业考试的注册护士之前，针对已获取护理学学士或硕士学位的护理人员。高级执业注册护士的研究生教育，涵盖了执业护士、临床专科护士、助产护士和麻醉护士等专业，以前是按照硕士研究生水平的标准进行。目前，美国的许多培训项目对完成高级培训教育者直接授予临床护理博士学位[6]。此种学位是专门为接受高级护理培训者所设置的，使他们获得全面的、系统的培训并提高组织能力[6]。

目前，美国各州可自主决定执业护士的法定执业范围、职能、高级从业的标准和能力评估的资格考试。各州执业范围的法律不一致导致了执业护士承担的临床责任也有差异。因此，2008 年，在高级执业注册护士工作组和全国护理委员会高级执业注册护士咨询委员会的共同努力下，《高级执业注册护士条例》完成，为各州提供了统一的指导高级执业注册护士的指南[7]。该共识规范了《高级执业注册护士条例》所包括的资格授予、能力认证、学历颁发和教育培训等基本要素[7]，并进一步规定，执业护士必须完成由符合标准

的学术机构提供研究生水准的综合性护理课程，同时被美国教育部和（或）美国高等教育认证委员会认可的护理或护理相关认证机构认证，方可获取执业资格。一旦通过了个人全面能力的考试后，资格证即可被授予；同时，由执业地所在州护理委员会授予执业证书[7]。

老年病学急症护理人员（adult gerontology acute care nurse practitioner，AG-ACNP）被认为最适合从事神经重症护理工作[2, 5]。按《高级执业注册护士条例》的要求，护理人员均需完成基础护理或急症护理教育课程[7]。而AG-ACNP则需具备为复杂急症、危重症和慢性病患者提供高级护理的能力，其中包括向全院危重病区的患者提供护理服务[5]。根据执业范围和执业标准，AG-ACNP需在以医院为基础的重症监护室进行护理工作[5]。最后，美国护士资格审查中心（American Nurses Credentialing Center，ANCC）和美国危重症护理协会（American Association of Critical Care Nurses，AACN）向AG-ACNP授予国家认证[8]。

医师助理的教育要求他们首先取得学士学位。许多课程要经过两年的培训，才可最终获得硕士学位[8]。医师助理的课程是课堂教学与临床轮转相结合的。其中，临床轮转的学习重点包括基础护理门诊，以及对急性和慢性病门诊的患者进行管理[9]。完成注册课程并通过由美国国家医师助理认证委员会（NCCPA）组织的国家医师助理考试后，医师助理可获得国家资格证。在医师助理资格考试中得到合格的分数，是成为执业医师助理唯一的方式[8, 9]。各州对医师助理许可证的颁发各不相同，一些州是由医学委员会颁发，另一些州则是由医师助理委员会颁发的[4, 9]。

## 四、神经重症亚专业APP的培训

近年来，APP的职业培训显著发展。以往，APP的继续教育是在重症医学医师和高年资APP的指导下，通过非定向或定岗培养的方式进行的。而现在，重症医学APP培训项目多在教学医院中完成[3, 4]。正规的研究生住院医师项目通过提供以能力为基础的培训，为APP提供了专职从事重症医学的机会，这是APP培训的“金标准”[3, 4]。但是，神经重症的亚专业培训则仍以非定向的方式进行。

NCS建议，在NCCU中直接参与患者治疗的APP，应将工作重心放在病情评估、诊断、管理和对神经重症患者诊疗的全过程之中[2]。对神经重症的护理理念的指导可以通过正式或非正式的途径进行[2]。在独立承担临床工作之前，应评估APP对神经重症内涵的理解；鼓励APP参与神经重症领域持续发展的业务活动[2]，并建议APP通过由NCS认证的神经急诊生命支持（Emergency Neurologic Life Support，ENLS），以确保团队成员具备充分应对神经系统急症的能力[2]。

## 五、APP在神经重症实践中的一体化与机会

目前，APP在重症医学（包括神经重症）中的作用，已逐渐被医疗机构所认可并被NCS和美国重症医学会推荐采纳[2, 4, 10]。以下几个因素可说明将APP纳入神经重症团队的重要性：①随着NCCU的发展及扩张，NCCU需要一支高技能、多学科，并在神经重症方面接受过专科培训的团队；②在NCCU内，尤其在教学医院，对受过专业训练人员的需求持续增长；③对神经重症患者采取低成本、高效率的管理方式，有助于解决不断上涨的医疗费用；④住院时间的减少导致教学医院工作人员短缺[4, 11, 12]。在神经重症监护病房引入APP，其目的就是通过安全、低成本且有效的方式解决这些复杂的问题。

神经重症亚专科成立以后，管理神经内、外科急症的NCCU得到了广泛的发展。随着神经重症医学的不断发展，NCCU需要一支训练有素、具备多学科知识的专科团队。尽管目前缺乏APP对神经重症预后影响的相关研究，但重症医学研究表明，APP对ICU患者的疗效、住院时间、指南的执行，以及成本控制等方面具有积极的影响[3, 4]。有研究显示，402名由神经科病房或NCCU内具备多学科知识的急症护士护理的患者与122名由缺乏重症医学知识的护士护理的患者进行比较发现，前者住院时间明显缩短，并且尿路感染及压疮的发生率更低，使用尿管的时间也缩短；此外，急症护士护理的患者比对照组的住院时间少2306天，住院费用节省2 467 328美元[13]。

另外，虽然在三级教学医院内，住院医师需要在科室间轮转，主诊医师需要每周定期轮班，但是NCCU内APP的持续存在保证了团队的专业性[4, 8]。APP通常更熟悉多学科团队，因此APP的持续存在有助于改善ICU内多学科交流及文化的传承。一项关于全美ICU文化的研究发现，安全氛围与缩短住院时间之间呈正相关；这表明，积极的工作环境有潜在的临床益处[8]。APP的在场能够有效减少交接班过程中的

错误，从而保证患者治疗的持续性[8]。

NCCU 的患者通常病情变化快，因此在教学医院中，常需要由特定或指定的神经重症医师全天候给予现场专业治疗。如果神经重症医师不在场，应将治疗工作委托给其他医疗从业者；但在需要时，他必须能在 5min 内回电话，同时安排一名医生或 APP 赶到神经重症监护室现场[2, 4]。APP 这种神经重症实践模式，使其可以在神经重症医师的指导下，为患者提供全天候的、低成本和高效益的医疗服务。此外，虽然这一模式有助于住院医师降低每周的工作时间，是一个积极的改变，但这一模式减少了床旁工作人员，增加了重症监护服务的另一层复杂性。在重症患者集中的教学医院的 ICU 中，这种变化尤为明显[4]。因此，包含了 APP 的多学科团队，为复杂的急重症神经内、外科患者提供了一种安全、高效的理想治疗模式。

最后，NCCU 中聘用的神经重症亚专业 APP 更有可能有兴趣学习神经危重患者的个体化和专业化的治疗方法[8]。通过在 NCCU 中长期、反复地进行专业训练，APP 在专业领域中能够获得显著的进步[8]。

## 六、神经重症 APP 项目的发展和实施策略

随着 APP 在神经重症中的作用越来越明显，如何将 APP 成功地整合到现有的神经重症实践模式中，成为一种潜在挑战。本部分，我们将回顾如何成功招聘与任用合格的 APP，如何配置 APP 的“医 – 患”比，以及如何发挥 APP 主管在较大的神经重症 APP 团队的领导作用。

在 NCCU 中，筛选和留任合格的 APP 是发展和维持一个成功 APP 项目的重要组成部分。APP 的继续教育项目和轮转项目，提供了 NCCU 轮转的正式实习职位，成为招聘应届毕业 APP 的渠道。这也使经验丰富的 APP 能通过教学过程来提升自身的教学技能。

据报道，APP 的“医 – 患”比为 1∶8～1∶3，平均为 1∶5[14]。NCCU 制订 APP 计划时，应认真考虑以下因素，即：日床位使用率、日入院 / 出院人数、患者危重程度、每日监护时间、住院医师和（或）专培医师人数及 NCCU 的会诊数量等[3, 14]。

最后，NCS 推荐在较大的 APP 团队中增设一个 APP 的主管[2]。APP 主管需要与科室主任和护士长通过多种途径密切合作，有效处理神经重症 APP 项目中出现的问题[2, 3]。

## 七、神经重症 APP 项目的未来发展方向

深入的研究非常重要，这能够提高我们对神经重症的认识，包括如何制订新策略以优化患者的管理、改善其预后和降低医疗成本[2]。由于神经内、外科患者所带来的挑战不尽相同，为他们做好“量身定制”的诊疗计划是基本要素。而同时，加强对康复运动、疼痛管理、谵妄管理、烦躁 / 镇静和睡眠中断等方面的研究能够提高患者临床和生存质量。因此，以上各方面的进步最终能够减少患者在 NCCU 的治疗时间和总住院时间，促进康复及改善预后，并降低医疗成本。与此同时，APP 也能在神经重症领域收获新的专业技能。例如，神经“姑息”治疗能够使 APP 认识到需保守治疗的特定人群所面临的诸多问题，包括疾病和症状的相关注意事项、疼痛的管理、与家庭护理员的交流、患者和委托者的临终决策、健康相关生活质量的提高，以及为护理员融入临床提供支持等。

APP 人数预计的增长，将刺激神经重症未来的研究方向，如 APP 在神经重症团队中的地位，以及 APP 对神经重症患者预后的影响[4]。同时，也有研究将集中在神经重症亚专业 APP 能力和在 APP 项目中所需要经济成本的评估。

# 第 29 章　神经重症监护病房的住院医师和专科培训医师

## Residents and Fellows in Neurocritical Care

Yunis M. Mayasi　H. Adrian Puttgen　Sarah E. Nelson　著
艾合买提　郑　刚　译
魏俊吉　校

医学继续教育是不断发展的科学。由于脑血管外科及神经重症在内的神经科亚专业近年来发展迅速，神经科住院医师培训计划也取得了长足进步。近期美国神经病学会（American Academy of Neurology，AAN）的一项研究神经科住院医师在培训中的舒适度及职业规划的调查显示，大部分神经科住院医师渴望进一步接受在各亚专业领域的培训[1]。这意味着他们完成住院医师培训后，尚不能完全胜任专科领域工作，因此专科培训是非常有必要的[1]。

AAN 的调查显示，经培训管理层评估后，神经科住院医师仍需要在神经重症监护室临床培训、积累经验。全球神经亚专业委员会（Universal Council of Neurologic Subspecialties，UCNS）/ 毕业后医学教育委员会（Accreditation Council for Graduate Medical Education，ACGME）由此提出"专科医师培训计划"。同时，随着住院医师对神经重症兴趣的增加，大多数住院医师希望进一步在神经重症监护领域进行专科培训。而当被问及如何获取神经重症监护相关知识时，他们表示主要来自讲座及相关文献[2]。

随着住院医师培训的进一步规范，美国精神病学与神经病学委员会（ACGME）和美国精神病学与神经病学委员会（American Board of Psychiatry and Neurology）要求住院医师能够完成 5 种临床场景，其中一项就是对危重患者的全面评估[3]。这体现了神经重症监护的重要性。

神经重症监护（NCCU）团队，作为"多学科协作团队"，综合应用神经科检查、生理学以及药理学知识，制订诊疗计划[4, 5]，因而不断地降低患者的死亡率，缩短住院时间以及减少医疗费用。此外，通过临床实践教学及经验分享，NCCU 团队为患者提供了更好的监护和诊疗条件[6, 7]。神经重症医学专科理论与实践的统一，使专科医师培训取得了进一步发展。UCNS 和 ACGME 分别在 2005 年和 2018 年正式启动此项专科培训计划。专科培训的核心除了掌握包括重症医学的相关知识体系以及病理学和病理生理学等知识外，更加注重将理论应用在临床实践中[4, 5, 8]。

通过高质量的模拟训练，神经重症培训医师能够在短时间的培训（通常为 2 年）内获得处理各种患者所需要的所有技能[9]。一些模拟此类教学培训的试点研究显示，在安全及可控的环境下，医学生经过高质量的模拟教学可以增加知识的储备，提高技能的规范化程度。这种模拟训练也可以拓展到神经科和其他专科急症，这样能够更有效地提高医学生、住院医师和专科培训医师处理神经科及其他急诊患者的能力[10, 11]。例如，气道管理和机械通气技能是重症医学的基础，高仿真的人体模型训练，有助于提高并发神经源性肺病的神经科重症患者救治的能力[12, 13]。

为了掌握气道管理等技能，神经科专培医师将大部分的培训时间都放在神经科重症监护病房、重症医学科（ICU）以及外科监护病房的轮转中。这使得神经科专培医师不仅能够掌握神经科重症患者的抢救流程，也能够掌握非神经科危重患者的临床处理流程。

规范的神经重症专科医师培训计划也为学习相关学科提供了机会，包括在超声医学（经颅多普勒超声）和脑电生理学（脑电图）。专科医师培训计划还安排了专培医师临床学习外进行科学研究的时间，鼓励他们进行科学研究，参加学术会议及撰写科研论文。

神经科住院医师仅仅有责任心是不够的，首先应具备对神经危重患者鉴别和治疗的基本能力。而这些都来自正规的教育培训（必修教程）和临床经验的积累。住院医师能够在 NCCU 所提供的指导和严格地监管下从事临床工作。而且，通过数字化脑电监测及脑电图仪等新技术的应用（包括颅内压监测技术），神经科住院医师可以更好地观察到神经系统疾病不同阶段的病理生理变化，进而为重症患者提供最佳的治疗方案 [14]。

在神经重症监护病房可以容纳不同学科背景的住院医师，包括麻醉科、神经科、神经外科和内科医师，以及医师助理、护士及实习护士等。而正是这些拥有不同学科背景的住院医师之间的协作，帮助发现了神经重症患者细微及复杂的病情变化，从而进一步加强多科室合作 [15]。

最后，需要注意的是，参加神经重症培训的人员也可以采用其他类型的学习形式，例如，AAN、美国神经重症监护协会（Neurocritical Care Society，NCS）和重症医学协会（Society of Critical Care Medicine，SCCM）等经常会举办有关神经重症的学术会议。此外，为更好地传播神经危重症的相关知识，神经重症监护学会开发了一项神经急诊生命支持（Emergency Neurological Life Support，ENLS）培训计划。此培训计划的目的是帮助医疗服务提供者为神经急症患者提供规范化诊治，第一时间稳定患者的病情 [15]。

# 第 30 章　神经重症监护病房的护理培训与管理

# Nursing Training and Management in the Neurocritical Care Unit

Elizabeth K. Zink　著
张文凯　邹志浩　译
魏俊吉　校

## 一、概述

神经科护理的基础是对神经系统状况进行全面系统的评估，以早期发现病情变化，促进快速干预，从而保护神经功能。而神经重症护理则是将反复和全面的神经状态评估与多器官功能的监测和管理相结合。神经重症护士是这个跨专业团队中的关键成员，负责进行病情评估并作出判断，同时，与医疗团队的其他成员、患者及其家属进行专业沟通。在所有医疗机构中，多学科团队内的沟通是至关重要的。往往神经重症护士掌握着有关患者神经状况的第一手资料，因此对患者的治疗来说，如何进行正式和非正式的信息共享尤为重要。本章将回顾关于神经重症监护室护理培训和管理的推荐模式。

## 二、培训

神经重症护理的初级培训主要侧重于神经系统的评估和神经功能恶化的识别两个主题。NCCU 的患者通常患有内、外科疾病，需要护理人员全面掌握从麻醉后护理到内科护理、外科护理和创伤护理等技能。在普通重症护理课程基础上，神经重症护理必须补充同时涵盖脑和脊髓在内的神经系统神经解剖学全面评估，以及神经功能恶化的识别和管理等模块。神经功能的恶化可表现为，开颅术后或脑外伤患者的颅内压增高或脑疝、神经肌肉疾病患者的呼吸衰竭、中枢神经系统感染患者的癫痫持续状态、脊髓病变患者运动或感觉障碍平面的上升。神经重症护理人员在制订护理计划时必须认识到，其他器官系统的紊乱（如心律失常、心力衰竭、低血压、高血压或肺水肿）有可能对中枢神经系统疾病或损伤患者产生相应的影响。表 30–1 列出了针对初级培训所推荐的主题和教学方法。神经护理专家通过现场教学、在线学习和模拟训练等多种教学方式，可以为受训人员提供必要的学习内容 [1]。

神经重症护理的基础包括神经解剖学知识和神经系统评估两个方面。神经重症护理人员必须将神经解剖学和神经系统评估两方面知识结合起来，以便更好地理解用于描述、评估和治疗患者的术语。例如，对于一个单侧口角下垂的患者，神经内、外科医生将其定位于第Ⅶ脑神经，并将其记录为“Ⅶ脑神经”。神经重症护士初级教育的目标是提供相关的知识基础，使他们能够将观察到的结果转化为与解剖相关的信息，以便所有学科都能够使用相同的术语，从而提高沟通患者神经功能状态的精确性 [2, 3]。

这一基础是在具体护理环境中将教学与临床实践相结合而逐步建立的。在临床环境中的培训，首先会不断接触到所有治疗团队成员进行的神经系统评估结果，然后逐步发展为有反馈的“返回 – 演示”，这对于熟练掌握技能非常重要。“返回 – 演示”是一种重要的评估工具，通过该工具，学员可以学习某种技能，然后在教员提示或未经提示下使用该技能，并获得接近实时的反馈和正确技术的强化 [4]。这种教学和评估技术可用于临床或模拟环境。和多数技能一样，神经功能评估无论对于新手还是专家，最基本的能力都是对神经功能障碍基本状况的判断，这种判断能够被医师及中级医务人员所确认，在此基础上，护士也能发现并报告病情的变化，以便进一步评估和干预[5]。神经功能评估在临床环境之外是不容易被模拟的，因此，培训者可以通过在临床实践中接触不同意识水平的患者来增加对神经功能评估的训练。

**表 30–1　培训主题和相关培训方法**

| 教育和培训的主要组成部分 | 实用教育和培训方法 |
| --- | --- |
| • 神经解剖学和神经系统评估 | • 与临床护理专家的教学会议<br>• 线上学习模块<br>• “返回 – 演示” 和实时反馈的有计划学习体验<br>• 课程讲解<br>• 认证<br>– 紧急神经生命支持<br>– 高级心脏生命支持 |
| • 神经功能恶化的识别和处理<br>– 颅内压增高<br>– 脑疝<br>– 颅内压监测 | 模拟，案例教学 |
| • 特定疾病的护理<br>– 脑肿瘤<br>– 脑卒中、急性缺血性脑血管病、脑出血和蛛网膜下腔出血<br>– 创伤性颅脑损伤<br>– 脊髓损伤<br>– 脊髓手术 | • 场景案例<br>• 与临床护理专家的教学会议<br>• 对于特定疾病状态患者制订的临床任务 |
| • 循环和呼吸系统监测<br>• 血流动力学监测<br>• 心脏节律识别<br>• 高级心脏生命支持<br>• 气管插管和机械通气<br>• 无创通气 | • 场景案例<br>• 与临床护理专家的教学会议<br>• 对于特定疾病状态患者制订的临床任务 |

神经重症护理培训的另一个重点是识别和干预神经功能的恶化。这项主要能力包括对患者的评估，与多学科团队成员的沟通，以及在病情变化时做到及时汇报；同时具备与神经功能和意识变化相关的病理生理学知识，以及临床操作能力（如协助脑室穿刺和颅内压监测等）。为提高识别神经功能恶化（尤其是颅内压增高和脑疝）的知识和技能，培训者应具备对初、晚期神经体征变化的判断能力和相关的病理生理学知识（如 Monro-Kellie 学说和大脑自我调节学说）。将生理学概念和治疗相结合，有助于护士在神经急症情况下安排优先任务和紧急护理措施。在进入临床实践之前，对建立和维护脑室外引流和 ICP 监测设备进行模拟，是一项有效的准备措施。一些培训项目，如“神经急诊生命支持（Emergency Neurologic Life Support，ENLS）”项目，为最常见的神经系统恶化类型和神经系统急症提供学习模块和最初 1h 的处理流程，这对于入职培训或在职培训都是有帮助的。

一般重症护理课程对于神经重症护士是至关重要的，这些课程介绍了评估、支持所有器官系统的知识。心律识别、血流动力学监测、休克状态、血管活性药物的药理学、气道管理和机械通气是构成一般危重症护理核心知识的主题。重症监护的课程通常采用的教学方式包括课堂教学、病例分析和在线学习教程。而在入职培训阶段，则更着重于临床环境下的实践学习。

特定的案例教学是在神经重症常见疾病的基础上设计出来的，这些案例涵盖了蛛网膜下腔出血、脑出血、经溶栓和血管内介入治疗的急性缺血性卒中、创伤性脑损伤、中枢神经系统感染、癫痫发作和其他疾病导致的癫痫持续状态等疾病。所设计的案例应充分参考美国国家级诊疗指南（如由美国卒中协会和脑创伤基金会制订的指南等），这样才能确保案例的治疗符合循证医学标准。

## 三、神经重症团队的沟通

在开展多学科协作后，良好的团队沟通可以强化科室的文化氛围。在查房手册的指导下进行日常跨专业联合查房，是促进所有团队成员（如护士、医生、中级从业者、药剂师和呼吸治疗师）能够积极参与治疗的成功方法。Gonzalo 和同事们发现，使用标准的查房手册和科室领导的支持是提高跨专业联合查房的频次和可持续性的两个重要因素。表 30–1 所示为一个在神经重症单元中使用并由护士主导的标准查房手册。在神经重症中，床旁跨学科联合查房是极其重要的，这样可以对患者神经功能的基础状态进行评估和记录，以便于与后续的评估和记录相比较。事实上，额外简短的查房能够对患者当前的神经功能状态及对前期治疗的效果达成共识，尤其当治疗团队成员发生变化时更为重要。

与跨专业查房一样，床旁的护士交接班制度对于保持患者病情评估的连续性也是十分重要的。这种一对一的交接，使得接班和下班的工作人员可以一起对患者进行神经功能评估，增强了护理的连续性，并防止在交接班过程中由于信息共享不全面而可能出现的潜在错误或误解。例如，对于肌力、肌张力、瞳孔的大小和反应灵敏度的评估，不同的评估者有时可能存在差异，这就导致临床医生得做一些非必要的检查

NCCU 查房记录表

日期： 过敏史： 抢救方式： 病室号：

| 姓名： | 诊断 / 手术： | 年龄： | ICU 住院日： | 术后谵妄 | 蛛网膜下腔出血（出血第几日）： |
|---|---|---|---|---|---|
| 既往史： | | | | | |

| 数据资料 | 问题 / 目标 / 计划 |
|---|---|
| **神经系统：**<br>镇静状态： RASS 目标： RASS 分级：<br>检查： 意识丧失： GCS：___ ICU 谵妄评估工具：____<br>瞳孔： CN：<br>监护： RUE ___ LUE ___ RLE ___ LLE ___<br>CT/MRI（日期 / 结果）： TCD 结果：<br>ICP 监护或腰大池引流日： PO： ICP： 脑灌注压： 24h 脑脊液：<br>目标：________<br>实验室检验结果：Na/K q ____ 高渗盐：______<br>类固醇：<br>AED： Level： （ ）其他：<br>疼痛： 评分： 处方药： | |
| **限制：**____ □ 是 □ 否 □ 查房指示优先 | |
| **心脏** 目标：<br>血压 / 平均动脉压范围： 处方药：<br>心率范围： 心率： 处方药：<br>液体平衡：入量：____ 出量：____ 净液体平衡：____ TF： 静脉输液量：<br>中心静脉压：<br>检验：PT/PTT q ____ H8q ____<br>管路：________<br>**请在查房时向高级实践提供者提出这些问题：**<br>**患者仍然需要中心静脉吗？** □ 是 □ 否 □ 无 □<br>**患者仍然需要动脉管路吗？** □ 是 □ 否 □ 无 □ | **查房必需的：今日体重** ____ 昨日体重 ____ |
| **肾脏：**<br>钠： 钾： 二氧化碳： 尿素氮 / 肌酐： 氯：<br>离子化钙： 镁： 磷：<br>补充电解质：<br>每小时 U/O：____ **导尿管可以停用吗？** □ 是 □ 否<br>肾脏替代治疗：间歇性血液透析 连续静脉血液滤过 净流体目标 ml/h | |
| **数据资料** | **问题 / 目标 / 计划** |
| **血红素：**<br>H/H： 血小板： PT/PTT/INR：<br>深静脉血栓形成预防： SCD □ SQ 肝素 ____<br>抗血小板药物（例如阿司匹林、氯吡格雷）<br>检验： PT/PTT Q：____ H8Q ____<br>目前肝素注射速率 U/h：____ aPTT 目标：____ | |

**▲ 图 30–1 由器官系统和专业重点组织划分，适应跨学科神经重症护理实践的需要的查房记录示例经约翰斯 · 霍普金斯医院神经科学重症监护室许可使用**

来分辨是真的发生了病情变化还是仅仅出现了观察上的差异。图 30–1 所示查房手册之类的工具表，除了可以用于医疗记录以外，还可用于护士之间的交接记录。

在科室内，一个由领导和同事组成的跨专业“决策”小组，能够将科内的沟通和决策的制订完成得更加顺畅，这包括患者出入科、跨专业间的合作、技术的获取，以及政策的制定与修改等。决策小组成员负责收集全科人员所反馈的意见，以便制订能够代表全体医疗团队的最终决策。随着药物治疗的进展、患者监测手段的丰富，以及新的循证干预措施（例如减轻医院获得性感染和早期康复干预措施）的出现，神经重症学科正发生着迅猛的变化。

## 四、神经重症中制度和流程的作用

在神经危重症监护室中，针对患者和诊疗过程制订制度和流程，在有“指南 / 共识”的情况下有助于治疗的标准化，而在无循证依据的情况下则有助于设定治疗的预期目标或指导原则。神经危重症监护室的制度和流程有助于医疗团队针对特定环节制订组织构架和进行标准化的处置，这些环节包括诊疗过程中收治和监测的流程、出入科的标准、常温或低温下体温的管理，以及多模态监测的管理。同时，必须有一个定期审查和修订政策的程序，以保证这些制度和流程能够得到及时优化。而让护理人员在多学科团队中积极参与政策的制定和审查，对于确保政策在临床工作中的实用性至关重要。

## 五、总结

神经重症的护理工作主要基于查体及判断，这就要求护理人员牢固掌握神经解剖学知识和神经系统评估的方法。神经重症护士的核心任务就是尽早发现病情变化并给予干预，以预防或减轻神经损伤。尤其对于已有神经病理学改变的患者，早期发现病情的恶化能够挽救其生命。此时，及时和恰当的处置应基于对治疗原理的理解，而这些原理需建立在对诸如颅内压增高和脑的自动调节等生理概念深入了解的基础上。良好的团队沟通（如跨专业查房），应是在科室制度、领导层的支持下建立的。这为神经重症护士营造了一个良好的环境，使他们成为团队中不可或缺的一员，为患者的诊疗做出更大的贡献。

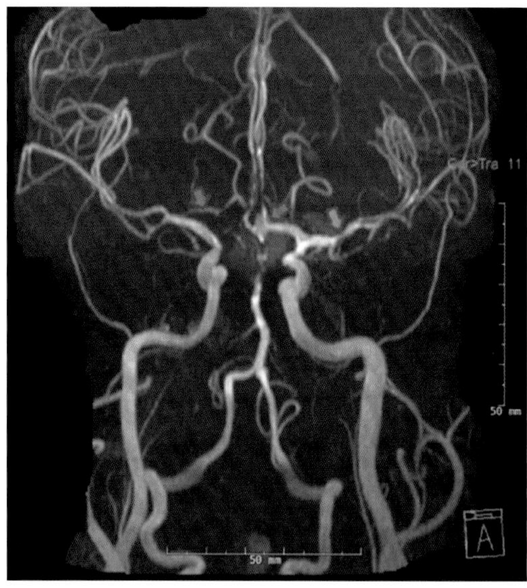


◀ 图 16-5 **MR** 血管造影显示一名 **57** 岁病毒性脑炎患者的双侧近端 $A_1$ 段（蓝箭）和左 **MCA**（绿箭）的中度至重度血管痉挛

**推荐等级（强度）**

**Ⅰ类（强）** 收益＞＞＞风险

撰写建议的短语
- 被推荐
- 显示 / 有用的 / 有效的 / 有益的
- 应该执行 / 管理 / 其他
- 疗效比较短语†
  - 建议治疗 / 策略 A 优先于 B
  应选择 A 处理而不是 B

**Ⅱa 类（中等）** 收益＞＞风险

撰写建议的建议短语
- 是合理的
- 有用的 / 有效的 / 有益的
- 比较有效性短语†
  - 可能推荐治疗策略 A 优先于 B
  - 选择治疗措施 A 而非 B 是合理的

**Ⅱb 类（弱）** 收益≥风险

撰写建议的建议短语
- 可能 / 也许是合理的
- 可能 / 也许会考虑
- 有益 / 有效性未知，不清楚或不确定

**Ⅲ类：没有好处（中等）** 收益 = 风险

（通常，仅证据水平 LOE 为 A 或 B 使用）
撰写建议的建议短语
- 不推荐
- 无用 / 无效 / 无益的
- 不应执行 / 使用

**Ⅲ类：危害（强烈）** 风险＞收益

撰写建议的建议短语
- 潜在有害
- 造成损害
- 与过度发病率相关
- 不应执行 / 使用

**证据水平（证据质量）★**

**水平 A 级**
- 来自大于 1 个 RCT 的高质量证据
- 高质量 RCT 的 Meta 分析
- 高质量注册研究证实的一个或多个 RCT

**水平 B 级至 R 级** （随机）
- 来自 1 个或多个 RCT 的中等质量证据
- 中等质量 RCT 的 Meta 分析

**水平 B-NR 级** （非随机）
- 来自 1 个或多个设计良好、执行良好的非随机研究，观察性研究或注册研究的中等质量证据
- 此类研究的 Meta 分析

**水平 C-LD** （有限数据）
- 具有设计或执行缺陷的随机或非随机观察或注册研究
- 此类研究的 Meta 分析
- 人体样本的生理或力学研究

**水平 C-EO** （专家意见）
- 基于临床经验的专家共识

EO. 专家意见；LD. 有限的数据；RCT. 随机对照试验

推荐等级和证据水平是独立的（任何推荐等级可以与任何证据水平配对）

具有证据水平 C 的建议并不意味着该建议是弱的。许多指南中重要的临床问题并不适合进行临床试验。尽管尚无 RCT，但可能有非常明确的专家共识，即特定的测试或疗法有用或有效

•. 表示：应详细说明干预的结果或结果（改善临床结果、提高诊断准确性或提升预后的信息）

†. 对于比较效果的建议（推荐等级Ⅰ和Ⅱa；仅证据水平 A 和 B），应包括使用比较动词直接比较所评估的处理或策略

★ . 评估质量的方法正在不断发展，包括应用标准化的、广泛使用的经过验证的证据分级工具；成立了证据审查委员会进行系统的审查

▲ 图 20-1 美国心脏病学会 / 美国心脏协会针对远程卒中救治临床策略、干预措施、治疗和诊断测试提供的推荐等级和证据水平（**2015** 年 **8** 月更新并获得许可）[49]

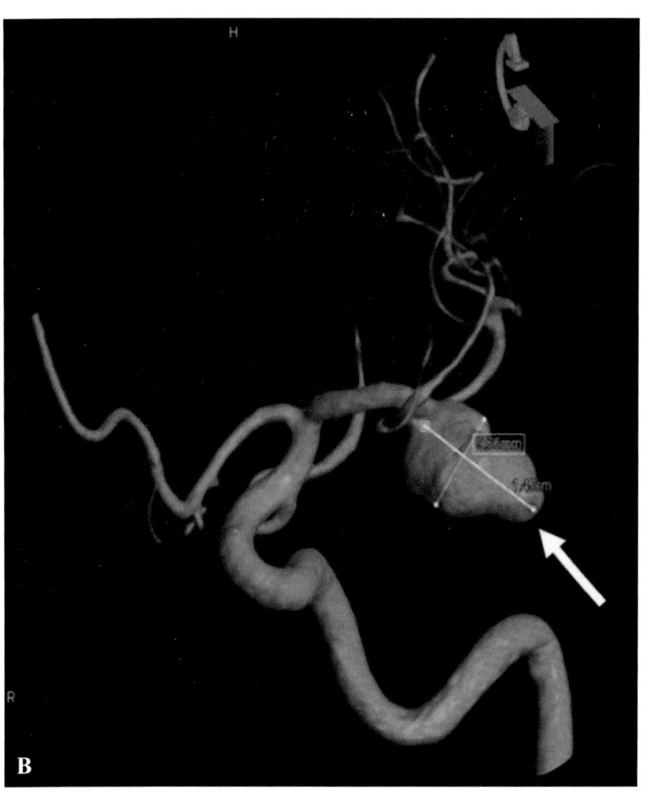

◀ 图 24-3 （B）左颈动脉三维旋转血管造影

用于左侧大脑中动脉分叉动脉瘤的术前计划（白箭）。3D 采集允许在多个平面上可视化病变，并在所有 3 个轴上进行精确测量

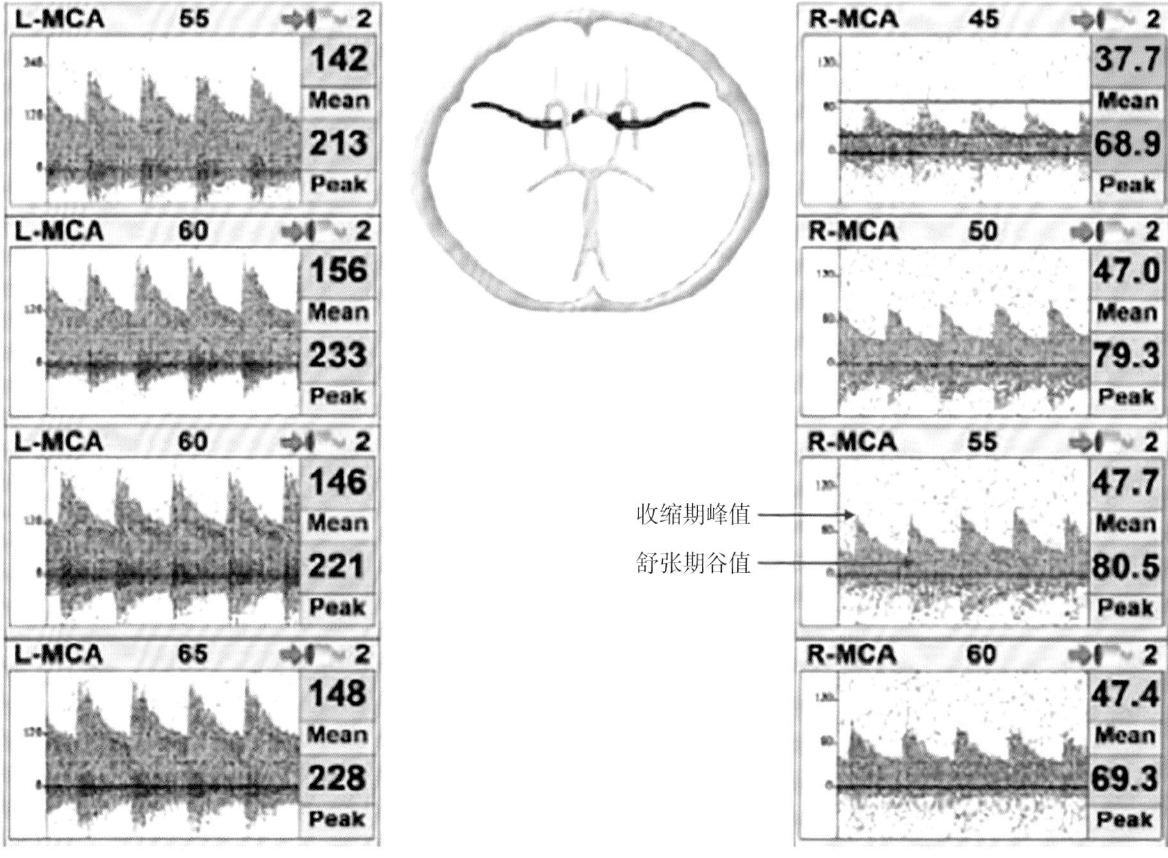


▲ 图 25-1 临床病例 1 影像学检查

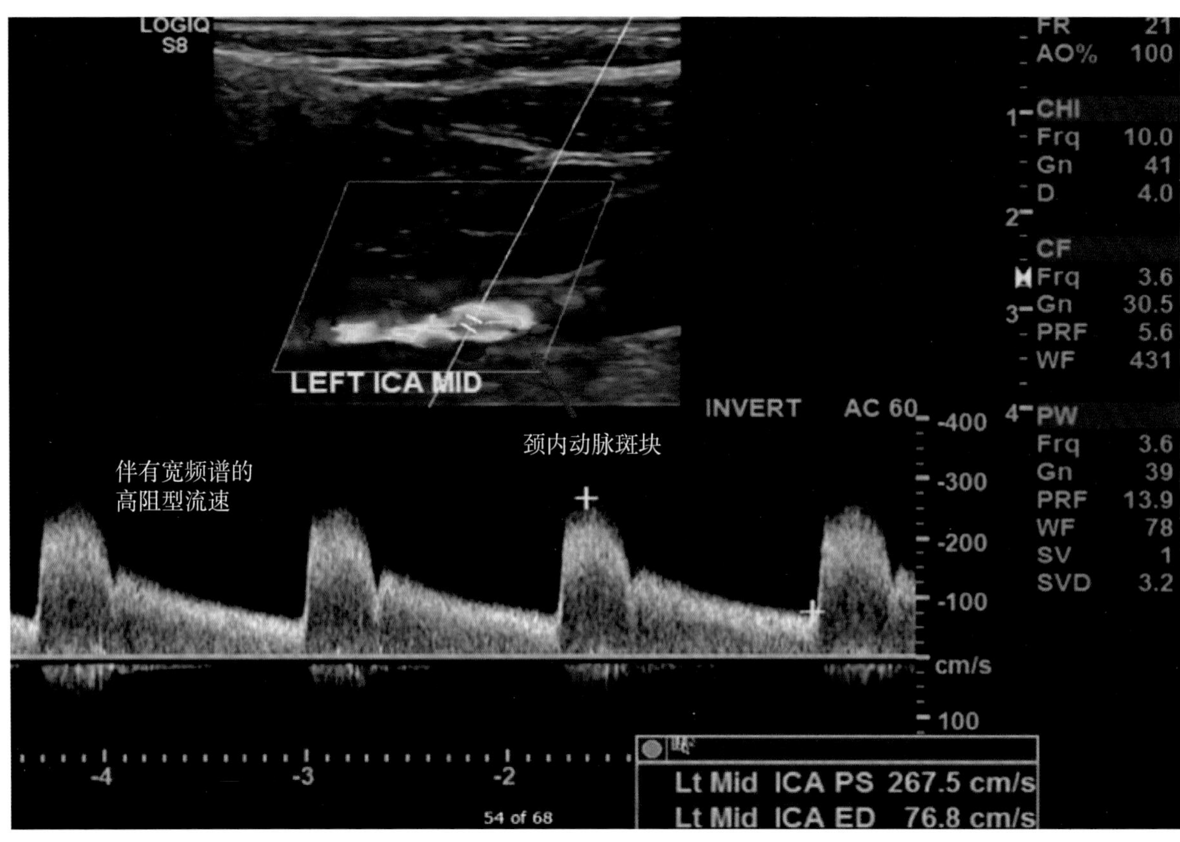


▲ 图 25-5 临床病例 5 颈动脉影像学检查

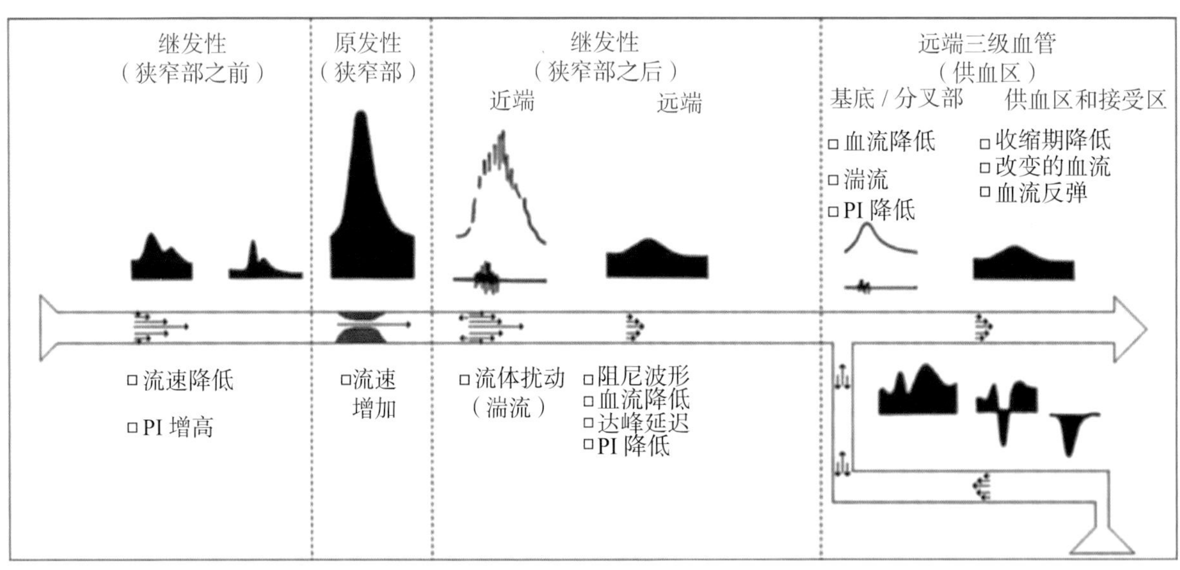


▲ 图 25-6 颅内血管狭窄前、狭窄处和狭窄后脑血管血流动力学状态的改变，以及侧支区域的三级再通

经 John Wiley and Sons 许可改编

| 分 类 | 表 现 | 描 述 |
|---|---|---|
| TIBI 0<br>COGIF 1 | | **无血流**<br>无血流信号 |
| TIBI 1<br>COGIF 2 | | **最小血流**<br>心脏收缩期变化的流速和持续时间：EDV=0 到反弹的血流 |
| TIBI 2<br>COGIF 3 | 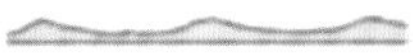 | **平缓血流**<br>心脏收缩期达峰延迟（持续时间＞ 0.20s）；EDV ＞ 0；Pl ＜ 1 或 2 |
| TIBI 3<br>COGIF 3 | 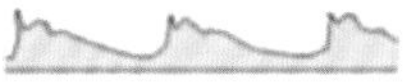 | **阻尼血流**<br>平均流速比对侧值降低 30%，达峰正常 |
| TIBI 4<br>COGIF 4c | 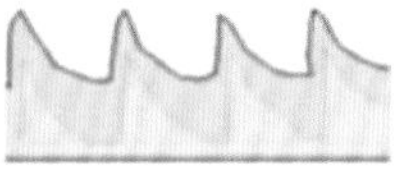 | **充盈血流**<br>节段性增加的血流（平均流速＞ 80 cm/s 或相比对照侧＞ 30%，没有湍流，低 PI；无谐波；增宽的低频谱） |
| TIB14<br>COGIF 4b | 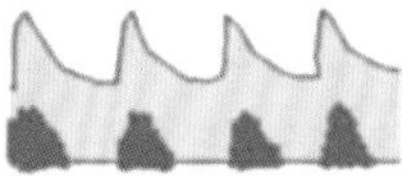 | **假性阻塞血流**<br>局部血流增加，与对照侧相比，平均流速＞ 30cm/s；EDV ＞ 0；明显的湍流或急速血流 |
| TIBI 5<br>COGIF 4a | 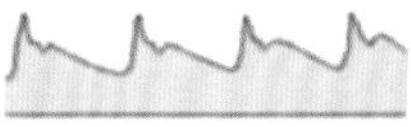 | **正常血流**<br>流速正常或控制在对照侧 ±30% 范围以内（* **Bar 值：50cm/s**） |

▲ 图 25-7 **TIBI（急性脑卒中溶栓治疗）评分系统**

与其相对应的 COGIF 分级，即对颅内血流阻塞程度分级的共识（经 John Wiley and Sons 许可改编）

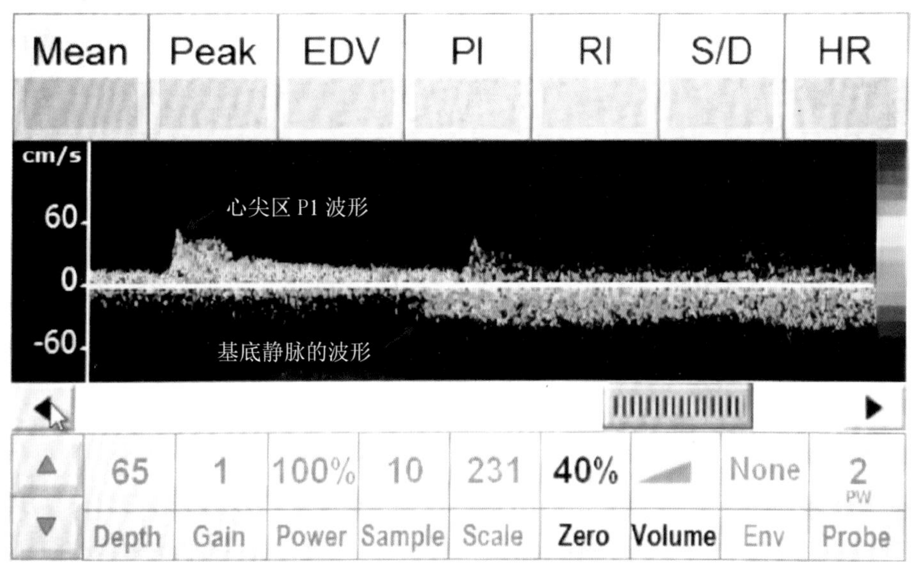


▲ 图 25-8 **临床病例 6 经颅多普勒超声**